Second Edition

프리미어 내과

The Essence of Internal Medicine

PREMIER INTERNAL MEDICINE

Second Edition

프리미어 내과

The Essence of Internal Medicine

PREMIER INTERNAL MEDICINE

프리미어 의학연구회

Volume 2

KOREA 고려의학

Volume 1
순환기학

Cardiovascular Diseases

Volume 1
호흡기학

Respiratory Diseases

Volume 2
소화기학

Gastroenterology

Volume 2
소화기학

Gastroenterology

Volume 2
내분비학

Endocrinology

Volume 3
신장학
Nephrology

Volume 3
혈액종양학
Oncology and Hematology

Volume 3
혈액종양학
Oncology and Hematology

Volume 4
감염학
Infectious Diseases

Volume 4
류마티스학

Rheumatology

Volume 4
알레르기학

Allergy

소화기학

Gastroenterology

프리미어 내과

The Essence of Internal Medicine

PREMIER INTERNAL MEDICINE

소화기

Gastroenterology

1

Nausea, Vomiting, Abdominal Pain, and Weight Loss

구역, 구토, 복통, 체중감소

구역과 구토 (nausea & vomiting)

A. 연관 증상의 감별

(1) 배고픔, 식욕 (hunger, appetite) : 먹으려는 욕구

(2) 포만감 (satiety) : 배고픔, 식욕의 만족 (gratification of hunger and appetite)

(3) 식욕 부진 (anorexia) : 배고픔이나 식욕이 없음

(4) 구역 (nausea) : 구토할 것 같은 기분 나쁜 느낌

(5) 구토 (vomiting) : 입을 통해서 상부위장관 내의 물질이 강제로 방출되는 것

(6) 욕지기 (retching) : 배와 가슴 근육의 조화된 움직임으로서, 실제로 구토물이 나오지 않을 수 있다는 점이 구토와 차이이다.

(7) 역류 (regurgitation) : 구역, 욕지기가 없이 위나 식도 내용물이 입으로 나오는 것

B. 기전 (mechanism)

1. 구토 중추 (vomiting center)

(1) 연수의 reticular area에 있는 dorsal vagal complex nuclei에 존재

(2) 최근에는 몇몇 뇌간의 핵이 구토 반응의 통합에 관여한다고 알려져 있다.

2. Sensory input from 4 areas

(1) Chemoreceptor trigger zone (CTZ)

(2) Vestibular nucleus mediating input from the inner ear and through the cerebellum

(3) GI tract itself, as well as other viscera within the peritoneal cavity

(4) Upper cortical regions of the CNS

C. 구역과 구토의 원인

Table 1-1 Causes of nausea and vomiting.

1. 약물	**가장 흔한 원인** (1) **Chemoreceptor trigger zone**에 영향을 주는 약물 Apomorphine, opiates, digitalis, levodopa, bromocriptine **Anticancer drug** (특히 cisplatin, nitrogen mustard, decarbazine) (2) 그 외의 기전의 약물 NSAIDs, erythromycin, 항고혈압제, 항부정맥 약제, 이뇨제, 당뇨약, 피임약, 위장관 약제 (sulfasalazine등)
2. 위장관/전신 감염	**두번째로 흔한 원인** (1) 위장관 감염 : 세균, 바이러스 (2) 전신 염증 : enterotoxin의 분비에 의해 발생
3. 위장관 폐쇄, 허혈, 염증	**세번째로 흔한 원인** 위, 소장, 대장, 췌장, 담도계 모두에서 가능
4. 중추 신경계 질환	(1) 뇌압 상승 : tumor, meningitis (2) 내이 질환 : motion sickness, labyrinthitis, tumor, Meniere's disease (3) 감정적 반응
5. 대사성 질환	Uremia, diabetic ketoacidosis, hyperkalemia, Hypoxemia, hyperthyroidism, pregnancy

D. 구역 구토의 원인 : 위장관 질환 VS 중추신경계 질환

(1) **기간, 유발원인, 구역/구토의 양상, 구토물의 양상 등이 감별에 큰 도움 안됨**

(2) **위장관 증상과 징후 (복통, 설사, 위장관 출혈, 체중 감소 등) → 위장관 질환 의심**

(3) **CNS 증상과 징후 (두통, 의식변화, 내이 질환에 의한 증상, 약물 중독, 스트레스 등) : CNS 질환 의심**

E. 항구토약물 (antiemetics)

1. 작용부위에 따른 분류

(1) CNS에 작용하는 약물

① Antihistaminergic : dimenhydrinate, meclizine

② Anticholinergic : scopolamine

③ Antidopaminergic : prochlorperazine, droperidol

④ **5-HT_3 antagonist** : ondansetron, granisetron

⑤ Tricyclic antidepressant : amitriptyline

(2) 위장관 운동을 활성화시키는 약물

① 5-HT_4 agonist : **mosapride**

② 5-HT_4 agonist and antidopaminergic : **metoclopramide**

③ Motilin agonist : erythromycin

④ Peripheral antidopaminergic : **domperidone**

⑤ Somatostatin analogue : octreotide

(3) 특수 상황에서 사용하는 약물 : benzodiazepine, glucocorticoid

※ **항암치료 환자에서 가장 효과적인 항구토약물** : **5-HT_3 antagonist** (ondansetron, granisetron, and dolasetron) combined with other medication (corticosteroid)

복통 (abdominal pain)

(1) 복통의 해석과 진단은 어려운 과정이다.

(2) 응급 치료가 필요한 경우, 원인에 대한 단계적 검사는 불필요하다.

(3) 꼼꼼하고 자세한 병력과 신체검진이 중요하다.

A. 발생 원인에 따른 분류와 특징

1. 복부에서 기원하는 통증

Table 1-2 복부에서 기원하는 통증의 감별.

원인	양상	복통의 위치	기타
벽측 복막의 염증 (inflammation of the parietal peritoneum)	Steady and aching	염증이 있는 곳에 통증이 발생 연관통(referred pain) : 벽측 복막을 지배하는 체성 신경을 따라 발생	통증의 강도 : 복막에 노출되는 물질의 종류와 양에 의해 결정된다. (sterile gastric juice 〉 contaminated neutral feces, pancreatic juice 〉 bile) 촉진, 움직임, 기침 등에 의해 악화
장관의 폐쇄 (obstruction of hollow viscus)	Intermittent, colicky	정확한 위치를 찾기 힘들다	
소장 폐쇄		Periumbilical, supraumbilical, poorly localized	시간이 진행함에 따라 muscular tone이 줄어들어 통증이 감소. 더 진행되면 strangulation이 발생하여 통증이 다시 발생하면서 lower lumbar lesion으로 진행
대장 폐쇄		Infraumbilical area	강도 : 소장 폐쇄보다 덜하다. Lumbar radiation이 흔하다. **Left colon obstruction에 의한 복통은 배변 후 완화**
담도계 폐쇄	Steady, rather than colicky 'Biliary colic'은 잘못된 표현이다.	우상복부, 가끔 심와부 방사 : to the right posterior region of the thorax or to the tip of the right scapula	점진적 담도 폐쇄 (eg, Pancreatic head cancer)에서는 통증이 없거나 가볍다. 췌관의 폐쇄 : 담도계 폐쇄와 비슷. 누워있으면 악화되고, 앞으로 숙이면 완화된다. 담낭통은 지방식 섭취후 악화

Table 1-2 복부에서 기원하는 통증의 감별.

원인	양상	복통의 위치	기타
요로계 폐쇄			
방광 폐쇄	둔한 통증	Suprapubic	대개 강도가 낮음
요관의 방광내 부위 폐쇄	매우 심한 통증	Suprapubic, flank Radiation to penis, scrotum, or inner aspect of the upper thigh	
신우-요관 접합부 폐쇄		Costovertebral angle	
기타		Flank pain 같은 쪽의 복부로 방사	
혈관의 장애 (vascular disturbances)	항상 갑자기 심한 증상이 나타나는 것은 아니다.	일정하지 않다.	· SMA embolism/thrombosis, impending abdominal aortic aneurysm : 매우 심하고, 전반적인 통증을 일으킴. · SMA occlusion : 처음에는 2-3일간 mild continuous pain만 있다가 이후 vascular collapse, peritoneal inflammation의 증상/징후가 나타남. · 초기 : insignificant discomfort by hyperperistalsis (rather than peritoneal inflammation)
복벽 (abdominal wall)	대개 지속적, 쑤시는 듯함		· 움직임, 장시간 기립자세, 복부에 압박에 의해 통증을 악화시킴 · 혈종 (hematoma) : palpable mass로 촉지되고, 항응고제 치료를 받는 환자에서 잘 발생

※ Colicky pain (산통)

① Crescendo-decrescendo pattern을 가지는 통증을 말한다.

② Intestinal colic, renal colic, biliary colic등이 속한다.

③ 주기는 수분, 수시간, 수일, 수개월(biliary colic에서 발생하며, 이를 지속적이라고 해서 biliary pain으로도 불림)

cf. Subside with time : AGE

Progressive : acute appendicitis

Catastrophic onset : ruptured aortic aneurysm

2. 연관통 (referred pain)

(1) 정의

① **Thorax, spine, genitalia 등의 통증이 복부로 방사되어 복부에서 발생한 것처럼 느껴지는 통증**

② 특히 상복부 복통을 호소하는 경우에 **intrathoracic disease(myocardial *or* pulmonary infarction, pneumonia, pericarditis, esophageal disease)**를 의심해야 함

(2) 위치에 따른 분류와 특징

① Thoracic lesion에 의한 통증 : 흡기 시에 완화되고, 복부 촉진시 통증이 악화되지 않음.

② Spine lesion에 의한 통증

- 특징적으로 cough, sneeze, strain 등에 의해 악화됨
- 침범된 피부절(dermatome)에 이상감각(hyperesthesia) 동반

③ Testicles or seminal vesicles lesion에 의한 통증

- 고환이나 정낭을 가볍게 압박했을 때 통증이 악화됨
- 둔한 통증

3. 대사성 원인(metabolic causes)에 의한 복통

(1) 다른 원인에 의한 통증과 비슷한 양상으로 나타날 수 있어, 감별이 어렵다.

(2) 복통의 원인이 불분명 할 때 항상 대사성 원인을 고려해야 한다.

(3) 대사성 원인의 예

① 고지혈증(hyperlipidemia) : 급성 췌장염 동반 가능성을 염두에 두어야 한다.

② C1 esterase deficiency (angioneurotic edema 동반) : 심한 복통이 특징

③ Porphyria, lead colic : 장폐쇄와 감별이 어렵다.

④ Uremia, diabetes : 특이점이 없다.

4. 신경에서 기원하는 복통 (neurogenic causes)

(1) 작열통 (causalgia)

① 양상 : 타는 듯한 통증(burning character)이 말초 신경에 지배받는 부위에 국한

② 정상적인 촉감이나 온도 변화에도 통증을 느낌

③ 휴식시에 빈번하게 발생

④ 복부의 팽창(음식 섭취)과 관련 없음

(2) 척수신경(spinal nerves or roots)에서 발생하는 통증

① 갑자기 발생함

② 쑤시는 통증 (lancinating type)

③ 원인 질환 : herpes zoster, impingement (by arthritis, tumors, herniated nucleus pulposus), diabetes, syphilis

④ 음식 섭취, 복부 팽창, 호흡과 관련 없음

⑤ 심한 muscle spasm이 잘 동반되고, 허리의 움직임에 의해 악화

⑥ 신경절(dermatome)에 국한된 경우가 많고, 이상감각(hyperesthesia)이 잘 동반

(3) 기능성 원인에 의한 통증 (eg, 과민성 대장 증후군 환자의 통증)

① 배변습관의 변화와 연관된 복통

② 임상 기준(clinical criteria)에 따라 진단

③ 정신적 스트레스에 의해 유발되거나 악화됨

④ 구역, 구토는 잘 동반되지 않음

⑤ 압통, muscle spasm은 대개 없음

5. 급성 복통 (acute abdominal pain)

· Table 1-3 참조.

B. 복통 환자에의 접근 (diagnostic approach)

1. 병력 청취 (history taking)

(1) 병력청취에 도움이 되는 사항

① 순차적인 접근 방법을 무시하고 빠른 수술적 치료를 요하는 복통은 거의 없음.
예외 - exsanguinating intraabdominal hemorrhage (ruptured aneurysm)

② 급성 복통 : 대부분 병력과 신체 검진에서 원인을 찾을 수 있음

③ 만성 복통 : 원인 규명이 어렵다. IBS가 원인으로 가장 흔함

④ 복통의 위치보다 시간적 복통의 진행 양상이 진단에 더 도움이 됨

(2) 복통의 지속기간에 따른 감별 진단

① 간헐적 통증 (평활근 연축에 따라 통증 발생) : 내장 질환(단순성 장폐색, 위-십이지장 궤양)

② 지속적 통증 (실질 장기 또는 복막의 질환)

- 일정한 통증 : 염증
- 점점 심해지는 통증 : 복막 질환, 장기의 파열, 출혈, 천공, 혈류장애

(3) 위치에 따른 감별진단

① 심와부 (epigastric) : 위, 십이지장, 췌장, 관상동맥 질환, 충수염 초기

② 우상복부 (RUQ) : 간질환, 담낭염, 우측 요로계 질환 (요로 감염, 요석)

③ 좌상복부 (LUQ) : 비장, 횡격막, 심장, 좌측 요로계 질환

④ 우하복부 (RLQ) : 회맹부 질환(충수염 포함), 부인과적 질환, 요로계 질환

⑤ 좌하복부 (LLQ) : 부인과 질환, 요로계 질환, 직장-S자 대장 질환

⑥ 배꼽주위 (periumbilical) : 혈관 질환

Table 1-3 Acute abdominal pain의 흔한 원인질환의 특징.

질환	Onset	위치	특징	표현	방사	강도
Appendicitis	Gradual	Periumbilical : 초기 RLQ : 후기	Diffuse early, Localized late	Ache	RLQ	++
Cholecystitis	Rapid	RUQ	Localized	Constricting	Scapula	++
Pancreatitis	Rapid	Epigastric, back	Localized	Boring	Midback	++ to +++
Diverticulitis	Gradual	LLQ	Localized	Ache	None	+ to ++
Small bowel obstruction	Gradual	Periumbilical	Diffuse	Crampy	None	++
Peptic ulcer perforation	Sudden	Epigastric	Localized early, diffuse late	Burning	None	+++
Mesenteric ischemia	Sudden	Periumbilical	Diffuse	Agonizing	None	+++
Ruptured abdominal aorta aneurysm	Sudden	Abdomen, back, flank	Diffuse	Tearing	Back, flank	+++
Gastroenteritis	Gradual	Periumbilical	Diffuse	Spasmodic	None	+ to ++
Pelvic inflammatory disease	Gradual	Either LQ, pelvic	Localized	Ache	Upper thigh	++
Ectopic pregnancy rupture	Sudden	Either LQ, pelvic	Localized	Light headed	None	++

+, mild; ++, moderate; +++, severe

2. 신체 검진 (physical examination)

※ **시진-청진-타진-촉진**의 순서로 시행.

(1) 시진 (inspection) : face, position in bed, respiratory activity

(2) 청진 (auscultation) : peristaltic sound의 유무, quality, frequency를 확인

① No sound : paralytic ileus에서는 장관운동이 멈추기 때문에 들리지 않음

② **Truly silent abdomen** : Severe chemical peritonitis of sudden onset시에만 나타남. **최소한 2-5분간 장음이 들리지 않아야 함.**

③ Metallic sound : mechanical ileus에서는 연동 운동이 항진되어 장관 연동음↑

(3) 타진 (percussion) : 반발압통(rebound tenderness)을 대신해서 알 수 있고, localizing에 가장 좋은 방법임

① **tympany / hyperresonance : 위나 장에 gaseous distension**

② **resonance to percussion over the liver : free intraabdominal gas 암시**

③ **percussion tenderness : 복강내 국소적 염증이 있는 경우 타진시 통증이 유발**

④ **shifting dullness : 복수의 유무에 관한 검사**

(4) 촉진 (palpation)

① 부드럽게 실시하는 것이 중요

② 대개 deep palpation은 환자의 통증을 악화시키고, muscle spasm에 의해 신체 검진을 어렵게 하므로 불필요하다.

③ 증상이 있거나 **시진시 의심되는 부위는 가장 마지막에 촉진**한다.

④ 압통 : 복벽, 복막, 또는 내장 염증에 의해 발생

⑤ 종괴 : **복부 근육에 힘을 주었을 때, 종괴가 만져지면 복벽내 종괴, 안 만져지면 복강내 종괴임**

(5) 직장 수지 검사 (digital rectal examination)

3. 검사실 소견 (laboratory findings)

(1) 백혈구 증가증 (leukocytosis)

① 자체로 수술 적응증이 되지는 않음

② 20,000/mm^3 이상 : perforation of viscus, pancreatitis, acute cholecystitis, pelvic inflammatory disease, intestinal obstruction 등에서 나타남

③ Perforation의 경우 정상 백혈구수도 흔히 나타날 수 있다.

(2) 빈혈 (anemia) : 위궤양, 십이지장 궤양, 혈복강 등에서 동반가능

(3) BUN, glucose, bilirubin : 환자 평가에 도움이 됨

(4) Serum amylase

① Pancreatitis에서 증가

② 기타 : perforated ulcer, intestinal obstruction, acute cholecystitis 등에서 증가

(5) 소변 검사 (urinalysis) : hydration의 상태 파악, 신질환, 당뇨병, 요로 감염 감별

4. 영상 검사 (imaging study)

(1) 단순 복부 촬영 (plain and upright or lateral decubitus radiograph)

① Intestinal obstruction, perforated ulcer등에서 도움.

② 그러나 acute appendicitis, strangulating intestinal obstruction에서는 도움이 안됨

(2) 상부 위장관 촬영술 (upper GI series)

① Partial intestinal obstruction의 진단에 도움.

② 그러나 **대장의 폐색이 조금이라도 의심이 되면 barium의 경구 섭취는 피해야**

(3) **바리움 조영술 (barium enema) : 대장 폐색에 진단적 검사**

(4) 복부 초음파

(5) 전산화 단층 촬영 (computed tomography)

(6) 복강경 검사 (laparoscopy)

(7) HIDA scan : cholecystitis와 pancreatitis 감별에 도움

체중 감소 (weight loss)

A. 정의 (definition)

※ **임상적으로 의미있는 체중 감소 : 6~12개월에 걸쳐 4~5 kg 또는 평상시의 5% 이상 감소**

B. 체중 감소의 주요 원인

1. 식욕은 증가하나 체중 감소(involuntary weight loss with increased appetite)

(1) **갑상선 기능 항진증 (hyperthyroidism)**

(2) **조절되지 않은 당뇨 (uncontrolled diabetes mellitus)**

(3) **흡수 장애 (malabsorption syndromes)**

(4) 갈색 세포종 (pheochromocytoma)

(5) 신체 활동의 증가 (marked increase in physical activity)

2. 식욕 감소와 동반된 체중 감소(involuntary weight loss with decreased appetite)

(1) 내과적 질환

① Endocrinopathies

② Malignancy

③ Chronic illness

④ Chronic obstructive pulmonary disease

⑤ Gastrointestinal disease

(2) 정신과적 질환 : 특히 젊은 사람에서 고려

① Depression

② Manic phase of bipolar disorder

③ Personality disorder

④ Paranoid or delusional illness

(3) 만성 약물 복용

① Alcohol

② Opiates

③ Amphetamines and cocaine

④ Others : SSRIs, levodopa, digoxin, metformin, NSAIDs, anticancer drug

3. 자발적 체중 감소 (voluntary weight loss)

(1) 비만 치료

(2) 식욕 저하 약물 : amphetamines and derivatives

C. 체중 감소 환자의 접근 방법

(1) 체중 감소가 **자발적**인 것인가?

(2) 환자의 **식욕**이 증가되었는가, 감소되었는가?

(3) **체중 감소의 정도와 환자의 평소 체중과의 관계** : 환자와 의사는 체중 감소의 절대적 정도(몇 kg)를 더 중요시 하는 경우가 많으나 실제로는 원래 몸무게에 대한 체중감소의 비율이 더 중요함.

(4) **체중 감소의 지속 기간** : 체중 감소의 원인이 언제부터 시작되었는지에 대한 정보뿐만 아니라, 매일 calorie deficit의 정도를 파악할 수 있음.

(5) **성인 기간 동안 환자의 체중 변화의 정도** : 오랜 기간 동안 체중이 안 변하던 사람에서의 체중 감소는 자주 오르락 내리락 하는 사람에서의 체중감소보다 심각한 문제일 수 있음.

D. 선별 검사 (screening laboratory test)

(1) Complete blood cell count

(2) Urinalysis

(3) Metabolic panel : calcium, glucose, electrolytes, renal/liver function tests

(4) Thyroid function test

(5) ESR

(6) HIV test

(7) Cancer screening

(8) Chest X-ray

(9) Upper and/or lower GI endoscopy

(10) Abdominal CT or MRI

(11) Chest CT

※ Cancer가 의심될 경우 고려할 검사
(1) 여성 : Pap smear, mammography
(2) 남성 : PSA
(3) 모두 : 상부 위장관 내시경, colonoscopy/barium enema, abdominal/pelvic CT

2

Diarrhea and Constipation

설사와 변비

위장관의 기본 생리

A. 신경성 조절

1. 내인성 신경 조절 (intrinsic innervation, enteric nervous system)

(1) Myenteric, submucosal, mucosal neuronal layer를 포함

(2) 이는 여러 신경 전달 물질(neurotransmitter)을 통한 interneuron에 의해 조절됨

(3) Myenteric plexus는 평활근을 조절, submucosal plexus는 분비와 흡수에 관여

2. 외인성 신경 조절 (extrinsic innervation)

(1) 소장과 대장의 운동과 분비 조절

(2) 자율신경계 지배 : 교감신경 + 부교감신경

B. 장관의 수분 흡수와 분비

(1) 하루 평균 9 L의 수분이 위장관으로 유입됨.

(2) 대부분 소장에서 흡수, 그 중 1 L가 대장으로 가고, 배변을 통해 200 mL이 배출됨.

(3) 대장은 평소의 4배까지 수분 흡수가 가능함 (3.2 L/day)

(4) 수분의 흡수와 분비는 cholinergic, adrenergic, serotonergic mediator가 조절

C. 소장의 운동

(1) 금식 중에는 소장은 **migrating motor complex(MMC)**라는 주기적 신호에 의해 움직여 소장을 비워둔다. 이는 60~90분을 주기로 4분 정도 지속되는 신호이다.

(2) 식후에는 distal ileum을 제외하고 irregular, mixing contraction이 발생

D. 회맹부의 저장과 보관 (ileocolonic storage and salvage)

(1) 저장소 (reservoir) 및 회수 (salvage) 장소로서 역할을 함.

(2) 간헐적 비우기(intermittent emptying)를 함으로써 수액, 전해질, 영양소를 재흡수

(3) Haustral segmentation은 잔여물의 혼합, 저장, 딱딱한 대변의 형성 등의 역할을 함

(4) 정상적인 역할

① 상행, 평행대장 : 저장소 역할 (평균 15시간의 transit time)

② 하행대장 : 통로 역할 (평균 3시간의 transit time)

E. 대장의 움직임과 긴장 (colonic motility & tone)

(1) High-amplitude propagated contractions (HAPCs) : 짧은 시간, 주기적 수축으로 하루 5회 정도 발생하고, 아침과, 식후에 발생한다. 설사시에 그 빈도가 증가한다.

(2) Colonic tone : 주기적 대장 수축의 background contractility를 말한다.

F. 식후 대장의 움직임 (colonic motility after meal ingestion)

(1) 식후 colonic phasic and tonic contractility는 약 2시간 동안 증가.

(2) 처음 10분 동안은 vagus nerve를 통해, 이후는 caloric stimulation, hormone(gastrin, serotonin)등을 통하여 증가

설사 (diarrhea)

A. 정의 (definition)

(1) 액체성 또는 무정형의 대변이 회수가 증가되어 배출되는 경우를 말함

(2) 대변의 하루량 〉 200 g/day 일 때로 정의한다.

(3) 지속 기간에 따른 분류 : 원인 진단에 중요

① Acute : 2주 미만

② Persistent : 2~4주

③ **Chronic : 4주 이상**

(4) 감별해야 할 증상

① 위설사 (pseudodiarrhea) : 적은 양의 변을 자주 봄. 대개 rectal urgency, 과민성 대장 증후군, 직장염 등과 연관

② 변실금 (fecal incontinence) : 변의 불수의적 배출. 대개 신경 근육계 이상 또는 항문-직장의 구조적 문제에 의해 발생

B. 급성 설사 (acute diarrhea)

(1) 90% 이상이 감염성 원인으로 구토, 열, 복통을 동반

(2) 이외에 약, 독소 섭취, 장허혈 등이 원인 ※ 소화기학 Chapter 12 참조

1. 감염성 원인

(1) **항문-경구 전염** (fecal to oral transmission) : 직접 접촉, 오염된 음식 또는 물 섭취

(2) 여행자 : ***E. coli, Campylobacter***, *Shigella*, *Salmonella*, *Giardia*, *Cyclospora* 등

(3) 특정 음식물의 섭취 (picnic, banquet, restaurant) : *Salmonella*, *Shigella*, *Campylobacter*, *E. coli*, *Bacillus cereus*, *S. aureus*, *Vibrio*, hepatitis A, B

(4) 면역 저하자 (immunodeficient persons)

① Common pathogen이 더 심하고 지속적인 설사를 일으킴

② 기타 : *Mycobacterium* species, CMV, Herpes simplex, protozoa 등의 기회 감염

(5) 탁아소에 있는 아이 및 그 가족 : *Shigella*, *Giardia*, *Cryptosporidium*, rotavirus 등

(6) 병원감염

① 급성 설사는 병원내 감염의 가장 흔한 형태임

② *Clostridium difficile*가 흔함

2. 그 밖의 원인

(1) **약물**

① **감염성 원인 이외에 가장 흔한 원인임**

② Antibiotics, cardiac antidysrhythmics, antihypertensives, NSAIDs, antidepressant, chemotherapeutic agents, bronchodilator, antacids, laxatives

(2) 허혈성 장질환 (ischemic colitis)

① 50세 이상에서 흔하다.

② Acute abdominal pain, watery and bloody diarrhea가 나타남

(3) 기타 : 게실염 (diverticulitis), 이식편대숙주질환 (GVHD)

3. 설사 환자의 접근 (diagnostic approach, Figure 2-1)

(1) 대부분 경증이고 저절로 호전되므로 진단적 검사 및 약물 치료는 대부분 불필요

(2) **원인 감별을 위한 검사가 필요한 경우**

① **Profuse diarrhea with dehydration**

② **Grossly bloody stools**

③ **Fever 〉 38.5℃**

④ **Duration 〉 48 hours without improvement**

⑤ **New community outbreak**

⑥ **Associated severe abdominal pain in patients 〉50 yrs**

⑦ **Elderly (〉70 yrs) or immunocompromised**

⑧ Recent use of antibiotics

(3) **대변의 미생물학적 검사**(microbiologic analysis of stool) : 진단의 기초적 검사

① Cultures for bacterial and viral pathogen

② Direct inspection for ova and parasites

③ Immunoassays : toxins(*C. difficile*), viral antigen(rotavirus), protozoal antigen (*Giardia*, *E. histolytica*)

④ PCR, microarray technology

(4) 내시경 검사

① Flexible sigmoidoscopy with biopsy, upper endoscopy with duodenal aspirates and biopsy 등을 시행할 수 있다.

② 적응증

〈1〉 대변 검사에서 원인이 불확실할 때

〈2〉 염증성 장질환 배제를 위해

〈3〉 Ischemic colitis, diverticulitis, partial bowel obstruction 등이 의심될 경우

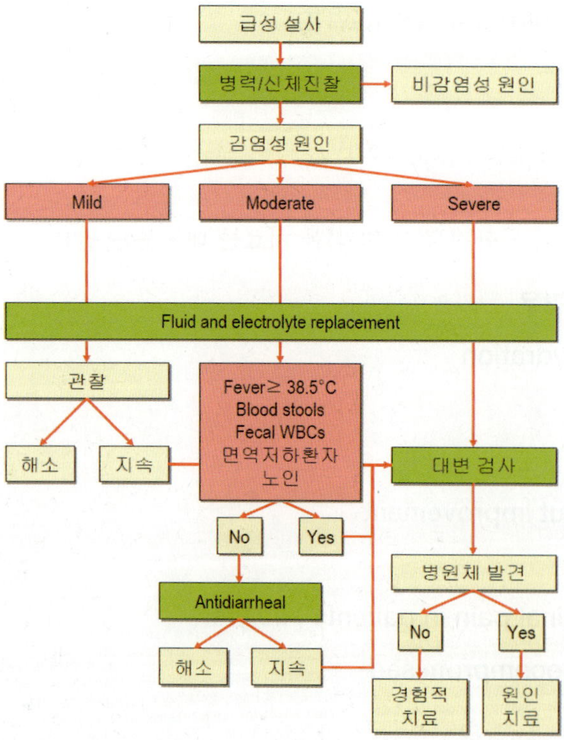

Figure 2-1 급성 설사 환자의 접근.
Antidiarrheal agent를 지속적으로 사용함에도 불구하고 설사가 지속될 경우 metronidazole을 경험적으로 사용해 볼 수 있고, 병원체가 발견된 감염성 설사에서 quinolone을 우선적으로 사용해볼 수 있다.

4. 치료 (treatment)

(1) **수액과 전해질 공급 : 가장 중요**

(2) **Antimotility antisecretory agents** : loperamide

① Moderately severe, nonfebrile, nonbloody diarrhea에 사용

② **Febrile dysentery에서는 증상을 악화, 지속시키므로 금기**

(3) 항생제 : **<u>ciprofloxacin</u> 500 mg bid for 3~5 days**

① Moderate to severe febrile dysentery에서 병의 기간과 정도를 감소 시킴

② **적응증**

〈1〉Immunocompromised patients

〈2〉Mechanical heart valve or recent vascular graft

〈3〉Elderly patient

③ 여행자에서 여행자 설사를 90%까지 예방

C. 만성 설사 (chronic diarrhea)

(1) 4주 이상 설사가 지속될 경우 기저 질환을 찾기 위한 검사 필요

(2) 대개 비감염성 원인에 의해 발생

1. 분비성 설사 (secretory diarrhea)

(1) **대량의 수양성 설사, 무통성, 금식에도 지속됨, no fecal osmotic gap**

(2) 원인

① 약물 : 분비성 설사의 가장 흔한 원인. Senna, cascara, bisacodyl, castor oil, alcohol, arsenic

② **장절제**, 점막 질환, enterocolic fistula 등

· 분비된 수분과 전해질의 흡수를 위한 면적의 감소로 분비성 설사가 발생한다.

· 다른 분비성 설사와는 달리 식사가 증상을 악화시킴

③ 호르몬

· **Carcinoid tumor, gastrinoma, VIPoma**, medullary carcinoma of thyroid, systemic mastocytosis, **large colorectal villous adenoma**

· 3 L/d 이상의 다량의 설사가 특징적

④ 선천성 : congenital defects in ion absorption

2. 삼투성 설사 (osmotic diarrhea)

(1) 잘 흡수 되지 않고 삼투압이 높은 물질을 복용 시 발생

(2) 특징적으로 **금식 시에 호전되고, 물질을 끊으면 호전됨**

(3) **Osmotic gap** : 2 × ([Na] + [K]) 〈 290 mOsm/kg

(4) 원인

① 삼투성 설사제 (osmotic laxative) : **Magnesium-containing antacids**, health supplements, **laxatives**

② 탄수화물 흡수장애 (carbohydrate malabsorption) : lactase deficiency, sorbitol, lactulose

③ Short bowel syndrome : 흡수되지 않은 음식물의 저류에 의함

3. 지방성 설사 (steatorrheal diarrhea)

(1) **기름기가 많고, 냄새가 지독함 (greasy, foul-smelling)**

(2) 체중감소나 영양 결핍과 관련

① Fecal fat 15~25 g with small intestinal disease

② Fecal fat 〉40 g with pancreatic insufficiency

(3) 원인

① Intraluminal maldigestion

· 췌장 외분비 기능이 90% 이상 감소했을 때 발생

· **Chronic pancreatitis**, cystic fibrosis, pancreatic duct obstruction, somatostatinoma, cirrhosis, biliary obstruction 시 발생

② Mucosal malabsorption

· Celiac sprue, tropical sprue, Whipple's disease

· *Mycobacterium avium-intracellulare* infection with AIDS pt., Giardia

③ Postmucosal lymphatic obstruction

· Congenital intestinal lymphangiectasia

· Acquired lymphatic obstruction secondary to trauma, tumor or infection

4. 염증성 설사 (inflammatory diarrhea)

(1) **통증, 발열, 출혈 등의 염증의 소견이 동반**된다.

(2) 원인

① Inflammatory infectious diarrhea

② Inflammatory bowel diseases : Crohn's disease, ulcerative colitis, microscopic colitis, collagenous colitis

③ 1차성 또는 2차성 면역 결핍 질환

④ 호산구성 위장관염 (eosinophilic gastroenteritis)

⑤ 기타 : radiation enterocolitis, chronic GVHD, Behcet's syndrome

5. 운동 이상성 설사 (dysmotile diarrhea)

(1) Rapid transit에 의해 발생

(2) 분비성 설사와 비슷한 대변의 양상

(3) 원인

① Hyperthyroidism

② Carcinoid syndrome

③ Drugs : prostaglandin, prokinetics

④ Others : primary visceral neuromyopathy, idiopathic intestinal pseudo-obstruction, diabetic diarrhea 등

(4) 과민성 대장 증후군 : 특징적으로 잘때는 증상이 없고, 배변 후 완화되는 복통이 동반되며, true diarrhea는 드물다.

6. 인위적 설사 (factitial diarrhea)

(1) 3차 병원에서 원인을 알 수 없는 만성 설사의 15%를 차지.

(2) 저혈압, 저칼륨혈증 동반

(3) 위험 요인 : women, history of psychiatric illness, careers in health care

7. 치료 (treatment)

(1) 각 원인에 따른 치료

(2) Curative : 원인 종양의 절제, 유발약제 중단

(3) Suppressive treatment

① Lactase deficiency : lactose 제한

② IBD : glucocorticoid

③ Ileal bile acid malabsorption : cholestyramine 사용

④ Gastrinoma : PPI

⑤ Malignant carcinoid : somatostatin analogue

⑥ Medullary carcinoma of the thyroid : prostaglandin inhibitor

⑦ Chronic pancreatitis : pancreatic enzyme

(4) Empirical treatment

① 원인이 확실하지 않은 경우

② 염증성 장질환의 경우는 toxic megacolon의 가능성이 있어 피해야 함.

③ 약물

- Mild to moderate diarrhea : diphenoxylate, loperamide
- Severe diarrhea : codeine, tincture of opium

변비 (constipation)

A. 정의 (definition)

(1) Persistent, difficult, infrequent, or incomplete defecation

(2) **3회/주 미만 배변**

(3) 배변시 excessive straining, hard stool, lower abdominal fullness, sense of incomplete evacuation을 표현 → constipation과 difficulty with defecation을 구분해야 함

B. 원인 (etiology)

Table 2-1 Causes of constipation in adults.

Types of constipation and causes	Examples
Recent onset	
Colonic obstruction	Neoplasm, stricture, ischemic, diverticular, inflammatory
Anal sphincter spasm	Anal fissure, partial hemorrhoids
Medications	
Chronic	
Irritable bowel syndrome	Constipation-prominent, alternating
Medication	Calcium channel blocker, antidepressant
Colonic pseudo-obstruction	Slow transit constipation, megacolon
Disorders of rectal evacuation	Pelvic floor dysfunction, anismus, descending perineum syndrome Rectal mucosa prolapse, rectocele
Endocrinopathies	Hypothyroidism, hypercalcemia, pregnancy
Psychiatric disorders	Depression, eating disorders, drugs
Neurologic disease	Parkinsonism, multiple sclerosis, spinal cord injury
Generalized muscle disease	Progressive systemic sclerosis

C. 진단적 접근 (diagnostic approach)

1. 일반적 접근

(1) 90 % 이상에서 원인 질환을 찾지 못한다.

(2) 대부분 hydration, exercise, dietary fiber로 치료됨

(3) Rectal examination이 중요함 (high anal sphincter tone 등)

(4) **〈Sigmoidoscopy + barium enema〉 *or* colonoscopy의 적응증**

① **Weight loss**

② **Rectal bleeding**

③ **Anemia with constipation**

* 특히 40세 이상의 환자에서 structural disease를 감별하기 위해 필요

2. 심한 변비에서의 검사

(1) 5% 미만에서 severe, intractable constipation을 보임

(2) 배변 이상, 하제 남용, 꾀병, 정신과적 질환 등을 배제해야 함

(3) 대장 통과 시간의 측정 (Measurement of colonic transit)

① Radiopaque marker transit test

· 쉽고 반복 가능, 안전하며 비용도 저렴, 신뢰도가 높음

· Radiopaque marker를 경구 섭취 5일 뒤에 80% 이상이 배출되어야 정상임

· 위와 소장의 transit profile은 알 수 없음

② Radioscintigraphy

· Stomach, small bowel, colonic transit을 동시에 알 수 있는 장점이 있음

· 비용이 높고, 이용가능성이 떨어진다는 단점이 있음

(4) **Anorectal and pelvic floor test** : pelvic floor dysfunction의 평가에 도움

① Simple clinical test : 직장수지검사를 하면서 환자에게 힘을 주어 손가락을 밀어내도록 한다.

② Measurement of perineal descent

③ **Balloon expulsion test : screening test** → 양성이면 추가 검사가 필요하다.

④ Anorectal manometry : anismus (anal sphincter spasm) 진단에 도움

⑤ Defecography : lateral view를 포함해 촬영하는 dynamic barium enema

⑥ Dynamic imaging study : proctography during defecation, scintigraphic expulsion of artificial stool

⑦ Neurologic testing (electromyography) : incontinence 환자에서 도움

D. 치료 (treatment)

(1) Slow transit constipation의 경우

① Bulk, osmotic, stimulant laxative (fiber, psyllium, MgO, lactulose, polyethylene glycol)

② 2~3개월간의 내과적 치료에도 slow transit constipation을 보이는 경우에 수술적 치료를 고려 (colectomy with ileorectostomy)

(2) 복합적 원인에 의한 경우

① Pelvic floor retraining (biofeedback, muscle relaxation)

② Psychological counseling

③ Dietary advice

④ 위의 치료에 반응하지 않는 경우 수술적 치료 고려

3

Gastrointestinal Bleeding

위장관 출혈

위장관 출혈의 4가지 임상 양상

1. 토혈 (hematemesis)

(1) 붉은 피나 커피색 피를 토함 (vomitus of red blood or coffee-ground material)

(2) 보통 **상부위장관(Treitz ligament 상부)의 출혈**을 의미

2. 흑색변 (melena)

(1) 검고, 타르 같은, 악취가 나는 대변 (black, tarry, foul-smelling stool)

(2) **장에 혈액이 머무르는 시간이 14시간 이상일 때 발생**

① 보통 **상부 위장관(Treitz ligament 상부)의 출혈**을 의미

② 장의 운동이 감소되어 있는 경우 소장이나 우측 대장의 출혈에서도 발생 가능

(3) Bismuth, 철분 제제도 흑색변이 나올 수 있다.

3. 적혈변 (hematochezia)

(1) 선홍색 피가 있는 대변 (passage of bright red or maroon blood from rectum).

(2) 보통 **하부위장관 출혈**을 의미한다. 그러나 **상부 위장관 출혈의 경우도 빠르고 급격한 출혈에서는 적혈변이 나타날 수 있다.**

4. 잠혈 (occult GI bleeding)

(1) **육안으로 보이지 않는 현미경적 혈변**

(2) 검사 : 대변의 hemoglobin 검출

① **잠혈의 위양성 : 철분 (약물 또는 덜 익힌 고기), 비스무스 제제, 감초 성분, 다량의 NSAIDs**

② **잠혈의 위음성 : 다량의 vitamin C, 칼슘 제제, 오래 건조된 stool**

원인 (etiology)

A. 상부 위장관 출혈 (upper GI bleeding)

(1) 미국, 유럽 : 입원 발생률 0.1%, 사망률 5~10%

(2) 재출혈과 사망의 예측 인자 : age↑, comorbidity, hemodynamic compromise

1. 원인 (etiology)

Table 3-1 급성 상부 위장관 출혈로 입원한 환자들에서의 출혈의 원인.

Sources of bleeding	Proportion of patients (%)
Peptic ulcers (m/c)	31~59
Varices	7~20
Mallory-Weiss tears	4~8
Gastroduodenal erosions	2~7
Erosive esophagitis	1~13
Malignancy	2~7
Vascular ectasia	0~6
No source identified	7~25

2. 소화성 궤양 (peptic ulcer)

※ 소화기학 Chapter 8 참조

(1) 궤양 기저부가 깨끗한 궤양 (clean-based ulcer)

① 적절한 약물 치료 시 재출혈의 가능성이 거의 없다.

② 외래에서 치료 가능

(2) **활동성 출혈, 노출된 혈관, 혈괴 (active bleeding, visible vessel, blood clot)가 있는 궤양**

① 재출혈의 3가지 예측인자에 해당한다.

② **내시경적 치료 (endoscopic therapy)**

- Bipolar electrocoagulation, heater probe, injection(epinephrine, alcohol)
- 재출혈, 재원기간, 사망률, 비용 등을 감소시킴

③ **고용량 proton pump inhibitor(PPI)의 정맥 내 지속적 투여**

- Omeprazole 80 mg bolus, followed by 8 mg/h infusion : 내시경적 치료 후에도 투여
- 혈괴(clot)를 안정화시키고, 재출혈을 줄임

④ 1/3에서 위와 같은 보존적 치료 후 수술을 요한다.

(3) 재출혈의 방지

① 궤양 출혈 환자의 1/3에서 1~2년 내 재출혈(rebleeding)을 일으킴

② 재출혈 방지를 위해 다음 3가지 요소의 관리가 중요

a. ***Helicobacter pylori*** : *H. pylori* eradication은 재출혈을 5% 미만으로 감소시킴

b. **NSAIDs**

- 가능하면 NSAIDs 사용을 중지한다.
- NSAIDs 중지가 불가능하다면 처음에는 PPI제제를 같이 사용하고, 향후 NSAIDs를 COX-2 inhibitor로 전환하거나, PPI, misoprostol과 같은 위장관 보호약제를 같이 투여
- "Very high risk patient" : COX-2 inhibitor + PPI를 사용한다.

c. **Acid**

- *H. pylori*나 NSAIDs와 관련되지 않은 궤양 : 평생 full-dose antisecretory therapy 필요

3. Mallory-Weiss tear

(1) 병력 : 전형적으로 **음주 후에 vomiting, retching, coughing에 이은 토혈**

(2) 원인 : **위식도 접합부의 위쪽 점막의 파열로 출혈 발생**

(3) 치료

① 80~90%에서 저절로 멎음, 0~7%에서 재발

② 내시경적 치료 : active bleeding 시에 시행

③ 혈관 조영 치료, 수술적 치료 : 내시경적 치료 실패 시 시행.

4. 식도 정맥류 (esophageal varices)

※ 소화기학 Chapter 17 참조

(1) **우리나라에서 가장 흔한 상부 위장관 출혈의 원인**

(2) 다른 원인에 의한 상부위장관 출혈보다 **예후가 나쁘다.**

(3) 치료

① **내시경 치료 : endoscopic variceal ligation (EVL), sclerotherapy**

- EVL이 sclerotherapy에 비해 재출혈, 사망률, 합병증이 적고 시술의 회수가 적어 우선 권장

② Octreotide, terlipressin : 급성 출혈의 조절에 효과적

③ 비선택적 베타 차단제(propranolol 등)

- 재출혈을 예방함.
- Recurrent bleeding 시에는 EVL + 베타 차단제 사용
- 급성 출혈 시에는 금기

④ Transjugular intrahepatic portosystemic shunt (TIPS) : 내시경과 약물 치료 후에도 지속적 또는 재출혈시에 시행

⑤ 항균제(eg, quinolones) : 간경변증 환자의 상부 위장관 출혈에서 사용이 권장됨

5. 출혈성과 미란성 위염 (hemorrhagic & erosive gastropathy("gastritis"))

(1) 내시경 소견 : subepithelial hemorrhages and erosions

(2) Major bleeding을 일으키지는 않음

(3) NSAIDs : 복용자의 50%에서 미란(erosion)을 보임. 15~30%에서 ulcer(+)

(4) Alcohol : 알코올중독자의 20%에서 미란(erosion)을 보임

(5) Stress-related gastric mucosal injury

① 중증 환자(심한 외상, 수술, 화상, 두개강내 질환, 인공호흡기 사용, 혈액응고장애 등)에서 잘 발생

② 궤양이 발생하지 않는 이상 major bleeding은 잘 생기지 않음

③ 기저 질환 때문에 사망률은 매우 높음

④ 예방 : **H_2 blocker/PPI - drug of choice, sucralfate - effective**

6. 그 밖의 원인

(1) 미란성 십이지장염 (erosive duodenitis)

(2) 신생물 (neoplasm)

(3) Aortoenteric fistulas

(4) Vascular lesion (hereditary hemorrhagic telangiectasia, gastric antral vascular ectasia)

(5) **Dieulafoy's lesion**

① Aberrant vessel in the mucosa bleeds from a pinpoint mucosal defect

② 내시경 치료를 요한다.

(6) Hemobilia and hemosuccus pancreaticus

(7) Prolapse gastropathy

B. 소장 출혈 (small intestinal bleeding)

(1) 특징

① 위장관 출혈의 흔하지 않은 원인이지만 진단이 어렵다.

② 진단이 어렵고, 원인을 밝히기 어려운 obscure GI bleeding의 경우의 대부분을 차지한다.

(2) 원인

① **혈관확장증 (vascular ectasia) : 50세 이상에서 가장 흔함**

② **종양 (tumors) : 50세 미만 성인에서 가장 흔함**

· Adenocarcinoma, leiomyoma, lymphoma, benign polyp, carcinoid, metastasis, lipoma

③ Meckel's diverticulum : 소아에서 다량의 하부위장관 출혈의 가장 흔한 원인

④ NSAIDs : small bowel erosion/ulcer

· Relatively common cause of chronic, obscure GI bleeding

④ 기타 : Crohn's disease, infection, ischemia, vasculitis, small-bowel varices, diverticula, duplication cysts, intussusception

(3) 치료

① Vascular ectasia : 내시경 치료가 가능하면 시행. 불가능하면 수술함.

② Tumor : 외과적 절제가 원칙

C. 대장 출혈 (colonic bleeding)

(1) 하부 위장관 출혈의 발생률 : 상부 위장관 출혈의 약 1/4

(2) 원인

① **치질 (hemorrhoid) : m/c cause**

② 게실 (diverticulum)

③ 혈관 확장 (vascular ectasia) : 70세 이상의 환자에서 proximal colon에 흔하다.

④ 종양 (대개 adenocarcinoma)

⑤ 여러 원인의 대장염 (감염, inflammatory bowel disease, ischemic, radiation)

(3) 게실 출혈 (diverticular bleeding)

① 갑자기 발생하고, 무통성. 다량의 출혈이 우측 대장에서 발생하는 것이 특징적.

② 80%에서 저절로 멈추지만, 20~25%에서 재출혈을 일으킴

③ Intraarterial vasopressin 또는 embolization이 일시적이나마 지혈효과가 있다.

④ 출혈이 지속될 경우 segmental surgical resection 필요

(4) 우측 대장의 혈관확장 출혈 (bleeding from right colonic vascular ectasia)

① 고령의 환자에서 overt 또는 occult bleeding을 일으킴

② 다량의 출혈로 혈역학적 불안정을 가져 올 수 있다.

③ 내시경적 지혈술이 효과적

④ 장 절제술 : 다량의 출혈이 지속되고 내과적, 내시경적 치료가 불가능할 때 시행

위장관 출혈 환자의 진단과 치료 (diagnosis and management)

A. 기본적 접근 및 처치

1. 생체 징후 (vital signs)

(1) **맥박수, 혈압의 측정**이 환자를 평가하는데 중요

(2) 임상적으로 의미있는 충분한 출혈은 순차적으로 다음의 경과를 거친다.

① Postural change in heart rate or blood pressure

② Tachycardia

③ Recumbent hypotension

2. 비위관 삽입 (nasogastric tube = Levin tube, L-tube)

(1) Gastric aspirate : 출혈 유무를 확인

(2) Gastric irrigation

① Gastric aspirate에서 양성일 때(혈액이 나올 때), 생리식염수로 시행한다.

② 시행 목적

· 내시경 검사 전 시야 확보

· 출혈량 파악

· 간경변증 환자에서는 간성 혼수 예방

3. 혈색소 (hemoglobin)

(1) **급성 위장관 출혈 시 Hb은 정상이거나 약간의 감소**를 가져온다.

① 출혈은 적혈구만 손실되는 것이 아니라, 전혈의 손실(whole blood loss)이기 때문이다.

② **72시간**이 지나면, 혈관외액이 혈관 내로 유입되면서 Hb이 떨어진다.

(2) **만성 위장관 출혈 시에는 혈압, 심박수의 변화없이 Hb의 심한 감소를 보일 수 있다.** 보상(compensation)의 충분한 시간이 있기 때문이다.

B. 상부 위장관 출혈과 하부 위장관 출혈의 감별

· Table 3-2 참조.

(1) 토혈 (hematemesis) : Treitz ligament의 상부의 출혈

(2) 흑색변 (melena) : 피가 위장관 내에 적어도 14시간 이상 머물렀음을 의미

(3) 혈변 (hematochezia)

① 대개 Treitz ligament 하부의 출혈을 나타내나, **양이 많을 때에는 상부 위장관 출혈에도 나타날 수 있다.** 이때는 대개 혈압, 맥박수의 변화를 동반한다.

② 따라서, hemodynamic change를 동반하는 혈변에서는 상부 위장관 내시경부터 시행한다.

(4) ↑Bowel sound, ↑BUN : 상부 위장관 출혈을 시사한다.

(5) Nasogastric aspirate에서 음성이라도 상부위장관 출혈을 배제할 수 없다.

① 십이지장 출혈이 원인 경우 음성이 가능하다.

② 실제로 상부 위장관 출혈의 16%에서는 음성이다.

Table 3-2 위장관 출혈 부위의 감별.

	상부 위장관 출혈	하부 위장관 출혈
출혈양상	토혈 및 흑색변	혈변
Nasogastric lavage	양성	음성
장음	상승	정상
BUN/Cr ratio	상승	정상

C. 상부 위장관 출혈 환자의 접근

· Figure 3-1 참조.

(1) 병력과 신체검진만으로는 출혈 병소를 찾아내기 어렵다.

(2) **상부 위장관 내시경**

① **Test of choice with upper GIB : 즉각적으로 시행해야 함**

② 경증환자 : 향후 치료 계획을 세우는 데 도움

③ 중증환자 : 내시경적 지혈술을 바로 시행 가능

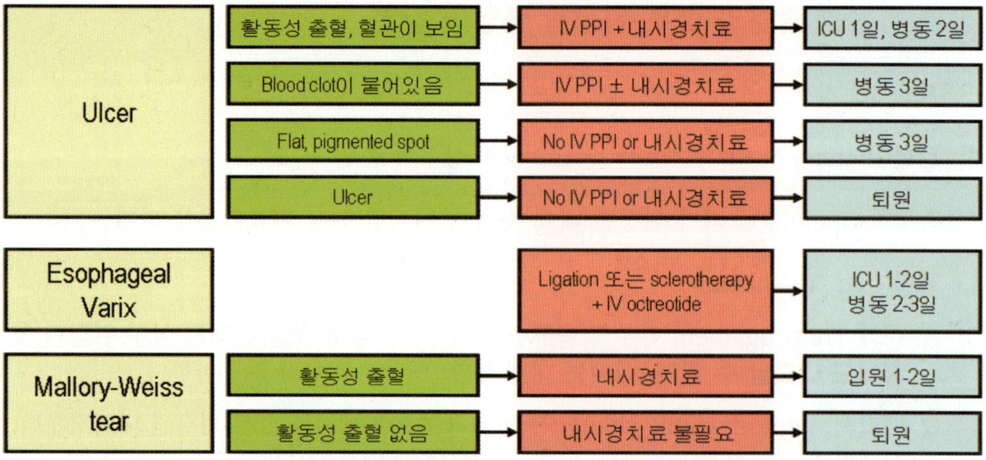

Figure 3-1 **급성 상부 위장관 출혈의 진단적 접근과 치료.**

(3) **상부 위장관 출혈의 사망 예측 인자 3가지**

① **고령**

② **동반 질환**이 있는 경우 : 만성 폐질환, 만성 신질환, 관상동맥질환 등

③ **혈역학적 불안정성** (hemodynamic compromise)

D. 하부 위장관 출혈 환자의 접근 (Figure 3-2)

(1) **혈역학적 불안정성을 동반한 혈변** : 반드시 상부 위장관 출혈을 감별하기 위해 **반드시 상부 위장관 내시경을 시행**하여야 한다.

(2) S자 결장경 검사 (sigmoidoscopy)

① 출혈의 양이 많을 때는 도움이 안됨

② 40세 미만의 소량 출혈(minor bleeding)시에 시행

(3) **대장 내시경** (colonoscopy) : **출혈량이 아주 많지 않은 이상 하부 위장관 출혈에서 procedure of choice**

(4) ^{99m}Tc-RBC scan : 출혈량이 많지 않을 때 출혈 병소를 찾기 위해 시행

(5) 혈관조영술 (angiography)

① 대량 출혈로 인해 내시경이 불가능한 경우 먼저 시행할 수 있다.

② Intraarterial infusion of vasopressin 또는 embolization을 통해 치료 가능

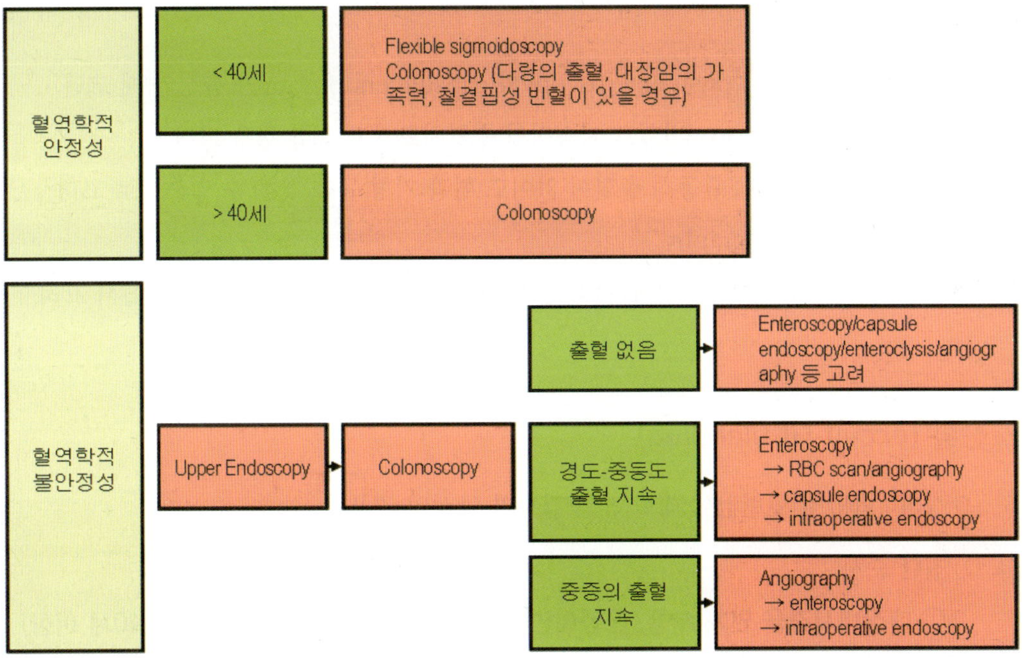

Figure 3-2 **급성 하부 위장관 출혈의 진단적 접근과 치료.**

E. 병소를 알 수 없는 위장관 출혈 (GI bleeding of obscure origin)

(1) 정의 : 통상적 내시경 검사와 위장관 조영술에 의해 출혈 병소가 밝혀지지 않은 재발성 급성 또는 만성 위장관 출혈을 말함.

(2) 소장의 검사 방법

① **Push enteroscopy**

- First step으로 시행
- 십이지장 전체와 근위 공장을 관찰
- 20~40% 에서 원인 질환 알 수 있음

② **Capsule endoscopy**

- **전체 소장을 관찰 할 수 있는 장점이 있음**
- 56%에서 원인 질환 알 수 있음
- 단점 : **Full visualization이 안 될 수 있고, biopsy나 therapy가 불가능하며, 가격이 비싸다.**

③ Double-balloon enteroscopy : small intestine의 관찰과 치료가 가능

(3) 기타 검사

① **Enteroclysis** : push enteroscopy와 capsule endoscopy가 음성일 때 고려

② **^{99m}Tc-RBC scan** : 빈혈로 지속적인 수혈치료가 필요할 경우 고려

③ **Angiography** : 활동성 출혈이 없어도 혈관 기형 등을 찾을 수 있으므로 고려

④ CT/MR enterography

⑤ Intraoperative endoscopy : 다른 검사에서 음성 + 반복적/지속적 출혈시 고려

F. 잠혈 (occult GI bleeding)

(1) 정의 : 육안적 혈변없이 대변 잠혈 검사가 양성인 경우

(2) 진단 순서

① 대장내시경을 먼저 시행, 음성이면 상부 위장관 내시경을 시행 (특히 40세 이상)

② 상부 위장관 증상이 있으면 상부 위장관 내시경을 먼저 시행

③ 두 검사가 모두 음성 → enteroscopy, capsule endoscopy, enteroclysis

4

Diagnostic Tests

진단적 검사법

위장관 내시경 (gastrointestinal endoscopy)

A. 내시경 시술 (endoscopic procedures)

1. 상부 위장관 내시경 (upper endoscopy)

= EGD (esophagogastroduodenoscopy), GFS (gastrofiberoscopy)

(1) 방법 : 입을 통해 flexible endoscopy 삽입 → esophagus, stomach, duodenum (1st portion(bulb), 2nd portion) 관찰

(2) 시행 전 처치

① 국소 인후 마취, 진경제(eg, buscopan), 위내 거품 제거제 (eg, 가소콜)

② 수면 내시경 : midazolam, propofol 등으로 IV conscious sedation 시행

(3) 장점

① Mucosal lesion의 발견에 가장 좋은 검사법

② Upper GI series와 비교하여 gastric ulcer, flat mucosal lesion(eg, Barrett's esophagus) 발견에 더 민감하다. Duodenal ulcer 는 비슷하다.

③ 병변에 대한 생검 가능

(4) 정상 위장관 내시경 소견 : **Figure 4-1**

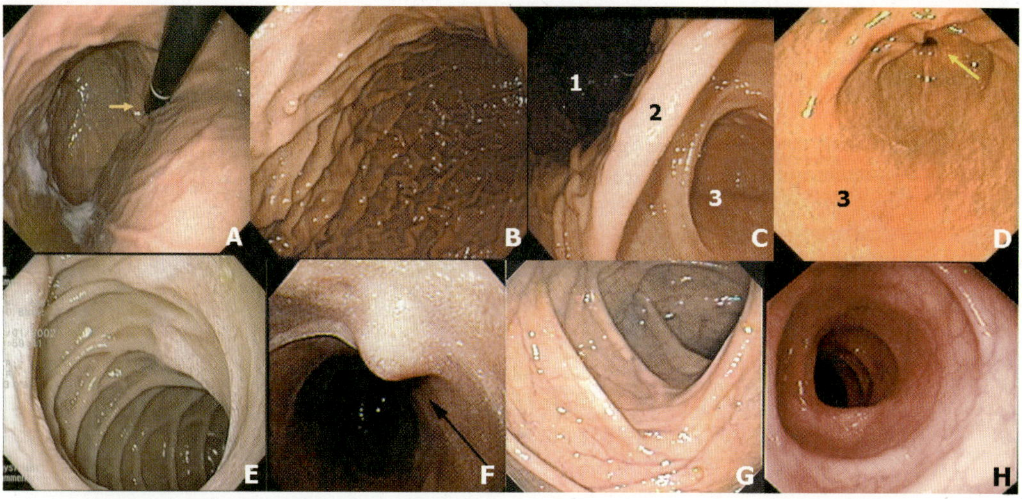

Figure 4-1 Normal endoscopic findings. (A) Stomach cardia/ fundus : 내시경이 위로 insertion된 부위(주황색 화살표)가 GE junction이다. (B) Stomach body : gastric rugae가 잘 보인다. (C) Stomach body(1), angle(2), antrum(3) (D) Stomach pylorus (노란색 화살표) (E) Duodenum : small bowel의 folds가 관찰된다. (F) Ampulla of Vater (duodenum 2nd portion) (G) Rt.~transverse colon : 삼각형 모양의 lumen을 이룬다. (H) Lt. colon : 둥근 lumen 모양. Colon은 haustral marking이 관찰된다.

2. 대장 내시경 (colonoscopy)

(1) 방법

① 항문을 통해 flexible endoscope 삽입 → rectum, colon 관찰

② 95% 이상에서 cecum 관찰 가능하고 terminal ileum 관찰도 어렵지 않다.

(2) 시행 전 처치 : 진통제 cf. 수면 내시경의 경우 midazolam, propofol 사용

(3) Colonic mucosal lesion (colitis, polyp, cancer) 진단의 gold standard

3. S자 결장경 (sigmoidoscopy)

(1) Colonoscopy와 같은 방법이나 길이가 짧은 (60 cm) 내시경을 이용해 주로 left colon을 관찰

(2) Colorectal cancer의 screening이나 diarrhea, hematochezia의 evaluation을 위해 사용

(3) 대개 sedation은 하지 않는다.

4. 소장 내시경 (small-bowel enteroscopy)

(1) **Push enteroscopy**

① Stiff overtube를 mouth에서 duodenum까지 위치시키고 flexible endoscope를 속으로 삽입시켜 mid-jejunum까지 관찰

② Biopsy, endoscopic therapy 가능

(2) **Capsule endoscopy**

① Disposable capsule을 입을 통해 먹으면 항문으로 배출될 때까지 image를 저장

② Jejunum과 ileum의 mucosa도 관찰

③ Biopsy, endoscopic therapy : 불가능

(3) Double-balloon enteroscopy, single-balloon enteroscopy

① Long overtube와 endoscope로 구성되어 있고, balloon을 이용하여 장을 단축시켜 깊은 곳까지 관찰 가능

② 입 또는 항문을 통해 삽입가능하고, 60~70%의 환자에서 전체 소장을 관찰 가능

③ Biopsy, therapeutic intervention 모두 가능

5. 내시경 역행 췌담관 조영술 (ERCP, endoscopic retrograde cholangiopancreatography, Figure 4-2)

(1) 방법

① 측시경(side-view)이 있는 flexible endoscope를 입을 통하여 삽입한 후 duodenum의 2nd portion까지 위치시킨다.

② Plastic catheter를 ampulla of Vater(AOV)에 cannulation시킨 후 contrast media를 주입하여 bile duct, pancreatic duct를 관찰한다.

③ 동시에 endoscopic sphincterotomy를 이용하여 AOV를 open한다.

(2) Stone removal, dilation of stricture, stent insertion 등이 가능하다.

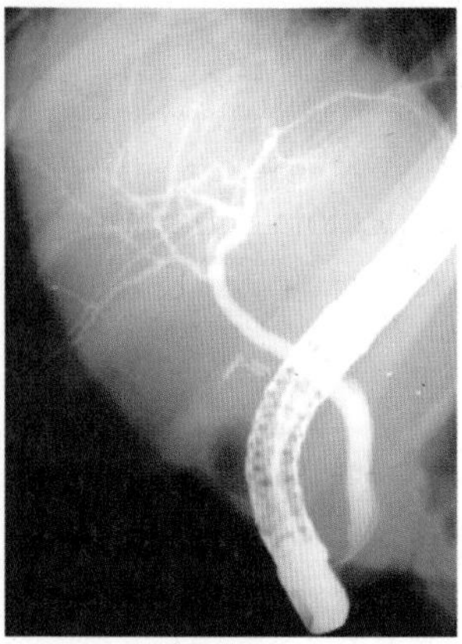

Figure 4-2 **ERCP.**

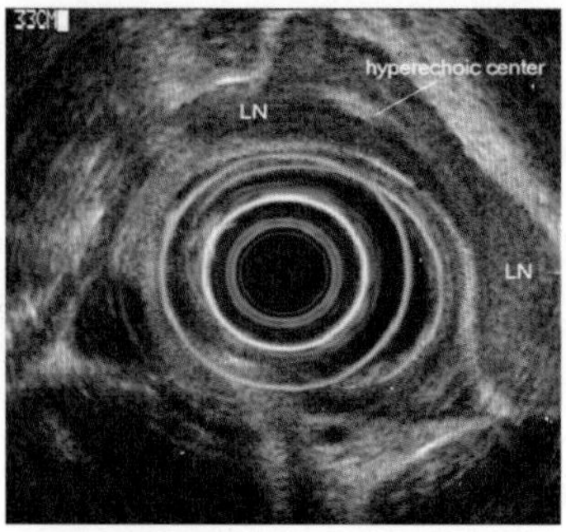

Figure 4-3 **EUS.**

6. 내시경 초음파검사 (EUS, endoscopic ultrasound, Figure 4-3)

(1) Flexible endoscope의 tip에 ultrasound transducer를 장착해 위장관 점막 주위의 gut wall, adjacent organ, vessel, lymph node 관찰 가능

(2) 장점

① 다음 질환의 진단에 가장 민감한 검사방법

· Bile duct stone

· GB (gallbladder) disease

· **Submucosal gastrointestinal lesion**

· Chronic pancreatitis

(3) **EUS-guided fine-needle aspiration** : post. mediastinum, abdomen, pelvic mass/LN

B. 내시경 시술의 금기 (contraindications)

1. 상부 위장관 내시경의 금기

(1) **환자의 비협조 : 의식이 나쁜 경우, 환자의 거부 등**

(2) **다른 중증 질환이 동반되었을 때 : AMI, 치명적인 부정맥, 심한 심부전, 쇼크 등**

(3) **위장관 천공이 의심될 때**

2. 하부 위장관 내시경의 금기

(1) **장폐쇄 (intestinal obstruction)**

(2) **복막염 (peritonitis)**

(3) **중증 급성 게실염 (severe acute diverticulitis)**

(4) **전격성 대장염 (fulminant colitis)**

C. 내시경 시술에 따른 위험 부담

1. 내시경 시술에 따른 일반적인 합병증

※ 진단 시 〈 1 : 1,000, 치료(polypectomy, hemorrhage control, stricture dilation) 시 2%에서 발생

(1) **출혈 (bleeding)** : Table 4-1

(2) **천공 (perforation)**

(3) 감염 (infection)

① 드물다.

② 예방적 항균제(prophylactic antibiotics) 사용이 필요한 경우 : Table 4-2 참조.

※ **기본 항균제 용법**

- **Esophagus : amoxicillin 2 g PO (시술 1h 전) 또는 ampicillin 2 g IV (시술 30분 전)**
- **Colon : ampicillin 2 g IV + gentamicin 1.5 mg/kg (max. 120 mg) (시술 30분 이내) ± amoxicillin 2 g PO (6h 뒤)**

2. 각 내시경 시술에 따른 특징적인 합병증

(1) ERCP 후 합병증

① Pancreatitis : 5% (sphincter of Oddi dysfunction이 있는 경우 25%까지도)

② Bleeding : sphincterotomy 후 1%에서 발생

③ Ascending cholangitis, pseudocyst infection, retroperitoneal perforation

Table 4-1 항응고치료(anticoagulation) 중인 환자가 내시경 시술을 받을 때 조치사항.

	Thromboembolism의 고위험군	Thromboembolism의 저위험군
High risk procedure	3~5일전 warfarin을 끊고, INR이 치료 범위 밑으로 떨어지면 heparin을 사용한다.	3~5일 전 warfarin을 끊고, 시술후에 warfarin을 다시 사용한다.
Low risk procedure	Warfarin 사용을 계속한다.	Warfarin 사용을 계속한다.

- Thromboembolism(TE)의 고위험군 : Af with valvular heart ds., mitral mechanical valve, 이전 TE event(+)
- TE의 저위험군 : uncomplicated or paroxysmal nonvalvular Af, aortic mechanical valve, bioprosthetic valve, DVT
- High risk procedures : Polypectomy, stricture dilatation, treatment of varices, gastrostomy placement, biliary sphincterotomy, EUS with needle aspiration
- Low risk procedures : Diagnostic upper endoscopy, colonoscopy, sigmoidoscopy with or without biopsy, diagnostic ERCP, endoscopic ultrasound without needle aspiration
- Aspirin : 내시경 5일 전에 끊는다.

Table 4-2 Antibiotic Prophylaxis for Selected Endoscopic Procedures.

환자 상태	시행 예정 시술	예방적 항균제
Prosthetic valve, endocarditis Hx.(+), systemic-pulmonary shunt, synthetic vascular graft (< 1yr. old), complex cyanotic congenital heart ds.	**High risk** Low risk	**Recommended** Optional
Rheumatic valvular disease, MVP with insufficiency, Congenital heart malformations, hypertrophic cardiomyopathy	High risk Low risk	Optional Not recommended
Pacemakers, Implantable defibrillators, Prior CABG, Prosthetic joints	High or low risk	Not recommended
Obstructed bile duct	**ERCP**	Recommended
Pancreatic cystic lesion	**ERCP, EUS-FNA**	Recommended
Cirrhosis acute GI bleeding	**All endoscopic procedures**	Recommended
Ascites, immunocompromised	High risk Low risk	Not recommended Not recommended
Prosthetic joints	All endoscopic procedures	Not recommended
All patients	**Percutaneous endoscopic feed tube placement**	Recommended (parenteral cephalosporin or equivalent)

High risk procedures : stricture dilation, variceal sclerotherapy, ERCP with biliary obstruction
Low risk procedures : EGD, colonoscopy (±biopsy, polypectomy), EVL(endoscopic variceal ligation)

(2) 수면 내시경의 합병증 : respiratory depression, allergic reaction

(3) 내시경적 경피적 위루술(PEG, percutaneous endoscopic gastrostomy)의 합병증

① 10~15%에서 합병증이 발생하고, 대부분은 infection이다.

② Fasciitis, pneumonia, bleeding, colonic injury 등

D. 긴급하게 내시경 시술을 요하는 상황 (urgent endoscopy)

1. 급성 위장관 출혈 (acute GI bleeding)

※ **내시경은 위장관 출혈시 가장 중요한 진단 도구인 동시에 치료 방법**이다.

(1) 진단적 접근법 : Chapter 3 참조

(2) **출혈량이 응급 내시경의 필요 여부를 결정하는 가장 중요한 요소**

① **먼저 출혈의 정도와 양을 측정 : postural hypotension, hematemesis 또는 melena의 횟수, nasogastric tube에서의 aspirates의 내용물** 등

cf. **Hb, Hct의 수치는 급성 출혈에서 출혈량과 상관관계가 적다.**

② **출혈량이 많을수록 지속적 출혈, 재출혈의 가능성이 높다.**

(3) **응급 내시경 적응증**

① **Resting hypotension**

② **Repeated hematemesis**

③ **NG tube로 large-volume lavage를 했음에도 불구하고 aspirate가 맑아지지 않을 때**

④ **수혈을 필요로 하는 경우**

⑤ **Rebleeding의 위험이 높은 특수 상황 : cirrhosis, coagulopathy, respiratory failure, renal failure, 70세 이상**

(4) Upper vs. Lower endoscopy의 결정

① **Melena** : 90%이상 Treitz ligament의 상부에서 출혈 → **upper endoscopy**

· 단, small bowel이나 rt. colon의 출혈도 transit time이 늦을 경우 melena로 나타날 수도

② **Hematochezia** : 90%가 colon에서 출혈 → **lower endoscopy**

· 단, massive bleeding시 transit time이 빨라져 hematochezia로 나타날 수 있으므로 **vital sign 변화가 동반될 때는 upper endoscopy**를 고려

(5) 질환

① **소화성 궤양 (peptic ulcer bleeding, Figure 4-4)**

*** 내시경 치료의 적응 : a, b ± c**

a. **Active bleeding** → 즉각적인 내시경 치료를 요한다.

b. **Sentinel clot, visible vessel** → 궤양의 바닥에 보이는 혈관에 platelet plug가 붙어 있는 경우를 말한다. 재출혈의 가능성이 40%에 달하며 내시경적 치료의 적응증이 된다.

c. Large adherent clot : 20%의 재출혈 가능성이 있다.

d. Flat, purple spots in the ulcer base : 10%의 재출혈 가능성이 있다.

e. Clean based ulcer : 3~5%의 재출혈 가능성이 있다. 다른 위험요인이 없는 한 통원치료.

f. 내시경 치료 : epinephrine or sclerosant injection, coaptive coagulation, hemoclip

② **정맥류 (variceal bleeding, Figure 4-5)**

a. 종류 : **esophageal varix, gastric varix**

b. Esophageal varices의 grade

- Grade I : linear
- Grade II : beaded
- Grade III : nearly obstructing

c. **최근 출혈의 증거 (recent bleeding stigmata) :** red color sign, red wale marking, **cherry red spot**(Figure 4-5), hematocystic spot, diffuse redness

d. **Local therapy**

〈1〉**Endoscopic variceal ligation (EVL) : treatment of choice**

(90%에서 급성 출혈 조절되고 합병증 적다)

〈2〉Endoscopic sclerotherapy : 합병증이 많다.

〈3〉**Sengstaken-Blakemore tube** ... esophageal/ gastric ballooning

〈4〉BRTO (balloon retrograde transvenous obliteration)

... Left adrenal vein으로 shunt가 있을 때 이 혈관을 통해 gastric varix를 sclerotherapy할 수 있다.

e. **Portal hypertension의 치료** : 약물 치료, 수술적 치료, **TIPS**

③ Dieulafoy's lesion

- Gastric mucosa의 바로 밑으로 지나가는 기형적인 large-caliber artery가 mucosal erosion에 의해 출혈하는 경우를 말한다.

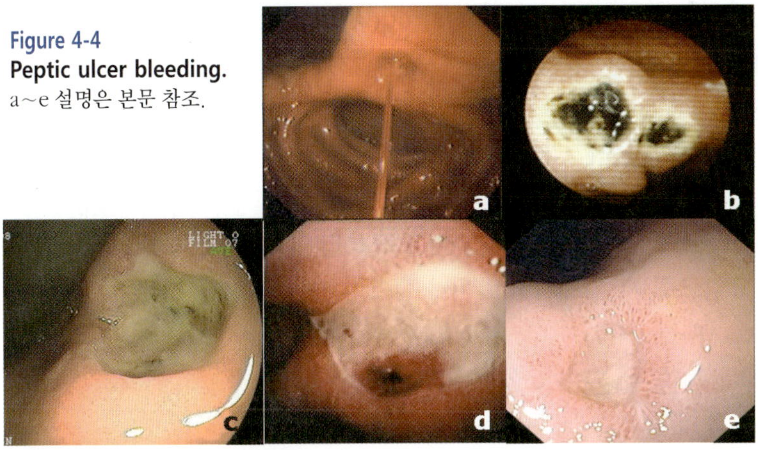

Figure 4-4
Peptic ulcer bleeding.
a~e 설명은 본문 참조.

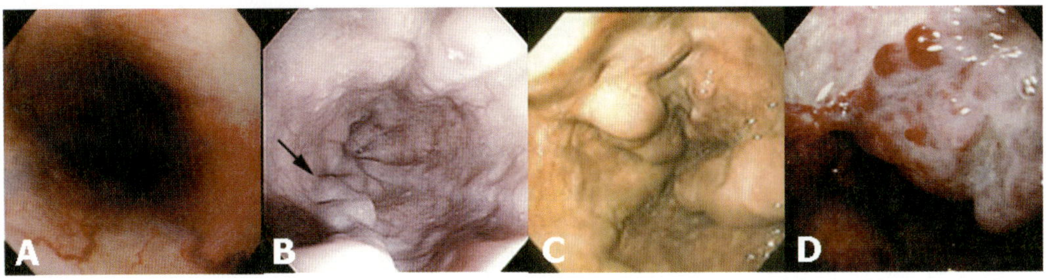

Figure 4-5 Esophageal varix. (A) Grade I, (B) Grade II, (C) Grade III, (D) Cherry red spot

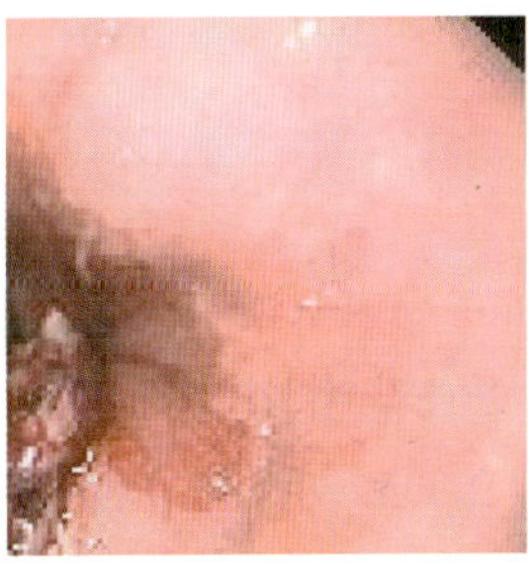

Figure 4-6
Mallory-Weiss tear.

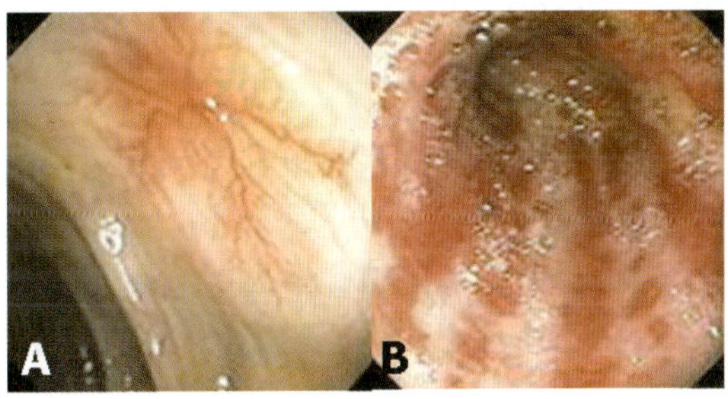

Figure 4-7 Vascular ectasia.
(A) Vascular ectasia (colon)
(B) Antral vascular ectasia (stomach)
: "watermelon stomach"

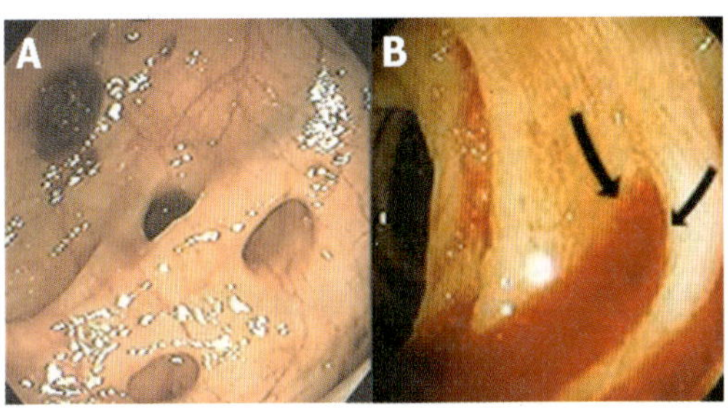

Figure 4-8 Colon diverticula.
(A) 평소 정상 소견.
(B) Active diverticular bleeding (화살표)

- 호발 부위 : **proximal stomach의 lesser curvature** 쪽
- 임상양상 : 대량 출혈을 일으키고, 진단이 쉽지 않다.
- 치료 : 내시경적 치료 → 실패시 angiographic embolization, surgery 시행

④ **Mallory-Weiss tear (Figure 4-6)**

- 심한 구역질이나 구토에 의해 G-E junction 부위에 생긴, 또는 가로지르는 linear mucosal tear를 의미한다 ... **"술 먹고 토하다 G-E junction 찢어진 병"**
- **대개 보존적 요법으로 저절로 지혈**이 되나 출혈이 지속되면 내시경적 치료 시행

⑤ Vascular ectasia (**Figure 4-7**)

- Flat mucosal vascular anomaly
- 임상적으로 slow blood loss가 특징적

⑥ **Colonic diverticula (Figure 4-8)**

- Colon에서 muscular wall을 통과하여 mucosa로 주행하는 nutrient artery 부위에 생긴 diverticulum. 임상적으로 통증 없이 다량의 (painless, profuse) hematochezia를 일으킨다.
- 내시경적 치료 : argon plasma coagulation(APC)이 효과적

2. 위장관 폐쇄 (acute GI obstruction)

(1) 내시경은 위장관 폐쇄의 중요한 진단적 방법인 동시에 몇몇 질환에서 치료의 좋은 수단이다. 단 소장 폐쇄는 내시경적 접근이 어렵다는 한계가 있다.

(2) 질환

① Acute esophageal obstruction

- Impacted food나 foreign body에 의한 식도 폐쇄는 생명을 위협하는 상황으로, 치료 하지 않으면 식도 궤양, ischemia, perforation등을 일으킬 수 있다.
- 내시경전 조영제 사용은 내시경적 치료를 어렵게 할 수 있으므로 시행하지 않음.

② Gastric outlet obstruction

- Prepyloric antrum이나 pylorus의 암이나 오랜 궤양으로 인한 stenosis로 발생.
- 내시경은 진단과 치료를 위해 좋은 수단이다.
- 치료
  - Pyloric stenosis → endoscopic balloon dilatation
  - Malignant pyloric obstruction → expandable stents

③ Colonic obstruction/pseudoobstruction

- Colonic perforation을 일으킬 수 있는 상황으로 응급 처치를 요한다.
- 치료 : emergency diverting colostomy, colonoscopic expandable stent placement

3. 급성 담도계 폐쇄 (acute biliary obstruction)

(1) **Acute biliary obstruction의 소견 : steady, severe abdominal pain + Jaundice** + ALP/ AST/ ALT ↑, amylase/ lipase ↑

→ ERCP가 진단과 치료에 도움을 줄 수 있다.

(2) 질환

① **Ascending cholangitis** : **Charcot's triad** (fever, abdominal pain, jaundice), shock, confusion → **'urgent biliary drainage' 필요**

② **Gallstone pancreatitis**

· Gallstone pancreatitis 환자의 20%에서 ampulla of Vater나 CBD에 stone이 남아 있고 jaundice, severe pancreatitis, ascending cholangitis 등의 문제를 일으킨다.

· **Ascending cholangitis가 의심되는 경우, severe pancreatitis에 해당하는 경우 → urgent endoscopy**를 시행한다.

E. 긴급을 요하지는 않지만 내시경 시술이 필요한 경우 (elective endoscopy)

1. 소화불량과 역류 증상 (dyspepsia and reflux)

(1) 만성적이고 반복적인 상복부의 불편감, 통증, 신물 넘어옴 등을 의미한다.

(2) 원인 : GERD, PU, NUD, malignancy 등 다양

(3) 병력과 신체검진만으로 감별하기가 어려워 상부위장관 내시경 검사를 시행한다.

2. 위식도 역류질환 (gastroesophageal reflux disease)

(1) 위산의 역류에 의한 heartburn의 증상을 특징적으로 하는 식도질환을 말한다.

(2) **식도염이 있는 경우에는 내시경으로 쉽게 진단할 수 있으나 식도염이 동반되지 않은 경우에는 24시간 pH monitoring이 가장 민감한 검사 방법**이다.

(3) 증상에 따른 치료 후에도 계속되는 reflux symptom이 있는 경우, 연하곤란의 동반되는 경우, 다른 질환이 의심되는 경우 등에서 내시경 검사를 시행한다.

3. 소화성 궤양 (peptic ulcer)

(1) 음식이나 제산제에 의해 호전되는 심와부 동통, 쓰림 등의 증상이 특징적이다.

(2) 증상에 따른 치료에도 불구하고 계속되는 ulcer-like symptom, 경고증상(weight loss, anemia, bleeding)이 동반되는 경우 반드시 내시경을 시행한다.

(3) **상부위장관 내시경에서 위궤양 발견시 악성종양을 배제하기 위해 반드시 조직검사를 시행하고, *H. pylori* 검사를 같이 한다.**

4. Nonulcer dyspepsia (NUD)

(1) 치료에 잘 반응하지 않는 ulcer-like symptom이 있고, 내시경에서는 별다른 증상이 없는 임상상을 특징으로 하는 질환이다.

(2) 내시경 검사는 다른 질환을 배제하기 위해 시행한다.

5. 연하곤란 (dysphagia)

(1) Dysphagia를 호소하는 경우에 병력에서 mechanical obstruction과 motor disorder를 먼저 감별한다. (소화기학 Chapter 5, 6 참조)

(2) Mechanical obstruction 의심 시에는 상부 위장관 내시경 검사를 먼저 고려한다.

(3) Motor disorder 의심 시에는 esophagography를 먼저 고려한다.

6. 빈혈과 혈액이 섞인 변을 본 경우 (anemia & occult blood in the stool)

(1) IDA의 원인으로 위장관의 chronic blood loss가 흔한 원인이고, 특히 잠혈반응(OB, occult blood in stool) 양성인 경우에 원인 질환을 찾기 위해 내시경 검사가 권장된다.

(2) Upper endoscopy, colonoscopy, push enteroscopy, small bowel series, capsule endoscopy 등을 시행한다.

(3) IDA 없이, occult blood(+)이어도 내시경 검사를 요한다.

7. 대장암 스크리닝 (colorectal cancer screening)

※ **Table 4-3** 참조.

8. 설사 (diarrhea)

(1) Chronic(〉6주)일 경우 원인 질환을 찾기 위해 시행한다.

(2) Sigmoidoscopy or colonoscopy : bloody diarrhea, tenesmus, fever, WBC in feces 등의 소견이 있을 때 먼저 고려

(3) Upper endoscopy + duodenal biopsy : large-volume watery stool, weight loss, malabsorption 등 소장 질환이 의심될 때 시행

9. Unexplained pancreatitis

(1) 'unexplained' pancreatitis : pancreatitis 환자의 20%는 원인이 불확실

(2) Microlithiasis에 의한 췌장염, sphincter of Oddi dysfunction, pancreatic malignancy, pancreas divisum 등이 원인 → ERCP, EUS, manometry 등의 검사에 의해 감별진단이 가능

Table 4-3 Screening of colorectal cancer.

위험도에 따른 분류	Recommendation
저위험군 (무증상 50세 이상)	10년마다 colonoscopy OR 매년 occult blood test + 5년마다 flexible sigmoidoscopy OR 5~10년마다 double-contrast barium enema (colon study)
고위험군	
개인 병력	
대장암의 병력	수술 시 전체 colon을 평가 → 이후 3년마다 colonoscopy
대장 선종(adenoma)의 병력	3~5년마다 colonoscopy (large, advanced histology, 3개 이상일 때에는 3년마다)
Extensive ulcerative colitis (>8년) or Crohn's colitis	1~3년마다 colonoscopy with biopsy
Left-sided ulcerative colitis (>15년)	1~3년마다 colonoscopy with biopsy
가족력	
Familial adenomatous polyposis (FAP)	10-12세부터 매년 sigmoidoscopy 시행 → 선종이 있으면 total colectomy
Hereditary nonpolyposis colorectal cancer (HNPCC)	20~25세부터 1~2년에 한번씩 colonoscopy 시행, 40세 이후는 매년 colonoscopy 시행
2촌 또는 3촌이 대장암	저위험군과 동일
1촌이 대장암 or 선종 (≥60세) 2명의 2촌이 대장암	저위험군과 동일하나 40세에 시작
1촌 2명 이상이 대장암 1촌이 대장암 or 선종 (<60세)	5년마다 colonoscopy. 40세에 시작 또는 친척진단 연령보다 10년 전에 시작

복부 전산화 단층촬영술 (abdominal CT)

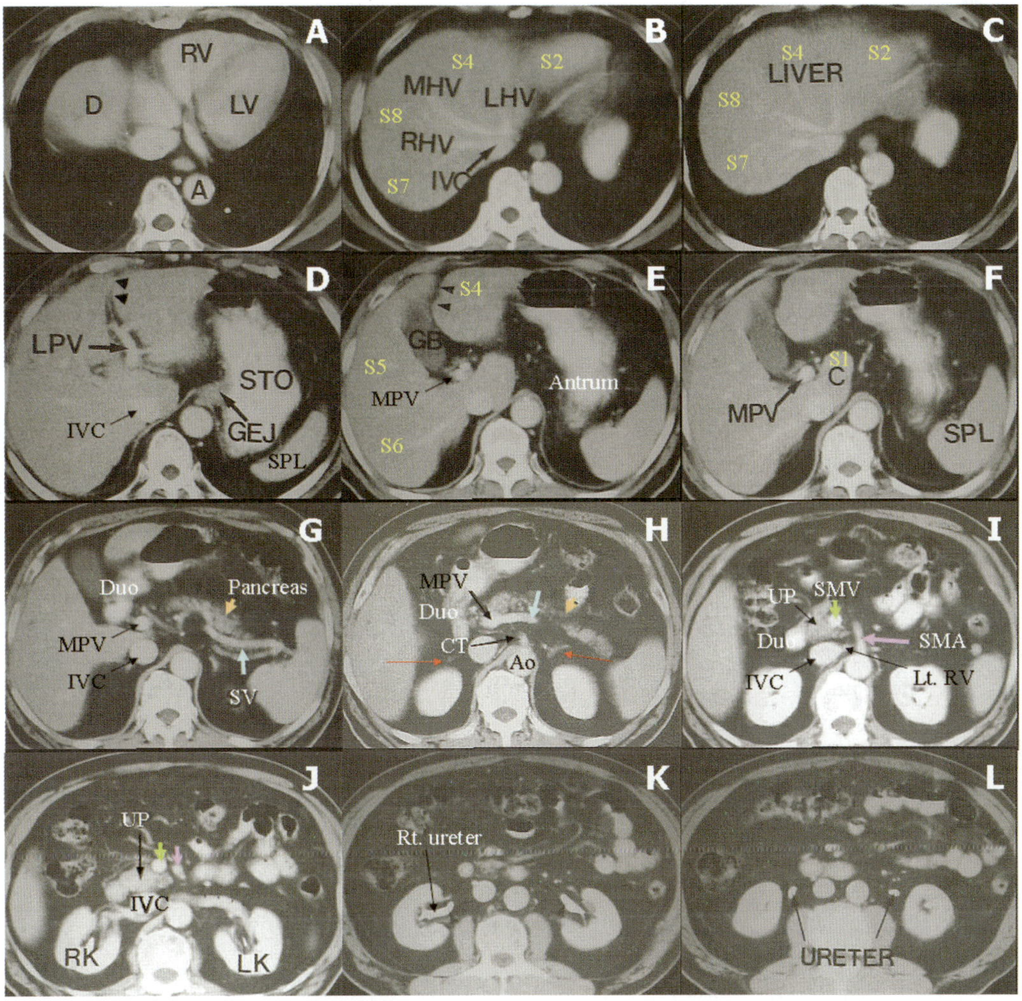

Figure 4-9 Normal abdomen CT 소견. (A) RV : rt. ventricle of heart, LV : left ventricle, D : liver dome, A : aorta **(B) (C)** MHV(main hepatic v.)은 liver의 lt./rt. lobe를 나누는 위쪽 경계. LHV(lt. hepatic v.)은 rt. lobe를 medial(S3, S4), lateral(S2) segment로 구분해주는 경계이며 RHV는 lt. lobe의 ant.(S5, S8), post.(S6, S7)을 구분. 3 hepatic v.은 IVC로 합류한다. **(D)** 화살촉으로 표시된 것이 Cantlie line으로 liver lt./rt. lobe의 아래쪽 경계. LPV : lt. portal v., GEJ : G-E junction, STO : stomach, SPL : spleen **(E)** GB가 보이며 LPV와 RPV가 합쳐져 MPV(main portal v.)를 이루고 있다. Stomach은 antrum이 보인다. **(F)** C(S1) : caudate lobe **(G)** Pancreas(주황색 화살표)의 landmark가 되는 SV(splenic v., 하늘색 화살표)이 보인다. Stomach은 duodenum으로 이어진다. **(H)** SV가 SMV(sup. mesenteric v.)과 합쳐져 MPV로 합류하고 있다. Ao(aorta)에서는 CT(celiac trunk)가 나오고 있다. 빨간색 화살표가 바로 adrenal gland이다. (내분비학 chapter 4 참조) **(I)** MPV 바로 아래에서는 SMV(연두색 화살표)가 올라오고 있다. SMV는 pancreas의 UP(uncinate process, head)가 둘러싸고 있으며 duodenum과 가까이 있다. 한편 이 사진에서는 aorta에서 SMA(sup. mesenteric a., 분홍색 화살표)가 나오면서 lt. RV(renal v.)을 타넘는 소견이 잘 보인다. Lt. RV는 IVC로 들어간다. **(J)** SMV, SMA가 나란히 달리고 있다. **(K) (L)** Ureter가 보인다. 이 사진은 kidney가 medulla까지 잘 조영이 되어 있어 portal phase임을 알 수 있다.

5

Esophageal Motor Disorders

식도의 운동 이상 질환

서론 (introduction)

A. 식도의 해부학 (anatomy, Figure 5-1)

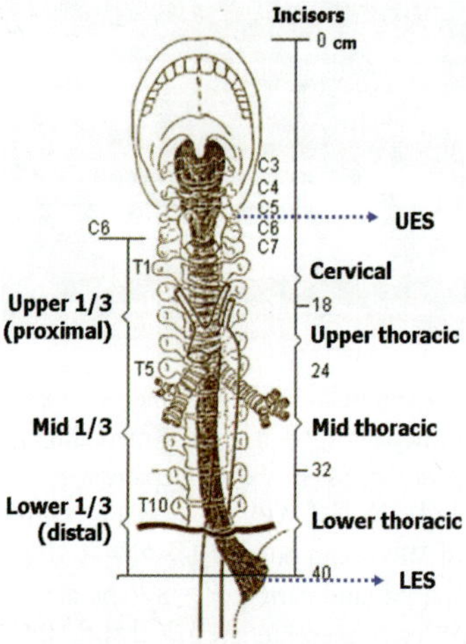

Figure 5-1 Anatomy of esophagus.

- 길이 : 10인치(25 cm) 정도 ... 앞니(incisor)로부터 15~40 cm에 위치 (cricoid cartilage 직하방 또는 C6 높이~GE junction)
- 일반적인 구분 ① Upper 1/3 : 골격근(striate m.)으로 구성
  ② Mid 1/3 : 평활근(smooth m.)으로 구성
  ③ Lower 1/3 : 평활근(smooth m.)으로 구성
- 기타 ① Cervical : ~18 cm
  ② Upper thoracic : ~24 cm
  ③ Mid thoracic : ~32 cm
  ④ Lower thoracic (abdominal 일부 포함) : ~ 40 cm
- Esophageal sphincter (ES) : 연하시 외에는 조여져 있어 역류를 방지
  ① UES (upper ES) ② LES (lower ES)
- 다른 장기와 달리 장막(serosa)이 없고 adventitia로 둘러싸여 있음.

B. 식도의 기능

(1) **입으로 들어온 음식물을 위로 운반 : 식도의 연동운동 (peristalsis)**

(2) **위장관 내용물의 역류를 방지 : 식도 괄약근 (esophageal sphincter)**

C. 식도와 관련된 증상

(1) 삼킴곤란 (**연하곤란, dysphagia**) : 음식물이 입, 인두(pharynx), 식도를 지나갈 때 들러붙는 느낌이나 막힌 느낌 등 **불편감**을 통칭함.

(2) 못삼킴증 (**aphagia**) : **식도가 완전히 막혀 음식물을 넘기지 못함**

(3) 'Difficulty in initiating a swallow'

① 수의기(voluntary phase)의 이상으로 삼키는 것을 시작하기 힘들어하는 것

② 수의기를 지나면 이후는 정상 연하 가능

(4) **연하통 (odynophagia)**

① **연하시 통증이 있는 것.** Dysphagia와 잘 동반됨

② Nonreflex esophagitis, herpes esophagitis, pill-induced esophagitis와 연관됨

(5) **'Globus pharyngeus'** : **목에 덩어리가 걸린 느낌**

(6) 'Misdirection of food' : 음식물이 식도로 내려가지 않고 코로 역류하거나 기도로 들어가는 것으로서 oropharyngeal dysphagia의 특징

(7) 식공포증 (phagophobia) : 연하에 대한 두려움 ← hysteria, tetanus, pharyngeal paralysis 등에서 폐흡인(aspiration)의 두려움 때문

(8) 식도 부위 통증 (esophageal pain, **"heartburn"**)

① **흉골 뒤쪽 부분에서 느껴지는 타는 듯한 불편감**(retrosternal burning discomfort)으로 파동처럼 통증이 위아래로 움직임.

② Esophagitis, GERD에 특징적으로 나타남.

(9) 역류 (regurgitation) : 위나 식도의 내용물이 저절로 위로 올라오는 것

D. 연하의 생리 (physiology of swallowing process)

1. 수의기 (voluntary phase = oral phase)

(1) 혀가 음식물을 인두(pharynx)로 밀어 넣는 과정

(2) 음식물 덩어리가 oropharyngeal sensory receptor를 자극하면 불수의기 (involuntary phase) 시작

2. 불수의기 (involuntary phase = pharyngeal and esophageal phase)

(1) 음식물을 인두와 식도로 통과시키고 동시에 기도로 들어 가는 것을 막는 일련의 불수의적인 과정

(2) 연동 운동 (peristalsis) : 서로 다른 기전의 3가지 식도 운동이 연하에 관여한다.

① **Primary peristalsis** : **음식물을 삼킬 때 반사적으로** 일어나는 연동 운동. 식도 아래 방향으로 내려가며 나타나는 그 전에 선행하여 식도 내강이 열리게 된다. (deglutitive inhibition)

② **Secondary peristalsis** : thoracic esophagus에 있는 smooth m.의 연동 운동으로서 음식물에 의한 **국소적인 식도 확장에 의해** 시작된다.

③ Tertiary contraction : 식도 전체에 일어나는데 **비연동성** 동시 수축으로서 음식물을 삼킬 때, 식도가 확장될 때, 또는 저절로 일어난다.

(3) 연하 시 식도 괄약근(esophageal sphincter)의 작용

① 음식물이 인두로 밀어 넣어지면 larynx가 앞쪽으로 이동하고 UES가 열림. 동시에 superior pharyngeal constrictor가 수축하면서 연동 운동이 아래 방향으로 시작

② 음식물이 식도로 들어가서 위로 내려갈 때까지 LES는 열려 있음

※ 연하에 영향을 미치는 인자들

① 음식물의 크기 **② 통로가 되는 식도의 내경**

③ 연하 운동 시 근육 수축력 **④ 식도괄약근의 작용(deglutitive inhibition에 의한)**

→ ①, ②에 이상이 있는 것이 mechanical dysphagia : 처음에는 액체는 잘 내려가

③, ④에 이상이 있는 것이 motor dysphagia (EMD, esophageal motor disorders*)

E. 연하곤란(dysphagia)의 발병기전 (pathophysiology)

1. Mechanical dysphagia

(1) 음식물의 size, esophageal lumen의 size에 의해 발생

(2) 3가지 발생 기전

① 너무 큰 음식물 (a very large food bolus)

② Intrinsic narrowing : esophageal carcinoma, peptic stricture

③ Extrinsic compression : lower esophageal ring

(3) 성인에서 정상적인 식도는 4 cm까지 확장 가능

① 2.5 cm 미만으로만 확장 가능할 경우 dysphagia 발생, **1.3 cm 미만으로만 확장 가능할 경우 dysphagia 항상 동반**

② Circumferential하게 막혔을 경우 일부만 침범해 막힌 경우보다 dysphagia 심함

③ **처음에는 liquid는 삼킬 수 있고 solid만 걸리지만 점차 liquid에 대해서도 연하곤란 발생**

2. Motor dysphagia

(1) 연하운동의 힘, deglutitive inhibition의 이상에 의해 발생

(2) **처음부터 liquid에 대해서도 연하곤란 발생**

(3) 2가지 발생 기전

① 연하 시작이 곤란한 경우 : striate m.

② 연동운동이나 LES 이상 : smooth m.

3. Dysphagia의 발생 위치

※ Dysphagia 가 발생하는 위치에 따라 oropharyngeal dysphagia와 esophageal dysphagia로도 구분 가능

Table 5-1 Causes of dysphagia.

Mechanisms	Causes	
Mechanical dysphagia	Intrinsic Benign tumors Caustic esophagitis/ stricture Diverticula **Malignancy** **Peptic esophagitis/ stricture** **Pill esophagitis** Post-op.(laryngeal, esophageal, gastric) Radiation esophagitis/ stricture **Rings and webs**	Extrinsic Aberrant subclavian a. Cervical osteophytes Enlarged aorta Enlarged left atrium **Mediastinal mass** (lymphadenopathy, cancer) Post-op. (laryngeal, spinal)
Motor dysphagia	**Achalasia** Chagas' disease **Diffuse esophageal spasm (DES)** **Hypertensive lower esophageal sphincter (LES)** **Nonspecific esophageal motility disorder (NEMD)** **Nutcracker esophagus** **Scleroderma**	
Functional dysphagia		

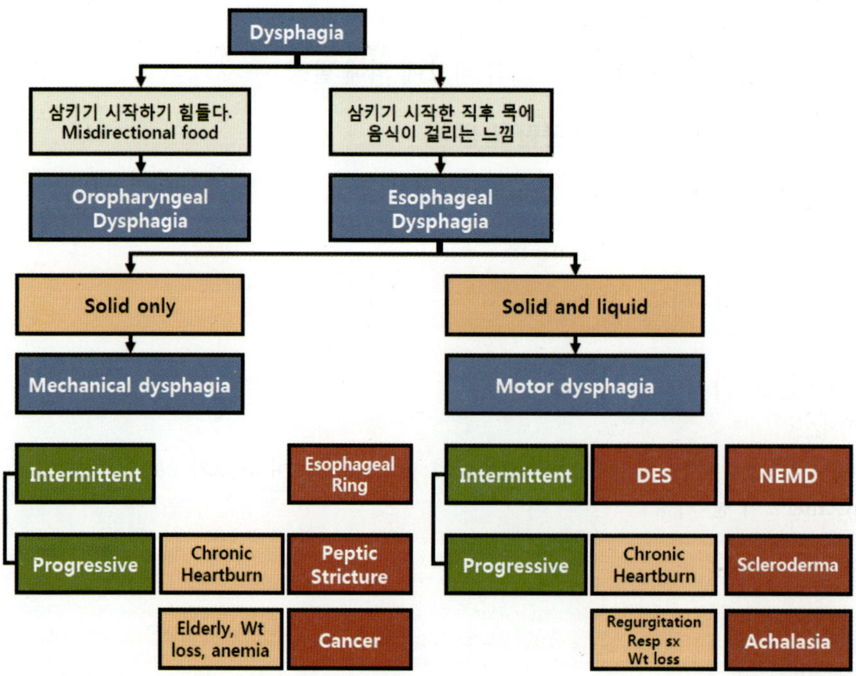

Figure 5-2 Approach to patients with dysphagia.

식도의 운동 이상 질환 (esophageal motor disorders, EMD)

A. 골격근 (striate muscle) 이상 질환

1. Oropharyngeal paralysis

(1) 원인 : **neuromuscular disorders (eg, myasthenia gravis, polymyositis, CVA)** → oral muscles paralysis, pharyngeal paralysis

(2) 증상 (symptoms)

① **Difficulty in initiating a swallow, drooling of food**

② Dysphagia, **nasal regurgitation**, aspiration during swallowing

③ Suprahyoid muscle 침범시 UES의 paralytic achalasia, severe dysphagia 가능

(3) 진단

① **Videofluoroscopy : difficulty in oral phase**

② Motility study

- Amplitude of pharyngeal/ UES/ upper esophageal contractions ↓
- Basal UES pressure ↓ without further relaxation on swallowing

(4) 치료

① Maneuvers to reduce pharyngeal stasis + enhance airway protection

② Nasogastric tube feeding

③ Surgery : Cricopharyngeal myotomy ... 효과는 확실치 않음

(5) 예후 : 대개 pulmonary complication(←aspiration)으로 사망

2. Cricopharyngeal bar

(1) 원인 : swallowing시 cricopharyngeus m.의 relaxation failure ← m. fibrosis로 생길 수 있음

(2) 증상 : 목구멍에 음식물이 들러붙음 (food sticking in their throats)

(3) 치료 : cricopharyngeal myotomy. 단, GERD가 있을 때는 reflux를 악화시킬 수 있으므로 금기

3. Globus pharyngeus

(1) 원인 : emotional disorders에서 발생 (대개 여자)

(2) 증상

① '목구멍에 항상 혹이 있는 것 같은 느낌'

② 연하곤란은 없다.

(3) 진단 : barium study, manometry는 대개 정상

(4) 치료 : 안심시키기(reassurance). GERD와 연관된 경우는 GERD 치료로 증상 완화

B. 평활근 (smooth muscle) 이상 질환

1. Achalasia

(1) 발생기전

① **Intramural neurons loss → swallowing 시 LES relaxation** (×)

· 주로 **VIP, nitric oxide**를 포함한 **inhibitory neuron 침범**

· 그러나 아주 진행된 경우에는 cholinergic neuron도 침범

② Secondary achalasia : 다음 질환에서 발생 가능

〈1〉Gastric carcinoma의 esophagus 침범

〈2〉Lymphoma

〈3〉Chagas' disease

〈4〉Viral infection

〈5〉Eosinophilic gastroenteritis

〈6〉Neurodegenerative disorder

(2) 임상양상

① 모든 나이, 성별에서 발생

② 증상

· **Dysphagia** : 초기에 나타나며 solids, liquids 모두에서 나타나고 emotional stress, 빠른 식사에 의해 악화

· **Regurgitation**, pulmonary aspiration ← 침이나 음식물이 식도에 고여 발생

· **Chest pain**

· **Weight loss** ... 수개월~수년

③ 임상경과 : 대개 chronic, progressive dysphagia

(3) 진단

① 병력과 신체검진

② Chest X-ray

· Gastric air (-)

· Aorta 옆으로 'tubular mediastinal mass' 또는 'air-fluid level in the mediastinum'

③ **Barium swallow** : **esophageal dilatation**, sigmoid shape (Figure 5-3)

④ Fluoroscopy

· 식도 하부 2/3가 정상적인 peristalsis 소실

· **Beak-like narrowing** (nonrelaxing LES)

⑤ **Manometry (Figure 5-4)**

a. LES pressure

· **Basal LES pressure :** N/↑

· **Swallowing LES pressure : 정상적인 relaxation (-)**/↓

· CCK 주사 : 정상적으로는 LES tone↓ *but* achalasia는 paradoxical response로 pr.↑

b. Body pressure

· Basal pr.↑

· Swallowing pr. : **nonperistaltic simultaneous contraction (primary peristalsis가 없다)**

⑥ Endoscopy : **secondary achalasia**의 감별에 필요 (R/O cardia cancer)

(4) 치료

① Soft food, sedatives, anticholinergic drug ... 대개 효과 좋지 않다.

② Medical therapy

· **Nitrates, Calcium channel blocker** → LES relaxation ... short term benefit (+), but S/E로 사용이 제한적

- Nitroglycerin 0.3~0.6 mg SL before meal/ during chest pain

- Isosorbide dinitrate 2.5~5 mg PO before meal

- Nifedipine 10~20 mg PO or SL

· Sildenafil

③ Endoscopic **botulinum** intrasphicteric injection : 일부 환자에서 단기간 효과 (+) ... 반복시행시 fibrosis 등 합병증 발생 가능

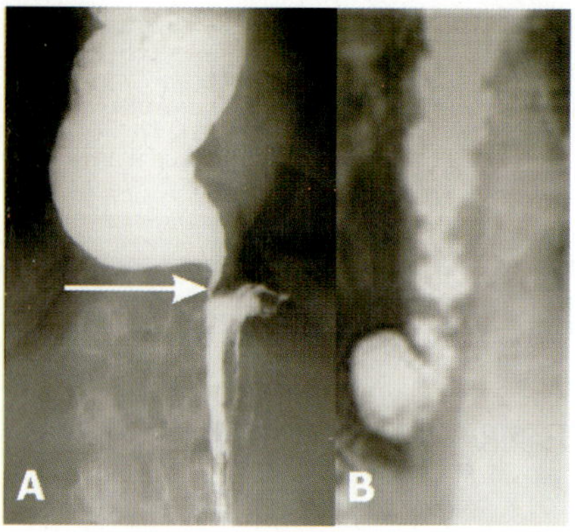

Figure 5-3 Barium swallow 소견.

(A) Achalasia : esophageal dilatation과 LES relaxation failure로 인한 전형적인 '새부리 모양(bird beak-like appearance, 화살표)'이 관찰된다.

(B) DES : 포도주 병따개로 쓰이는 corkscrew 모양의 esophagus가 관찰된다. Nonperistaltic hypertensive contraction에 의한 것이다.

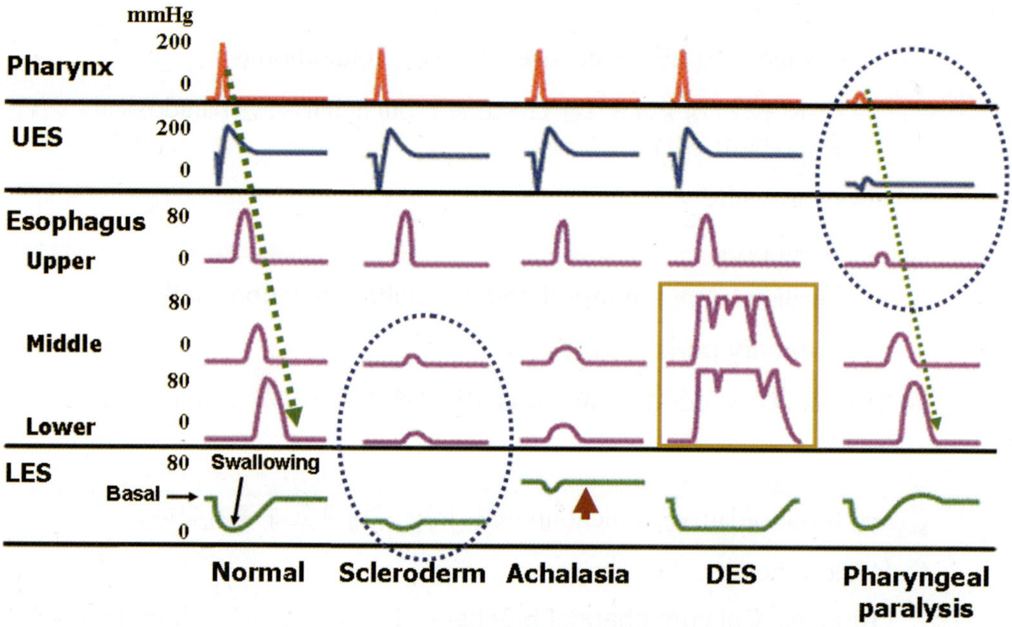

Figure 5-4 Manometry 소견.

① Normal : 정상 peristalsis가 유지되며 (녹색 굵은 점선) 각 m.의 amplitude와 LES pr. (basal, swallowing)이 정상이다.

② Pharyngeal paralysis : Upper 1/3까지 striate m.의 amplitude가 감소하여 있다. 그러나, peristalsis는 어느 정도 유지되고 있다. (녹색 가는 점선) ③, ④, ⑤는 모두 peristalsis가 소실되었음도 볼 수 있다.

③ Scleroderma : Lower 2/3의 smooth m. amplitude가 감소하였다.

④ Achalasia : LES basal/ swallowing pressure의 상승이 관찰된다. (붉은 화살표)

⑤ DES : lower 2/3에서 nonperistaltic hypertensive movement가 보인다. (황토색 상자)

④ **Endoscopic balloon dilatation** → tearing m. fiber

- **Basal LES ↓, 85% 환자에서 효과 (+)**
- 합병증 : perforation, bleeding

⑤ Heller's myotomy : balloon dilatation 만큼 효과적

⑥ Laparoscopic myotomy : procedure of choice

※ ④, ⑤, ⑥ 후 reflux esophagitis, peptic stricture 발생 가능

2. Diffuse esophageal spasm (DES)

(1) 발생기전

① Inhibitory n. dysfunction → nonperistaltic contraction

- 조직학적으로 **nerve process의 degeneration** cf. achalasia : **nerve cell body 손상**

② 향후 achalasia로 진행 가능

(2) 임상양상

① **Severe chest pain**

- Myocardial ischemia와 감별 필요 : dysphagia의 동반 여부가 감별에 중요

② **Dysphagia** : solids, liquids 모두에서 나타남

(3) 진단

① Barium swallow : 특징적인 **corkscrew esophagus** 소견 (Figure 5-3)

② **Manometry : nonperistaltic contraction** (Figure 5-4)

→ **simultaneous, large-amplitude, prolonged repetitive contraction of the lower part of the esophagus**

③ 아래 3가지의 hypertensive disorder와 감별 요함

- Hypertensive peristaltic contraction : nutcracker esophagus
- Hypertensive LES
- Hypercontracting LES

(4) 치료

① Anticholinergics : 효과 제한적

② Nitroglycerin, isosorbide dinitrate, nifedipine : 효과(+)

③ Reassurance, tranquilizer

3. Scleroderma esophagus

(1) 발생기전 : Systemic sclerosis → smooth m. atrophy

(2) 임상양상 : GERD와 유사

① **Dysphagia** : solids, liquids 모두

② **Heartburn**, regurgitation : GERD의 증상이 나타남.

(3) 진단

① Barium swallow : lower 2/3 dilatation & peristaltic contraction(-)

② Manometry

- Amplitude of smooth m. contraction ↓↓
- Resting LES : subnormal

(4) 치료

① Soft foods

② GERD management 중요

6

GERD and Other Esophageal Disorders

GERD와 염증성 식도 질환

위-식도 역류질환 (gastroesophageal reflux disease, GERD)

A. 정의 (definition)

· 위산과 다른 위 내용물이 gastroesophageal junction의 incomplete barrier에 의해 식도내로 유입됨으로써 발생하는 식도질환

B. 역학 (epidemiology)

(1) **가장 흔한 위장관 질환 중 하나**

(2) 15%에서 최소 일주일에 한번 heartburn또는 regurgitation을 경험

(3) 7%에서 매일 같은 증상을 경험

C. 병태생리 (pathophysiology)

1. Normal antireflux mechanism

(1) Lower esophageal sphincter

(2) Crural diaphragm

(3) Anatomical location of the GE junction below the diaphragmatic hiatus

2. GERD의 병태생리

(1) **정상적인 LES와 stomach 사이의 pressure gradient가 역전될 때 reflux가 발생**

(2) **LES tone의 약화**가 중요한 역할

3. LES tone 약화의 원인

(1) Sustained LES incompetence due to muscle weakness

① **Scleroderma-like disease**

② **Myopathy associated with chronic intestinal pseudo-obstruction**

③ **Smoking**

④ **Pregnancy**

⑤ **Anticholinergic drugs**, smooth muscle relaxant (β-adrenergic agonist, aminophylline, nitrates, calcium channel blocker 등)

⑥ **Surgical damage to the LES**

⑦ **Esophagitis**

(2) **Transient LES relaxation (tLESR)**

① Gastric distension에 의해 vagus nerve를 통한 경로를 통해 발생

② **tLESR의 회수의 증가는 GERD와 연관됨**

4. Antireflux mechanism과 상관없는 reflux의 증가의 원인

(1) Gastric volume 증가 : after meal, pyloric obstruction, gastric stasis, acid hypersecretion

(2) Gastric content가 GE junction 근처에 있을 때 : recumbency, bending down, hiatal hernia

(3) Gastric pressure↑ : obesity, pregnancy, ascites, tight clothes

5. Exposure to refluxed acid : mucosal damage와 연관

(1) 역류량, 역류 빈도, 위 내용물 연하 속도에 의해 결정

(2) Saliva secretion의 장애 : 위산이 중화되지 않아 생기면 점막 손상이 심해짐

6. Reflux esophagitis

(1) Complication of reflux

(2) Mucosal defense가 acid, pepsin, bile에 의한 mucosal damage를 이겨내지 못할 때 발생

(3) Stage

① Mild esophagitis : microscopic changes of mucosal infiltration, hyperplasia of basal cell

cf. nonerosive reflux disease(NERD): 내시경에서 정상이거나 약간의 erythema를 보이는 경우

② Erosive esophagitis : 내시경으로 확인된 점막 손상, 발적, friability, 출혈, 표재성 선상궤양, 삼출물 (exudate)

③ Peptic stricture : fibrosis, luminal narrowing

④ Barrett's esophagus : reflux esophagitis의 healing후 intestinal metaplasia가 생기는 경우로, adenocarcinoma의 risk factor임

D. 임상양상 (clinical manifestations)

(1) **Regurgitation** of sour material in the mouth

(2) **Heartburn**

(3) Angina-like or **atypical chest pain**

(4) **Dysphagia**

① Peptic stricture를 의심

② Weight loss 동반 시 Barrett's esophagus에서 생긴 adenocarcinoma 의심

(5) Extraesophageal manifestations of GERD :

① **Chronic cough**, bronchoconstriction, pharyngitis, laryngitis, bronchitis, pneumonia, morning hoarseness, asthma, pulmonary fibrosis, chronic sinusitis, dental decay 등 발생 가능

② Reflux에 의한 aspiration에 의해 발생

E. 진단 (diagnosis)

(1) History 만으로 진단이 가능

① **증상이 전형적일 경우 바로 proton pump inhibitor를 투여해볼 수 있으며, 증상이 호전되면 진단이 가능하다.**

(2) 진단적 검사의 적응증

① **치료에도 불구하고, 증상 지속 시**

② **Complication이 의심될 때**

(3) **Diagnostic approach의 3 categories**

① **점막 손상의 증명 : barium swallow, esophagoscopy, mucosal biopsy, Bernstein test**

② **위산 역류의 증명과 위산양의 평가 : 24-hour pH monitoring**

③ **병태생리의 진단 : esophageal manometry**

F. 치료 (treatment)

1. 목표

(1) Symptom relief

(2) Healing of erosive esophagitis

(3) Prevention of complications

2. 비약물적 치료

(1) **Lifestyle change**

(2) **Weight reduction**

(3) **Sleeping with the head elevated**

(4) **No smoking**

(5) **Avoidance of fatty food, coffee, chocolate, alcohol, mint, orange juice**

3. 약물 치료

(1) **H_2 receptor blocking agent** : cimetidine, ranitidine, famotidine, nizatidine

(2) **Proton pump inhibitors (PPI)**

① H_2 receptor blocker보다 효과적

② Omeprazole, pantoprazole, esomeprazole : 8주 사용 시 90%에서 erosion이 치유됨.

③ Barrett's esophagus에는 효과 없음

4. Antireflux surgery

(1) Fundoplication : wrapping around the esophagus (open, laparoscopic, endoscopic)

① LES pressure를 증가시킴

② Long-term, high-dose PPI 사용에도 호전이 없는 경우 고려

5. Alkaline esophagitis의 치료

(1) General antireflux measure

(2) Neutralization of bile salt : cholestyramine, aluminum hydroxide, sucralfate

G. 합병증 (complications)

1. Barrett's esophagus

(1) **Metaplasia** of esophageal squamous epithelium to columnar epithelium

(2) Severe reflux esophagitis의 합병증임

(3) Pathology : mosaic of different epithelial types including goblet cells and columnar cells

(4) 길이에 따라 short segment Barrett(<2~3 cm)과 long segment Barrett(>2~3 cm)으로 나눔

① Short-segment Barrett : GERD의 약 15%에서 발생

② Long-segment Barrett : GERD의 약 1.5%에서 발생

(5) 0.5%/year에서 dysplasia를 거쳐 **adenocarcinoma로 진행**. 특히 long-segment Barrett에서는 다른 사람에 비해 30~125배 식도암 가능성이 증가함.

(6) 한번 발생하면 식도염 치료에 의해 정상 점막으로 되돌아가지 않음.

(7) Surveillance endoscopy : initial endoscopic finding에 따라 달라진다.

① Dysplasia 없는 경우 : 첫해에 2회의 EGD, 이후 3년마다 EGD

② Lower-grade dysplasia : 첫해는 6개월, 12개월째, 이후 매년 EGD

③ High-grade dysplasia

- Concurrent carcinoma가 동반되는 경우가 종종 있고 20%에서 carcinoma로 진행
- 치료 : esophagectomy, endoscopic mucosal resection 또는 photodynamic therapy
- 3개월 간격으로 close F/U 필요

(8) Chronic peptic ulcer, stricture가 동반될 수 있음.

2. 기타

(1) Erosive esophagitis

(2) Peptic stricture

(3) Ulcer

(4) Bleeding

(5) Aspiration pneumonia

(6) Nocturnal wheezing and cough

염증성 식도 질환 (inflammatory esophageal diseases)

A. 감염성 식도염 (infectious esophagitis)

1. Viral esophagitis

(1) Herpes simplex virus (HSV)

① Type 1은 immunocompetent patient에서도 발생가능하나 type 2는 immunocompromised host에서만 발생

② 증상 : **급성 흉통, 연하통, 연하곤란, 심한 경우 출혈**

③ 징후 : herpetic vesicles on the nose, lips

④ Endoscopy : vesicles and small, discrete punched-out (volcano-like) superficial ulceration

⑤ Biopsy

- 생검은 ulcer의 가장자리에서 시행
- 병리소견 : ballooning degeneration, ground-glass changes in the nuclei with eosinophilic intranuclear inclusion, giant cell formation

⑥ Culture for HSV : helpful in diagnosis

⑦ PCR : more sensitive than culture

⑧ 치료 : acyclovir, valacyclovir, famciclovir, foscarnet

(2) Varicella-zoster virus(VZV)

① **수두 (chickenpox) 앓는 소아, 대상포진 (herpes zoster) 앓는 성인에서 발생**

② Immunocompromised host에서 VZV esophagitis는 vesicle, confluent ulcer 등을 일으키고 대부분 저절로 호전됨.

③ 치료 : acyclovir

(3) Cytomegalovirus(CMV)

① **Immunocompromised host에서만 발생**

② 대개 silent infection되어 있다가 reactivation되거나 transfusion에 의해 감염

③ Symptoms : odynophagia, persistent and focal chest pain, hematemesis, nausea, vomiting

④ Endoscopic finding : serpiginous ulcer, giant ulcer in the distal esophagus

⑤ Endoscopic biopsy

- 생검은 ulcer의 기저부에서 시행
- 병리소견 : intranuclear and small intracytoplasmic inclusions in large fibroblasts and endothelial cell

⑥ Immunohistology with monoclonal antibody to CMV, in situ hybridization of CMV DNA : 조기 진단에 도움

⑦ 치료 : ganciclovir, valganciclovir, foscarnet

2. Bacterial/ fungal esophagitis

(1) 매우 드물다.

(2) Lactobacillus, β - hemolytic streptococci : 면역억제 상태에서 발생 가능

(3) *Cryptosporidium*, *Pneumocystis jirovecii*, *Mycobacterium tuberculosis* : **AIDS 환자에서 esophagitis 일으킬 수 있음**

3. Candida esophagitis

(1) **면역결핍 또는 억제상태에서 esophagitis를 일으킨다.**

(2) 증상 (symptoms)

① 증상이 없을 수도 있다.

② Odynophagia, dysphagia, 그 외에 출혈, 천공, 협착, 진신 침범 등

(3) 징후 (signs) : oral thrush가 동반될 수 있음

(4) Barium swallow : multiple nodular filling defect (grape cluster-like)

(5) Endoscopic findings

① Small, yellow-white raised plagues with surrounding erythema in mild disease

② Confluent linear and nodular plaques in extensive disease

(6) Biopsy : yeast or hyphal forms in plaque smears and exudates

(7) Culture : 진단에 도움이 되지 않음

(8) 치료 : fluconazole, itraconazole, echinocandin(caspofungin), amphotericin B

B. 기타 식도염 (other types of esophagitis)

1. Eosinophilic esophagitis

※ 최근에 증가하고 있는 질환이다.

(1) 식도에 eosinophilic inflammation과 submucosal fibrosis를 일으키는 질환

(2) 소아, 남성에 많다.

(3) 증상

① Younger children : failure to thrive, refusal to swallow

② Older children : regurgitation, vomiting, pain

③ Adolescent : heartburn, dysphagia

④ Adult : intermittent dysphagia, food impaction

⑤ 50%에서는 다른 알레르기 질환이 있다.

(4) Esophagography : small-caliber esophagus, isolated esophageal narrowing, single or multiple esophageal ring

(5) Esophagoscopy : one or more longitudinal fissures, fixed transient concentric rings, proximal stricture, focal white specks

(6) 진단

① Esophageal mucosal biopsy → eosinophil (〉15/HPF or eosinophilic microabscess)

② 감별진단 : reflux esophagitis, eosinophilic gastroenteritis, esophageal ring, stricture

(7) 치료

① Swallowed fluticasone propionate

② Oral prednisolone

③ Elimination of offending food

④ Anti-IL-5 monoclonal antibody

2. Pill-induced esophagitis

(1) Bed-ridden patient에서 많이 발생

(2) Antibiotics(50% 이상의 원인), NSAIDs, KCl, ferrous sulfate, quinidine, alprenolol, theophylline, ascorbic acid, pinaverium, bisphosphonate 등

(3) 예방 : 약제를 피하거나, 약제 복용 시 upright position에서 다량의 물과 함께 섭취

3. Radiation esophagitis

(1) Thoracic cancer의 치료 중 잘 발생

(2) Frequency, severity는 방사선량, 사용한 radiosensitizing drug 등에 의해 심해질 수 있음

(3) 증상 : dysphagia, odynophagia가 RT 후 발생하여 수주~수개월까지 지속 가능

(4) Endoscopic findings

① Erythematous, edematous, friable lesions

② 진행 시 submucosal fibrosis, degenerative change in vessel, muscle, neuron

(5) Treatment : viscous lidocaine during acute phase, indomethacin

4. Corrosive esophagitis

(1) Strong alkali 또는 acid의 섭취에 의해 발생

(2) Severe case에서는 esophageal perforation, bleeding, death까지 가능

(3) Healing 시 대부분 stricture가 발생. 대개 long, rigid stricture가 특징적

(4) Treatment

① 급성기의 glucocorticoid 사용은 효과 없음

② Stricture 발생 후 endoscopic dilatation을 시행함

5. Others

(1) Graft-versus-host disease : 동종 조혈모세포 이식을 받은 환자에서 발생 가능.

(2) Behcet's disease, eosinophilic gastroenteritis : esophagus 침범 가능, steroid에 반응함

(3) Crohn's disease : inflammatory stricture, sinus tract, filiform polyps, fistula

기타 식도 질환 (other esophageal diseases)

A. Diverticula

1. Zenker's diverticulum

(1) **Posterior hypopharyngeal wall(Killian's triangle)에 발생**

(2) Halitosis(구취), regurgitation of saliva 등 발생. 진행 시 dysphagia, complete obstruction 가능.

(3) 치료 : **cricopharyngeal myotomy with or without diverticulectomy**

2. Others

(1) Midesophageal diverticulum : traction of old adhesion, motor disorder에서 발생

(2) Epiphrenic diverticulum : achalasia와 연관, 대개 무증상

(3) Diffuse intramural diverticulosis

① Dilatation of the deep esophageal gland 때문에 발생

② Chronic candidiasis나 stricture 발생 가능

B. Webs and ring : congenital or inflammatory

(1) **Plummer-Vinson syndrome : symptomatic hypopharyngeal webs + iron-deficiency anemia in middle-aged woman**

(2) **Schatzki ring** (lower esophageal mucosal ring)

① Thin, web-like constriction located at the squamocolumnar mucosal junction

② Lumen의 diameter가 1.3 cm 미만일 때 dysphagia 등 증상을 일으킴

C. Hernia

1. Hiatal hernia

(1) 위의 일부가 esophageal hiatus를 통해 흉강으로 빠져나온 것

(2) 나이가 들어감에 따라 incidence 증가

(3) Small hernia에서는 증상이 없지만, 크기가 클 때는 reflux esophagitis 등을 일으킬 수 있음

2. Paraesophageal hernia

(1) Herniation of stomach pouch beside the EG junction through the esophageal hiatus

(2) Incarceration, strangulation으로 acute chest pain, dysphagia, mediastinal mass가 생겨 **surgery를 필요로 할 수 있음.**

D. Mucosal tear (Mallory-Weiss syndrome)

(1) Vomiting, retching, vigorous coughing에 의해 발생

(2) Squamocolumnar mucosal junction 근처의 gastric mucosa를 침범

(3) 대부분 저절로 bleeding이 멈추나, 출혈이 지속 시 vasopressin therapy, angiographic embolization 시행 가능

(4) **Boerhaave's syndrome** : muscular layer까지 침범하여 esophageal rupture된 상태로 수술적 치료 필요

E. Intramural hematoma

(1) Bleeding abnormality를 가진 환자에서 emetogenic injury를 받으면 esophagus의 mucosal layer와 muscle layer 사이에 hematoma가 발생 → sudden dysphagia가 발생

(2) 대개 저절로 좋아짐

7

Gastritis and *Helicobacter pylori*

위염과 헬리코박터

서론 (introduction)

(1) 정의

① 위염 (gastritis) : 어떠한 원인에 의해서든 발생한 위점막의 염증

② 위병증 (gastropathy) : 화학적 손상이나 혈관이상으로 인한 위점막의 변화

Helicobacter pylori-induced gastritis

A. *Helicobacter pylori* (HP)

(1) Gram-negative microaerophilic organism (**Figure 7-1, 7-2**) → Chapter 8 참조

(2) **인간의 위가 유일한 생태학적 서식처**

(3) 위의 염증은 대개 표재성, foveolar, gastric pit, upper portion of the lamina propria에 위치

(4) Mononuclear cell, PMN 침윤 → chronic active inflammation을 일으킨다.

(5) 주로 antrum이 침범되고, 산의 분비가 많은 gastric body, fundus의 침범 정도는 사람마다 다양.

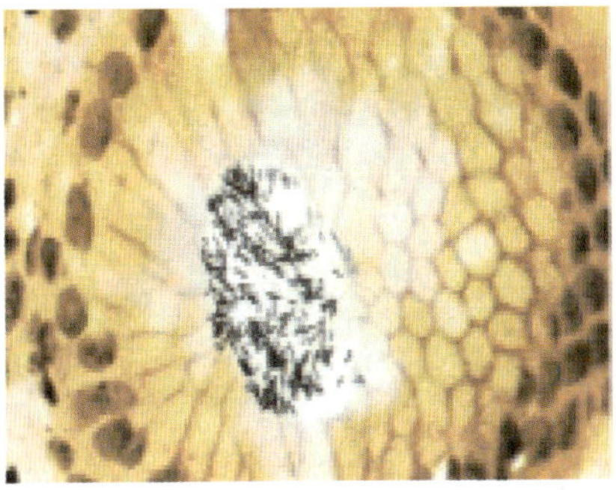

Figure 7-1 *Helicobacter pylori* infection demonstrated on gastric antral biopsy. 그림 가운데에 여러 개의 검게 보이는 생물체가 위점막층에서 관찰되는 *H. pylori*이다.

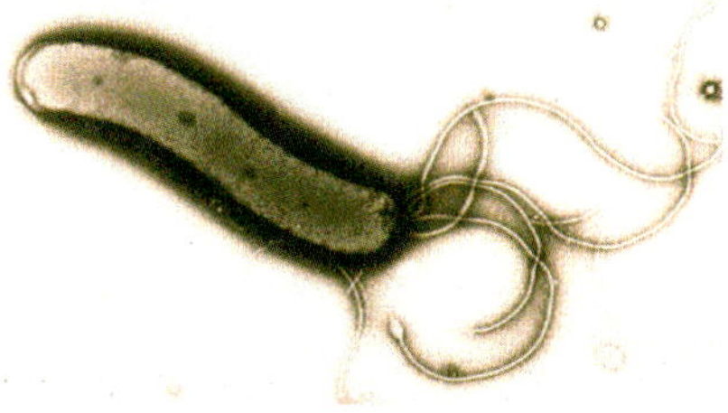

Figure 7-2 *Helicobacter pylori*.

(6) **HP의 감염과 관련된 질환**

① **Chronic atrophic gastritis**

② **Duodenal and gastric ulcer**

③ **Gastric adenocarcinoma**

④ **Primary B cell lymphomas of MALT (mucosa-associated lymphoid tissue)**

(7) HP 감염환자의 6명 중 1명에서 소화성 궤양이 생긴다.

(8) Gastric cancer : 미국에서는 1~3%, 일본에서는 12%의 환자에서 lifetime risk

B. 역학 (epidemiology)

(1) **Long latent period를 가짐** (syphilis, tuberculosis와 유사)

(2) 감염자의 일부분에서만 임상적 질병이 발생

(3) 감염률은 남=여, 질병발생은 남〉여

(4) **개발도상국** 〉 선진국

(5) **연령이 증가할수록 감염률 증가**

(6) 감염경로 : contaminated food or water, water-borne, contaminated NG tube

(7) 미국 등 선진국에서는 HP 감염률이 감소함에 따라 peptic ulcer, noncardiac gastric adenocarcinoma의 발생률이 감소추세임.

C. 임상경과 (clinical course)

1. Acute *Helicobacter pylori* gastritis

(1) 급성 감염시 심와부 동통, 구역, 구토 등이 발생

(2) **증상은 수일에서 수주 정도 지속 후에 없어지므로**, 진단은 거의 안된다.

(3) 임상적 진단은 urea breath test에서 양성이거나 조직검사에서 양성이 나오고, HP에 대한 IgG antibody가 음성일 때 가능.

2. Distribution and progression : relation to peptic ulcer and gastric cancer

(1) HP는 gastric structure와 function에 지속적인 손상을 일으킴

(2) 초기에는 antrum에서 시작되어 (antrum predominant gastritis) 일부에서 수년에서 수십 년에 걸쳐 전위에 걸쳐 진행 (pangastritis)

(3) Antrum-predominant gastritis : progression이 느리고, high acid secretion을 보임. Duodenal ulcer의 risk높고, gastric cancer는 low risk를 보임.

(4) Pangastritis : more severe antral gastritis를 나타내고, low acid secretion을 보임. Gastric ulcer, gastric cancer의 risk높음.

Cf. Oxyntic gland (위산 분비샘) 파괴 → fibrosis, pseudopyloric metaplasia → intestinal metaplasia → dysplasia → gastric cancer

D. 진단 (diagnosis)

(1) Noninvasive : serology, urea breath test, stool antigen

(2) Invasive : endoscopic biopsy

E. 치료 (treatment)

(1) Nonulcer dyspepsia의 증상은 치료 후에도 90%에서 남아있다.

(2) **현재 단순한 gastritis에서 HP의 치료는 권장되지 않는다.**

위축성 위염 (atrophic gastritis)

A. *H. pylori*-associated pangastritis

(1) Oxyntic and antral gland의 진행성 파괴는 결국 **위점막의 atrophy**를 일으킴.

(2) 기능적으로는 parietal cell의 감소로 위산 분비가 감소해 **hypochlorhydria, achlorhydria** 발생

(3) 이러한 일련의 변화는 HP의 특유한 생태적 장소인 antrum을 변화시켜 다른 bacteria의 감염 가능성을 높이고, HP는 결국 제거됨.

(4) 이 경우 대부분 **autoimmune marker는 음성**임

(5) 다른 HP 검출 검사에서는 음성이고, IgG anti-HP antibody 양성이 특징임

B. 악성 빈혈 (pernicious anemia)

1. 원인 및 발병 기전 (etiology and pathogenesis)

(1) **Autoimmune gastritis의 late complication**

(2) Oxyntic mucosa의 severe chronic inflammation에 의한 parietal cell의 지속적 감소, oxyntic gland의 파괴, atrophy의 발생, extensive intestinal and pseudopyloric metaplasia 등이 특징

(3) 환자의 90%에서 **anti-parietal cell antibody**를 가짐. 이는 intrinsic factor와 결합하여 Vit B12 binding을 저해함으로써 serum Vit B12 level을 낮추고, 저장량을 감소시켜 megaloblastic anemia를 일으킴.

(4) **다른 autoimmune disease** (Hashimoto's thyroiditis, hyperthyroidism, insulin-dependent DM, vitiligo)와 동반되는 경우가 많음.

(5) **Genetic factor**가 중요함. 환자의 가족중 atrophic gastritis, achlorhydria, vit B12 malabsorption, parietal cell, anti-intrinsic factor Ab 등의 빈도가 증가함

2. 임상경과 (clinical course)

(1) **Anemia**의 증상 동반 (secondary to Vit B12 deficiency)

(2) Endoscopic feature : nonspecific, 진단을 위해서는 body와 corpus에서 mucosal biopsy가 필요.

(3) Negative feedback의 저하로 gastrin level 상승 → enterochromaffin-like cell hyperplasia 발생 → 진행시 carcinoid tumor 발생 가능.

3. 치료 (treatment)

(1) Vitamin B12 보충

(2) **Gastric adenocarcinoma의 risk 상승**

① 조직검사에서 intestinal metaplasia와 epithelial dysplasia정도에 따라 비례

② Close F/U 뒤 내시경적 치료나 수술적 치료 고려

Erosive-hemorrhagic gastropathy

A. Chemical (or reactive) gastropathy

(1) Bile reflux gastritis와 NSAID-induced change in gastric mucosa를 통칭

(2) 3 categories

① Patients with alkaline reflux after a **partial gastrectomy**

② Patients with duodenogastric bile reflux as part of a poorly understood **dysmotility syndrome**

③ Patients who take **NSAIDs**

(3) **Postgastrectomy alkaline reflux**

① 식사, 빈혈, 구토에 의해 악화되고, 제산제에 의해 호전되지 않는 타는 듯한 통증

② 진단 : 내시경적으로 담즙 역류를 관찰하고 조직학적으로 증명하는 것

③ 치료 : corrective surgery - 50%에서 효과적

(4) **Duodenogastric bile reflux d/t gastroduodenal dysmotility**

① Mucus barrier disruption & direct damage of chemicals to the gastric surface epithelium

② Back diffusion of hydrogen ions

③ Persistent epithelial damage → Release of other proinflammatory agents(PDGF등) → smooth muscle proliferation, fibroblastic proliferation

(5) **NSAID-induced changes in the gastric mucosa**

① 장기간 NSAID를 사용하는 환자의 10~45%에서 발생

② Prostaglandin analogues (misoprostol) : 일부 예방 가능

③ COX2 inhibitor : NSAID의 대용으로 사용함

④ 자세한 예방법은 Chapter 8 참조.

B. Stress-related mucosal damage and ulcer

→ Chapter 7 뒷 부분의 hemorrhagic gastritis 참조.

C. Alcohol gastropathy

(1) Characteristic subepithelial hemorrhages : "blood under a plastic wrap"

(2) Clinical bleeding은 발생하지 않음. 발생시는 portal hypertension, peptic ulcer, Mallory-Weiss tear를 의심

Special forms of gastritis

1. Phlegmonous gastritis

(1) Rare, purulent process involving the gastric submucosa and wall

(2) 원인균 : α-hemolytic streptococci, staphylococci, *E.coli*, proteus 등

(3) 임상경과 및 치료 : 대부분 fulminant course로 수술적 치료를 요하는 경우가 많다.

2. Other infection

(1) Immunocompetent host : Herpes simplex type 1, *Ascaris*-like larva, *Anisakis*, *Strongyloides*

(2) Immunocompromised host : tuberculosis, secondary syphilis, CMV, *Candida*

3. Chronic erosive(diffuse varioliform) gastritis

(1) 내시경 소견 : multiple gastric erosion on the top of small nodule

(2) Chronic erosive gastritis에서 발생

(3) *H. pylori* infection이나 NSAID 사용과 연관

4. Lymphocytic gastritis

(1) Surface와 foveola에 mature lymphocyte infiltration이 특징적

(2) 내시경소견은 정상부터 chronic gastritis, thickened fold 등으로 다양함

(3) Weight loss, anorexia, epigastric pain이 흔한 증상

(4) 20%의 환자에서 hypoproteinemia, hypoalbuminemia, peripheral edema등이 발생

(5) 치료

① *H. pylori* 감염 시 eradication이 도움이 됨.

② Pure lymphocytic gastritis and severe mucosal lesion에는 현재 치료법이 없음.

5. Eosinophilic gastritis

(1) Eosinophil이 mucosa, muscular area를 침습함.

(2) 내시경소견 : Antrum을 주로 침범. Gastric fold의 thickening, gastric wall의 rigidity가 특징적

(3) 증상 : nausea, vomiting, epigastric pain, eosinophilia, ascites in serosal invasion

(4) 치료 : glucocorticoid가 효과적

6. Granulomatous gastritis

(1) Sarcoidosis, Crohn's disease에 동반됨.

(2) Duodenum 〉 Pylorus 〉 Antrum 〉 Gastric body

Menetrier's disease

1. 정의

※ 다음의 4가지 특징을 가진 질환

(1) **Giant folds** in the gastric fundus and body

(2) Diminished acid secretory capacity

(3) Hypoalbuminemia secondary to **protein-losing gastropathy**

(4) Histologic features of **foveolar hyperplasia** and marked thickened mucosa combined with glandular atrophy and cystic dilatation

2. 역학

(1) 남 〉 여

(2) 대개 50세 이후에 발생

3. 임상양상

· Abdominal pain, nausea, vomiting, edema, weight loss

4. 진단

(1) Endoscopic biopsy

(2) 감별진단 : gastrinoma syndrome, infiltrating gastric carcinoma, lymphoma, amyloidosis 등

5. 치료

(1) 증상에 따른 치료

(2) Cancer risk의 증가는 증명되지 않음.

Hemorrhagic gastritis and vascular gastropathies

A. Acute hemorrhagic gastritis

1. 정의

· Mucosal integrity를 유지하는 mucosal protective factor와 aggressive factor 간의 균형이 갑자기 깨지면서 생기는 diffuse mucosal hyperemia with bleeding erosions and ulcer를 말함.

2. 원인

(1) Shock

(2) Burns

(3) Aspirin, NSAIDs

3. 내시경 소견

· Hyperemic edematous mucosa

· Erosions and various degrees of active bleeding

4. 진단

· 내시경 소견보다 precipitating factor를 고려하는 것이 더 도움이 됨.

B. Vascular gastropathy

1. 정의

· 염증을 거의 동반하지 않고, 위 점막 혈관의 내시경적 특징적 변화를 가져오는 질환으로, watermelon stomach, portal hypertensive gastropathy 등이 있음.

2. Watermelon stomach (gastric antral vascular ectasia)

(1) 원인 : unknown. gastric atrophy, autoimmune disorder와 연관되어 많이 발생.

(2) 70% 이상이 65세 여자에서 발생

(3) 치료 : empirical

① Iron supplement

② Endoscopic therapy : bleeding시 vessel obliteration 위해

③ Antrectomy : severe case

3. Portal hypertensive gastropathy (=congestive gastropathy)

(1) 주로 proximal stomach에 mucosal vessel의 확장을 나타냄

(2) portal hypertension을 가진 사람에서 발생하지만 그정도에 비례하진 않음

(3) 내시경 소견 : snakeskin, scarlatina rash, cherry-red spot, mosaic pattern

(4) 치료 : beta blocker

8

Peptic Ulcer Disease

소화성 궤양

서론 (introduction)

A. 정의 (definition)

(1) 위나 십이지장의 점막이 파괴되어 local mucosal defect와 excavation을 형성하는 질환

(2) **공복시의 타는 듯한 심와부 동통과 식이에 의해 호전되는 임상상**을 보인다.

(3) 아주 흔한 질환으로 미국에서 평생동안 남자는 12%, 여자는 10%가 앓는 질환이다.

(4) 흔한 원인 인자 두가지는 ***H. pylori***와 **NSAID**이다.

- 궤양 (ulcer) : 점막근판(muscularis mucosae)을 넘어선 점막손상
- 미란 (erosion) : 점막근판은 유지되는 얕은 점막손상

B. 위의 생리 (gastric physiology)

1. Gastroduodenal mucosal defense

(1) Mucous bicarbonate layer : protective coat로 1st-line defense 담당

(2) Surface epithelial cell : tight junction과 gastric epithelial renewal로 2nd-line defense 담당

(3) Mucosal blood flow : 3rd-line defense를 담당

(4) Prostaglandin : gastric acid secretion↓, mucosal defense↑의 효과를 나타낸다.

2. Physiology of gastric secretion

(1) **위의 각 세포가 분비하는 물질**

① **Surface mucous cell (Goblet cell) : mucus, bicarbonate**

② **Chief cell : pepsinogen**

③ **Parietal cell : HCl, intrinsic factor**

④ **Gastrin cell (G cell) : gastrin**

(2) **Gastric secretion을 자극하는 물질**

① **Gastrin**

② **Vagal stimulation**

③ **Histamine**

④ **Protein**

⑤ Coffee and alcohol

⑥ Calcium

(3) **Gastric secretion을 저해하는 물질**

① Acid in stomach or duodenum

② Hyperglycemia

③ Fat in duodenum (by GIP, CCK)

④ Hyperosmolarity, fluid in duodenum

※ **Parietal cell의 3가지 secretagogues**

① **Gastrin**

② **Histamine**

③ **Acetylcholine**

※ **D cell에서 분비되는 somatostatin은 다음의 3가지 기전에 의해 위산 분비 억제**

① **Parietal cell을 직접 억제**

② **Gastrin 분비를 억제**

③ **Histamine 분비를 억제**

병태생리 (pathophysiology)

· *H. pylori*, NSAIDs가 주된 원인 인자이고, acid는 관련되어 있으나 중추적 역할을 담당하지 않음

1. Duodenal ulcer

(1) 위산분비 ↑

(2) 십이지장 중탄산염 분비 ↓

(3) Gastric emptying of liquid ↑

※ (1), (2)는 ***H. pylori***와 관련있음

2. Gastric ulcer

(1) **위산 분비 : → or ↓**

· 즉 **mucosal defense mechanism의 저해가 궤양의 주된 기전**이다.

(2) Prepyloric area의 궤양은 십이지장 궤양과 유사한 병태생리를 갖는다.

(3) 위산 이외에 bile acid, lysolecithin, pancreatic enzyme도 위궤양 형성에 관여하리라 추측된다.

A. *Helicobacter pylori* and peptic ulcer disease

1. 박테리아의 특징

(1) Gram(-), microaerophilic rod, S-shaped (0.5~3 nm in size), multiple sheathed flagella

cf. coccoid form : adverse condition에서 생존 가능

(2) 주로 mucus gel의 깊은 곳과 mucous layer와 gastric epithelium의 사이에서 기거한다.

(3) Gastric epithelium에 부착되어 생활하며, **정상적으로는 위벽을 침투하지 않는다.**

(4) **초창기**에는 위의 antrum에 기거하다가, **점차 위의 근위부로 옮겨간다.**

(5) 유전자

① 1.65 million base pair로 이루어져 1,500개의 protein을 coding한다.

② 이중 병인론에 관여된 주요 단백질은 Hop proteins, urease, vacuolating cytotoxin (**VacA**), **cag-PAI** 등이 중요하다.

2. 역학 (epidemiology)

(1) 개발 도상국에는 20세 이상에서 80%가 감염되어 있고, 선진국에서는 20~50%가 감염되어 있다.

(2) 나이가 듦에 따라 감염률이 올라간다.

(3) 사회경제적 수준이 낮고 교육 수준이 낮을수록 감염률이 높다.

(4) **전염 : person-to-person이 유일한 경로 (oral to oral, fecal to oral)**

3. 병인론 (pathophysiology)

(1) *H. pylori* infection은 실제로 모든 환자에서 chronic active gastritis를 일으키고, **10~15%의 환자에서 소화성 궤양을 일으킨다.**

(2) **위궤양 환자의 30~60%, 십이지장 궤양의 70% 환자에서 감염되어 있다.**

(3) 사람마다 어떤 질환이 발생하는가는 다음의 세균 및 숙주 인자에 의해 결정된다.

① 세균 인자 : structure, adhesins, porins, enzymes (urease, vacA, cagA, picB 등)

② 숙주 인자 : duration, location, inflammatory response, genetics

(4) 위염의 부위에 따라 연관된 질병이 다르다.

① Antral-predominant gastritis : duodenal ulcer와 연관

② Corpus-predominant gastritis : gastric ulcer, gastric adenocarcinoma와 연관

※ *H.pylori* infection과 관련된 질환 4가지

① Gastritis

② Peptic ulcer

③ Gastric MALT lymphoma

④ Gastric adenocarcinoma

*HP eradication이 위암의 발생을 감소시키는지는 아직 확실하지 않다.

B. NSAID-induced ulcer

1. 역학 (epidemiology)

(1) NSAIDs는 가장 많이 처방되는 약제 중 하나이다. 매년 미국에서는 의사 처방 없이 약 300억 개의 NSAID가 판매되고, 1억 개 이상의 처방전이 발행된다.

(2) 소화기계 합병증

① 복용자의 50~60%에서 dyspepsia, nausea 등 발생

② 복용자의 15~30%에서 내시경 상 소화성 궤양 등의 합병증 발생

③ 1.5%/year에서 출혈, 천공 등의 합병증 발생

(3) **Dyspeptic symptom이 소화성 궤양의 발생의 지표가 되지 못한다.**

(4) NSAIDs와 연관된 심각한 합병증을 가진 환자의 **80%에서 전조 증상이 없다.** 따라서 합병증 발생의 고위험군을 알아 두고, 미리 예방하는 것이 중요하다.

(5) **합병증 발생의 위험인자**

① 확립된 위험인자 (established factors)

〈1〉고령

〈2〉궤양의 과거력

〈3〉스테로이드제 병용

〈4〉항응고제 병용

〈5〉고용량의 NSAIDs

· 하지만, 저용량의 aspirin (75 mg/d)도 심각한 부작용을 일으킬 수 있다.

〈6〉Multiple NSAIDs 사용

〈7〉serious or multisystemic disease

② 가능한 위험인자 (possible factors) : *H. pylori* 감염, 흡연, 음주

2. 발병기전 (pathogenesis)

(1) Endothelial effect : blood stasis → ischemia

(2) Direct toxicity : ion trapping → 세포 내에서 ionized form으로 변해 cell injury 유발

(3) Epithelial effect (due to prostaglandin depletion)

① HCl secretion↑

② Mucin secretion↓

③ HCO_3^- secretion↓

④ Surface active phospholipids secretion↓

⑤ Epithelial cell proliferation↓

(4) *H. pylori*와 NSAID는 peptic ulcer disease의 발생, 합병증의 발생에 synergistic effect

C. 기타 요인 (other factors)

1. 흡연 (smoking)

(1) 흡연자에서 궤양 발생이 흔하다.

(2) **궤양 치유 속도가 느리고, 치료에 대한 반응 약하고, 천공 등 궤양 관련 합병증이 호발한다.**

(3) 기전 : gastric emptying의 변화, duodenal HCO3- 생산↓, *H. pylori* infection↑, noxious mucosal free radical↑

2. 유전적 소인 (genetic predisposition)

(1) 십이지장 궤양환자의 first-degree relative에서는 3배 이상 궤양이 잘 생긴다. 아마도 *H. pylori*와 연관이 있을 것으로 추정됨.

(2) 혈액형 O형 환자에서 잘 발생한다.

3. 정신적 스트레스 (psychological stress)

· 현재 논란이 있다.

4. 식이 (diet)

· Dyspepsia를 일으키는 음식물은 많지만, 궤양을 일으킨다고 증명된 음식은 없다.

5. *H.pylori*와 NSAID 이외의 소화성 궤양의 원인들

(1) **Infection** : cytomegalovirus, herpes simplex virus, *Helicobacter heilmanni*

(2) **Drug/Toxin** : bisphosphonates, chemotherapy, clopidogrel, crack cocaine, glucocorticoids(when combined with NSAIDs), mycophenolate mofetil, KCl

(3) Others : duodenal obstruction (eg, annular pancreas), infiltrating disease, ischemia, radiation therapy, sarcoidosis, Crohn's disease, idiopathic hypersecretory state, basophilia in myeloproliferative disease

6. 소화성 궤양과 연관성이 높은 질환

(1) **관련성이 높은 질환 : systemic mastocytosis, chronic pulmonary disease, chronic renal failure, cirrhosis, nephrolithiasis, alpha1-antitrypsin deficiency**

(2) 관련성이 있지만 강도가 약한 질환 : Cushing's syndrome, hyperparathyroidism, coronary artery disease, polycythemia vera, chronic pancreatitis

임상양상 (clinical manifestations)

A. 증상과 징후 (symptoms & signs)

1. 복통 (abdominal pain)

(1) 위치 : **심와부 (epigastrium)**

(2) 양상 : **타는 듯한 (burning), 긁는 듯한 (gnawing) 통증**

(3) 기전

① Acid-induced activation of chemical receptor

② Enhanced duodenal sensitivity to bile acid, pepsin

③ Altered gastroduodenal motility

(4) 이러한 특징적인 통증을 가진 환자의 40% 이하에서만 내시경에서 소화성 궤양이 발생하고, 40%에서는 위십이지장염, 나머지는 정상 소견을 보인다. 즉, **증상과 궤양 사이의 관련성이 적다.**

(5) 악화 요인과 완화 요인

① 십이지장 궤양 : 특징적으로 **식후 90분에서 3시간 사이**에 발생하고, **제산제와 음식에 의해 경감**되는 통증과 **자다가 통증으로 깨는 것**이 특징적이다.

② 위궤양 : **음식의 섭취 시 악화**되는 것이 특징적이다.

(6) 복통의 강도와 위치의 변화, 구역, 구토의 발생은 궤양 합병증을 시사한다.

① 갑작스러운 심한 복통과 복부 전반에 걸친 복통 : 궤양 천공을 의심

② 식이에 의해 통증이 악화되고, 구역, 구토가 동반 : gastric outlet obstruction을 의심

③ 흑색변, 커피 찌꺼기같은 구토물 (coffee-ground emesis) : 출혈을 의심

2. 구역 (nausea), 체중감소 (weight loss)

· 위궤양에서 잘 동반된다.

3. 심와부 촉진시 통증 (epigastric tenderness)

(1) **가장 흔한 신체 검진 소견**이다.

(2) **20%의 환자에서는 RUQ에서 발생**

4. 기타

(1) 빈맥과 기립성 저혈압 : 구토에 의한 탈수나 급성 출혈을 의미

(2) Severely tender, board-like abdomen : 천공을 의미

(3) Succussion splash

① 물튀기는 소리로, 청진시 들을 수 있다.

② Retained fluid를 가리키며, gastric outlet obstruction을 의미함

B. 소화성 궤양 관련 합병증 (complications)

1. 출혈 (bleeding)

(1) **가장 흔한 합병증**으로 15%의 소화성 궤양 환자에서 발생

(2) NSAID-induced ulcer, 고령에서 호발

(3) 20%의 출혈 환자에서는 전조 증상, 징후가 없다.

2. 천공 (perforation)

(1) **두번째로 흔한 합병증**으로 6~7%의 소화성 궤양 환자에서 발생

(2) 출혈과 같이 NSAID-induced ulcer, 고령에서 호발

(3) **Duodenal bulb**에서 가장 많이 발생한다(60%).

(4) Penetration : 천공이 주위 장기로 발생하는 것으로 십이지장 궤양의 경우 췌장으로 생겨 췌장염을 일으키고, 위궤양의 경우 left hepatic lobe, colon (gastrocolic fistula)으로 잘 발생

3. 위배출구 폐쇄 (gastric outlet obstruction)

(1) 1~2%의 환자에서 발생

(2) 대개 증상은 insidious하게 발생하고, early satiety, nausea, vomiting, postprandial abdominal pain, weight loss가 발생한다.

(3) Prepyloric lesion의 경우 궤양 주위의 **염증과 부종**으로 위배출구 폐쇄가 발생할 수 있으며, 궤양의 호전과 더불어 호전됨.

(4) **반흔**에 의한 경우 fixed, mechanical obstruction을 일으켜 **영구적 폐쇄**를 가져오므로, endoscopic balloon dilatation, surgical intervention을 요한다.

진단 (diagnosis)

A. 진단적 접근 (diagnostic approach)

(1) 증상, 징후로 다른 질환과의 감별이 불가능하다.

(2) **상부 위장관 조영술**이나 **내시경**이 확진을 위해 필수적이다.

1. 상부 위장관 조영술 (upper GI series)

(1) 십이지장 궤양에서 90% 정도의 민감도를 가진다.

(2) 위궤양

① 양성 위궤양 : 궤양의 변연부에서 부터의 radiating mucosal fold를 가진 ulcer crater가 특징

② 악성 위궤양 : 3 cm 이상, mass 동반시 의심

③ 상부 위장관 조영술에서 양성 위궤양처럼 보이는 병변의 9%에서 악성으로 판명되므로 궤양이 있는 경우 반드시 위장관 내시경과 생검이 필수적이다.

2. 상부 위장관 내시경 (upper endoscopy)

(1) **가장 민감하고, 특이적인 검사**이다.

(2) **조직검사가 가능하고, *H. pylori*의 검사가 가능**하다.

(3) 상부위장관 조영술에서 놓치기 쉬운 small lesion의 detect가 가능하다.

3. *H. pylori* detection

(1) **소화성 궤양의 치료와 재발 예방을 위해 필수적이다.**

(2) 검사법 (Table 8-1)

4. Serum gastrin level, gastric acid analysis

· Complicated, refractory ulcer의 경우 Zollinger-Ellison syndrome (ZES) 등의 감별을 위해 시행

B. 감별진단 (differential diagnosis)

(1) Nonulcer dyspepsia : 증상과 징후로 소화성 궤양과 감별이 불가능하며, 상복부 통증과 불편감의 가장 흔한 원인이다.

(2) Gastrointestinal tumors, gastroesophageal reflux, vascular disease, pancreatobiliary diseases (biliary colic, chronic pancreatitis), gastroduodenal Crohn's disease

Table 8-1 Test for detection of *H. pylori.*

Tests	Sensitivity/Specificity, %	Comments
Invasive (Endoscopy/Biopsy required)		
Rapid urease	80~95 / 95~100	간단히 시행할 수 있다. 위음성인 경우 : PPI 최근 사용, 항균제, bismuth
Histology	80~90 / 〉95	조직 처리와 염색이 필요하다. 조직학적 정보를 얻을 수 있다.
Culture	-/- (data not available)	시간이 오래 걸리고 비싸다. 경험에 의존한다. 항균제 감수성을 알 수 있다.
Non-invasive		
Serology	〉80 / 〉90	저렴하고 편리하다. 조기 추적검사에는 부적합
Urea breath test	〉90 / 〉90	간단하고 신속히 검사할 수 있다. **조기 추적검사에 유용하다.** 위음성인 경우 : 최근에 HP 치료를 한 경우 저용량 방사선에 환자가 노출된다.
Stool antigen	〉90 / 〉90	값싸고 편리하다. 아직 확립되지 않은 검사법이지만 유망하다.

치료 (treatment)

A. 내과적 치료 (medical therapy)

※ Table 8-2 참조.

※ Acid secretion이 발병기전에 중요하지만, 최근에는 **HP eradication**과 **NSAID 관련 위장질환의 예방**이 치료의 주가 된다.

1. Acid neutralizing/ inhibitory drugs

(1) **Antacids**

① 현재는 dyspepsia등의 증상 조절을 위해 주로 사용된다.

② 가장 많이 사용되는 약제 : aluminum hydroxide, magnesium hydroxide이다.

③ 부작용

〈1〉 $Al(OH)_3$: constipation, phosphate depletion을 일으킬 수 있다.

〈2〉 $Mg(OH)_2$: loose stool을 일으킬 수 있다. 신장기능이 저하된 환자에서 심한 hypermagnesemia를 일으킬 수 있으므로 주의하여야 한다.

〈3〉 최근에는 위 두가지의 합병된 형태의 약제를 많이 사용한다. eg, Mylanta

〈4〉 Calcium carbonate : milk-alkali syndrome (hypercalcemia, hyperphosphatemia, renal calcinosis, renal insufficiency)을 일으킬 수 있다.

〈5〉 Sodium bicarbonate : systemic alkalosis의 위험이 있다.

(2) **H_2 receptor antagonists**

① Cimetidine, ranitidine, famotidine, nizatidine : histamine과 구조 유사

② Parietal cell의 basal and stimulated acid secretion을 강력하게 저해한다.

③ Cimetidine : 300 mg 하루 4번 사용. 4주간 사용시 80%의 궤양 치유효과

④ Ranitidine, famotidine, nizatidine : cimetidine보다 더 강한 H_2 receptor의 저해효과를 보이며 자기전에 한번 복용으로 효과가 충분하다.

⑤ 부작용

〈1〉 약물 상호 작용 : cytochrome P450 저해로 warfarin, phenytoin, theophylline의 혈중 농도를 높인다. Famotidine, nizatidine은 이러한 작용×

〈2〉 드문 부작용 (0.01~0.2%) : pancytopenia, neutropenia, anemia, thrombocytopenia

Table 8-2 Drugs used in the treatment of peptic ulcer disease.

Drug type/ Mechanism	Examples	Dose
Acid-suppressing drugs		
Antacids	Mylanta, Maalox Tums, Gaviscon	100 - 140 mEq/L 1 and 3h after meals and hs
H_2 receptor antagonist	Cimetidine Ranitidine Famotidine Nizatidine	400 mg bid 300 mg hs 40 mg hs 300 mg hs
Proton pump inhibitors	Omeprazole Lansoprazole Rabeprazole Pantoprazole Esomeprazole	20 mg/d 30 mg/d 20 mg/d 40 mg/d 20 mg/d
Mucosal protective agents		
Sucralfate	Sucralfate	1 g qid
Prostaglandin analogue	Misoprostol	20 mg qid
Bismuth-containing compounds	Bismuth subsalicylate	

(3) Proton pump (H^+, K^+-ATPase) inhibitors

① 5가지 약제(omeprazole, lansoprazole, rabeprazole, pantoprazole, esomeprazole)가 사용되고, 이들 약제는 벽세포의 H^+, K^+-ATPase에 비가역적으로 공유결합하여 위산분비를 억제한다.

② 작용이 빨라서 투약 후 2~6시간 안에 위산분비 저해 효과가 최대에 이르고 72~96시간 지속된다. 1주간 치료시 위산 분비가 95% 이상 감소한다.

③ Proton pump가 활성화될 때 사용해야 효과가 극대화된다. 따라서 아침 식전에 복용한다.

④ 부작용

〈1〉Hypergastrinemia : 동물실험에서는 carcinoid tumor가 발생할 수 있었으나 인간에서는 발견된 적이 없다. 약제를 끊은 후 1~2주내에 gastrin level이 정상화 된다.

〈2〉심한 achlorhydria에 의한 약제흡수 저해 : ketoconazole, ampicillin, iron, digoxin 흡수 ↓

〈3〉Cytochrome P450 system의 저해 : omeprazole, lansoprazole에서 관찰되며, warfarin, diazepam, phenytoin의 약제를 동반 사용시 주의를 요한다.

⑤ Tenatoprazole

- Proton pump의 irreversible inhibition을 촉진하는 acid pump antagonist
- H^+, K^+-ATPase에 K^+와 경쟁적으로 결합하여 acid pump를 억제

2. Cytoprotective drugs

(1) Sucralfate

① Sucrose salt 복합체로서 active ulcer site에 부착하여 점막 보호 효과를 나타낸다.

② Growth factor와 결합하여 trophic effect를 나타내고, prostaglandin synthesis를 자극하고, mucus와 bicarbonate의 분비를 돕는다.

③ CKD 환자에서는 aluminum에 의한 뼈질환과 신경독성의 위험(+) → 피한다.

④ Constipation (2~3%)

(2) Bismuth-containing preparation

① 효과는 *H. pylori* 억제 효과에 따른 것으로 생각되며, 궤양 치유 효과가 있는지는 불분명하다.

② 그 밖에 궤양치료의 가능한 기전으로 ulcer coating, pepsin과 binding, prostaglandin, mucus, bicarbonate의 분비 촉진 등이 있다.

③ 부작용

- Neurotoxicity : 고용량, 장기 사용시 발생
- 기타 : black stool, constipation, darkening of the tongue

(3) Prostaglandin analogue : misoprostol

① Mucosal integrity 유지와 mucosal repair를 돕는다.

② Mucus, bicarbonate 분비 촉진, mucosal blood flow 증가, mucosal turnover를 돕는다.

③ 부작용 : diarrhea (10~30%), uterine bleeding, uterine contraction

3. Therapy for *H.pylori*

(1) 치료의 효과

① 소화성 궤양에서 *H. pylori* 제균요법의 효과는 **궤양의 재발 감소**에 있다.

② **재발률** 감소 : 십이지장 궤양(59% → 4%), 위궤양(67% → 6%)에서 극적인 감소를 보인다.

③ **소화성 궤양 출혈의 감소**

④ 궤양 천공의 감소 : 불확실하다.

(2) **적응증**

① **소화성 궤양** : 재발 회수, 증상의 정도, 궤양의 현재 상태(활동기 치유기 반흔기)와 상관없이, NSAID 사용 유무와 상관없이 치료한다.

② **MALT lymphoma** : stage I_E1의 경우 50% 이상에서 complete remission 발생

cf. NUD환자에서 gastric cancer의 예방, GERD 환자 등에서는 아직 효과가 불분명.

(3) 치료 (**Table 8-3**)

① 두가지 이상의 항생제와 PPI의 복합 요법이 추천된다. 기간은 7일과 14일 사이에 의미있는 차이는 없다.

② 우리나라에서는 metronidazole에 대한 약제 내성률이 높아 clarithromycin을 추천한다.

③ **Omeprazole (lansoprazole) + clarithromycin + amoxicillin**이 1st-line 치료로 권장되고, 치료 실패 시 대부분 resistant strain에 의한 경우로 2nd-line 치료로 omeprazole(lansoprazole) + bismuth subsalicylate + metronidazole + tetracycline이 사용된다.

④ 최근 내성률의 증가로 치료 성공률이 감소하고 있다. 1st-line 치료의 성공률은 약 75%로 보고되고 있다.

(4) 부작용

① Amoxicillin : pseudomembranous colitis (〈1~2%환자에서 발생), anitbiotics-associated diarrhea, nausea, vomiting, skin rash, allergic reaction

② Tetracycline : rashes, hepatotoxicity, anaphylaxis

Table 8-3 Regimens recommended for eradication of *H. pylori* infection.

Drugs	Dose
Triple therapy	
1. Omeprazole (or lansoprazole) +	20 mg bid (30 mg bid)
Clarithromycin (or metronidazole) +	500 mg bid (500 mg bid)
Amoxicillin	1 g bid
2. Bismuth subsalicylate +	2 tablets qid
metronidazole +	250 mg qid
tetracycline	500 mg qid
3. Ranitidine bismuth citrate plus	400 mg bid
tetracycline +	500 mg bid
clarithromycin or metronidazole	500 mg bid
Quadruple therapy	
Omeprazole (lansoprazole)	20 mg (30 mg)
Bismuth subsalicylate	2 tablets qid
Metronidazole	250 mg qid
Tetracycline	500 mg qid

Table 8-4 Recommendations for treatment of NSAID-related mucosal injury.

Clinical settings	Recommendations
Active ulcer	
NSAID discontinued	H_2 receptor antagonist or PPI
NSAID continued	PPI
Prophylactic therapy	Misoprostol PPI Selective COX-2 inhibitor
***H. pylori* eradication**	Eradication if ulcer(+) or ulcer Hx(+)

Table 8-5 Guide to NSAID Therapy.

	No/low NSAID GI Risk	NSAID GI Risk
No Cardiovascular Risk (no aspirin)	· Traditional NSAID	· COX-2 inhibitor OR · Traditional NSAID + PPI · Consider non-NSAID therapy
Cardiovascular Risk (consider aspirin)	· Traditional NSAID + PPI if GI risk warrant gastroprotection · Consider non-NSAID therapy	· A gastroprotective agent must be added if a traditional NSAID is prescribed · Consider non-NSAID therapy

4. Therapy of NSAID-related gastric or duodenal injury

※ Table 8-4 참조.

(1) 활동기 궤양의 치료(treatment of an active ulcer)

① **NSAID의 중단과 H_2 receptor antagonist or PPI 사용**

② **NSAID의 중단이 불가능할 경우에는 PPI만이 ulcer의 치료에 효과적이다.**

(2) 궤양의 예방과 NSAID 치료 전략 : Table 8-5 참조.

① **Misoprostol과 PPI가 효과적이다.**

② **High-dose H_2 receptor antagonist** (famotidine, 40mg bid) : PPI만큼 효과적이지는 않지만 효과가 있다.

③ COX-2 inhibitor : NSAID의 대체약

- Placebo와 비교했을 때 gastric and duodenal mucosal injury의 발생률 차이가 없다.
- Low-dose aspirin과 병용할 경우에는 mucosal injury가 증가하므로 gastric protection 치료가 필요하다.
- 합병증 : 동물실험에서 ulcer healing을 지연시키고, cardiovascular thrombosis가 증가한다는 보고가 있다.

5. 치료 후 추적 검사

(1) 십이지장 궤양 : **4주간의 치료 후 urea breath test로 *H. pylori* eradication을 확인**한다.

※ **PPI를 끊은 2~4주 뒤에 시행해야 false negativity를 줄일 수 있다.**

(2) 위궤양 : 내시경 검사에서 양성으로 보여도 악성 감별을 위하여 **multiple biopsy를 시행하여야 하고, 8~12주 뒤에 내시경 검사를 다시 시행한다.**

(3) 난치성 궤양 (refractory ulcer)

① 십이지장 궤양의 경우 **8주**, 위궤양은 **12주**간의 치료 후에도 지속되는 경우를 말한다.

② ***H. pylori* 박멸 뒤에도 궤양이 지속될 경우 NSAID의 사용, 흡연의 유무, poor compliance를 먼저 확인한다.**

③ **위궤양의 경우 malignant ulcer를 반드시 배제해야 한다.**

∴ **모든 위궤양은 biopsy 시행. 십이지장 궤양은 대부분 하지 않는다.**

④ 이후 gastric hypersecretory state(ZES 등)를 감별하기 위해 fasting gastrin level 측정, secretin stimulating test를 시행한다.

⑤ 90%의 난치성 궤양은 high-dose PPI (omeprazole 40mg/d, lansoprazole 60mg/d)로 90% 이상에서 8주 뒤 호전된다.

⑥ 이후에도 반응이 없으면 수술적 치료를 고려한다.

⑦ 드문 원인 : ischemia, Crohn's disease, amyloidosis, sarcoidosis, lymphoma, eosinophilic gastroenteritis, infection(CMV, tuberculosis, syphilis)

⑧ ZES : 소화기학 Chapter 14 참조.

B. 수술적 치료 (surgical therapy)

1. 적응증 (indications)

(1) Elective : refractory ulcer에서 시행. 최근 약물치료의 발전으로 거의 하지 않음.

(2) Emergent, urgent : ulcer complication의 해결을 위해 시행한다.

① **Hemorrhage** : 대부분 내과적 치료, 내시경적 치료에 반응하나 두가지 치료에도 불구하고 출혈 지속시에 수술을 고려한다.

② **Free peritoneal perforation** : bleeding 동반시 치명률이 올라가고, 응급수술을 요한다.

③ **Gastric outlet obstruction** : 금식, IV hydration, NG tube 삽입, antisecretory agent, endoscopic balloon dilatation 등의 치료 후에도 해결이 안될 때 고려.

2. Specific operations for duodenal ulcer

※ Gastric acid secretion의 감소에 목적이 있다. Vagotomy는 위산분비의 감소와 동시에 위운동의 감소를 가져 오므로 drainage 수술이 필요하다.

(1) Vagotomy & drainage : pyloroplasty, gastroduodenostomy, gastrojejunostomy

(2) Highly selective vagotomy (gastric drainage는 시행하지 않는다.)

① motor를 지배하는 신경은 끊지 않고, parietal cell을 지배하는 신경만 dissection

② 합병증이 가장 적으나 ulcer의 재발이 가장 흔하다(〉10%).

③ Prepyloric ulcer같은 재발이 흔한 ulcer에서는 피한다.

(3) Vagotomy with antrectomy

① 재발률이 가장 낮지만(1%), 합병증이 가장 흔하다.

② G-cell을 없애서 gastrin의 생성을 막는 데에 목적이 있다.

③ Prepyloric ulcer에서 시행한다.

3. Specific operations for gastric ulcer

(1) Antrum의 ulcer : antrectomy (ulcer가 포함되게) with Billroth I anastomosis

(2) Vagotomy는 duodenal ulcer가 동반된 경우에만 시행한다.

(3) Esophagogastric junction 부위의 병변 : subtotal gastrectomy with a Roux-en-Y esophago-gastrojejunostomy를 시행한다.

4. Surgery-related complications

(1) Recurrent ulcer

① 시행한 procedure의 종류와 직접적인 연관이 있다. (Selective vagotomy 〉 vagotomy with antrectomy)

② 주로 anastomosis site에 발생한다.

③ 원인 : incomplete vagotomy, retained antrum, persistent H. pylori infection, NSAIDs use, ZES 등

④ 치료 : H_2 blocker, PPI가 효과적이고, 일부에서 repeated operation을 요한다.

(2) Afferent loop syndrome

① Billroth II anastomosis 시행받은 환자에서 발생하며 2가지 type이 있다.

② Common type

- 음식물의 저류에 의한 bacterial overgrowth가 원인으로 생각된다.
- 식후 복통, bloating, fat과 vitamin B12 결핍을 동반한 설사 등이 특징이다.
- 치료는 항생제이며, 반응이 없으면 surgical revision을 요한다.

③ Uncommon type

- Bile, pancreatic juice의 불완전한 배출이 원인으로 생각된다.
- 특징적으로 식후 20~30분에 복통, bloating이 발생하고, 담즙이 섞인 구토를 한 후 증상이 완화 된다.
- 치료는 음식의 조절이며, 반응이 없으면 surgical revision을 요한다.

(3) Dumping syndrome

① Vagotomy and drainage를 시행받은 환자에서 vasomotor 증상과 GI 증상을 일으키는 경우를 말한다.

② **Early dumping syndrome**

- 발생 시기 : 식후 15~30분에 발생

- 증상 : crampy abdominal pain, nausea, diarrhea, belching, tachycardia, palpitation, diaphoresis, light-headedness, syncope
- 발생 기전 : hyperosmolar gastric contents가 소장으로 빠르게 유입되면 small intestine으로 fluid shift가 일어나 plasma volume이 부족하게 되고, 복부 팽창이 발생한다.

③ **Late dumping syndrome**

- 발생 시기 : 식후 90분에서 3시간 사이에 발생
- 증상 : vasomotor symptoms(lightheadedness, diaphoresis, palpitation, tachycardia, syncope)이 주요 증상이다.
- 발생 기전 : excessive insulin release에 따른 hypoglycemia가 원인으로 생각된다.
- 고탄수화물, 고삼투질 식이가 증상을 잘 일으키고, 다량의 수분 섭취가 악화요인이다.

④ **치료** : small, multiple meal (단당류가 안 들어 있고, 수분이 많지 않게)이 주된 치료이다. 그밖에 acarbose, somatostatin analogue등이 사용된다.

(4) **Postvagotomy diarrhea**

① Vagotomy를 받은 10%의 환자에서 설사가 발생한다(대부분 truncal vagotomy에서 발생).

② 특징적으로 식후 1~2시간 후에 발생한다.

③ 원인 : 장관으로 가는 vagal fiber의 차단 때문에 발생한다. 그 외에 영양물의 불완전한 흡수, bile 분비의 증가등이 원인으로 생각된다.

④ 치료 : diphenoxylate, loperamide, bile salt-binding agent (cholestyramine)

(5) **Bile reflux gastropathy**

① 수술후 abdominal pain, early satiety, nausea, vomiting이 발생하고 내시경 검사에서 gastric remnant에 mucosal erythema가 보이는 것이 특징적이다.

② 조직검사에서는 minimal inflammation, epithelial cell injury 소견이 보인다.

③ 치료는 prokinetic agent, cholestyramine을 사용한다. 내과적 치료에 반응이 없는 경우 수술적 치료를 고려한다.

(6) **Maldigestion and malabsorption**

① 체중감소는 60%의 환자에서 발생. 대부분은 oral intake의 감소가 원인이다.

② Maldigestion, malabsorption은 gastric acid production의 감소, 빠른 gastric emptying, luminal bile concentration의 감소, pancreatic juice의 분비 감소, 빠른 intestinal transit 등이 원인이다.

③ Vitamin B12 deficiency

- Parietal cell이 많은 antrum의 절제로 IF 분비 감소
- Bacterial overgrowth에 의한 competition
- Hypochlorhydria에 의한 vitamin-bound protein의 split 저해

④ Malabsorption of vitamin D : osteomalacia, osteoporosis 발생으로 fracture risk가 증가.

(7) **Gastric adenocarcinoma**

① **Resection 후 15년이 지나면 gastric adenocarcinoma의 발생률이 증가한다.**

② 20~25년 후에는 발생률이 정상인의 4~5배까지 증가한다.

③ 원인은 alkaline reflux, bacterial overgrowth, hypochlorhydria로 생각된다.

④ 예방 : 매년 상복부 내시경을 시행하여 early detection이 가능하게 한다.

9

Esophageal and Gastric Tumors

식도와 위의 종양

식도암 (esophageal cancer)

A. 서론 (introduction)

1. 역학 (epidemiology)

(1) 50~70대 남자에 호발, black 〉 white, low SES

(2) 지역에 따라 발생률 크게 차이남

* 다발지역 : 중국, 일본, 카자흐스탄, 이란, 영국, 남아프리카, 대한민국

(3) 위험 인자 (risk factors, **Table 9-1**)

2. 식도암의 위치와 병리

(1) **Upper 1/3, middle 1/3 : squamous cell carcinoma (SqCC)**

※ 우리나라에서 흔하다.

(2) **Lower 1/3 : adenocarcinoma ... 미국에서 흔하다(55%)**

※ Barrett's esophagus와 연관

Table 9-1 Esophageal cancer의 위험 인자. * 이외 것은 SqCC의 위험인자

과음
흡연 (smoking)
발암물질의 섭취 : **nitrates**, smoked opiates, fungal toxin in pickled vegetables
점막의 물리적 손상 : hot tea, **양잿물(lye) ingestion**, **radiation-induced strictures**, **chronic achalasia**
Host susceptibility (숙주 감수성)
Esophageal web + glossitis + iron deficiency eg, **Plummer-Vinson** *or* Paterson Kelly Syndrome
Congenital hyperkeratosis with pitting of the palms and soles
? Dietary deficiencies molybdenum, zinc, vitamin A
? Celiac sprue
Chronic gastric reflux (eg, **Barrett's esophagus**) for adenocarcinoma*

B. 임상양상과 진단 (clinical manifestations & diagnosis)

1. 증상과 징후 (symptoms & signs)

(1) 초기에는 증상이 없다.

(2) **Progressive dysphagia + weight loss : 특징적 증상**

① **처음에는 solid food에만 dysphagia, 진행하면 liquid에도 dysphagia 발생**

② Dysphagia : **식도 내강 ≥ 60% 침범시만 증상 발생 → ∴ 증상 발생시 완치 불가능한 경우 많다.**

(3) **Tracheoesophageal fistula (TEF)**

① **기침, 가래, 고열**시 종양의 진행에 의한 TEF 발생 의심

② **Esophagus로부터 lung으로 지속적으로 aspiration 발생 → pneumonia**

③ **치료 (treatment)** 〈1〉 **Antibiotics**

〈2〉 **NG tube : aspiration 방지**

〈3〉 **Stent insertion**

(4) **Hypercalcemia ← SqCC에서 PTHrP 분비 (paraneoplastic syndrome)**

(5) 전이에 의한 증상

① **전이 장소 : supraclavicular LN, liver, lung, pleura**

② **Esophagus에는 serosa가 없어 local invasion, distant metastasis ↑**

2. 진단 (diagnosis)

(1) **Double contrast barium study** : apple-core appearance

(2) **Esophagoscopy with biopsy** : 가장 민감하고 특이적인 검사. 병리학적 확진 가능

(3) 병기의 결정 (staging)

① **Chest/abdominal CT + EUS** : 침범 깊이, 국소 림프절 침범 파악에 유용

② PET : resectability 결정에 도움

C. 치료 (treatment)

※ 예후 불량 (진단 후 5년 생존율 〈 5%) ∴ **고식적인 치료가 주가 되는 경우가 많다.**

1. 수술적 치료 (surgical resection)

(1) Gross total resection : 45%에서 가능

(2) 수술시 resection margin에 종양세포가 남아 있으면 fistula, subphrenic abscess, respiratory complication 등으로 사망률이 10%에 달한다.

(3) Resection 가능한 환자의 20%에서 재발이 없이 생존

2. 방사선 치료 (RT, radiation therapy)

(1) 5,500~6,000 cGy : 결과는 수술과 비슷하나 폐쇄 증상 해소에는 효과가 적다.

3. 항암치료 (chemotherapy)

(1) 단일 약제 시 15~25%, 복합 약제 시 30~60%에서 유의한 종괴 크기 감소 효과(+)

(2) Chemotherapy + RT : 수술 전 사용시 생존율이 향상된다는 보고가 있다.

4. 고식적 치료 (palliative therapy)

(1) Endoscopic dilatation, stent insertion

(2) Endoscopic fulguration : laser 사용하여 obstructing tumor를 제거

(3) Surgical gastrostomy, enterostomy

위암 (stomach cancer)

A. 서론 (introduction)

1. 위의 악성 종양

(1) 위선암 (gastric adenocarcinoma) : 95% ∴ 대개 '위암' = '위선암'

① **조기 위암 (EGC, early gastric cancer) : 림프절 전이와 무관하게 암세포가 점막 (mucosa) 또는 점막하(submucosa)에 국한된 위암**

② 진행 위암 (AGC, advanced gastric cancer) : 암세포가 점막하를 넘어서 깊게 침투한 위암

(2) 기타 (5%) : lymphoma, GIST 등

2. 위선암의 2가지 병리 형태

(1) **Diffuse type**

① 분화가 나쁘며 (**poorly differentiated**), 세포 사이에 cohesion이 없어 뚜렷한 종괴를 만들지 않고, 위벽을 따라 개개의 세포가 침윤(infiltration)하면서 **위벽을 두껍게 하면서 진행** → 위벽의 신전성(distensibility)이 감소하면서 leather bottle모양을 보이는데 이를 **linitis plastica**라 함

② 전체 위에 고르게 발생하며, 위의 분문부(cardia)에도 발생할 수 있다.

③ **젊은 환자**에서 흔하고 **빨리 진행**해 **나쁜 예후**를 보임

④ 암세포는 **signet ring cell**의 모양을 보임

⑤ **종족/ 인종간 발생 빈도에 차이가 없음**

(2) **Intestinal type**

① 분화가 좋으며(**well-differentiated**), 샘모양 구조(gland-like tubular structure)를 형성하는 cohesive neoplastic cell이 특징

② **자주** 오래된 **전암병변 (precancerous lesion) 선행**함

③ 위의 **lesser curvature, antrum, angle**에 많이 발생

④ **나이가 많은 환자**에서 흔하고, diffuse type에 비해 **예후가 좋음**

⑤ **위암 발생 고위험 지역(우리나라, 일본 등)에 흔하게 나타나고 위암이 감소 추세에 있는 나라에서는 빈도가 감소**

3. 역학 (epidemiology)

(1) 미국에서는 최근 75년동안 급격히 감소 (남: 28→5.8/10만, 여:23→2.8/10만)

(2) 우리나라 암 중 발생률 1위, 사망률 2위 (23.2명/10만명) (2004년)

cf. 사망률 1위 : 폐암 (27.5명/10만명), 사망률 3위 : 간암 (22.6명/10만명)

- 서구는 1940년대 이후 발생률 꾸준히 감소 *but* 일본, 중국, 아일랜드 등은 아직 높은 발생률 보임

(3) 위험 인자 (risk factors) : Table 9-2

B. 임상양상과 진단 (clinical manifestations & diagnosis)

1. 증상과 징후 (symptoms & signs)

(1) 초기 superficial하게 위치해 수술적 절제가 가능한 상태(eg, EGC)에서는 대개 무증상.

(2) 종양 크기가 커짐에 따라 점차 증상 나타나

① 복통 : upper abdominal discomfort, postprandial discomfort, steady pain 등

② 식욕 부진 (anorexia) : 흔히 동반되나 환자의 주증상은 아님

③ 구역, 구토 (nausea, vomiting) : 유문부암(pyloric cancer)에서 주로 나타남

Table 9-2 Risk factors of gastric adenocarcinoma.

Environmental	***H. pylori*** infection Diet : ① Excessive salted pickled foods, Nitrates/nitrites, carbohydrates ② Lack of fresh fruit, vegetables, Vitamin A, Vitamin C, refrigeration Low SES (socioeconomic status) Cigarette smoking
Genetic	Familial gastric cancer (rare) Associated with HNPCC (hereditary nonpolyposis colorectal cancer) Blood group A
Predisposing condition	Chronic gastritis (esp. **atrophic gastritis** ± **intestinal metaplasia**) **Pernicious anemia** **Gastric adenomatous polys > 2cm** **Post-gastrectomy stump** Gastric epithelial dysplasia **Menetrier's disease** (hypertrophic gastropathy) **? Chronic peptic ulcer**

*** 위암과 *H. pylori***
- Chronic gastritis, Gastric acidity ↓, Bacterial overgrowth 유발
- H.pylori 감염 → chronic gastritis → intestinal metaplasia → dysplasia → gastric cancer
- 다발 지역에서 *H. pylori* eradication이 위암 발생을 줄이는 지에 대해서는 현재 연구중

④ 연하 곤란 (dysphagia) : 분문부암(cardia cancer)에서 주로 나타남

⑤ 체중 감소 (weight loss)

⑥ 복부 종괴 (palpable abdominal mass) : 종양이 오래되고 regional extension했음을 의미

(3) 전이(metastasis)의 징후

① Ovary : **Krukenberg's tumor**

② Periumbilical region : **Sister Mary Joseph node**

③ Peritoneal cul-de-sac : **Blumer's shelf** (palpable on rectal/vaginal examination)

④ Supraclavicular LN (lt.) : **Virchow's node**

⑤ Peritoneum : malignant ascites

※ 전이 방법 : direct extension, via lymphatics, hematogenous spread, seeding to the peritoneal surface

(4) 흔하지 않은 임상 양상 (unusual clinical features)

① Migratory thrombophlebitis

② Microangiopathic hemolytic anemia (MAHA)

③ Acanthosis nigricans

2. 진단적 검사 (diagnostic tests)

(1) **Upper endoscopy with biopsy : 진단에 가장 중요한 검사** → 95~99%의 진단율

(2) 상부 위장관 조영술 (UGIS, upper G-I series)

① 장점 : non-invasive

② 단점 : biopsy 불가능, 작은 lesion을 놓칠 수 있다.

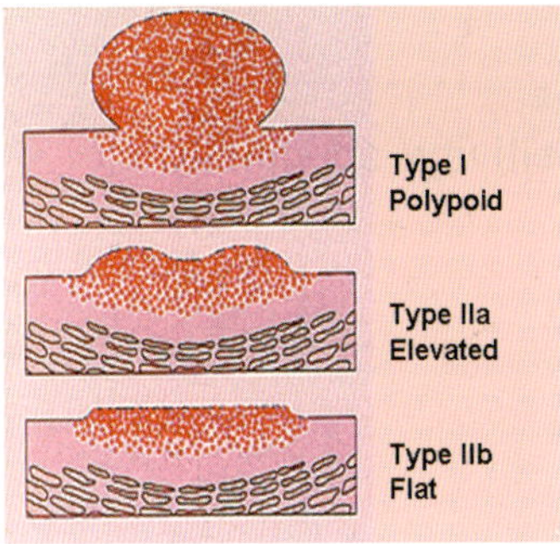

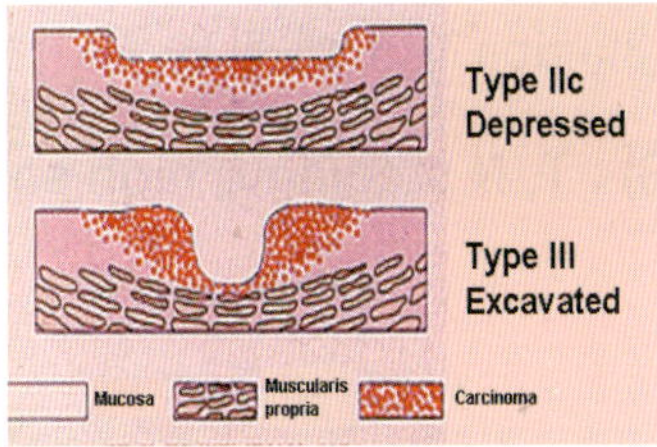

Figure 9-1 EGC의 육안적 분류.
: Type I, IIa, IIb, IIc (m/c), III

Borrmann I: 융기형 **Fungating**	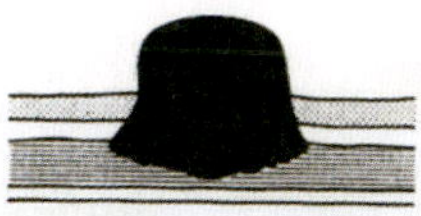	국한성의 발육을 보이는 융기형 암으로 표면에 분명한 궤양 형성이 없는 것
Borrmann II: 궤양한국형 **Ulcerofungating**	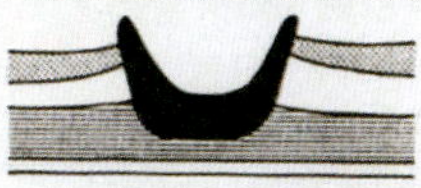	국한성 발육을 보이는 암으로 큰 궤양 형성이 있는 것. 궤양의 주위는 제방상으로 융기하고 암의 침윤 범위는 융기기시부까지의 것
Borrmann III:궤양침윤형 **Ulceroinfiltrative**	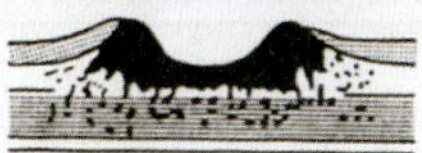	주위의 침윤성 발육을 보이는 궤양형성형의 암
Borrmann IV: 미만형 **Diffuse infiltrative**	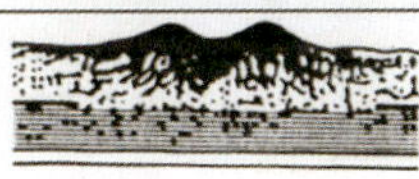	미만성의 침윤발육을 보이는 암으로 궤양은 있어도 적은 병소의 일부에 국한되어 있는 것

Figure 9-2 AGC의 육안적 분류. Borrmann type I, II, III (m/c), IV (이 중 IV가 linitis plastica에 해당)

※ Malignant ulcer를 시사하는 소견 (①~③은 UGIS, endoscopy 모두 해당, ④~⑤는 endoscopy에만)

① Abrupt cutting, rat tailing → mucosal cancer

② Clubbing, fusion → submucosal cancer

③ Dam formation (fusion of more than 3 folds) → AGC 시사

④ Spontaneous bleeding

⑤ Irregular regenerating epithelium

※ Gastric ulcer : 악성과의 감별을 위해 endoscopy + biopsy 필요 !

(3) USG, **CT (enhanced)** : Staging W/U에 필요

(4) **Endoscopic USG (EUS) : T, N staging에 high sensitivity/ specificity**

3. 병기 (stage)

※ **Table 9-3** 참조.

Table 9-3 Staging system for gastric carcinoma. (American Cancer Society)

Stage	TNM	No. of case, %	5-year survival, %
0	TisN0M0	1	90
IA	T1N0M0	7	59*
IB	T2a-bN0M0 T1N1M0	10	44
II	T1N2M0 T2a-bN1M0 T3N0M0	17	29
IIIA	T2a-bN2M0 T3N1M0 T4N0M0	21	15
IIIB	T3N2M0	12	9
IV	T4N1-3M0 T1-3N3M0 T1-4N0-3M1 (distant metastasis)	30	3

T Stage
Tis (carcinoma in situ) : mucosa에만 국한
T1: Lamina propria 또는 submucosa까지만 침범
T2a : muscle layer(muscularis propria)까지 침범 T2b : subserosa까지 침범
T3 : serosa를 penetration했지만 인접한 장기(adjacent organ)를 침범하지는 않음
T4 : serosa를 뚫고 인접한 장기 또는 major blood vessels을 침범함
N Stage
N0 : No spread to nearby (regional) lymph nodes
N1 : 1~6개의 인근 림프절 침범
N2 : 7~15개의 인근 림프절 침범
N3 : 16개 이상의 인근 림프절 침범
M Stage
M0 : No distant metastasis
M1 : Distant metastasis (lung, liver, bone 등)

*우리나라와 일본의 data에서는 90% 이상의 생존율을 보인다.

C. 치료 (treatment)

- **Surgical/ Endoscopic resection** : curative treatment of choice → but 1/3에서만 가능
- Adjuvant therapy : 아직 역할과 guideline이 분명하지 않은 상황이다.
  → 우리나라는 stage II 이상(T3 또는 N1)은 수술 후 adjuvant chemotherapy 시행
- Advanced, inoperable disease → 환자의 performance status를 고려하여 chemotherapy 시행

1. 수술적 치료 (surgical treatment)

- 해부학적 위치에 따라 수술법의 차이가 있다.

(1) Distal 1/3 → Subtotal gastrectomy (STG) *or* total gastrectomy (TG)

* TG이 STG보다 생존율 이득이 없어

(2) Middle 1/3 → 거의 대부분 TG 필요

(3) Proximal 1/3 → Proximal gastrectomy *or* Distal esophagectomy + TG *or* TG with Roux-en-Y reconstruction

2. 내시경적 절제술 (endoscopic treatment)

(1) **적응증 (indications) : EGC 가운데**

① **Mucosa에 국한**

② **세포 분화도가 좋으며**

③ **궤양이 없고** ∵ EGC III는 endoscopic resection 안 한다.

④ **크기 〈 2 cm (단, IIc는 〈 1 cm)**

(2) 완전 절제율 : 80~90%

(3) 최근 endoscopic mucosal dissection(ESD) 등의 개발로 내시경적 절제술의 범위가 넓어지고 있으나, 적응증이 확실히 정립되어 있지 않은 실정이다.

3. 항암 화학요법 (chemotherapy)

(1) Adjuvant (post-op.) chemotherapy alone : 아주 미미한 survival ↑

cf. Adjuvant chemoRT : Survival ↑, Recurrence ↓

※ 우리나라는 surgical resection 성적이 더 우수하여 (R2 dissection 등) adjuvant chemotherapy만 시행해도 좋은 결과를 보인다.

(2) Perioperative chemotherapy (before & after op.) : survival ↑, recurrence ↓

(3) 진행된 AGC에 대한 복합 화학요법 : 부분관해율 30~50%이지만 생존율 향상 ×

4. 방사선 치료 (RT, radiotherapy)

(1) Gastric adenocarcinoma는 relatively radioresistant → RT로 survival ↑(×)

∴ **Pain control에 주로 사용**

· 단, 5-FU를 radiosensitizer로 사용하였을 경우 생존율이 약간 증가한다는 보고가 있다.

(2) Adjuvant chemotherapy + RT : Survival ↑, Recurrence ↓

5. 예후 인자 (prognostic factors)

(1) Depth of invasion through the gastric wall **(T staging) : 가장 중요**

(2) Regional L/N involvement 여부 **(N staging)**

(3) Distant metastasis 여부 **(M staging)**

(4) **Adequate surgical resection 여부**

(5) Abnormal DNA content (eg, **aneuploidy**)

Gastrointestinal stromal tumor (GIST)

A. 서론 (introduction)

1. GI submucosal tumor (stromal, mesenchymal neoplasm) 분류

(1) 발생 조직과 비슷한 성질을 가진 종양 : lipoma, schwannoma, hemangioma, usual leiomyoma

(2) **Gastrointestinal stromal tumor (GIST)** : interstitial cell of Cajal(ICC)에서 기원하며, 위의 submucosal tumor 중 가장 흔함

2. 역학 (epidemiology)

(1) Nonepithelial GI malignancy 중 가장 흔하지만 1%에 불과하며, 전체 종양 중 비율은 알려지지 않음

(2) 발생률 : 1.5~2명/10만 (미국)

(3) 발생 위치 : **stomach (50%, m/c)** 〉 small bowel (25%) 〉 colon (10%) 〉 omentum/mesentery (7%)

3. 병리 (pathology)

(1) LM 소견

① Spindle cell(elongated nuclei, eosinophilic cytoplasm)이 특징적(**Figure 9-3**)

② GIST, leiomyoma, leiomyosarcoma 감별 : immunohistochemistry가 중요 (**Table 9-4**)

(2) 악성도 평가 항목

① **Mitotic activity**

② **Size 〉 5 cm**

③ Nuclear atypia

④ Hypercellularity

⑤ Necrosis

⑥ Hemorrhage

* 이중 ①, ②가 가장 중요하며 악성도를 다음과 같이 판정한다.

- Benign : mitosis ≤ 5 / 50 HPF, size ≤ 5 cm
- Borderline : mitosis ≤ 5 / 50 HPF, size 〉 5 cm
- Malignant : **mitosis 〉 5 / 50 HPF**, any size

B. 임상양상 (clinical manifestations)

(1) 대개는 무증상으로 검진 내시경, barium study에서 우연히 발견되는 경우가 흔하다.

(2) 증상이 있는 경우에 다음의 3가지 증상이 흔하다.

① GI overt bleeding : 40%

② Abdominal mass : 40%

③ Abdominal pain : 20%

④ 기타 : 장폐색, 장천공, 저혈당 (paraneoplastic syndrome)

(3) 전이 장소 : **liver (m/c)**, regional lymph node (rare)

cf. lung으로는 절대로 전이하지 않는다(다른 sarcoma와 차이점).

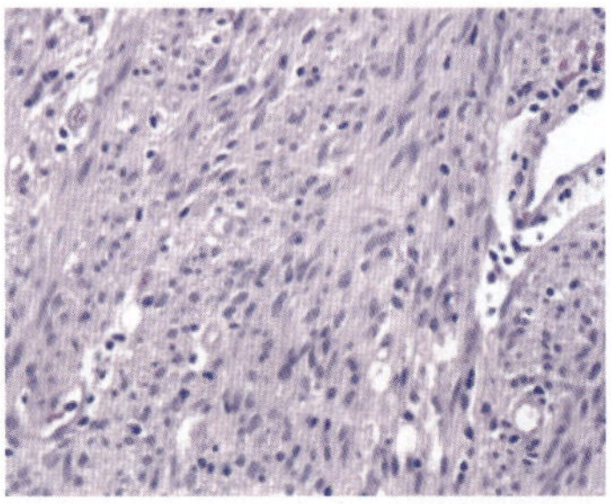

Figure 9-3 GIST.
길쭉한 핵과 eosinophilic cytoplasm이 특징적인 spindle cell의 종양.

Table 9-4 Immunohistochemical schema for DDx of spindle cell tumor of GI tract.

	CD117 (=C-kit)	CD34	SMA*	S100 protein	Desmin
GIST	**+ (〉95%)**	**+ (65%)**	+/-(30-40%)	**-**	**-**
Leiomyoma	-	+/- (10%)	+	-	+
Leiomyosarcoma	-	-	+	-	+
Schwannoma	-	-	+/-	**+**	-

* SMA: alpha smooth muscle actin

C. 진단 (diagnosis, Figure 9-4)

1. Upper endoscopy

(1) Smooth margin을 보이는 submucosal tumor로 보이며, 표면은 정상 세포로 덮여 있다.

(2) Central ulceration을 보이는 경우도 있다.

2. EUS

(1) Leiomyoma를 진단하는 데 가장 정확한 검사. 조직검사를 함께 할 수 있는 장점

3. CT

(1) well-enhanced mass로 보이며, 주위 침범 정도 등을 평가할 수 있다.

D. 치료 (treatment)

(1) 수술 : 종양의 완전 제거가 목표이다.

(2) 항암 화학 치료 (chemotherapy)

① Imatinib (Gleevec) : adjuvant, neoadjuvant treatment로 사용

② Sunitinib (Sutent) : c-kit tyrosine kinase inhibitor로, imatinib에 반응하지 않을 경우 효과 있다는 보고가 있다.

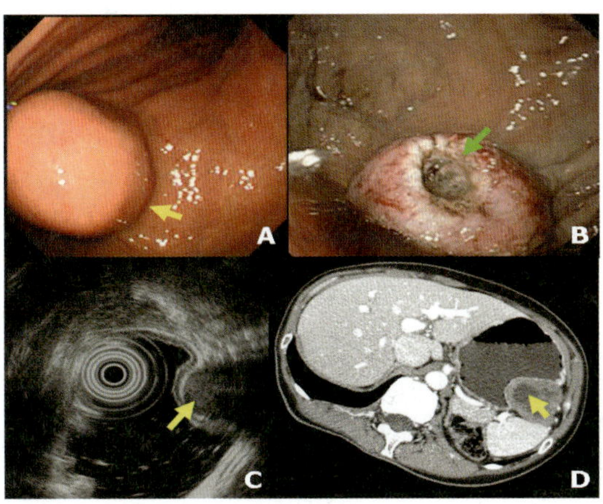

Figure 9-4 GIST.
(A), (B) : Upper endoscopy, (C) : EUS, (D) : CT. * central ulceration (녹색 화살표)이 보이기도 한다.

10

Inflammatory Bowel Diseases

염증성 장질환

서론 (introduction)

A. 염증성 장질환이란?

(1) 위장관에 만성적인 원인 불명의 **면역 매개성 염증**을 일으키는 질환

① 통상 **궤양성 대장염(UC, ulcerative colitis)**와 **크론병(CD, Crohn's disease)**를 말함.

② 두 질환 사이에 감별이 되지 않는 indeterminate colitis도 있다.

③ 우리나라와 일본 등에는 intestinal Behcet's disease도 흔하다.

(2) 넓은 의미에서는 세균성 장염, 아메바성 이질, 결핵성 장염, 베체트 장염, 허혈성 장염, 방사선 조사 후 장염 등 모든 장에 발생하는 염증성 질환이 포함되며 감별진단의 대상이 된다.

B. 역학 (epidemiology)

(1) 발생률 (incidence)

① 최근 고발생 지역인 북미, 유럽의 발생률은 고원상태(plateau)를 유지하는 반면 저발생 지역에서의 발생률이 증가하면서 지역간 차이가 줄어 들고 있음. **우리 나라도 최근 증가 추세(특히 CD 증가 추세)**

② 인종 : **유태인**이 가장 호발

③ **도시** 〉 시골

④ **High socioeconomic status(SES)** 〉 Low SES

⑤ Peak : 15~30세. 60~80세에 2nd peak가 있다.

(2) 유병률 (prevalence) : 대체로 발생률의 10~12배 (∵ 유병기간이 길다)

(3) Table 10-1 참조.

C. 발병기전 (pathogenesis)

※ Figure 10-1 참조.

① Genetically susceptible host에서

② Exogenous factor와

③ Host factor가 상호 작용하여

④ Chronic, dysregulated immune response를 일으키는 것으로 이해하고 있다.

Table 10-1 Epidemiology of IBD.

	Ulcerative colitis	Crohn's disease
Incidence(USA)	2.2~14.3/100,000	3.1~14.6/100,000
Age of onset	15~30 & 60~80	15~30 & 60~80
Ethnicity	Jewish 〉 Non-Jewish Caucasian 〉 African American 〉Hispanic 〉Asian	
Male: female ratio	1 : 1	1.1~1.8 : 1
Smoking	May prevent disease	May cause disease
Oral contraception	No increased risk	Relative risk 1.4
Appendectomy	Protective	Not protective
Monozygotic twins	6% concordance	58% concordance
Dizygotic twins	0% concordance	4% concordance

· 발현시 나이는 비슷하며 둘 다 젊은 연령과 고령의 '2 peak'를 보인다.
· UC, CD 모두 인종간의 발생률의 차이가 있으며 유대인이 가장 호발하며 아시아인은 상대적으로 적다.
· UC는 성별에 따른 차이가 없으나 CD는 남자가 더 많다.
· Smoking, Oral contraception, Appendectomy가 UC는 좋은 쪽으로, CD는 좋지 않은 쪽으로 작용한다.
· CD가 보다 familial tendency를 보인다.

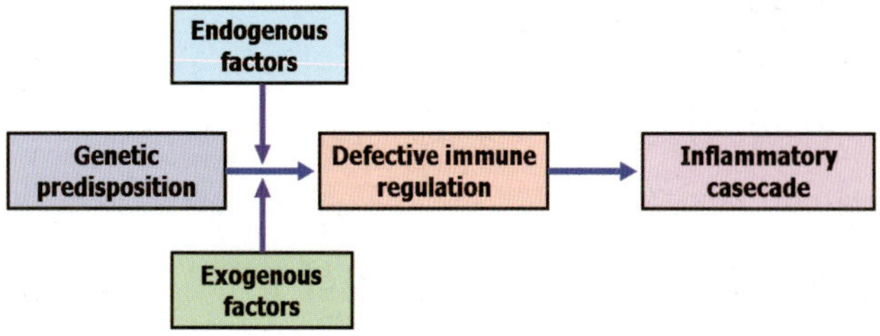

Figure 10-1 Pathogenesis of IBD. 유전적 소인이 있는 사람이 내인적/외인적인자들에 의해 immune regulation에 이상이 발생하고 이어 염증반응이 진행되어 IBD가 발생한다. 최근에는 autoimmunity, endogenous microbial flora에 대한 부적절한 반응의 결과로 발생한다고 이해되고 있기도 하다.

1. 유전적 소인 (genetic consideration)

(1) 여러 유전인자가 관여 ('polygenic' disorder) → multiple subgroup이 존재

(2) Chromosome 1, 2, 3, 5, 6, 12, 16과 관련

(3) CARD15 (caspase-associated recruitment domain containing protein 15)

① 16번 염색체에 위치

② Bacterial muramyl dipeptide를 인식하여 intracellular signaling을 하는데 관여

③ CD의 10%에서 CARD15의 loss-of-function mutation이 발견됨

④ Homozygote에서 fibrostenotic **CD**의 발생률이 40배 증가

(4) Polymorphisms in DLG5 and IL-23 receptor

① IBD의 발생에 innate, adaptive immunity가 중요함을 의미

② Intestinal epithelial cell barrier의 기능 감소와 관련

2. 면역 조절의 이상 (defective immune regulation)

(1) **'Oral tolerance'가 깨어짐**

a. 정상적으로 장점막의 면역 시스템은 장내 내용물 (luminal contents : dietary antigens, normal flora)에 대한 면역 반응을 억제하고 있다.

cf. 같은 물질이 SC/ IM으로 주입되면 면역반응 유도

← Oral tolerance의 기전

① Deletion/ anergy of antigen reactive T-cell

② Regulatory CD4+ T cell activation → IL-10, TGF-β 분비 → gut inflammation 억제

b. IBD환자는 이런 **oral tolerance 깨지면서 조절되지 않는 염증 발생**

(2) Knockout or transgenic mouse

a. IL-2, IL-10, TGF-β knockout mice 또는 T cell receptor-deleted mice에서 colitis 유발

b. 이러한 specific immune alteration이 colon에서 immune activation과 inflammation을 일으키는 것을 의미

(3) **CD4+ T cells (in lamina propria, peripheral blood) activation**

a. Inflammatory cytokine 분비

b. 다른 inflammatory cells(macrophage, B cell) activation

c. 다른 lymphocyte, inflammatory leukocyte, mononuclear cell을 말초 혈액에서 gut로 이동

* 3 major types

① **T_H1** : IL-12에 의해 활성화되어 IFN-γ, TNF-α 분비 → **transmural granulomatous** inflammation ... **CD**와 관련

② **T_H2** : IL-4, IL-5, IL-13 분비 → **superficial mucosal** inflammation ... **UC**와 관련

③ **T_H17** : IL-17 분비 → neutrophilic recruitment

3. 염증 반응의 진행 (inflammatory cascade in IBD)

(1) Inflammatory cytokines (IL-1, IL-6, TNF) → 조직에서 fibrogenesis, collagen production, tissue metalloproteinase 활성화

(2) **정상에서는 감염 등에 의해 활성화된 염증 반응은 시간이 지나면 억제되어 조직손상을 막지만 IBD 환자는 조절능을 잃어 염증이 지속**되게 됨

cf. 5-ASA(5-aminosalicylic acid) : NF-κB 등 전사인자 억제 → 염증성 cytokine의 강력한 억제제

4. 외부 요인 (exogenous factors)

(1) 감염 (infection) : *Salmonella* spp, *Shigella* spp, *Campylobacter* spp, *C. difficile* 등이 IBD를 initiation 시킬 수 있다.

(2) IBD는 **normal flora(*Bacteroides* species, *E.coli*)를 pathogen으로 인식하여 inflammation을 일으키는 경향**이 있음. ∴ 특히 CD에서는 normal flora의 구성을 변화시키는 metronidazole, ciprofloxacin의 사용, fecal diversion, elemental diet 등의 치료가 효과적

(3) Probiotics (eg, Lactobacillus, Bifidobacterium) : inflammation을 억제

(4) Psychosocial factor가 영향을 미침

D. 병리 소견 (pathology)

1. UC

(1) 육안적 소견 (macroscopic features, **Figure 10-2**)

① 침범 부위

a. **Rectum을 침범하고 그 근위부 colon 방향으로 연속적으로 진행**하는 mucosal disease

b. 경한 경우 rectum만 침범하는 경우로부터 전체 colon을 모두 침범할 수도 있음.

- **Rectum, sigmoid colon에 국한 : 40～50% (m/c)**
- Rectosigmoid colon을 넘어섰으나 전체 colon은 침범하지 않은 경우 : 30~40%
- Pancolitis : 20%
- 10~20%에서 회장말단의 1~2 cm까지 염증 일으킴(backwash ileitis)

② 중증도(severity)에 따른 내시경 소견

- **Mild disease : erythematous, fine granular, sandpaper-like mucosa**
- **Severe disease : hemorrhagic, edematous, ulcerated**

③ **Inflammatory polyps(pseudopolyps):** 오래 지속되는 질환에서 **상피 재생의 결과로 발생**

④ **Toxic colitis/ megacolon** : fulminant disease 환자에서 bowel wall이 얇아지고 mucosa에 궤양이 생기면서 발생 → **장천공(perforation)** 발생 가능

(2) 현미경적 소견 (microscopic features, **Figure 10-3**)

① 조직학적 소견은 내시경 소견, 임상 양상과 잘 맞음

② **Mucosa와 superficial submucosa에 국한된 inflammation**

③ 특징적인 소견 2가지 ... acute colitis와 감별 가능

〈1〉Distortion of crypt architecture

〈2〉plasma cells, multiple basal lymphoid aggregates

④ Cryptitis, Crypt abscess ← neutrophils의 epithelium을 침범

2. CD

(1) 육안적 소견 (macroscopic features, Figure 10-2)

① 침범 부위

a. **Mouth에서 anus까지 모든 G-I organs 침범 가능** (liver, pancreas도 침범 가능)

※ 가장 흔한 침범 부위 : ileocecal area

b. UC와 달리 **rectum은 정상인 경우가 많음**

- Small bowel disease alone : 30~40%
- **Small + large bowel disease : 40~55% (m/c)**
- Large bowel alone : 15~25%

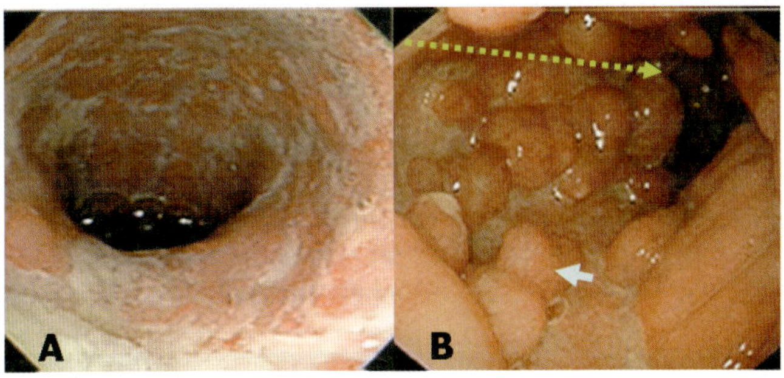

Figure 10-2 Gross findings of IBD.
* (A) : UC, (B) : CD
(A) Fragile, edematous, erythematous 한 superficial inflamed mucosa 관찰. haustral marking은 소실되었다. Severe disease에서는 bleeding, ulcer 소견도 관찰된다.
(B) Longitudinal ulcer (연두색 화살표 방향), cobblestone appearance가 보이고 있다.

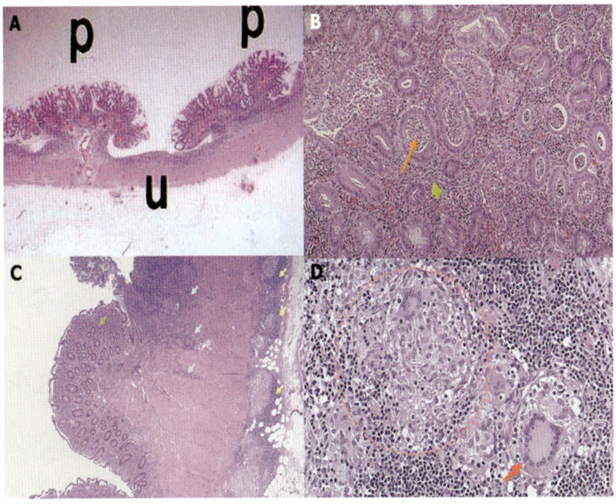

Figure 10-3 Histology of IBD.
* (A), (B) : UC, (C), (D) : CD
(A) P : Pseudopolyps, U : ulcerative lesion (mucosa, submucosa에 국한된 superficial inflammation) (B) Crypt abscess (주황색 화살표) : crypt 안을 neutrophils이 채우고 있다. Crypt 사이는 lymphocytes, plasma cells와 같은 inflammatory cells의 infiltration이 빼곡히 관찰된다.(연두색 화살표) * Pseudopolyp과 crypt abscess는 CD에서도 관찰되나 UC에서 보다 보편적인 소견이다.
(C) Transmural inflammation : mucosa/ submucosa(연두색 화살표)을 넘어서 muscularis propria(하늘색 화살표)와 serosa(연노랑 화살표)까지 bowel wall 전층을 침범하는 염증소견. 때문에 bowel wall은 thickening되어 있다.
(D) 고배율로 보면 non-caseating granuloma(주홍색 점선 원)이 보인다. 주홍색 화살표는 multinucleated giant cell.

c. Segmental involvement, **skipped lesion**이 특징

d. **Perirectal diseases 많음 (1/3)** : fistulas, fissures, abscess, anal stenosis

e. 드물게 liver, pancreas 침범하기도 함.

② 중증도(severity)에 따른 내시경 소견

- **Mild disease : aphthous, small superficial ulceration**
- **Active disease : "cobblestone appearance" (ulceration이 합쳐져 ulcer가 세로로 형성), pseudopolyp, fistula tract formation**

③ **Fibrosis/ bowel structuring : active lesion이 치유되면서 발생**

(2) 현미경적 소견 (microscopic features, **Figure 10-3**)

① Aphthoid ulcerations, focal crypt abscess

② **Transmural inflammation : noncaseating granuloma** (mucosa~serosa)

- 특징적인 소견이나, 모든 환자에서 나타나지 않는다(1/2에서 나타남).
- Intestinal tuberculosis에서도 보일 수 있다.

③ Submucosal/subserosal lymphoid aggregates

임상양상과 진단 (clinical manifestations & diagnosis)

A. UC

1. 증상과 징후 (symptoms & signs)

(1) 증상

a. 주증상 : **diarrhea**, **rectal bleeding**, tenesmus (후증), **passage of mucus (점액변)**, crampy (쥐어짜는 듯한 복통) abdominal pain

b. **증상의 심한 정도**(severity of symptoms, **Table 10-2**)는 **disease extent와 연관**

- Proctitis → fresh blood, blood-stained mucus, tenesmus, urgency with feeling of incomplete evacuation(급하게 변을 보게 되지만 시원하게 나오지 않은 느낌) ... Abdominal pain은 rare
- Beyond rectum → blood가 stool과 섞여 나오거나 grossly bloody diarrhea가 나옴
- Severe disease → severe cramping pain, A/N/V, fever, weight loss

(2) 신체 진찰 : tender anal canal, blood on rectal examination

Table 10-2 Severity of UC.

	Mild	Moderate	Severe
Bowel movements	〈 4 per day	4~6 per day	〉 6 per day
Blood in stool	Small	Moderate	Severe
Fever	None	〈 37.5℃	〉 37.5℃
Tachycardia	None	〈 90/min.	〉 90/min.
Anemia	Mild	〉 75%	≤ 75%
ESR	〈 30mm/h		〉 30mm/h
Endoscopic findings*	Erythema Fine granularity Vascular pattern ↓	Marked erythema Coarse granularity Vascular marking(-) Touch bleeding Ulceration(-)	Spontaneous bleeding Ulceration(+)

· UC severity를 평가하기 위해서는 병력과 P/E, Hb, ESR, sigmoidoscopy가 필요

2. 검사소견 (laboratory findings)

(1) Laboratory finding

① Acute phase reactants(CRP, **ESR**, platelet count) ↑, **Hb** ↓, Albumin ↓ (in severe disease)

② **Fecal calprotectin** level : 조직학적 염증 정도, 재발 예측, 맹장염(pouchitis)과 연관성 ↑

(2) **Sigmoidoscopy (Figure 10-2) → 육안적/ 현미경적 소견으로 진단 + disease activity 판단***

※ UC는 rectum부터 침범하므로 sigmoidoscopy로 진단

※ CD와 UC-associated cancer는 colonoscopy!

※ Acute flare가 아닌 경우 colonoscopy로 disease extent와 activity를 판단한다.

(3) **Barium enema (colon study, Figure 10-4)**

· Fine mucosal granularity, mucosal thickening, superficial ulcerations, haustral marking thickening

· **Continuous lesion + loss of haustral marking ("lead-pipe appearance")**

· Colon shortening/narrowing

· **Pseudopolyps**

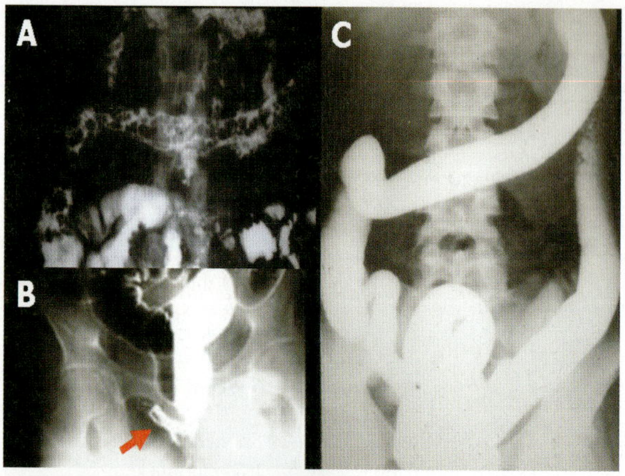

Figure 10-4
Barium enema of IBD.
* (A), (B) : CD, (C) : UC
(A) Cobble stone appearance, stricture 등 advanced CD 소견을 보인다.
(B) Enterovaginal fistula (붉은 색 화살표)
(C) Lead-pipe appearance : haustral marking이 소실된 continuous lesion.
Colon study에서 cobble stone appearance와 pseudopolyps는 잘 구별이 되지 않는다. 보다 중요한 것으로 skipped lesion이면 CD, continuous lesion이면 UC를 시사하고 stricture나 fistula 역시 CD를 시사한다.

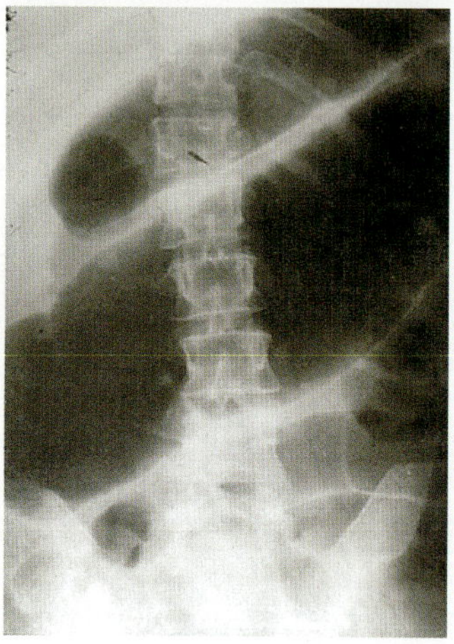

Figure 10-5 Toxic megacolon.
- 주로 UC에서 발생.
- 유발인자 : Hypokalemia, hypomotility agents, 하제 등
- 치료 : NPO + L-tube + IV fluid + broad spectrum antibiotics → 24~48 h 이내 호전 안 되거나 perforation 의심시 total colectomy

3. 합병증 (complications)

(1) **Massive hemorrhage**

- 대개 치료에 반응(+)
- 1~2일 사이에 6~8 pint이상의 수혈 필요시에는 total colectomy가 권장.

(2) **Toxic megacolon** (**Figure 10-5**)

- Transverse colon의 diameter 〉 5~6 cm
- Loss of haustral marking

(3) **Perforation** : steroid 복용시는 증상이 경미할 수 있음.

(4) **Obstruction** : 대개 rectum에서 발생. **Cancer를 배제해야 한다.**

B. CD

1. 증상과 징후 (symptoms & signs)

※ 3 patterns :

① **Luminal-inflammatory pattern**

② **Fibrostenotic-obstructing pattern**

③ **Penetrating-fistulous pattern**

(1) Ileocolitis

※ **Terminal ileum : m/c site**

① **RLQ pain**, diarrhea : appendicitis와 비슷 + **다른 RLQ pain을 일으키는 질환과 감별 필요**

② Palpable mass, fever, leukocytosis, weight loss

③ Bowel obstruction

· 초기 : bowel edema, spasm 때문

· 후기 : fibrostenotic narrowing, stricture 때문

④ **Fistula**

· **Enterovesical fistula** : dysuria, recurrent bladder infection, pneumaturia, fecaluria

· Enterocutaneous fistula

· **Enterovaginal fistula** : dyspareunia, feculent/foul-smelling vaginal discharge

(2) Jejunoileitis : **nutritional problems**를 일으킴

① Malabsorption, steatorrhea ← loss of digestive/absorptive surface

② Hypoalbuminemia, hypocalcemia, hypomagnesemia, coagulopathy, hyperoxaluria with urinary stone

③ Vertebral fracture ← vitamin D deficiency, hypocalcemia, corticosteroid use

④ Vit B12 deficiency → megaloblastic anemia, neurologic symptom

⑤ Diarrhea : 3가지 기전

〈1〉Bacterial overgrowth ← fistula 부위에서 obstructive stasis

〈2〉Bile acid malabsorption

〈3〉Water absorption ↓ , electrolyte secretion ↑

소화기학

(3) Colitis with perianal disease

① Low grade fever, malaise, diarrhea

② Gross bleeding : UC보다 드물게 나타남

③ Crampy abdominal pain

④ Toxic megacolon : rare

⑤ Obstruction ← stricture

⑥ **Perianal disease** : colonic disease를 가진 환자의 1/3에서 발생

· Incontinence, large hemorrhoidal tag, anal stricture, perirectal abscess

(4) Gastroduodenal disease

① Nausea, vomiting, epigastric pain

② Duodenum의 2nd portion 침범이 흔하다.

③ 심한 경우 gastric outlet obstruction을 일으킬 수 있다.

2. 검사소견 (laboratory findings)

(1) Acute phase reactants ↑ : CRP, ESR

(2) HypoAlb, Anemia, Leukocytosis (in severe disease)

(3) **Colonoscopy (Figure 10-2)**

※ 육안적/ 현미경 소견으로 **진단.**

※ 단, disease activity는 판단 못함. ∵ 내시경의 육안 소견이 clinical remission과 잘 부합되지 않음.

① Aphthous ulcerations, **cobble stone appearance**, **skipped lesion**, **stricture**

② Rectum은 잘 참범하지 않음 ("**rectal sparing**")

(4) Barium enema (colon study, **Figure 10-4**)

① Early finding : thickened folds, **aphthous ulcerations(가장 초기 소견)**, **cobble stone appearance** (주로 small bowel에서 관찰)

② Advanced stage : **stricture**, **fistula**, inflammatory mass, abscess

3. 합병증 (complications)

(1) **Fistula**

(2) **Perforation : adhesion이 흔해 UC에 비해 적음.** 대개 ileum에서 발생

(3) Peritonitis : free perforation에 의해 발생 ... 치명적인 합병증

(4) **Intestinal obstruction**

(5) Massive hemorrhage

(6) **Malabsorption**

(7) **Severe perianal disease**

C. 혈청학적 검사 (serologic markers)

(1) **pANCA** (perinuclear antineutrophil cytoplasmic antibody)

① 60~70% in **UC**, 5~10% in CD, 2~3% in general population

② Pancolitis, early surgery, pouchitis, inflammation of the pouch after ileal pouch-anal anastomosis, primary sclerosing cholangitis등과 연관

(2) **ASCA** (anti-*Saccharomyces cerevisiae* antibody)

· 60~70% in **CD**, 10~15% in UC, 5% in general population

※ pANCA, ASCA 등의 serologic marker는 indeterminate colitis에서 치료 계획을 세울 때 사용 (eg, CD에 합당한 pANCA-, ASCA+일 때 total colectomy를 시행하면 임상경과가 안 좋아 최소한의 수술을 시행)

(3) 기타 : anti-goblet cell autoantibody, anti-pancreatic autoantibody, auto-antibody against tropomyosin isoform 5 등

D. UC vs. CD

Table 10-3 UC vs. CD.

	Ulcerative colitis	Crohn's disease
Clinical		
Gross blood in stool	Yes	Occasionally
Mucus	Yes	Occasionally
Systemic symptoms	Occasionally	Frequently
Pain	Occasionally	Frequently
Abdominal mass	Rarely	Yes
Perianal disease	No	Frequently
Fistulas	No	Yes
Small intestinal obstruction	No	Frequently
Colonic obstruction	Rarely	Frequently
Response to antibiotics	No	Yes
Recurrence after surgery	No	Yes
ANCA-positive	Frequently	Rarely
ASCA-positive	Rarely	Frequently
Endoscopic		
Rectal sparing	Rarely	Frequently
Continuous disease	Yes	Occasionally
Cobblestoning	No	Yes
Granuloma on biopsy	No	Occasionally
Radiographic		
Small bowel abnormality	No	Yes
Abnormal terminal ileum	Occasionally	Yes
Segmental and asymmetric colitis	No	Yes
Stricture	Occasionally	Frequently

※ **Indeterminate colitis** : IBD 중 10~15%에 해당하는 UC와 CD의 감별이 안 되는 형태 → 치료 방법의 결정, 특히 수술 요법 결정에 어려움이 있음.

E. 감별 진단

- Table 10-4, Figure 10-6 참조.

Table 10-4 Differential diagnosis of IBD.

INFECTIOUS ETIOLOGY		
Bacterial	**Mycobacterial**	**Viral**
Salmonella	*M. tuberculosis*	Cytomegalovirus
Shigella	*Mycobacterium avium*	Herpes simplex
Enterotoxigenic *E. coli*		HIV
Campylobacter	**Parasitic**	
Yersinia	Amebiasis	**Fungal**
C. difficile	*Isospora*	Histoplasmosis
Gonorrhea	*Trichuris trichiura*	*Candida*
Chlamydia trachomatis	Hookworm, Strongyloides	*Aspergillus*
NONINFECTIOUS ETIOLOGY		
Inflammatory	**Neoplastic**	**Drugs and chemicals**
Appendicitis	Lymphoma	NSAIDs
Diverticulitis	Metastatic carcinoma	Phosphasoda
Diversion colitis	Carcinoma of the ileum	Cathartic colon
Collagenous/ lymphocytic colitis	Carcinoid	Gold
Ischemic colitis	Familial polyposis	Oral contraceptives
Radiation colitis/enteritis		Cocaine
Solitary rectal ulcer		Chemotherapy
Eosinophilic gastroenteritis		
Neutropenic colitis		
Behcet's syndrome		

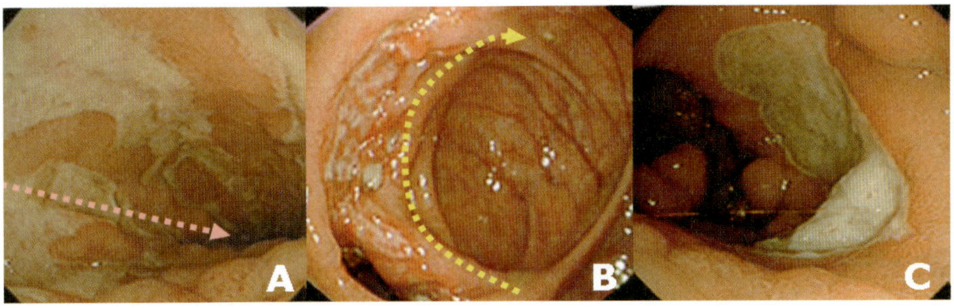

Figure 10-6 RLQ (ileocecal valve 근처 rt. colon에 생긴) colitis의 감별진단.
(A) CD : longitudinal ulcer. (분홍색 화살표 방향)
(B) TB (장결핵) : circular ulcer. (노란색 점선 방향)
(C) Behcet's disease : 한 두개의 geographical round ulcer.

F. 장관 외 임상양상 (extraintestinal manifestations)

· 1/3의 IBD 환자에서 나타남. 특히 Perianal CD 환자에서 흔함

1. 피부

(1) 결절성 홍반 (erythema nodosum)

① 15% in CD, 10% in UC

② Disease activity와 연관, peripheral arthritis와 잘 동반됨.

(2) Pyoderma gangrenosum

① 1~12% in UC, rare in CD

② Disease activity와 무관 ... 하지만, severe disease에서 잘 생김.

(3) 기타 : pyoderma vegetans, pyostomatitis vegetans 등

2. 골관절

(1) Peripheral arthritis : asymmetric, polyarticular,migratory

① 15~20% in IBD ... CD에서 더 흔함.

② Disease activity와 연관.

(2) Ankylosing spondylitis : 2/3에서 HLA-B27(+)

① 10% in IBD ... CD에서 더 흔함.

② Disease activity와 무관

(3) Sacroiliitis : symmetric

① CD = UC

② Disease activity와 무관

3. 눈

(1) 1~10%에서 발생

(2) Conjunctivitis, anterior uveitis/iritis, episcleritis등

4. 간담도계

(1) 지방간 (hepatic steatosis) : 50%

(2) 담석 (cholelithiasis) : ileitis 또는 ileal resection 후 10~35%

(3) Primary sclerosing cholangitis (PSC) : IBD환자의 1~5%에서 PSC 발생, PSC 환자의 50~75%에서 IBD 발생

5. 비뇨기계

(1) 요석 (calculi), ureteral obstruction, fistula (m/c)

(2) Nephrolithiasis : small bowel resection을 받은 CD 환자에서 가장 많이 발생

6. 기타

(1) Thromboembolic disease (DVT, pulmonary embolism, CVA, arterial emboli) 호발

(2) Osteoporosis, osteomalacia, anemia

(3) Endocarditis, myocarditis, pleuropericarditis, interstitial lung disease, amyloidosis, pancreatitis

치료 (treatment)

A. 내과적 치료 (medical management)

※ Table 10-5 참조.

1. 5-ASA (sulfasalazine)

(1) Mild-to-moderate **UC, CD** 환자에서 **관해를 유도하고 UC에서 관해를 유지**

- CD의 관해 유지 효과는 불확실하다.

(2) Severe UC, CD에도 사용 가능

(3) Folic acid 흡수에 영향을 주기 때문에 folic acid 보충이 필요하다.

(4) 경구용 제제, 국소 제제 모두 효과적

2. Glucocorticoid

(1) Moderate-to-severe **UC, CD** 환자의 관해 유도

(2) **관해의 유지에는 효과가 없음**

(3) Topical form은 distal colitis에 효과적

3. Antibiotics (metronidazole, ciprofloxacin)

(1) **CD**에 효과적 : active inflammatory CD, **perianal diseases/ fistula**에 효과적

· UC에서 total colectomy with IPAA 후에 발생하는 pouchitis에는 효과적

(2) Metronidazole : ileal resection 후 재발 방지에 도움

4. Azathioprine, 6-MP (6-mercaptopurine)

(1) Glucocorticoid 적게 쓰는 효과 (glucocorticoid-sparing effect) ... 단, 효과 나타나려면 3-4주 걸림

(2) **UC, CD** 환자의 **관해 유지** 치료

(3) CD 환자의 **perianal diseases/ fistula**의 치료, postoperative prophylaxis of CD

5. Methotrexate

(1) **CD** 환자에서 **관해 유도**, steroid 용량 감량, **관해 유지** 등에 효과적

(2) AZA나 6-MP에 효과가 없을 때 2nd line으로 사용

6. Cyclosporine

(1) IV glucocorticoid에 반응하지 않는 **severe UC**에 사용. Colectomy의 대안으로 사용 가능

(2) **CD** : **Perianal diseases/ fistula**의 치료에 효과적. Maintenance에는 효과 없다.

Table 10-5 Medical management of IBD.

Ulcerative Colitis : Active disease

	Mild	Moderate	Severe	Fulminant
Distal/ Extensive	· 5-ASA PO and/or enema	· 5-ASA PO and/or enema · Glucocorticoid enema · Glucocorticoid PO	· Glucocorticoid enema · Glucocorticoid PO or IV · 5-ASA PO and/or enema	· Glucocorticoid IV · CSA IV · TPN*

Ulcerative Colitis : Maintenance Therapy

Distal/ extensive	· 5-ASA PO and/or enema · 6-MP or AZA

Crohn's Disease : Active Disease

Mild-to-moderate	Severe	Perianal or Fistulating Disease
· 5-ASA PO and/or enema · Metronidazole and/or cipro-floxacin · Glucocorticoids PO · Infliximab	· 5-ASA PO and/or enema · Metronidazole and/or Ciprofloxacin · Glucocorticoids PO or IV · TPN*or elemental diet	· Metronidazole and/or ciprofloxacin · AZA or 6-MP · Infliximab · Intravenous CSA

Crohn's Disease : Maintenance Therapy

Inflammatory	Perianal or Fistulizing Disease
· 5-ASA PO and/or enema · AZA or 6-MP · Infliximab	· Metronidazole and/or ciprofloxacin · AZA or 6-MP · Infliximab

(1) UC
① Active disease : mild-to-moderate에서는 5-ASA, severe에서는 glucocorticoid가 주된 치료.
5-ASA 치료 시 distal UC는 5-ASA enema를 더 선호, extensive ds.는 PO+enema 선호
② Maintenance therapy : 5-ASA 선호 6-MP/AZA도 쓰임. Glucocorticoid는 maintenance role 없음.
(2) CD가 UC와 차이나는 치료법 : ① Antibiotics ② Anti TNF-α antibody ③ 되도록 수술적 치료를 제한
(3) NPO(+TPN)가 도움되는 것은 active CD, fulminant UC
* Distal UC와 extensive UC의 분류 : splenic flexure를 경계로 distal colon에 국한되면 distal UC, 그 이상을 침범하면 extensive UC로 분류한다. 또한 cecum까지도 침범하면 pancolitis라고 부른다.
5-ASA : 5-aminosalicylic acid, PO : oral, CSA : cyclosporine A, 6-MP : 6-mercaptopurine, TPN : total parenteral nutrition

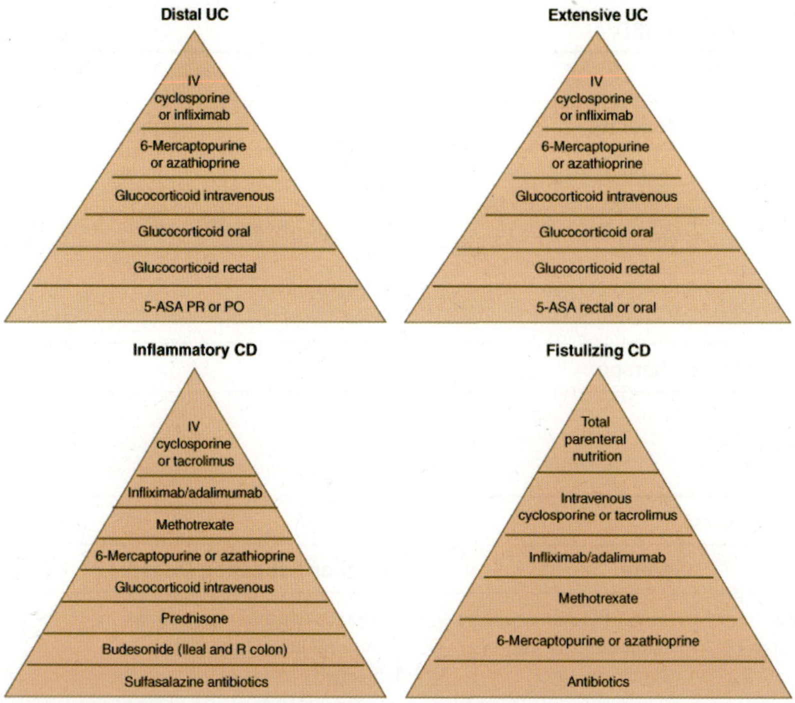

Figure 10-7 Management of IBD.

7. Anti-TNF antibody (infliximab®)

(1) **Chimeric monoclonal antibody** against TNF-α

(2) 적응증

① Refractory : steroid, 6-MP에 반응하지 않는 refractory CD 환자에 effective

② Fistulous : **refractory perianal/enterocutaneous fistula CD**환자에 effective

(3) 최근 infliximab에 대한 antibody가 문제(infusion reaction, efficacy 감소)

8. 새로운 면역억제제 (newer immunosuppressive agents)

(1) Tacrolimus : cyclosporine과 비슷. Refractory IBD에 사용

(2) Mycophenolate mofetil

(3) Thalidomide : TNF production 억제. Refractory and fistulous CD에 사용 가능

(4) Adalimumab

- Recombinant human monoclonal IgG1 antibody against TNF-α
- Infliximab에 비하여 less immunogenic
- CD의 induction, maintenance에 사용

(5) Certolizumab Pegol

- Pegylated form (polyethylene glycol 결합) of anti-TNF antibody
- CD의 induction에 효과적

9. Nutritional therapy

(1) Active CD : bowel rest, TPN에 response(+)

(2) Enteral nutrition

- Elemental or peptide-based preparation : CD에서 remission 유도에 효과적

(3) UC는 nutritional therapy에 반응하지 않는다.

B. 수술적 치료 (surgical treatment)

1. 수술 적응증 (surgical indications)

Table 10-6 Surgical indications of IBD.

Ulcerative colitis	Crohn's disease
Intractable disease	**CD of small intestine**
Fulminant disease	Stricture and obstruction unresponsive to medical therapy
Toxic megacolon	Massive hemorrhage
Colonic perforation	Refractory fistula
Massive colonic hemorrhage	Abscess
Extracolonic disease	**CD of Colon and Rectum**
Colonic obstruction	Intractable disease
Colon cancer prophylaxis	Fulminant disease
Colon dysplasia or cancer	Perianal disease unresponsive to medical therapy
	Refractory fistula
	Colonic obstruction
	Cancer prophylaxis
	Colon dysplasia or cancer

UC는 내과적 치료에 잘 반응하지 않는 경우에 수술적 절제를 시행한다. 그러나, CD는 계속 재발하는 병이기 때문에 수술적 절제로 cure가 불가능하다. 따라서 CD는 '최소한의 수술'만을 시행한다.

2. 수술방법 (methods)

(1) UC의 수술적 치료법 : colon의 mucosal disease이므로 total proctocolectomy가 원칙

a. 진단 후 10년내 50%가 수술적 치료를 받는다. (20% : elective, 30% : urgent, 40% : emergent)

b. 수술법

① Single-stage total proctocolectomy with ileostomy : 이전까지 operation of choice *but* incontinence 문제 (+)

② IPAA (ileal pouch anal anastomosis) : Ileal pouch로 neobladder를 만들고, anus에서 상방 2cm 이내에서 colon과 rectum을 resection하고 anastomosis함으로써, continence를 유지하는 수술법이 가장 많이 사용된다. 환자의 10% 정도에서 pouch failure로 permanent ileostomy를 요한다.

(2) CD의 수술법

a. 평생 적어도 1번 이상의 수술을 요한다.

b. UC와 달리 수술로 완치가 불가능하기 때문에최소한 절제를 원칙으로 한다.(Short bowel의 예방을 위해)

C. IBD와 cancer

1. UC

(1) 질병의 **duration**이 길 수록, **extent**가 클 수록 cancer risk↑

→ Pancolitis의 경우 8~10년 이후는 매년 0.5~1%씩 cancer incidence↑

(2) Sporadic colon cancer(SCC) vs colitis associated cancer(CAC) : **Table 10-7** 참조.

(3) Surveillance

① 시작 시기 : **pancolitis는 8~10년이 지난 후부터, lt-sided colitis는 12~15년 지난 후부터**

② 암 스크리닝 방법 : **매년 또는 2년에 1번 colonoscopy with multiple biopsy**

2. CD

(1) Risk factors : colon involvement history와 long disease duration

(2) UC와 CD의 cancer risk는 비슷

(3) Surveillance : chronic CD colitis가 있는 경우 UC 환자와 동일한 방법을 사용하는 것이 추천

3. Management of dysplasia/ cancer

(1) High-grade dysplasia

→ UC : colectomy, CD : colectomy 또는 segmental resection

(2) Low-grade dysplasia → controversial

(3) Polyps : 주위에 dysplasia가 없다면 EMR *or* polypectomy

(4) IBD 환자는 다른 cancer에 대한 risk도 높다.

① **NHL (non-Hodgkin's lymphoma)**

② **Skin cancer (squamous cell carcinoma)**

③ **Small bowel cancer**

Table 10-7 일반적인 대장암(SCC)과 IBD에서 발생한 대장암(CAC)의 비교.

양상	SCC	CAC
기원	Adenomatous polyp	Flat dysplasia *or* DALM (dysplasia-associated lesion or mass)
동반 종양	3~5%	12% ('동시 다발성')
암 발생 나이	60대	30대
위치	주로 left colon	Rt., Lt. 골고루 전체 대장에 균일하게
Mucinous/ anaplastic cancer		more common
Molecular marker		p53 mutation은 SCC보다 빨리, APC mutation은 보다 늦게

11

Functional GI Disorders (FGIDs)

기능성 위장관 장애

※ 최근 진단기준이 Rome II에서 Rome III로 바뀜. 각각의 기준은 본문 참조.

기능성 소화불량 (functional dyspepsia)

※ Nonulcer dyspepsia(NUD)와 동의어.

A. 정의 및 역학 (definition and epidemiology)

1. 정의 (definition)

(1) **구조적인 이상이 발견되지 않지만, 지속적 또는 재발성 심와부 동통 또는 불편감이 있는 경우**

(2) 조기 포만감, 식후 팽만감, 구역감 등으로 표현됨

(3) 가슴앓이 (heartburn)

① **비궤양성 소화불량에서 제외**된다.

② Heartburn이 주증상인 경우 위식도 역류 질환(GERD)으로 진단함

(4) 진단 기준 : Rome III criteria

Table 11-1 Rome III criteria for the diagnosis of nonulcer dyspepsia.

Must include:
1. **One or more** of the following:
a. Bothersome postprandial fullness
b. Early satiation
c. Epigastric pain
d. Epigastric burning
AND
2. No evidence of structural disease (including at upper endoscopy) that is likely to explain the symptoms
* Criteria fulfilled for the last 3 months with symptom onset at least 6 months prior to diagnosis

2. 역학 (epidemiology)

(1) 유병률 : 약 25%의 성인에서 발생하고, 여자에서 남자보다 흔하다.

(2) 환자 중 25% 미만이 병원에 방문

B. 병태생리 (pathophysiology)

1. 위 운동기능의 이상

(1) 환자의 40%에서 위 배출의 지연 및 위유문부 운동저하를 보임

(2) 환자의 40%에서 식후 뻣뻣한 위저부를 보여 위저부 이완 이상을 보임

(3) 원인이 확실치 않은 구역을 보이는 환자의 위전도 검사에서 slow and rapid sequences of gastric slow wave가 관찰됨

2. 내장 과민성 (visceral hypersensitivity)

(1) NUD 환자의 위는 내장 자극에 대한 pain threshold가 낮음

(2) NUD 환자는 십이지장내 지질(intraduodenal lipid)에 대한 sensory threshold가 낮음

3. 점막 염증과 헬리코박터 감염

(1) NUD 환자의 30-60%가 헬리코박터에 감염되어 있다.

(2) **NUD와 헬리코박터 감염과의 상관관계가 아직은 확실히 밝혀지지 않았음.**

4. 위산 (gastric acid)

(1) Basal and peak acid output은 정상인과 같음

(2) Gastrin-releasing peptide에 의한 acid output은 NUD 환자에서 높음.

5. 정신적 요인

(1) NUD환자는 정상인과 비교하여 더 anxious and depressed하다고 알려짐

(2) Higher neuroticism and somatization score

(3) 급성 스트레스(Acute stress)는 위수축력(gastric contractility)를 감소시킴

6. 식이와 환경요인

(1) Coffee : NUD환자의 50% 이상에서 증상유발

(2) Aspirin과 NSAIDs : 30-60% 에서 dyspepsia를 일으킴

(3) Smoking, alcohol : NUD의 중요한 위험인자가 아님

C. 임상양상 (clinical manifestations)

(1) 2개의 clinical group

① **궤양형 소화불량 (ulcer-like dyspepsia)** : 전형적인 궤양 증상(epigastric pain related to meals or waking the patient from sleep)을 보임

② **운동 이상형 소화불량 (dysmotility-like dyspepsia)** : 식후 팽만감, 조기 포만감 (Postprandial bloating or early satiety)등이 특징

D. 진단 (diagnosis)

(1) 특징적인 임상양상과 다른 기질적 질환을 배제하는 것이 진단의 방법임

(2) 감별진단 : NUD는 다른 질환을 배제한 후 내릴 수 있는 진단이다.

① Peptic ulcer : NUD와 증상이나 증후만으로는 감별이 불가능하므로, **상부 위장관 내시경** 시행이 중요함

② Gastric/esophageal cancer : 소화불량이 초기증상인 경우가 있다.

③ Biliary tract disease : **복부 초음파**가 감별진단에 도움

④ Pancreatic disease : 등으로 방사되는 심한 지속적 복통이 특징

⑤ 약물에 의한 소화 불량

- **NSAIDs**
- **Alendronate**
- **Iron or potassium supplements**
- **Digitalis**
- **Theophylline**
- **Oral antibiotics**, especially erythromycin and ampicillin

⑥ 기타

※ 심각한 기질적 질환의 가능성을 시사하는 경고 증상과 증후

① **연하곤란**

② **체중감소**

③ **식욕부진**

④ **출혈**

⑤ **황달**

⑥ **담도성 동통**

⑦ **복부종괴**

⑧ **빈혈**

⑨ **소화성 궤양의 가족력**

(3) 검사

① **상부 위장관 내시경**

② **CBC, chemistry, thyroid function test, stool exam**

③ **복부 초음파** : 담도나 췌장질환을 의심할 만한 증상이나 혈청학적 이상이 있을 때 시행함

④ **소장 검사** (small bowel series) : 소장 폐쇄가 의심되는 경우

⑤ 기타 : 식도 pH 측정, *H. pylori* 검사, ERCP, 담낭스캔, 오디 괄약근 내압검사 등

E. 치료 (treatment)

1. 일반적 조치 (general management)

(1) 안심 시키기(reassurance)와 병에 대한 자세한 설명과 질환이 양성 경과를 거친다는 것을 환자에게 설명하는 것이 중요: 일부 환자는 진단과 동시에 증상이 호전됨

(2) 저지방 식이(low-fat meal)가 도움이 되고, 적은 양의 식사를 자주 하는 것이 효과적

2. 약물 치료 (drug therapy)

(1) 제산제와 위산 저해제 (antacids and acid inhibitors)

① Antacid가 placebo보다 효과적이라는 증거는 없다.

② H_2 blocker : meta analysis에서 효과가 증명됨

③ PPI : promising

(2) 위장관 운동 촉진제 (prokinetics)

① Dopaminergic receptor blocker (metoclopramide, domperidone)

② 5-HT_4 agonist (mosapride)

③ Erythromycin

④ Tegaserod

⑤ Alosetron

(3) 세포 보호제 (cytoprotection) : Sucralfate, bismuth

(4) *H. pylori* 치료 : mixed result

(5) 진경제 (antispasmodics) : anticholinergic agent

(6) 항구토제 (antiemetic drugs)

(7) 항우울제 : tricyclic antidepressants

3. 치료 지침 (management guideline)

(1) 처음 발생한 소화 불량 (new-onset dyspepsia)

① **Older patient (〉45yrs) with new, unexplained dyspepsia : 상부위장관 내시경 시행**

② **Younger patient (〈45yrs) without alarming symptom : 헬리코박터 검사 → 양성이면 치료, 음성이면 H_2 blocker 또는 PPI로 치료 시도** → 1달간 치료에도 효과 없으면 약제를 바꾸고, 8주간 치료에도 효과 없으면 상부 위장관 내시경 시행

(2) Refractory patient with documented NUD

① **치료에 반응하지 않을 때 NUD 진단이 맞는지 다시 고려하여야 한다.**

② **처음에 사용하지 않은 약제를 투여해 볼 수도 있음.**

과민성 장 증후군 (irritable bowel syndrome, IBS)

A. 정의 및 역학 (definition and epidemiology)

1. 정의 (definition)

(1) **발견할 수 있는 구조적인 이상이 없고, 1) 배변습관의 변화(altered bowel habIt)와 2) 복통 또는 복부 불편감(abdominal pain or discomfort)을 만성적인 특징으로 하는 질환**

(2) 진단 : Rome III criteria가 주로 쓰임

Table 11-2 Rome III criteria for the diagnosis of irritable bowel syndrome.

Recurrent abdominal pain or discomfort at least 3 days per month in the last 3 months associated with **two or more of the following:**
1. Improvement with defecation
2. Onset associated with a change in frequency of stool
3. Onset associated with a change in form (appearance) of stool
*Criterion fulfilled for the last 3 months with symptom onset at least 6 months prior to diagnosis
Discomfort means an uncomfortable sensation not described as pain.

2. 역학 (epidemiology)

(1) 대부분 45세 이전에 발생

(2) **남 : 여 = 1 : 3**, severe IBS의 경우 **여자가 80%를 차지함**

B. 임상양상 (clinical manifestations)

(1) **배변 습관의 변화와 관련된 복통** (abdominal pain associated with altered bowel habits)

① 대부분의 형태

② 배변에 의해 호전되거나, 배변횟수 또는 배변 형태의 변화와 관련됨

(2) **무통성 설사** (painless diarrhea)

① 20% 미만

② Rome III criteria에 의하면 IBS에 해당하지 않음

(3) **복통** (abdominal pain)

① Rome III criteria에 따르면 **복통 또는 복부 불편감은 진단에 필수적임**

② 위치 : hypogastrium-25%, right side-20%, left side-20%, epigastrium-10%

③ 양상 : **episodic and crampy** (지속적 복통에 겹쳐 나타날 수 있음)

④ 정도 : mild - severe enough to interfere with daily activity

⑤ 동반증상으로 malnutrition, sleep deprivation은 드물다.

⑥ **악화인자 : 식사, 감정적 스트레스, 월경**

⑦ **완화인자 : 배변, 방귀**

(4) **배변습관의 변화** (altered bowel habit)

① **가장 흔한 양상 : 변비와 설사가 교대로 나타남**

② 변비 : 처음에는 episodic, 진행함에 따라 지속적으로 변함. 불완전한 배변의 느낌 동반

③ 설사 : 소량의 loose stool이며, 야간 설사는 드물다. 식사, 스트레스에 의해 악화

④ 점액변 : 대변과 같이 섞여 나옴. 그러나 실제로 염증은 동반되지 않음.

⑤ Bleeding, malabsorption, weight loss 등은 동반되지 않음.

⑥ IBS-diarrhea predominant (IBS-D) form, IBS-constipation predominant form (IBS-C) form, IBS-mixed (IBS-M) form의 형태가 있다.

(5) Gas and flatulence

① 많은 IBS 환자가 호소

② 실제로 gas의 양이 증가하는 경우보다 impaired transit과 intolerance of intestinal gas load가 원인인 경우가 많다.

③ Gas가 distal에서 proximal로 역행하는 경우가 흔함. 이는 belching의 원인이 됨.

(6) 상부 위장관 증상

① 25-50%에서 소화불량, 가슴앓이, 구역, 구토가 동반됨.

② NUD와 동반되는 경우 많고, 한가지 질환의 다른 임상양상이라는 주장도 있음.

C. 병태생리 (pathophysiology)

1. 위장 운동 활성도 이상 (abnormal gut motor activity)

(1) Colonic myoelectrical and motor activity : 자극을 받지 않은 상태에서는 정상인과 차이가 없으나 자극 시 정상인과 비교하여 항진된 motor activity를 보임.

(2) 예를 들면 rectal balloon inflation 시에 직장확장에 의해 유발된 과도한 수축활동 (marked distension -evoked contractile activity)를 보이고 오래 지속됨.

(3) 이러한 motor activity의 이상은 rapid colonic transit과 abdominal pain과 연관됨

2. 위장 감각 활성도 이상 (abnormal gut sensory activity)

(1) Proposed mechanisms for visceral hypersensitivity

① End-organ sensitivity : “silent” nociceptors의 recruitment

② CNS modulation : cortex, brainstem에서

③ Long term hyperalgesia : tonic cortical regulation, neuroplasticity

a.IBS환자의 상당수에서 장측 자극(visceral stimulation)에 대해서 과장된 반응을 보임.

b.IBS환자에서 rectal balloon dilation시에 정상인 보다 적은 부피의 ballooning에 통증 또는 통증이외의 감각을 느낌.

c.지질(lipid)은 IBS 환자에서 sensation of gas, discomfort, pain의 threshold를 낮춤.

④ Spinal hyperexcitability with activation of nitric oxide

3. 중추신경계 이상 (central neural dysfunction)

(1) Emotional stress에 악화되고, cerebral cortex에 작용하는 약물이 효과적이라는 점은 IBS의 발병기전에 CNS의 역할을 강력히 암시.

(2) IBS환자에서 정상인과 다르게 rectal distension이 있을 때 anterior cingulate cortex(opiate의 작용 부위로 통증 경감의 작용 부위임)로의 blood flow 변화가 정상인과 다르게 증가하지 않고, prefrontal lobe가 활성화됨(pain의 증가)이 밝혀짐

4. 정신과적 이상 (psychological disturbances)

(1) Abnormal psychiatric feature가 IBS 환자의 80%에서 알려짐

(2) 그러나 single predominant diagnosis는 없음

(3) Psychological factor는 IBS환자의 pain threshold를 변화시킴

5. 위장관 감염 (gastrointestinal infection)

(1) IBS환자의 1/3에서 증상 발생전 gastroenteritis-like illness가 있고, 증명된 gastroenteritis 환자의 1/4에서 IBS가 발생한다는 보고가 있음.

(2) 이는 여자와 젊은 사람에서 흔함.

(3) *Campylobacter*, *Salmonella*, *Shigella* 등의 관련성이 알려짐.

6. Serotonin-containing enterochromaffin cells

(1) Diarrhea-predominant IBS 환자에서 serotonin-containing enterochromaffin cell이 colon에 많은 것이 증명됨.

(2) 또한 식후 혈중 serotonin level이 더높음.

(3) 이러한 이유로 serotonin이 IBS의 발병 기전과 관련이 있으리라 추측되고 5-HT antagonist가 치료제로 사용되는 이론적 근거가 됨.

D. 진단 (diagnosis)

(1) **특징적인 임상양상**(Rome III criteria에 맞는)과 **다른 organic disease를 배제**하는 것이 진단의 방법임.

(2) **IBS를 암시하는 임상 양상 (clinical features suggestive of IBS)**

① **Recurrence of lower abdominal pain with altered bowel habits** (스트레스나 감정적 불쾌감 때문에 증상이 시작되며, 점차 악화되지는 않음)

② **발열이나 체중 감소 등 전신 증상이 없어야 함**

③ **대변의 양이 적고 혈변이 없어야 함**

1. IBS의 감별 진단 (differential diagnosis)

(1) 주된 증상이 복통, 배변습관의 변화 등이기 때문에 거의 모든 위장관 질환의 감별이 필요

(2) **IBS라고 진단하기 위험한 임상 양상**

① **고령의 환자가 처음으로 증상을 호소하는 경우**

② **증상이 점차적으로 심해지는 진행성 경과를 밟는 경우**

③ **취침을 방해할 만큼 증상이 심한 경우**

④ **열이 있는 경우**

⑤ **체중감소가 있는 경우**

⑥ **치질이나 치열이 없는 데도 항문으로부터 출혈이 있는 경우**

⑦ **지방변**

⑧ **탈수가 심한 경우**

⑨ **오랫동안 괜찮다가 새로운 증상이 나타난 경우**

(3) IBS는 배제진단이므로 routine test가 필요함

① 모든 경우 시행 : **CBC, sigmoidoscopy, stool exams for blood, ova and parasite**

② **40세 이상일 경우 시행** : barium enema or colonoscopy

③ Diarrhea, increased gas와 lactase deficiency가 의심되는 경우 : hydrogen breath test or 3-week lactose free diet

④ Concurrent symptoms of dyspepsia : upper GI or EGD

⑤ Postprandial RUQ pain : 초음파 검사

(4) IBS의 가능성이 떨어지는 검사실 소견

① Anemia

② Elevated ESR

③ Presence of leukocytes or blood in stool

④ Stool volume 〉 200 to 300 mL/day

E. 치료 (treatment)

1. 환자 상담과 식이 변화 (patient counseling and dietary alteration)

(1) 안심시키기(reassurance)와 병에 대한 자세한 설명과 악화시키는 음식을 피하는 것이 치료의 첫 번째 단계임

(2) 증상을 악화시키는 음식에 대한 자세한 병력이 치료에 도움이 됨

2. 약물치료 (pharmacologic therapy)

(1) Stool-bulking agents

① High-fiber diet

② Bulking agent : bran(겨), hydrophilic colloid, psyllium

(2) 진경제 (antispasmodics)

① Anticholinergic drugs

② Temporary pain relief

③ Postprandial pain이 있는 환자에서 식전 30분에 복용하면 효과적

(3) 항설사제 (antidiarrheal agents)

① Peripheral acting opioid

② Initial therapy of choice in diarrhea-predominant IBS

③ Temporary management로 사용하고 점차 high-fiber diet로 바꿈

(4) 항우울제 (antidepressant drugs)

① Mood elevating effect

② Tricyclic antidepressant : 주로 diarrhea-predominant 환자에 효과적, pain도 경감시킴

- Jejunum migrating motor complex를 느리게 함
- Orocecal, whole-gut transit을 느리게 함
- Visceral afferent neural function을 변화시킴

③ SSRI : orocecal transit을 빠르게 하고, constipation-predominant patient에 효과적

(5) 항복부팽만제 (antiflatulence therapy)

① 대부분의 IBS에서 이 치료가 만족스럽지 못함

② Aerophagia, disaccharide deficiency의 경우 도움이 됨

③ Simethicone, antacids, activated charcoal등이 사용됨

(6) 세로토닌 수용체 작용제와 길항제 (Serotonin receptor agonists and antagonists)

① Serotonin

- 5-HT_3 receptor에 작용
- Gut로부터 afferent neuron의 감수성을 증가시키는 역할
- Rectal compliance 증가
- Colon transit time 증가

② Serotonin 5-HT_3 receptor antagonist(alosetron) : 현재는 사용되지 않음

③ Novel 5-HT_4 Rc agonist : tegaserod → meta-analysis에서 심혈관계 질환의 위험도를 높여 시장에서 퇴출됨.

- Prokinetic effect by stimulating peristalsis
- Colon transit time을 감소시킴
- Constipation-predominant IBS 환자에 효과적

(7) Chloride channel activator

① Lubiprostone

- Bicyclic fatty acid
- 장상피세포의 apical membrane의 chloride channel을 활성화 → Cl^- secretion 증가 → Na^+, H_2O의 장내분비를 촉진
- 부작용 : nausea, diarrhea
- IBS-C에 사용

12

Disorders of Absorption

흡수장애

서론

A. 일반적 사항

(1) 흡수장애는 다양한 원인과 다양한 임상양상을 포함하며, 대개 한가지 이상의 영양분 흡수감소와 연관되며, malabsorption과 같은 의미로 사용.

Cf. Hemochromatosis, Wilson's disease는 흡수 증가와 관련

(2) 대개 diarrhea가 동반되며, 이 경우 osmotic diarrhea의 형태를 보인다.

∴ fasting시 호전되는 diarrhea, stool electrolyte [2 × (stool Na + stool K)] 가 감별에 도움이 된다.

(3) 지방 흡수 : 탄수화물과 단백질의 흡수보다 과정이 복잡할 뿐아니라, 각 과정 하나하나가 흡수에 필수적이기 때문에 어느 한 정이라도 이상이 있으면 흡수장애 초래

∴흡수장애 여러 질환에서 steatorrhea 발생

B. 지방 흡수의 병태 생리

(1) 지방의 소화 및 흡수 과정 : 크게 다음과 같이 나눌 수 있다(Figure 12-1).

① 십이지장에서의 lipolysis와 micelle formation

② 점막에서의 흡수 및 reesterification

③ 흡수 후 chylomicron 형성 및 lymphatics로의 배출 과정

(2) 이 과정에 이상이 있을 경우 아래에 기술한 지방 흡수 장애가 발생한다.

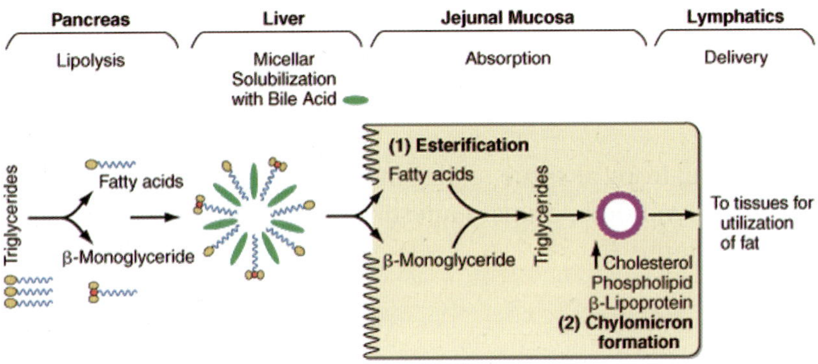

Figure 12-1
Lipid digestion and absorption.

1. 지방의 유화이상

(1) 미주신경 차단 후, 당뇨병 등에서 유문부 연동장애로 불충분한 유화 발생

(2) 위절제 후, 위장간 누공, 만성 췌장염에서도 불충분한 유화

2. 췌장분해효소 이상

(1) 만성 췌장염, 진행된 췌장암, Zollinger-Ellison syndrome (췌장 효소 불활성화)

3. Micelle 형성이상

(1) Bile acid는 지방으로부터, 지질 분해의 부산물과 micelle을 형성하여 지방흡수를 돕는데, bile acid 분비가 불충분하거나, 장관내에서 bile acid 변성이 일어나면 흡수 장애 발생

(2) Bile acid의 circulation은 경제적인 순환 구조로, 간에서 생성된 bile은 장관내로 분비된 후 회장 말단부에서 거의 모두 재흡수되어 간으로 들어옴(**Figure 12-2**)

(3) 만성 간질환, 담도 폐쇄에 의한 bile acid분비 감소, 결핵, 크론병 등에의한 회장 말단부 파괴시 bile acid 저장고가 고갈되면 지방 흡수 장애를 가져옴.

(4) 장관내 세균이 과증식하면 bile에서 salt를 제거함으로써, micelle형성 기능을 떨어뜨려, 지방흡수 장애 발생

4. 소장흡수면이상

(1) 소장점막의 미만성 병변 시 , 흡수 면적 저하로 지방흡수 장애 발생

(2) 소장 흡수면이 크기 때문에, 흡수장애의 정도는 췌장질환에 의해 야기되는 흡수장애만큼 심하지 않음.

(3) 원인질환 : celiac sprue, tropical sprue, collagenous sprue, Whipple's disease, short bowel syndrome, primary intestinal lymphoma, amyloidosis, eosinophilic gastroenteritis 등

5. 지단백형성이상(abetalipoproteinemia)

(1) 지방이 점막세포에 흡수된 후 triglyceride로 에스테르화된 다음 apoprotein과 결합하여 chylomicron을 형성해야 림프관으로 이동이 되는데, apoprotein이 결핍되면 chylomicron 형성이 되지 않아 지방흡수 장애 발생

6. 림프관 폐쇄

(1) 소장상피에서 흡수, 재합성된 chylomicron이 림프관내 압력증가로 림프관으로 이동 감소

(2) 소아에서는 대개 선천성, 성인에서는 림프종, 전이성암, 결핵, 교착성 심낭염, 외상 등의 원인이 있는 후천성이 대부분이다.

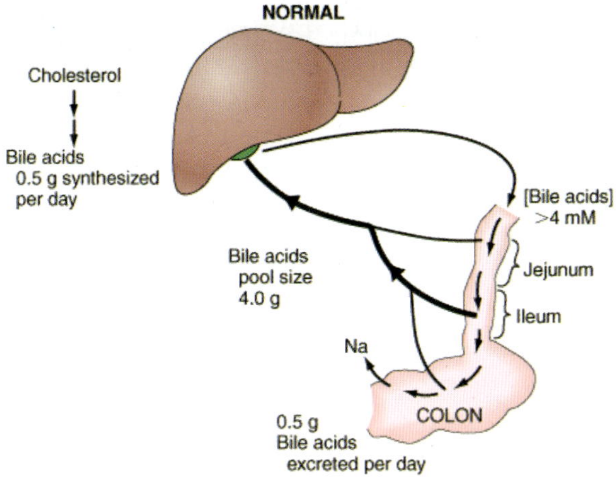

Figure 12-2
Enterohepatic circulation of bile acids.
Bile acid의 합성은 콜레스테롤 대사의 한 과정이다. Bile acid는 담즙으로 분비되어 식사 사이 및 야간에 담낭에 저장된다. 십이지장에 음식물이 도달하면 cholecystokinin이 분비되어 담낭을 수축시키고 이로 인해 담즙이 분비된다. Bile acid는 ileum에 있는 Na-bile acid transporter를 통해 재흡수된다. 약 500 mg의 bile acid가 대변으로 소실되고 같은 양의 bile acid가 간에서 합성된다. 체내 bile acid의 양은 약 4 g으로 24시간동안 6~8회 순환한다.

임상양상

(1) 초기에는 거의 증상이 없고, 대변량이 늘거나 묽어지는 것이 나타나고, glossitis가 나타나는 경우도 있다.

(2) 후기 : steatorrhea체중감소, 근육소실, 하지 부종, 빈혈(Fe, folate, vitamin B12 deficiency), vitamin deficiency에 의한 증상 및 징후 발생.

진단적 접근

1. 지방흡수 장애여부의 검사

(1) **Sudan III stain** : qualitative test. **선별검사로 가장 중요한 검사.** 시행이 간편하고 정확함.

(2) Stool fat quantitative assay : 6 g/day이상이면 지방흡수장애 의미. 복잡해서 잘 사용하지 않음.

(3) Triolein breath test : 정확하고 간단함.

(4) Serum carotene : vitamin A의 전구물질로, 우리몸에서 저장형태가 없어 흡수장애 진단에 사용가능

(5) CBC, prothrombin time, Ca/P, iron, folate, cobalamin, vitamin(A, D, E and K), albumin, cholesterol: dietary nutrient depletion을 측정하는 데 도움.

2. 소장 흡수면에 대한 검사

· 지방 흡수장애 증명시 시행

(1) **Urinary D-xylose test**

① D-xylose는 근위 소장에서 대부분 흡수되어, 1/2은 소변으로 배설.

② 25 g의 D-xylose를 경구로 섭취 후 5시간 동안의 소변내 D-xylose를 측정한다. 〈4.5 g/일이면, duodenum/jejunal mucosal disease를 의미.

(2) Small bowel study or enteroclysis : small bowel의 dilatation, segmentation, flocculation, stricture, fistula, multiple jejuna diverticula 등 구조적 이상을 detect. 최근 capsule endoscopy, CT enterography등도 보편적으로 사용됨.

(3) Small intestinal mucosal biopsy

① 이전 검사에서 소장질환이 의심되면, 소장 생검이 필수적이다.

② 적응증

a. Steatorrhea, chronic diarrhea환자의 평가

b. Small bowel study에서 focal or diffuse abnormality

3. 췌장 소화효소에 대한 검사

(1) Secretin test

(2) Secretin-CCK test

(3) Lundh test

(4) NBT-PABA test (Bentiromide test)

(5) Abdominal USG, CT or ERCP

4. Small intestinal bacterial overgrowth에 대한 검사

(1) Jejunal aspiration에서 장내 세균 증식 상승을 증명하는 것이 가장 정확한 검사이나, 실제는 시행에 어려움

(2) Schilling test, Bile salt breath test, lactulose breath test등 사용 가능

5. Schilling test

(1) Cobalamin (Vitamin B12)의 회장에서 흡수를 보는 검사로 지방흡수 장애를 가진 환자에서 많은 정보를 얻을 수 있음.

(2) 방법

① 1 mg의 ^{58}Co-cyanocobalamin을 경구 투여하기 직전, 동위원소가 부착되지 않은 1 mg의 비타민 B12를 근육주사하여, 체내 방사선동위원소 결합을 막음.

② 동위원소를 경구 투여 후 24-hour urine을 채취하여 소변내 동위원소를 측정. 정상적으로는 투여 양의 7%이상이 24시간 내에 요로 배출된다.

③ 이후 intrinsic factor, pancreatic enzyme, antibiotics의 교정으로 변화를 보아, 원인 질환의 감별이 가능하다.

(3) 결과 해석 (Table 12-1)

① 60 mg intrinsic factor 투여 후 교정 : pernicious anemia

② Pancreatic enzyme 투여 후 교정 : chronic pancreatitis

③ Antibiotics 5일간 투여 후 교정 : bacterial overgrowth

④ 교정되지 않는 경우 : ileal disease (CD, intestinal TB, celiac sprue)

Table 12-1 Schilling test의 해석.

	^{58}CO-Cbl	+ intrinsic factor	+ pancreatic enzymes	After 5 days of antibiotics
Pernicious anemia	감소	정상	감소	감소
Chronic pancreatitis	감소	감소	정상	감소
Bacterial overgrowth	감소	감소	감소	정상
Ileal disease	감소	감소	감소	감소

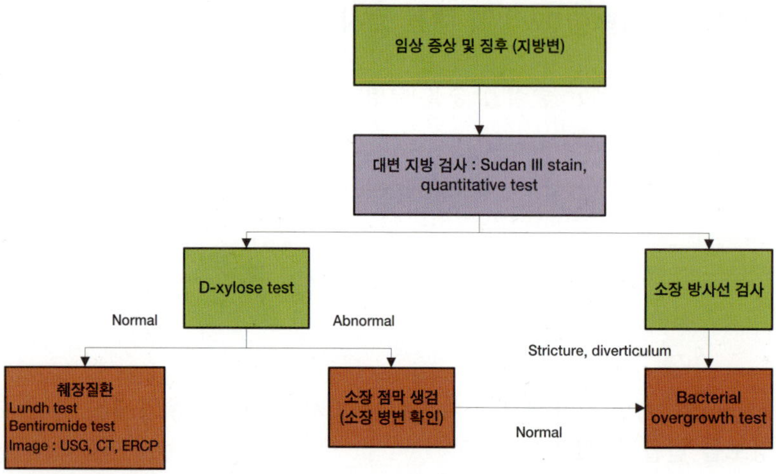

Figure 12-3 Approach to the patient with malabsorption.

각 원인질환

A. Celiac sprue

(1) 서론

① Caucasian에 흔하다.

② 동의어 : nontropical sprue, celiac disease, gluten-sensitive enteropathy

(2) 원인 : 알려져 있지는 않지만, 다음 요소들이 중요

① Environmental : gluten(곡물의 단백질 성분)이 질환과 관련되고, gluten-free diet가 질환의 호전과 연관

② Immunologic : IgA antigliadin, IgA antiendomysial, IgA anti-tTG Ab가 검출

③ Genetic factor : High in Caucasian, low in African and Asian, HLA-DQ2 allele과 관련

(3) 증상 및 징후

① 어느 나이에도 나타날 수 있고, 호전과 재발을 반복할 수 있다.

② Malabsorption의 증상 : diarrhea, steatorrhea, weight loss, anemia, metabolic bone disease

(4) 진단

① **Small bowel biopsy**

· 진단에 반드시 필요.

· 그러나 비슷한 소견이 tropical sprue, eosinophilic enteritis, milk-protein intolerance, lymphoma, CD, bacterial overgrowth, gastrinoma 등 에서도 보일 수 있음.

② 따라서 gluten-free diet 후 임상적/혈청학적/조직학적 반응 여부가 진단에 중요.

(5) 치료 : **gluten-free diet** → 90%이상에서 반응

(6) 관련 질환 : dermatitis herpetiformis, type 1 DM, IgA deficiency

(7) 합병증 : GI and non-GI cancer가 잘생김. 특히 lymphoma와 관련성이 높음.

B. Short bowel syndrome

(1) 증상의 정도나 양상을 결정하는 요소

① The specific segment resected (jejunum vs ileum)

② The length of the resected segment

③ The integrity of ileocecal valve : IC valve제거시에 colon transit time 감소, bacterial overgrowth 발생

④ Large intestine의 절세 유무

⑤ 남아있는 장의 질환 유무

⑥ 남아있는 장의 적응 유무

(2) 성인에서 장의 절제를 필요로 하는 상황

① Mesenteric disease eg, atherosclerosis, thrombotic phenomena, vasculitides

② Primary mucosal and submucosal disease eg, Crohn's disease

③ Operation without preexisting small intestinal disease
eg, trauma, jejunoileal bypass for obesity

(3) 장의 절제후 남은 장의 adaptation은 약 6~12개월이 소요됨. 이기간 동안 경구섭취가 중요함.

(4) 장외 증상 : oxalate renal stone, cholesterol gallstone, gastric hypersecretion,

(5) 치료 : 증상과 징후의 정도에 따라 결정

① Low-fat, high-carbohydrate diet, middle-chain triglyceride (MCT), low-lactose diet

② Opiate : stool양을 줄이고, diet와 장의 접촉시간을 늘린다.

③ Antibiotics : bacterial overgrowth가 의심될 때 사용 고려.

④ PPI : gastric hypersecretion이 diarrhea, steatorrhea와 관련이 있을 때 고려

⑤ Vitamin, mineral supplement: fat-soluble vitamin, folate, cobalamin, calcium, iron, magnesium, zinc

⑥ TPN : 경구 섭취로 영양 공급이 불충할 때 시행. Home base로 가능

⑦ Intestinal transplantation : TPN이 반드시 필요한 intestinal failure에서 고려

⑧ Trophic hormone: absorptive function의 향상

eg, glucagon-like peptide 2 (GLP-2)

C. Bacterial overgrowth syndrome

(1) 서론

① 소장내에 colonic bacteria가 과증식하여, diarrhea, steatorrhea, macrocytic anemia등을 일으키는 syndrome을 말함.

② Bacterial overgrowth의 원인은 functional, anatomic stasis, anastomosis between small and large bowel이 가능

③ Stagnant bowel syndrome, blind loop syndrome과 동의어로 사용

(2) 원인

① Duodenal, jejunal diverticulum

② Fistula, stricture (Crohn's disease)

③ Subtotal gastrectomy and gastrojejunostomy후, afferent loop

④ Bypass of intestine

⑤ Dilation of the site of previous intestinal anastomosis

⑥ Functional stasis : DM, IC valve resection

(3) 발병기전 : overgrowth of colonic type bacteria in small intestine

① Anemia : cobalamin deficiency로 발생.

② Steatorrhea : micelle formation 장애로 발생.

③ Diarrhea : steatorrhea와 관련, 또는 bacteria에 의한 toxin으로 발생.

(4) 진단

① Low cobalamin + high folate level 시 의심

② 확진 : duodenal aspirate에서 colonic type bacteria가 증식된 것을 증명하는 것

③ Schilling test : 항생제 5일간 투여 후, 정상화되는 것을 확인.

(5) 치료

① 원인 질환 교정 (blind loop를 교정)

② 원인 질환을 교정할 수 없는 functional stasis의 경우 broad-spectrum antibiotics를 사용.

· Tetracycline, metronidazole, amoxicillin/clavulanic acid, cephalosporin for 2~3 week

D. Whipple's disease

(1) *Tropheryma whippelii* (Gram-(+)-bacillus)에 의한 multisystemic disease

(2) Malabsorption의 발생: 소장 점막 손상, 림프관 폐쇄

(3) 임상양상

① Diarrhea, steatorrhea, weight loss, arthralgia, CNS and cardiac problem

② Insidious onset

(4) 진단

① Diarrhea, steatorrhea + multisystemic symptom and sign을 보일때 의심.

② 조직에서 *T. whippelii*를 증명 (PAS-positive macrophages containing small bacilli

(5) 치료 : 장기간의 항생제 치료 (Bactrim for 1 year)

E. Protein-losing enteropathy (PLE)

(1) 서론

① PLE는 한가지 질환이라기 보다는, 단백질 합성이나 단백뇨 없이, 저단백혈증, 부종을 특징으로 하는 질환군을 말함. 장내 다량의 단백질 소실을 특징으로 한다.

② 정상적으로는 단백질의 10%만이 장으로 배설되나, 65%이상이 배설 되면 PLE가 발생.

(2) 원인질환

① Mucosal ulceration eg, ulcerative colitis, peptic ulcer, gastrointestinal cancer

② Nonulcerated mucosal damage eg, celiac sprue, Menetrier's disease (stomach을 통한 단백질 소실)

③ Lymphatic dysfunction eg, enlarged lymph node, cardiac disease(right side valvular disease, chronic pericarditis)

(3) 진단

① 신장, 간 질환 없이 저단백혈증과 부종이 있을 때 의심.

② α 1-antitrypsin clearance test

③ Administration of radiolabeled protein and quantitation in stool : 현재까지는 임상에서 사용되는 정해진 단백질은 아직 없음.

④ Lymphopenia : lymphatics를 통해 lymphocyte가 GI로 소실.

(4) 치료 : 저단백질혈증 자체가 아니라, 기저질환의 치료가 중요.

13

Other Intestinal Disorders

기타 장 질환

게실 질환 (diverticular diseases)

A. 서론 (introduction)

1. 정의 (definition)

(1) 게실증 (diverticulosis) : 장이 벽 바깥쪽으로 돌출하여 주머니(sac) 모양의 구조물을 만든 것 **(Figure 13-1)**

① True diverticulum : 장의 모든 layer가 다 포함된 게실 eg, Meckel's diverticulum

② **Pseudo-diverticulum (m/c)** : 장의 mucosa가 muscularis propria를 뚫고 돌출한 게실

- 대개 nutrient artery가 들어가는 부위에 발생
- 서양은 sigmoid colon에 많이 발생하나 우리나라는 rt. colon에 많이 발생

(2) 게실염 (diverticulitis) : diverticulum에 발생한 염증

- 대개 음식물이 게실에 박히면서 인근 혈관을 압박하여 microperforation 또는 diverticular bleeding을 일으킬 수 있다.

2. 역학 (epidemiology)

(1) **게실을 가진 환자의 20%에서만 symptomatic disease로 발전**

(2) 나이 : 서구는 **60세 이상**에서 50% 이상 발생

(3) 성별 : **M = F** ... 단, 남자는 보다 이른 나이에 발생하는 경향 있어

B. 임상양상과 진단 (clinical manifestations & diagnosis)

1. 무증상 게실증 (asymptomatic diverticulosis)

- 대개 우연히 건강 검진에서 colon study나 colonoscopy에서 발견 (Figure 13-1) → 시간이 지날수록 게실이 커지고 수가 많아진다.
- 장기간 추적 관찰시 10~25%에서 게실염 발생

2. 게실 출혈 (diverticular bleeding)

(1) 증상

a. 대개 **painless bleeding**이 특징

b. **60세 이상 성인 hematochezia의 m/c 원인**

(2) 위험 인자 : hypertension, atherosclerosis, NSAID 사용

(3) 진단 : colonoscopy, ^{99m}Tc-RBC scan, angiography

(4) 치료 : endoscopic hemostasis, angiographic embolization, surgery

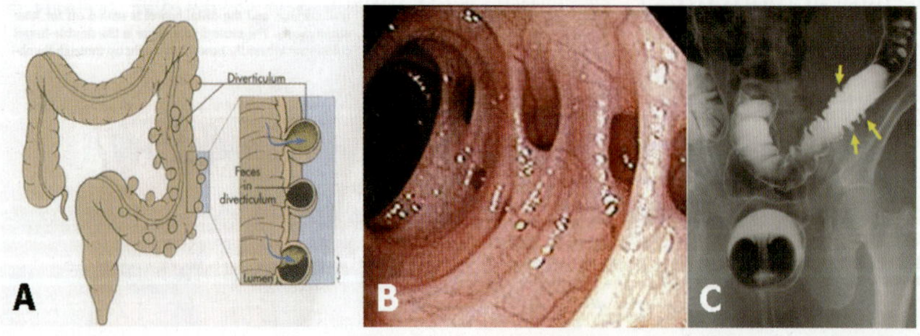

Figure 13-1
Diverticulosis. (A) 모식도 (대개는 장의 전층이 아닌 고유근 밖으로 돌출한 점막으로 구성된 pseudo-diverticulum) (B) 내시경 소견 (C) Colon study

3. 게실염 (diverticulitis)

(1) 증상 : Abdominal **pain**, **fever**, rectal bleeding, anorexia, obstipation

(2) 징후 : **LLQ tenderness**, **peritoneal irritation signs**(muscle spasm, guarding, rebound tenderness), **leukocytosis**

※ **25%에서 generalized peritonitis로 발현.**

(3) **진단 : CT** ... pericolic abscess 의 detection

※ 진단 기준

① Diverticula

② Thickened colonic wall 〉 4 mm

③ Inflammation within the pericolic fat ± collection of fluid

※ Complicated diverticular disease : abscess, perforation, stricture, fistula

※ **Colonoscopy나 colon study는 급성기에 병을 악화시킬 수 있다.**

C. 치료 (treatment)

(1) 무증상 게실증 : 별다른 치료가 필요 없다. observation하다 합병증 발생하면 대처

(2) 게실 출혈 : 90% 이상에서 자연적으로 멈춘다. 출혈이 지속되면

① Colonoscopy → cauterization 또는

② Angiography → embolization

(3) 게실염

① 대부분 **NPO**, **IV fluid**, **broad-spectrum antibiotics**를 사용하면 호전

② 수술적 치료의 적응증

· 같은 자리에서 반복적인 attack이 있거나

· Acute peritoneal signs

· Complications : abscess, perforation

※ 한번 게실염이 생겨 치료한 환자는 재발↑, 게실염이 자주 재발 될수록 합병증↑

장의 혈관 질환 (vascular diseases)

A. 분류

(1) Arterioocclusive mesenteric ischemia (AOMI)

(2) Nonocclusive mesenteric ischemia (NOMI)

(3) Mesenteric venous thrombosis (MVT) : protein C/S deficiency, antithrombin III deficiency, polycythemia vera, carcinoma 등 hypercoagulable state와 연관

* Acute가 chronic 보다 흔하다.

* Ischemic colitis가 가장 흔한 acute ischemia의 질환임.

* Chronic mesenteric angina : 비교적 드문 질환. Atherosclerosis, MVT와 연관됨.

B. 위험요소(Risk factors)

(1) Atrial fibrillation

(2) Recent myocardial infarction

(3) Valvular heart disease

(4) Recent cardiac or vascular catheterization

C. 병인 (pathophysiology)

(1) 장의 허혈은 장으로 가는 혈류가 부족하여, 장조직의 injury를 일으킴

(2) 장 혈관의 구조 (**Figure 13-2**)

(3) 장에는 허혈에 의한 손상을 막기위해 collateral system이 발달되어 있다.

(4) 장의 허혈을 막기 위한 3가지 기전

① Abundant collateralization

② Autoregulation of blood flow

③ Ability to increase oxygen extraction from the blood

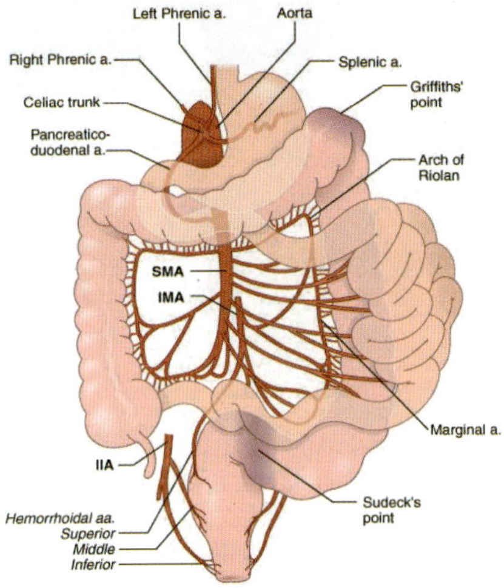

Figure 13-2 장의 혈관 분포.
Celiac trunk, superior mesenteric artery (SMA), inferior mesenteric artery (IMA), internal iliac artery(IIA)에서 혈관 공급을 담당한다. 그림자로 표시된 Griffiths's point, Sudeck's point는 "watershed area"로 ischemic colitis가 잘 발생한다.

(5) 혈관의 폐쇄에 의한 허혈은 75% 이상에서 heart로 부터의 emboli가 원인이다. SMA에서 mid-colic artery의 distal 까지 emboli가 걸림.

(6) Chronic intestinal angina를 일으키기 위해서는 적어도 2개 이상의 major vessel에 progressive ischemia가 있어야 한다.

(7) Nonocclusive ischemia는 dehydration, shock과 같은 stress에 반응하여 mesenteric arteriolar vasospasm에 의해 발생함.

D. 임상양상과 진단 및 치료

* 장의 허혈성 질환은 빠른 진단과 적극적 치료가 예후에 가장 중요한 요소이다.

1. Acute mesenteric ischemia (arterial embolus, thrombosis)

(1) Severe, acute, nonremitting abdominal pain, 신체검진소견에 비해 심하게 호소하는 통증이 특징

(2) 동반 증상 : nausea, vomiting, transient diarrhea, bloody stool

(3) 신체 검진 : minimal abdominal distension, hypoactive bowel sounds in early phase, peritonitis and cardiovascular collapse in late phase

(4) 검사실 소견 : Leukocytosis 〉20,000/mm^3, arrhythmia on ECG

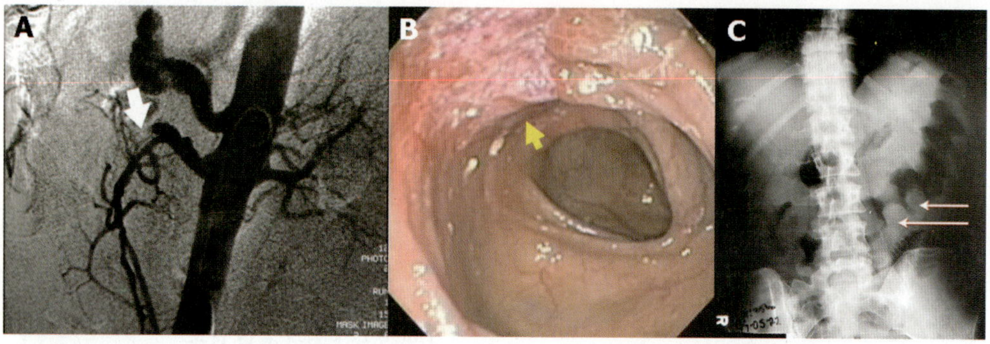

Figure 13-3 Bowel ischemia. (A) Acute mesenteric infarct. Angiography에서 SMA가 abrupt하게 끊기는 모습이 관찰된다. (화살표) Emboli에 의한 filling defect. (B) Ischemic colitis. Blood supply 부족에 의한 bowel tissue 손상으로 인해 명확한 경계를 지닌 병변에 edema, bleeding 소견 등이 관찰된다. (노란색 화살표) (C) Ischemic colitis. Thumbprinting 소견이 보인다. (화살표) Thumbprinting은 bowel wall thickening 또는 submucosal hemorrhage에 의한 소견으로서 ischemic colitis 외에도 inflammatory bowel diseases, pseudomembranous colitis 등에서도 관찰된다.

(5) 방사선 소견

① Simple abdomen : free intraperitoneal air, bowel edema(thumbprinting), bowel wall gas(pneumatosis intestinalis), portal vein gas

② Dynamic CT : high sensitivity

③ Mesenteric angiography : intraoperative로 시행가능. Embolectomy, stent insertion도 가능

④ Mesenteric duplex scan : 80%의 positive predictive value, high, negative predictive value

(6) Laparotomy : Gold standard for diagnosis and management

2. Nonocclusive or vasospastic mesenteric ischemia

(1) Generalized abdominal pain, anorexia, bloody stools, abdominal distension

(2) Obtunded, 신체 검진은 진단에 도움이 되지 않음.

(3) 검사실 소견 : Leukocytosis, metabolic acidosis, ↑ amylase, ↑ creatinine phosphokinase, ↑ LDH

* Investigational markers for intestinal ischemia : D-dimer, glutathione S-transferase, platelet-activating factor (PAF), mucosal pH monitoring

(4) 치료

① 수술 여부와 상관없이 ICU로 입원

② Aggressive fluid resuscitation, O2 supply, blood transfusion, Broad spectrum antibiotics

③ Frequent monitoring of V/S, urine output, blood gases, lactate level

④ Avoidance of all vasoconstrictive agents

3. Ischemic colitis

(1) Sudden onset abdominal pain (주로 left side) with hematochezia

(2) Colonoscopy가 diagnosis of choice

- Mild-minimal mucosal erythema, moderate-pale mucosal ulceration (extension to muscular layer of bowel)
- Severe- black or green discoloration of the mucosa(full thickness bowel wall necrosis)
- Mild는 100%회복, ,moderate는 50%회복, severe는 회복되지 않음.

4. Mesenteric vein thrombosis

(1) Gradual or sudden onset모두 가능. Vague abdominal pain, nausea, vomiting

(2) 신체 검진 : abdominal distension with mild to moderate tenderness, signs of dehydration

(3) Contrast spiral CT가 diagnosis of choice. Delayed arterial phase and clot within superior mesenteric vein으로 진단가능. Bowel wall thickening with ascites도 가능.

(4) 치료 : massive fluid resuscitation을 통한 hemodynamics의 회복, 전해질 이상의 교정이 중요

- IV antibiotics, anticoagulation
- 수술 : compromised bowel의 resection

(5) Acute intestinal ischemia 중 가장 예후가 좋다.

5. Chronic intestinal ischemia

(1) Intestinal angina로 발현. 식후 악화되는 복통이 특징. Weight loss, chronic diarrhea가 동반.

(2) 신체 검진 : abdominal bruit. Other manifestation of atherosclerosis

(3) Duplex ultrasonography : 최근 screening으로 많이 사용

(4) Mesenteric angiography : Gold standard of diagnosis. Intervention도 가능.

(5) MR angiography : contrast allergy가 있거나, renal insufficiency가 있는 환자에서 대안으로 사용 가능

(6) 치료

- Lipid lowering medication, exercise, cessation of smoking
- Endovascular procedure : angioplasty with endovascular stenting
- Laparotomy with mesenteric bypass

Table 13-1 Acute mesenteric infarct vs. Ischemic colitis.

	Acute mesenteric infarct	Ischemic colitis
Underlying diseases	Heart diseases (Af, valvular/ ischemic/ heart failure)	대개 not identified (atherosclerosis, heart diseases), 대부분 60세 이상
C.C.	Severe abdominal pain + N/V/D	Mild abdominal pain + hematochezia
Onset	Sudden	Sudden
Pain의 양상	Poorly localized, 주로 mid-abdomen	Intermittent, 주로 left-sided
위치	SMA → small bowel	Splenic flexure, Rectosigmoid jxn.
진단방법	Angiography cf. Colonoscopy는 급성기는 금기	Colonoscopy cf. Angiography는 도움 안 됨
치료	Antibiotics + embolectomy/ op.	Observation (대개 self-limited)

장 폐색 (intestinal obstruction)

A. 서론 (introduction)

1. 급성 장폐색의 원인과 분류 (etiology & classification)

(1) **Mechanical obstruction**

a. 원인에 따른 분류

① Extrinsic eg, adhesive bands, internal/ external hernia

② Intrinsic eg, diverticulitis, carcinoma, regional enteritis

③ Obturation of the lumen eg, gallstone obstruction, intussusception

b. 위치에 따른 분류 ... 임상적으로 폐쇄의 위치가 중요 ∵ 원인, 임상양상, 치료가 다름

① Small bowel : adhesions, external hernia가 70~75% 차지

② Colon : 90% 이상이 carcinoma, sigmoid diverticulitis, volvulus (빈도순)가 원인.

cf. adhesion은 거의 대장의 폐쇄를 일으키지 않음

(2) **Adynamic ileus (=paralytic ileus) : m/c ileus pattern**

← 어떠한 peritoneal insults도 adynamic ileus를 유발 가능.

① After abdominal operation

② Retroperitoneal disease : retroperitoneal hematoma after vertebral fracture, ureteral calculus, severe pyelonephritis

③ Thoracic disease : Lower lobe pneumonia, fracture ribs, myocardial infarction

④ Hypokalemia

⑤ Intestinal ischemia

(3) Dynamic ileus (=spastic ileus) : very uncommon

← Intestine이 심하게 지속적으로 수축시 발생

... Heavy metal poisoning, uremia, porphyria, extensive intestinal ulceration

cf. Pseudoobstruction : chronic motility disorder로 mechanical ileus와 유사하게 나타나지만 실제 막힌 데는 없음

2. 병태생리 (pathophysiology)

(1) Bowel distention : 폐쇄를 일으키는 병변의 근위부에 발생 ← gas/fluid 축적

(2) Intraluminal pressure ↑

(3) Closed-loop obstruction

(4) Blood supply impairment → bacterial invasion, peritonitis로 진행

(5) 복부팽만 → 횡격막 상승 → FRC ↓, atelectasis & venous return ↓

(6) **Fluids/ electrolytes loss**

① **Peristalsis ↓ →accumulation in bowel**

② **3rd space loss d/t osmotic gradient**

③ **Nausea, vomiting**

B. 임상양상 (clinical manifestations)

1. 증상 (symptoms)

(1) Mechanical small-intestine obstruction

① Cramping mid-abdominal pain

- Obstruction이 심할수록 강도가 강함
- Paroxysmal하게 발생하고 paroxysm 사이 기간에는 통증이 없음
- Distension이 심해지면 통증 감소될 수도 ← 장의 부종에 의해 motility 저하
- Strangulation 발생시 → 통증은 localized, continuous, severe해짐

② Vomiting

- 상부 위장관에서 막힐수록 빨리, 많이 토하게 됨
- **Vomitus의 양상**
  - **상부 폐쇄 : bile, mucus 포함**
  - **하부 폐쇄 : 대변과 비슷해지고 (feculent) 악취가 남**

③ Hiccups

④ Obstipation/failure to pass gas ← 완전 위장관 폐쇄 시

⑤ Diarrhea ← 불완전 위장관 폐쇄 시

⑥ Blood in stool ← 드물지만 intussusception 시 발생 가능

(2) Mechanical colonic obstruction

① Colicky abdominal pain : 통증의 양상은 소장 폐쇄와 비슷하나 통증의 정도는 덜함

② Vomiting : feculent vomitus는 생각 보다 드묾

③ Constipation : progressive

④ Cecal volvulus는 소장 폐쇄와 유사한 임상양상 보임

(3) Adynamic ileus

① Colicky pain은 없고 distention으로 인한 discomfort만 나타남

② Vomiting은 흔하나 양은 많지 않음. 대개 위액, 담즙을 포함

③ Hiccup 흔함

2. 신체검진 (physical examination)

(1) Abdominal distension

① **Colon obstruction에서 가장 뚜렷하며 upper small bowel obstruction에서 가장 미약**

② Closed loop strangulating small bowel obstruction의 초기에는 distension은 거의 없음

(2) Tenderness/rigidity : usually minimal

(3) Fever

① **Strangulation이 없을 때는 37.8℃ 이상 상승하지 않음**

② 실제로 strangulation이 있어도 열이 없는 경우가 많음

(4) Palpable abdominal mass : Hernia sac, close-loop strangulating small bowel obstruction

(5) Auscultation

① 초기에 **loud, high-pitched borborygmi : colicky pain과 같이 나타남**

② 후기에는 **quiet abdomen**이 나타나는데 이는 **장폐색의 호전, strangulation, adynamic obstruction** 등 어느 경우에도 나타날 수 있음

3. 검사소견 (laboratory findings)

(1) Leukocytosis with left shift : Strangulation이 있을 때 보통 나타나지만 없다고 해서 strangulation을 배제할 수는 없음

(2) Amylase↑ : 대부분의 위장관 폐쇄에서 나타나고 특히 strangulation시 잘 나타남

C. 진단 (diagnosis)

1. Simple abdomen

※ **매우 유용한 정보를 제공함** (Figure 13-4)

(1) "Stepladder" pattern with air-fluid level & colonic gas(-)

① Small bowel obstruction의 pathognomic findings

② Strangulation이 있을 때, 특히 초기에는 50% 이상에서 보이지 않음

(2) General haze (d/t peritoneal fluid) + "coffee-bean" shaped mass

→ Strangulating obstruction 의심해 봐야

(3) Small bowel obstruction 증상에 부합되지만 정상 x-ray

→ Strangulation 의심 ... CT가 도움

(4) Partial mechanical small bowel obstruction vs. adynamic obstruction : 방사선 소견으로 감별이 힘듦. 그러나 후자의 경우 colonic distension이 더 현저함

(5) Colonic obstruction with a competent ileocecal valve : colon에 gas가 국한됨

2. Barium enema

(1) Perforation이 의심되지 않을 때 barium enema, sigmoidoscopy, colonoscopy 등을 원인을 찾기 위해 시행가능

(2) **경구 barium 투여는** small bowel obstruction에서는 사용 가능하지만 **colonic obstruction이 의심될 때는 절대로 사용해서는 안 됨.**

∵ Barium의 농축으로 obstruction을 더 악화시킬 수 있음

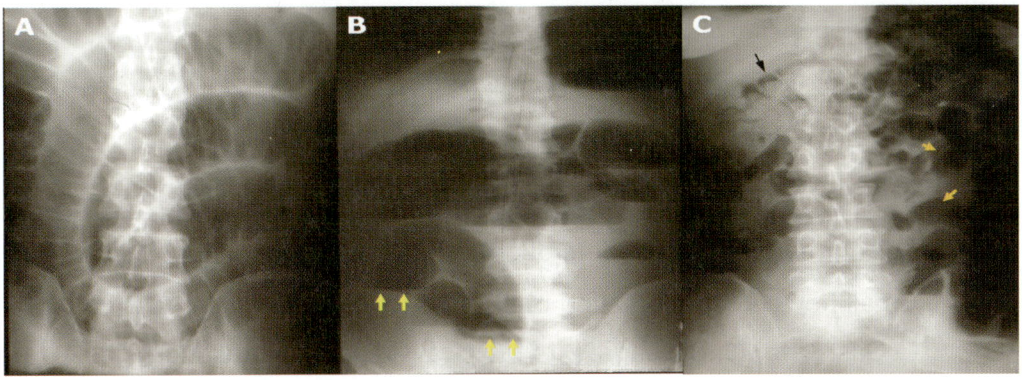

Figure 13-4 Ileus. (A), (B) : Mechanical ileus. (C) : Paralytic ileus. (A) Supine view. Distended bowel은 small bowel로서 small bowel의 특징적인 'valvulae conniventes (동전 쌓아놓은 모양)'이 관찰되고 있다. 특징적으로 colon gas가 보이지 않는다. (B) Erect view. Stepladder 패턴의 (높낮이가 차이나는) air-fluid level (노란색 화살표)이 관찰된다. (C) Small bowel 음영(주황색 화살표)이 보이는 ileus로서 haustral marking(검은색 화살표)이 보이는 colon gas가 함께 관찰된다. Colon gas는 paralytic ilues와 partially obstructive mechanical ilues에서 관찰된다.

D. 치료 (treatment)

1. Small intestine obstruction

(1) Mortality rate : 10% (50% 이상이 strangulation 있는 상태에서 발생)

- Non-strangulating obstruction : 5~8%
- Strangulating obstruction : 20~75%

(2) **Medical treatment**

① **금식 (NPO)**

② **Nasogastric tube insertion for decompression**

③ **Fluid & electrolyte balance** : 특히 hypokalemia에 유의

④ Broadspectrum antibiotics : strangulation이 조금이라도 의심되면 사용

⑤ Long intestinal tube (MA tube) : 되도록 사용하지 않음 ∵ 삽입 자체가 어렵고 실패율이 높음. 또한 환자가 많이 불편하고, 이 때문에 수분공급과 전해질 교정이 늦어질 수 있음

※ Purely nonoperative therapy의 적응증

① Repeated episodes of partial obstruction

② Recent postoperative partial obstruction

③ Partial obstruction following a recent episode of diffuse peritonitis

(3) **Surgical treatment : Complete obstruction시 고려**

*** Small bowel의 strangulating obstruction은 거의 complete obstruction임**

→ Gas나 stool이 passage되지 않고 X-ray에서 distal intestine에 gas가 없을 때 의심

2. Colonic obstruction

(1) Mortality rate : 20%

(2) Medical treatment

① Incomplete obstruction일 때만 medical treatment only 고려

② 금식

③ Nasogastric tube

④ Long intestinal tube : Ileocecal valve 때문에 효과 없음

(3) Surgical treatment : complete obstruction시 반드시 시행

· Cecum : plain film에서 10cm 이상 시 cecal gangrene의 가능성 있어 early operation 필요

· Rt. side/ transverse colon : primary resection and anastomosis

· Lt. side (m/c) :

① Preliminary operative decompression : cecotomy/ transverse colostomy

② 최근에는 primary resection and anastomosis 후 on-table washing도 많이 사용됨

3. Adynamic ileus

(1) Nonoperative continuous decompression에 잘 반응

(2) Adequate primary disease의 치료가 중요

(3) Neostigmine : 다른 내과적 치료에 안 듣는 경우에 효과적

(4) Colonoscopic decompression : severe ileus 시 시행가능 하지만 RUQ tenderness등 cecal gangrene을 시사하는 소견 있을 때는 금기

4. Spastic ileus

· 원인 질환 치료 시 대부분 호전

급성 충수염 (acute appendicitis)

A. 서론 (introduction)

1. 역학 (epidemiology)

(1) 발생률 (incidence)

① 나이 : 10~20대가 peak age

② M = F

(2) 사망률

① 〈 1/ 10^5 cf. 8.1/10^5 in 1941

② Perforation : infancy & aged 에서 잘 생기고 사망률이 높음

2. 발생기전 (pathogenesis)

(1) Luminal obstruction

① 30~40%에 불과

② 원인 : fecalith (m/c), enlarged lymphoid follicle, 농축된 barium, worms, tumor 등

③ Mucus 등의 분비에 의해 luminal pressure가 60 cmH_2O까지 상승

④ Luminal bacteria 증식 → appendiceal wall 침범 → venous engorgement, arterial compromise → gangrene/ perforation

(2) Mucosal ulceration

① Initial event in the majority

② Cause : unknown

cf. Recurrent acute appendicitis : 항생제 사용이 늘어남에 따라 발생률 증가

cf. Chronic infection of appendix : TB, amebiasis, actinomycosis에 의해 가능

B. 임상양상 (clinical manifestations)

1. 증상 (symptoms)

(1) Abdominal pain

① **초기** : **periumbilical/ epigastric region에 poorly localized된 visceral type 의 모호한 복통** (대변을 급하게 보고 싶어하는 증상 동반되며 대개 심하지 않고, 4~6시간 지속) → 이후 nausea/vomiting

② **후기** : **RLQ pain** ← inflammation이 parietal peritoneum에 파급

③ 50~60%에서 pain 위치가 옮겨가는 typical sequence가 나타남.

(2) **Anorexia (m/c) : anorexia가 없으면 acute appendicitis의 가능성은 떨어짐 ... 대개 바로 직전 한 끼 정도 식사는 못하고 내원함.**

(3) Nausea & vomiting : 50~60% 환자에서 발생. 통증 전 발생하는 경우는 매우 드묾

(4) Bowel habit change : 진단적 가치는 낮음.

(5) Urinary symptoms : frequency, dysuria 가능

2. 징후 (signs)

* Onset 후 duration, appendix의 위치에 따라 다양한 징후를 보일 수 있다.

※ Appendix의 위치 : pelvic cul-de-sac, RLQ (m/c), RUQ, LLQ

(1) 압통 (tenderness) : **tenderness가 있기 전에는 진단을 내려서는 안됨** ... 초기에는 tenderness가 없을 수 있지만 결국에는 appendix 위치에 tenderness 발생

(2) Percussion tenderness, rebound tenderness, referred rebound tenderness : 자주 있지만 없는 경우도 흔함

(3) 체온 : 대개 정상이거나 약간 상승 (37.2~39℃) : 〉 38.3℃로 올라가면 perforation 의심

(4) 빈맥 (tachycardia) : 체온의 상승과 동반되는 경우가 많으며 탈수의 징후일 수 있음

(5) Abdominal distension : severe diffuse peritonitis가 생기기 전에는 드묾

3. 검사소견 (laboratory findings)

(1) **Leukocytosis** : 대개 moderate (10,000~18,000/mm^3)

① 없다고 진단을 배제할 수 없음.

② 〉 20,000/mm^3 → perforation을 암시

(2) Anemia, blood in stool : carcinoma를 암시

(3) U/A : WBC, RBC 나올 수 있음

C. 진단 (diagnosis)

1. 병력과 증상의 sequence가 진단에 가장 중요

(1) Diagnostic accuracy : 75~80%

(2) Overdiagnosis가 권장 ∵ 놓치면 천공되어 사망률이 증가하기 때문

(3) 의심스러운 경우에 4~6시간의 경과 관찰이 도움이 됨.

2. 방사선학적 소견 (Figure 13-5)

(1) **복부 초음파 검사 (ultrasonography)**

- **Enlarged(diameter 〉6 mm)**, thick-walled appendix
- Ovarian cyst, ectopic pregnancy, tuboovarian abscess 등 배제에 가장 유용

(2) CT : Extrinsic defect on the medial wall of the cecum or a calcified fecalith

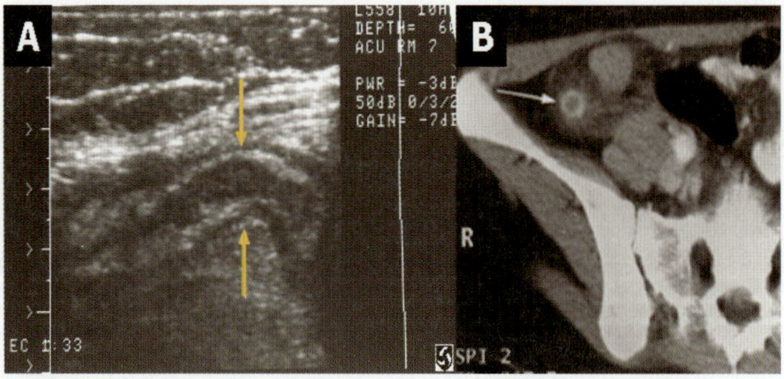

Figure 13-5
Acute appendicitis.
(A) 초음파 : enlarged (〉6 mm, 주황색 화살표) tubular structure가 보인다.
(B) CT : enlarged tubular structure(횡단면, 흰색 화살표)가 보인다. Inflammation에 의해 wall enhancement가 되어 있다.

3. 감별진단 (differential diagnosis)

※ 흔한 감별진단 순서

① Mesenteric lymphadenitis

② No organic disease

③ Acute pelvic inflammatory disease (PID)

④ Ruptured graafian follicle *or* corpus luteum cyst (mittelschmerz)

⑤ Acute gastroenteritis

(1) PID

① 임상적으로 판단이 불가능함

② Cervix motion tenderness가 acute appendicitis에서도 발생

③ Culture에서 *N. gonorrhoeae*가 자라면 가능성 높음

(2) Mittelschmerz

① 월경주기 중간에 복강내로 blood가 유입되면서 tenderness를 일으킴

② Acute appendicitis에 비해 통증이 diffuse하고 강도가 약함

(3) Ruptured tubal (ectopic) pregnancy

① 초음파에서 adnexal mass가 있거나 pregnancy test가 감별에 도움

② 그러나 tubal abortion이 일어나면 pregnancy test (-)일 수 있음

(4) Acute mesenteric lymphadenitis

① Enlarged, slightly reddened lymph nodes at the root of the mesentery + normal appendix가 감별에 도움

(5) Acute gastroenteritis

① Profuse watery diarrhea, nausea, vomiting동반

② Without localized findings

③ Salmonella에 의한 gastroenteritis는 abdominal finding은 동일할 수 있고 fever, chill 심함

(6) Crohn's disease

① More prolonged history

D. 치료 (treatment)

(1) Cathartics/enema ... perforation의 가능성 있으므로 금기

(2) Antibiotics : 진단이 불확실 할 때는 사용 금기 ∵ Perforation을 masking 가능

(3) Appendectomy

① 최근 **laparoscopic appendectomy**가 유행

② Early appendicitis의 경우 수술 준비가 1 - 2시간 걸리지만 severe sepsis, dehydration등이 동반된 경우에는 6~8시간의 준비 기간이 걸림.

③ 증상 발현 3~5일 후에 palpable mass (+) → operation의 적응증이 되지 않는 유일한 경우.

- 이때 수술을 하면 abscess가 아닌 phlegmon이 형성되어 수술 후 합병증↑. 따라서 antibiotics, parenteral fluids를 시행 후 3개월 지나서 interval appendectomy를 시행함. 이때 환자가 toxic해지고 mass가 커지면 drainage 시행.

급성 감염성 설사 (acute infectious diarrhea)

A. 서론 (introduction)

1. 개요

- 세계적으로 급성 호흡기 감염 다음으로 흔한 감염 질환
- 자연 치유되는 경증 설사로부터 사망에 이르는 중증 감염까지 다양한 임상 경과
- 원인미생물 (pathogens, **Table 13-2**) : 바이러스, 기생충, 세균 등 다양

Table 13-2 Gastrointestinal pathogens causing acute diarrhea.

Mechanism	Location	Illness	Stool exam	Pathogens
Non-inflammatory (enterotoxin)	Prox. SB	**Watery Diarrhea**	WBC (-) Lactoferrin : N/sl. ↑	***V. cholerae***, **ETEC**, *C. perfringens*, *B. cereus*, *S. aureus*, *Aeromonas hydrophilia*, *Plesimonas shigelloides*, **Rotavirus**, **Norovirus**, enteric adenoviruses, *Giardia lamblia*, ***Cryptosporidium*** *spp.*, *Cyclospora spp.*, *Microsporidia*
Inflammatory (invasion *or* cytotoxin)	Colon *or* Distal SB	**Dysentery *or* inflammatory diarrhea**	PMNs (+) Lactoferrin ↑	***Shigella*** *spp.*, ***Salmonella*** *spp.*, ***C. Jejuni***, **EHEC**, EIEC, *Y. enterocolitica*, *V. parahaemolyticus*, ***C. difficile***, *A. hydrophila*, *P. shigelloides*, ***E. histolytica***
Penetrating	Distal SB	**Enteric fever**	MNs (+)	***S. typhi***, *Y. enterocolitica*, *C. fetus*

(1) Non-inflammatory diarrhea : proximal small bowel을 침범하여 watery diarrhea를 유발한다. 염증세포인 WBC가 stool에서 보이지 않는다. *Vibrio cholerae*가 대표적.
(2) Inflammatory diarrhea : colon과 distal small bowel을 침범하여 tenesmus(후중)를 동반하며 염증을 유발하므로 fecal PMNs(+)이다. Dysentery를 일으키는 Shigella와 Salmonellosis, EHEC 등이 있다.
(3) Penetrating diarrhea : typhoid fever가 대표적이다.
V. cholerae : *Vibrio cholerae*, *C. perfringens* : *Clostridium perfringens*, *B. cereus* : *Bacillus cereus*, *S. aureus* : *Staphylococcal aureus*, *C. jejuni* : *Campylobacter jejuni*, *Y. enterocolitica* : *Yersinia enterocolitica*, *V. parahaemolyticus* : *Vibrio parahaemolyticus*, *C. difficile* : *Clostridium difficile*, *C. fetus* : *Campylobacter fetus*, PMNs : polymorphonuclear cells, MNs : mononuclear cells

2. 발병기전 (pathogenesis)

(1) 병원균의 병독인자 (virulent factors)

① Inoculum size

〈1〉*Shigella*, EHEC, *G. lamblia*, *E. histolytica* : 10~100개 이상이 있어야

〈2〉*Vibrio Cholerae* : 10^5-10^8 이상 필요

② Adherence : 발병을 위한 첫번째 단계

- *V. cholerae* : specific surface adhesions
- ETEC : colonization factor antigen

③ Toxin

〈1〉Enterotoxin : 장점막에서 secretary mechanism에 관여 → 수양성 설사(watery diarrhea) 유발

eg, *V. cholerae*, ETEC : LT(heat-labile enterotoxin), ST (heat-stable enterotoxin) toxin

〈2〉Cytotoxin : 장점막 세포 파괴 → 염증성 설사(inflammatory diarrhea)

eg, *S. dysenteriae* type 1, *V. parahaemolyticus*, *C. difficile*, EHEC (shiga toxin)

〈3〉Neurotoxin : CNS/ PNS에 작용

eg, *Staphylococci*, *B. cereus* toxin : CNS(중추신경계)에 작용하여 구토 유발

④ Invasion

* Dysentery : cytotoxin 뿐만 아니라 bacterial invasion에 의해 점막 세포 파괴

eg, *Shigella*, *E. coli*, *Salmonella*, *Yersinia*

(2) 숙주인자 (host factors)

① 정상 상재균 (normal flora)

- Pathogen과 경쟁하여 pathogen의 colonization을 방지 ← acidic pH, volatile fatty acid
- 99%가 anaerobic bacteria로 구성

② 위산 (gastric acid)

- *Salmonella*, *G. lamblia*, helminth의 감염 예방에 중요한 역할
- 위 수술, achlorhydria, antacid 지속적 사용 → enteric colonization 위험↑

③ 장운동 (intestinal motility)

- Proximal small intestine에서 중요한 host defense mechanism
- Anti-motility drug 사용, 구조적 이상(diverticulum, fistula, afferent loop

stasis), hypomotility state(DM, scleroderma 등)→ bacterial overgrowth, small bowel infection ↑

④ **면역 (immunity)**

〈1〉Cellular immunity : AIDS환자에서 위장관 감염 호발

〈2〉Humoral immunity : IgG, IgM, secretory IgA

3. 역학 (epidemiology)

(1) **"Traveler's diarrhea"** : 유행지역 여행자의 20~50%는 갑자기 시작되는 abdominal cramp, anorexia, watery diarrhea를 경험한다. 이를 traveler's diarrhea라고 하고 대개 도착 후 3일~2주 안에 발생한다(3~5일 후가 가장 호발). 또한 대개 1~5일간 지속 후 호전된다. 오염된 물이나 음식을 통해서 감염된다고 추정된다.

(2) 발생장소에 따른 원인미생물

a. Day care center

〈1〉Rotavirus : 2세 미만에서 가장 흔한 원인임. 노출시 75~100%에서 설사

〈2〉*G. lamblia* : 3세 이상 어린이에서 호발

〈3〉그 외에 *Shigella*, *C. jejuni*, *Cryptosporidium*등이 흔한 원인균이다.

b. Hospital

〈1〉**ICU : *C. difficile* (m/c)**

〈2〉소아과 병동 : rotavirus, EPEC

(3) 나이에 따른 원인미생물

〈1〉 **〈 5세** : 대부분의 설사에 의한 mortality가 발생하는 나이로 **rotavirus**가 흔한 원인균이다.

〈2〉 **〉 5세** : **Norovirus**

〈3〉 Children〉 Adults : ETEC/ EPEC/ EHEC, *C. jejuni*, *G. lamblia*

(4) 음식물과 섭취 시간에 따른 원인미생물 (bacterial food poisoning, **Table 13-3**)

B. 진단 (diagnosis)

(1) Cholera : Stool culture on TCBS(Thiosulfate-citrate-bile salt-sucrose) agar

(2) Rotavirus : Latex agglutination test

(3) Norovirus : Reverse transcriptase PCR, specific antigen enzyme immunoassays

Table 13-3 Bacterial food poisoning.

Incubation period	Symptoms	Common food sources
1~6h		
S. aureus	Nausea, vomiting, diarrhea	Ham, poultry, potato/ egg salad, mayonnaise, cream pastries
B. cereus	Nausea, vomiting, diarrhea	Fried rice
8~16h		
C. perfringens	Abdominal cramps, diarrhea (vomiting rare)	Beef, poultry, legumes, gravies
B. cereus	Abdominal cramps, diarrhea (vomiting rare)	Meats, vegetables, dried beans, cereals
> 16h		
V. cholerae	Watery diarrhea	Shellfish
ETEC	Watery diarrhea	Salads, cheese, meats, water
EHEC	Blood diarrhea	Ground beef, roast beef, salami, raw milk, raw vegetables, apple juice
Salmonella spp.	Inflammatory diarrhea	Beef, poultry, eggs, dairy products
C. jejuni	Inflammatory diarrhea	Poultry, raw milk
Shigella spp.	Dysentery	Potato/egg salad, lettuce, raw vegetables
		Mollusks, crustaceans
V. parahaemolyticus	Dysentery	

(4) *Giardia* cyst, *Cryptosporidium* : stool specimen examination

(5) **"Fever + inflammatory diarrhea" 의심되면,**

〈1〉**Stool culture** on MacConkey's agar plate : ***Salmonella, Shigella, Campylobacter***

〈2〉*C. difficile* toxin assay

a. Toxin A/ B : rapid enzyme immunoassay, latex agglutination

b. Toxin B : cytotoxin assay

〈3〉*E. coli* O157:H7 ... 미국에서 bloody diarrhea의 가장 흔한 원인균

a. Serotyping

b. Sorbitol MacConkey plates: Lactose-fermenting, indole-positive colonies of sorbitol nonfermenters

C. 치료 (treatment)

· 대부분의 경우 self-limited 경과를 밟으므로 특이 진단이 불필요하고 Table 13-4와 같이 탈수 예방을 위한 대증적 치료를 한다.

(1) **Hydration : "mainstay of treatment"**

① **Oral : 물 1 L + NaCl 3.5 g, $NaHCO_3$ 2.5 g, KCl 1.5 g, glucose 20 g**

② IV hydration (Ringer's lactate) : 구토 또는 탈수가 심한 환자에서 시행.

(2) **Antibiotics**

① **Dysentery 또는 fever(> 37.8℃) 시 사용 고려**

② Regimen

a. **FQ** (fluoroquinolone) : 1~3일간 사용 eg, ciprofloxacin 500 mg bid

b. Azithromycin : 첫날 500 mg, 설사 지속시 2~3일째 250 mg 사용

Table 13-4 임상 양상에 따른 여행자 설사의 치료.

증상과 징후	치료
Watery diarrhea (no blood in stool, no fever), 1-2 unformed stools /day without distressing enteric sx.	Oral fluids + saltine crackers
Watery diarrhea(no blood in stool, no fever), 1-2 unformed Stools/day with distressing enteric symptoms	Bismuth subsalicylate *or* loperamide
Watery diarrhea(no blood in stool, no distressing abdominal pain, no fever), >2 unformed stools/day	Antibiotics + loperamide
Dysentery(bloody stools) *or* fever (>37.8℃)	Antibiotics
Vomiting, minimal diarrhea	Bismuth subsalicylate
Diarrhea in pregnant women	Fluids + electrolytes
Diarrhea despite Bactrim prophylaxis	FQ (fever, bloody stool 없으면 loperamide 같이 사용)
Diarrhea despite fluoroquinolone prophylaxis	Bismuth subsalicylate, 심한 경우 내과 의사의 상담 필요

복막염 (peritonitis)

A. 서론 (introduction)

1. 정의 (definition) : 'inflammation of the peritoneum'

2. 분류 (classification)

(1) Localized vs. Diffuse

(2) Acute vs. Chronic

* Acute peritonitis : 대개 infectious, related to a perforated viscus를 의미

(3) Infectious vs. Aseptic

3. 발병기전 (pathogenesis)

(1) Infectious agents가 perforated viscus, abdominal wall의 penetrating wound, foreign body 침투 등에 의해서 peritoneal cavity 안으로 들어옴

(2) 소량의 infectious agents는 immunocompetent patients에서는 제거되지만, 다량의 mixed aerobic/anaerobic organism이 특히 지속적으로 들어올 때 peritonitis로 진행

4. 원인 (etiology)

(1) 흔한 원인

① Ruptured appendix

② Ruptured diverticulum

③ Perforated peptic ulcer

④ Incarcerated hernia

⑤ Gangrenous gall bladder

⑥ Volvulus

⑦ Bowel infarction

⑧ Cancer

⑨ IBD

⑩ Intestinal obstruction

(2) Spontaneous bacterial peritonitis (SBP) : 특별한 원인 없이 peritonitis가 발생하는 것 ... 간경변증, 신증후군 환자

B. 임상양상과 진단 (clinical manifestations & diagnosis)

(1) 증상 (symptoms) **: acute abdominal pain**

(2) 징후 (signs)

① **Tenderness**의 위치 : underlying cause에 따라 변화 ... Diffuse peritonitis로 진행하면 복부 전체에 tenderness, rigidity 발생

② Bowel sound : 들리지 않는다.

③ Tachycardia, hypotension, dehydration : common

(3) 검사소견 (laboratory findings) **: leukocytosis, acidosis**

(4) 방사선학적 소견 (radiologic findings)

① Simple abdomen

- Bowel dilatation with edema
- Free gas : perforation 의미

② CT, US : free fluid, abscess 등을 detect

③ Diagnostic paracentesis : Fluid가 있을 때는 diagnostic paracentesis를 시행 → Neutrophils 〉250 / μL 면 진단 가능

C. 치료 (treatment)

(1) Rehydration, electrolyte abnormality 교정, antibiotics, underlying defect에 대한 surgical correction

(2) 예후 (fatality rate)

- Uncomplicated peritonitis는 치명률 〈 10%
- Underlying disease 있는 elderly, 48시간 이상 지속시 치명률 〉40%

소화기계 결핵 (GI tuberculosis)

A. 결핵성 복막염 (TB peritonitis)

(1) 서론

① 폐결핵이나 다른 장기의 병소로부터 혈액을 통하여 전파된 복강내의 잠재적인 결핵병소가 재활성화되어 발생.

② **50~70%에서 활동성 및 비활동성 폐결핵이 동반**

(2) 임상양상

· 초기 : **복수** 발생

· 후기 : 복수는 감소하고 **복강내 장기들의 표면을 miliary tubercle들이 덮는다.**

① 증상 : **fever, abdominal pain, weight loss, abdominal distension**

② 징후 : shifting dullness, abdominal tenderness

* 배가 밀가루 반죽 같은 감각이 있으면서 물컹 물컹한 특징

(3) 진단

① USG, CT : 진단에 큰 도움은 되지 않는다.

② **Peritoneoscopy** with biopsy, culture : caseation necrosis를 확인 하거나 배양하여 **확진**

③ **Ascitic fluid analysis**

· Malignant ascites와 비슷 : protein 〉 3 g/dL, **lympho-dominant exudates**

· ADA : LC와 동반되면 false positive 될 수도

· **LDH 〉 90 IU/L : 진단적 가치 (+) (LC 유무와 무관하게)**

· AFB stain : 거의 음성

· Culture : 50%에서 양성

(4) 치료 : 항결핵제 치료 (치료기간은 6개월로 동일)

B. 장결핵 (TB enterocolitis)

(1) 역학 (epidemiology)

① 서구에 비해 우리나라에서 빈발

② 우리나라에서는 **크론병과 감별이 중요** (Table 13-5)

③ 호발부위 : ileocecal area ... **"RLQ pain의 감별진단"** → Chapter 10 참조

④ 감염경로 : oral, hematogenous, peritoneal route

(2) 임상양상 : RLQ pain, diarrhea, wt. loss, fever, night sweat, obstruction, hematochezia, palpable mass

(3) 진단

① Endoscopy에서 **circular ulcer**, skipped lesion이 있으면 의심할 수 있으나 CD와 정확한 감별은 어렵다(Figure 13-6).

② AFB stain : 확진이 가능하나 민감도가 10% 정도로 낮다.

③ Biopsy → **"Caseation necrosis"** ... 역시 민감도가 10% 정도

④ **경험적 치료 : 우리나라에서의 유병률을 고려할 때 먼저 항결핵제를 투여하고 추적 검사에서 임상적, 내시경적 호전이 있으면 결핵성 장염을 확진 → 호전 없으면 크론병 (CD, Crohn's disease) 고려!**

(4) 치료 : 항결핵제

Table 13-5 TB colitis vs. Crohn's disease.

	TB colitis	Crohn's disease
내시경소견	Circular ulcer	Longitudinal ulcer, anal fistula가 동반 잘됨
병리소견	AFB(+), Caseating granuloma	Noncaseating granuloma가 보일 수 있으나 결핵성 복막염에도 나타날 수 있음
치료에 대한 반응	항결핵제에 반응	면역 억제제에 반응

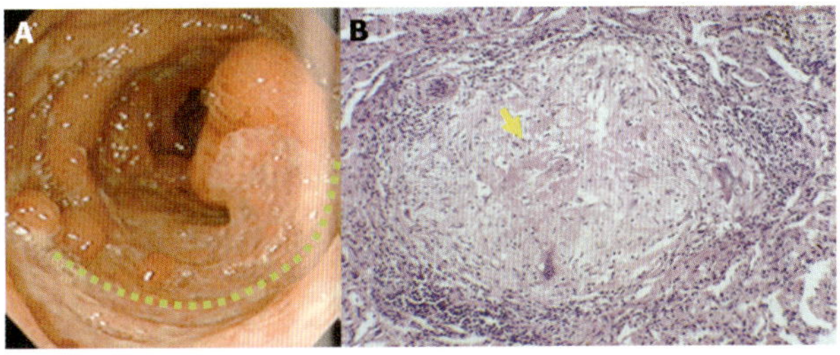

Figure 13-6 TB colitis.
(A) Circular ulcer (곡선따라)
(B) Caseating necrosis(화살표)를 동반한 granuloma

14

Small and Large Bowel Tumors

소장과 대장의 종양

소장 종양 (tumors of small intestine)

※ 전체 소화기 장관 종양 중 3% 미만으로 희귀해서 진단이 늦는 경우가 많다. 증상도 애매하고, 일반적인 검사에서는 발견이 되지 않기 때문이다.

※ 소장의 종양을 의심할 상황

① 반복적이고 설명되지 않는 쥐어짜는 듯한 통증이 있을 때

② IBD나 이전의 수술 병력도 없이 장관 폐색이 발생할 때

③ 성인에서 intussusception이 발생했을 때

④ 일반적인 방사선 검사에서 병변이 발견되지 않는 만성적인 위장관 출혈이 있을 때

* Enteroclysis : 비위관을 duodenum 입구에 두고 조영제를 투여한 후 barium study → small bowel tumor 발견할 수 있다.

A. 양성 종양 (benign tumors)

※ 특징

- 증상 : pain, obstruction, hemorrhage
- 대개 40~50대에 발견되고, 원위부 소장에 자주 발생

1. 선종 (adenoma)

(1) Islet cell adenoma : 췌장이 아닌 소장에서 발생한 경우

(2) Brunner's gland hyperplasia : submucosal gland의 과증식 또는 비후. 진정한 의미의 종양이 아님

(3) Polypoid adenoma

① 소장 종양의 25%를 차지

② Single polypoid lesion 또는 papillary villous adenoma

③ Sessile 또는 papillary form은 악성과 동반되어 있기도 함

④ Peutz-Jeghers syndrome에서도 흔히 나타남

2. Leiomyoma

- Smooth muscle의 종양.
- Cramping, intermittent abdominal pain이 주증상이며, 덮고 있는 점막에 궤양이 생기며 출혈이 발생하기도 함.

3. Lipoma

- Distal ileum, IC valve에 호발

4. Angioma

(1) Telangiectasia 또는 hemangioma의 형태로 jejunum에 가장 흔히 발생

(2) 자주 출혈을 유발하며, 출혈 중에는 angiography를 통해 진단할 수 있다.

B. 악성 종양 (malignant tumors)

※ Risk factors : long-standing regional enteritis, celiac sprue, AIDS 환자

※ Symptoms : 발열, 체중감소, 식욕부진, 출혈, 복부 종괴(abdominal mass)

1. 선암 (adenocarcinoma) (m/c) : 소장 악성 종양의 50%

(1) 원위부 십이지장과 근위부 공장에 발생

(2) 임상양상 (clinical manifestations) : 궤양, 출혈, 장폐색 유발

(3) 진단 (diagnosis) : 내시경으로 직접 보고, 조직 검사

(4) 치료 (treatment) : 수술로 제거

2. Lymphoma

(1) Primary vs. Secondary

① Primary lymphoma

- 다른 부위의 림프절 종대나 간, 비장 비대가 없고, 방사선 검사 및 골수 검사에서 다른 부위의 림프종이 없을 때
- 소장 악성 종양의 20%
- Non-Hodgkin's lymphoma (diffuse large cell, T-cell origin)
- Ileum 〉 jejunum 〉 duodenum 순으로 흔히 발생 (정상적으로도 장관 내 lymphocyte가 많은 순서임)
- 위험인자 : celiac sprue, regional enteritis, AIDS 및 면역저하자

② Secondary lymphoma : retroperitoneal 또는 mesenteric lymph node의 종양이 침범한 경우

(2) 임상양상과 진단 (clinical manifestations & diagnosis)

① 증상 : 복통, 체중 감소, 구토, 장폐색

② 확진 : 수술로 확인하고 침범된 부위를 제거

cf. 주로 lamina propria에 존재하기 때문에 내시경 조직검사로는 확진이 어렵다.

(3) 치료 (treatment)

① Localized disease : 수술 + (3-cycle chemotherapy *or* RT) → 75% 정도 CR/ SR

② Unresectable lymphoma : combination chemotherapy

→ 25% 정도 CR/ SR ... 치료 도중 장천공 위험 높다.

3. Carcinoid tumors

4. Leiomyosarcoma

(1) 대개 5 cm 이상

(2) 출혈, 장폐색, 장천공 유발

(3) *c-kit* receptor 이상 유무를 확인하여야 함 : c-kit Rc 이상이 있는 gastrointestinal stromal tumor(GIST)에서 전이가 있을 경우 imatinib mesylate(Gleevec)으로 치료해 볼 수 있다. Refractory patient의 경우 sunitinib(Sutent) 사용 가능.

대장암 (colon cancer)

A. 서론 (introduction)

1. 개념

(1) 대장에 생기는 상피성암으로 대부분 **선암종(adenocarcinoma)**이다.

- Adenocarcinoma : 95%, sarcoma : 5%
- **95% 이상이 adenomatous polyp에서 기원**한다고 알려져 있다.

(2) **75%가 sigmoid colon과 rectum에 발생**

2. 역학 (epidemiology)

(1) 우리나라 : 5번째로 흔한 암으로 **발생률 증가중** (서구식 식생활 영향)

(2) 미국 : 폐암 다음으로 가장 흔한 암으로 인한 사망원인이다.

(3) 연령 : 대개 50세 이상에서 발생한다.

(4) 성별 : 대장암 (colon cancer) : M 〉 F, 직장암 (rectal cancer) : F 〉 M

3. 위험요인 (risk factors)

(1) Diet : **animal fat**

(2) Hereditary syndromes (autosomal dominant inheritance) eg, **FAP, HNPCC**

(3) **Inflammatory bowel disease**

(4) ***Streptococcus bovis* bacteremia**

(5) Uretero-sigmoidostomy

(6) **Smoking**

4. 유전자 이상 (Figure 14-1) : "multistep progression"

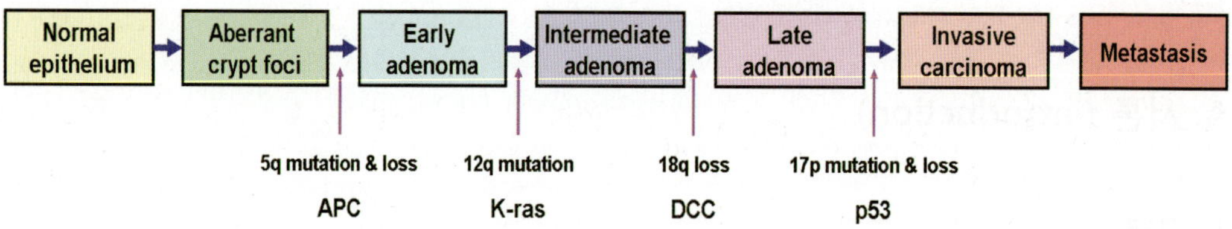

Figure 14-1 Colon cancer 진행에 관계하는 유전자 이상.

B. 대장 종양의 종류와 특징

1. Colorectal adenomatous polyp

(1) 종류 (**Figure 14-2**)

① **Tubular adenoma (60%, m/c)** : 60세에서 호발

· **Pedunculate type**이 많다.

· **15%에서 malignant change(+)** (특히 크기 ≥ 2 cm 이상인 경우)

② **Villous adenoma** (10%) : distal colon, old age에서 호발

· **Sessile type** 이 가장 흔함. **40%에서 악성으로 변화 가능**

③ Tubulovillous adenoma (30%) : villous component 10~30%, 22%에서 악성으로 변화 가능

(2) Work-up

· **Colon polyp이 발견되면 전체 colon을 검사할 필요 있어** (colonoscopy *or* colon study) ∵ **1/3에서 synchronous lesion (+)**

· 3년 이상의 간격으로 colonoscopy 시행 ∵ **30~50%에서 또다른 선종 발생**

(3) 치료 (treatment)

- Benign polyp : 모양새(**Figure 14-3**)에 따라

① Pedunculated polyp : size가 커도 내시경을 시행해 제거 가능

② Sessile polyp

〈1〉 Small (〈 3 cm) : 내시경적으로 biopsy후 hot biopsy forcep으로 제거

〈2〉 Large (≥ 3 cm) : 최근에 내시경 기술의 발달로 내시경적 절제술이 가능하다. 수술시 위험 등 고려해 경과 관찰 또는 수술

- Malignant polyp

· **내시경적 절제술 +**

· **내시경적 절제술 조직검사에서 다음 소견 있으면 수술** ∵ **국소 림프절 침범 가능성 5%**

① **Poorly differentiated histology**

② **Penetration of muscularis mucosa of colon wall**

③ **Resection margin (+)**

④ **Vascular *or* lymphatic invasion**

※ **Adenomatous polyp의 malignant 위험인자**
① Pathology : **villous** 〉 tubular
② **Size 〉 2 cm** ※ 〈 1.5 cm : 〈 2%, 1.5~2.5 cm : 2~10%, 〉2.5 cm : 10%
③ **갯수 : 많을 수록**
④ Gross appearance : **sessile** 〉 pedunculated
⑤ Grade : **severe dysplasia** * **발생부위와 악성 가능성은 무관**

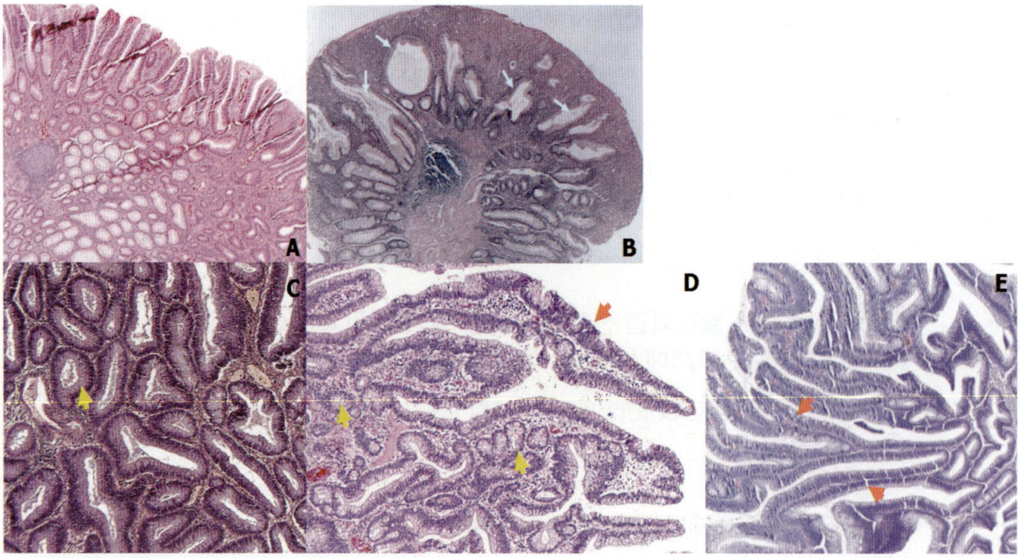

Figure 14-2 Adenomatous polyp of colon.
(A) Hyperplastic polyp : 샘(gland)을 구성하는 상피세포가 과증식하여 빽빽히 들어찬 있는 모습
(B) Juvenile polyp : Gland가 심하게 확장되어 cysts(하늘색 화살표)를 구성하고 있는 것이 특징
(C)~(E) Tubular adenoma : Nuclear atypism이 보이는 adenoma 중 성장형태가 관모양(tubular, 노란색 화살표)을 이루는 것과 손가락 같은 융모모양(villous, 주홍색 화살표)을 이루는 것의 비율에 따라 **(C) tubular adenoma, (D) tubulovillous adenoma, (E) villous adenoma**로 분류한다.

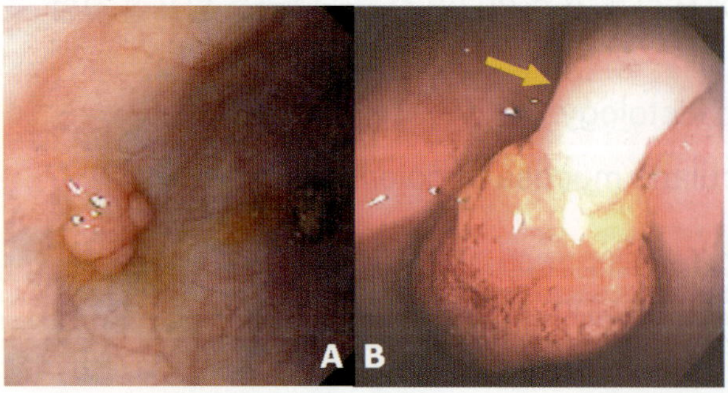

Figure 14-3
Sessile vs Pedunculated polyp.
차이는 목(neck)이 있는지 없는지에 따라 구분.
목이 있을 경우 내시경적 절제가 쉽다.
(A) Sessile polyp
(B) Pedunculated polyp

2. Familial adenomatous polyposis (FAP, Figure 14-4)

(1) 원인 : APC gene*(chromosome 5q)의 deletion * tumor suppressor gene

- Autosomal dominant (AD) inheritance ... 가끔은 sporadic하게 발생

(2) 임상적 특징

① 12~13세에 **multiple colon polyp이 rectum부터 나타나기 시작**

② Small bowel에는 polyp이 없다.

③ 치료 안하면 polyp 발생 30년 이내에 **100%에서 colon cancer 발생**

(3) **Screening : FAP 환자의 1st degree relative는 사춘기부터 35세까지 매년 sigmoidoscopy 시행**

(4) **치료 : 대장 전 절제술 (total colectomy)** * 원칙 : 모든 rectal mucosa 제거

① Total proctocolectomy with ileostomy : 고전적 수술 방법으로, incontinence 때문에 최근에는 시행↓

② Total proctocolectomy with ileal pouch-anal anastomosis

- 합병증↓
- 환자가 선호해 시행↑

③ Subtotal colectomy with ileorectal anastomosis

- Malignancy 없으면서 환자가 ileal pouch의 complication을 원치 않을 때 시행 가능
- 하지만 cancer risk 있고, 주기적(3-6개월 마다) sigmoidoscopy의 시행이 필요하다.
- Rectum에 polyp이 없는 경우 고려할 수 있는 수술법이다.

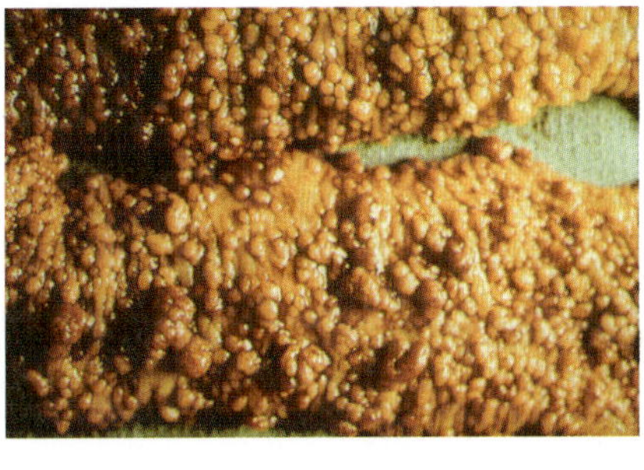

Figure 14-4 Familial adenomatous polyposis. 절제한 colon 단면으로 수백개의 polyp이 보인다.

3. Hereditary nonpolyposis colorectal cancer (HNPCC = Lynch syndrome)

(1) 원인 (etiology)

· **hMSH2, hMLH1** 등의 germline mutation → DNA replication error, DNA mismatch의 repair defect 초래

· Autosomal dominant trait

(2) 임상양상 (clinical manifestations)

① **40대 중반**에 colon cancer 발생

② **Proximal** large bowel에 호발

③ **Multiple synchronous** cancer가 많다.

④ 조직학적으로 분화가 나쁘지만 **sporadic cancer보다 예후가 더 좋다.**

⑤ **여성에서는 ovarian, endometrial tumor 발생과 연관**

(3) **진단 기준 (diagnostic criteria)**

① **3명 이상 colorectal cancer의 가족력**

② **적어도 1명은 다른 2명의 first degree relative**

③ **적어도 1명은 50세 이전에 colorectal cancer 진단**

④ **적어도 2세대에 걸쳐서 colorectal cancer 발병**

(4) **Screening**

① **25세부터 2년마다 colonoscopy** ∵ proximal colon에 tumor 호발

② 여성 : pelvic US, endometrial bx 시행 ∵ ovarian/endometrial tumor 위험 ↑

(5) 치료 (treatment) : colon cancer 발생시 일반적인 sporadic cancer 치료와 같다.

4. Peutz-Jeghers syndrome

(1) 원인 (etiology)

· Novel serine-threonine gene(STKII) gene mutation (chr. 19p)

· **Autosomal dominant**

(2) 임상양상 (clinical manifestations)

① Multiple **hamartomatous** polyp이 특징 ... polyp의 갯수는 FAP보다 적다.

② Polyp은 GI전체(esp. small intestine)에 걸쳐 발생할 수 있다.

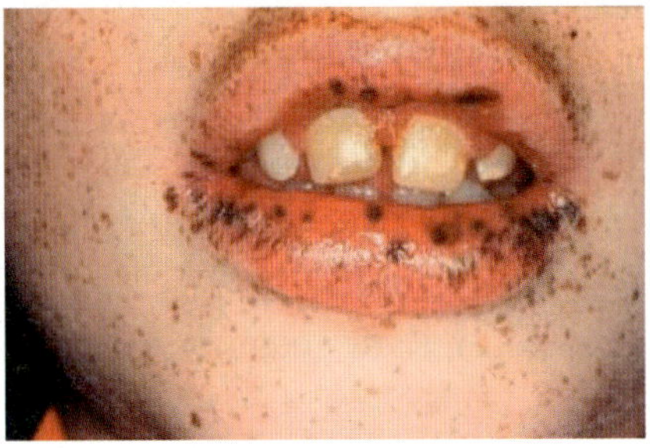

Figure 14-5 Peutz-Jeghers syndrome.
입술에 melatonin 색소 침착 소견이 보인다. 여러 가지 종양을 잘 동반한다.

③ **Melanotic spots** (**Figure 14-5**) : lip, buccal mucosa, mouth, hand, feet

④ GI cancer는 매우 드물다. ... 발생시 주로 small intestine에 발생한다.

⑤ 동반 종양 (associated tumor) : ovarian sex cord tumor, Sertoli cell testicular tumors, breast cancer, GB/ ureter/ nose polyps

⑥ 증상 : 청소년기에 recurrent colicky **abdominal pain**, Intussusception, GI bleeding

5. Inflammatory bowel disease

(1) Longstanding IBD에서 잘 발생 (UC 〉 CD)

(2) 진단 10년 후 0.5~1%/year의 발생률. 25년 후 8~30%에서 발생

(3) Pancolitis에서 발생률이 더 높다.

(4) Surveillance에 대한 지침이 확실히 정해지지는 않음

C. 임상양상 (clinical manifestations)

(1) 외과적으로 치료 가능한 상태에서는 대개 무증상 (EGC와 비슷)

(2) 종양 크기가 커짐에 따라 증상 발생

(3) 종괴에 의한 증상 : 배변 습관의 변화 (constipation 등), 훗증 (tenesmus), 대변 직경(stool caliber)의 감소, 복부 불쾌감

(4) 출혈에 의한 증상 : 혈변 (hematochezia), 피로감(d/t IDA), 호흡곤란

(5) 전이에 의한 증상 : 간종대, 소장과 대장 폐쇄 (복강 내 전이), 복수 등

(6) **위치에 따른 임상양상의 차이 (Table 14-1)**

Table 14-1 Rt. vs. Lt. colon cancer의 임상양상의 차이.

	Rt. Colon	Lt. Colon
빈혈	흔하다[1]	드물다[1]
담낭질환의 유사 증상	+	-
직장 출혈	Occult[1]	Gross[1]
장폐쇄증	-[2]	+[2]
배변습관의 변화	Diarrhea	Constipation, Stool caliber ↓
복통	흔하다	드물다
Palpable mass	가끔(+)	대개(-)
형태	Bulky, fungating	Encircling(napkin ring)

[1]Bleeding에 의한 IDA는 주로 rt. colon에서 있지만 대개 보이지 않으며 (occult bleeding) 육안적 출혈(gross bleeding)은 주로 lt. colon에서 보인다.
[2]음식물이 rt. colon을 통과할 때는 아직 liquid해서 obstruction은 잘 나타나지 않는다.

D. 진단 (diagnosis)

1. 진단을 위한 검사

(1) Stool occult blood : (+)인 경우도 〈10%에서만 cancer (+)

(2) Barium enema (=colon study, Figure 14-6) : Apple core sign, napkin-ring

(3) Proctosigmoidoscopy

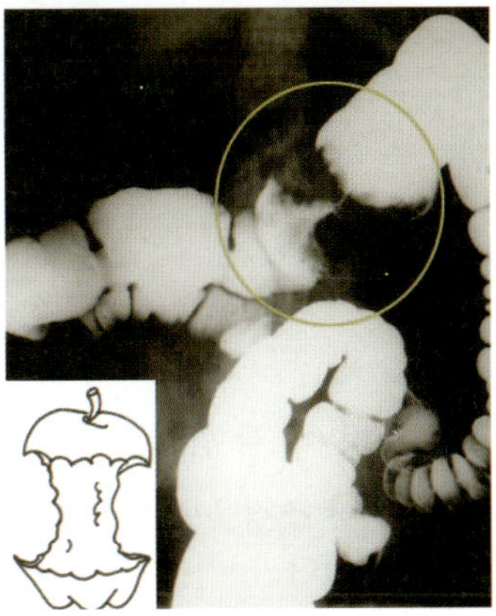

Figure 14-6 Colon cancer.
Colon wall로부터 자라 들어와 lumen을 조이고 있는 cancer의 모습을 colon study로 조영하면 사과를 파먹은 모양의 filling-defect를 보여준다. 이를 'apple core sign' 이라 한다.

(4) Colonoscopy

(5) Chest PA, Abdomen CT : staging w/u

(6) Transrectal USG : infiltration 정도 파악

(7) IVP : 요로 침범 의심시 시행

※ Colon cancer의 screening/surveillance는 소화기학 chapter 4 참조.

2. 병기 (stage, Table 14-2)

Table 14-2 Colorectal cancer의 병기와 예후.

Stage			Pathologic Description	5-year survival, %
Duke	TNM	Numerical		
A	T1N0M0	I	Cancer limited to mucosa and submucosa	〉95
B1	T2N0M0	I	Cancer extends into muscularis	〉90
B2	T3N0M0	II	Cancer extends into or through **serosa**	70~85
C	TxN1M0	III	Cancer involves **regional lymph nodes**	50~70
D	TxNxM1	IV	Distant metastasis (eg, liver, lung)	〈5

Duke staging이 가장 많이 쓰이며 serosa를 침범하면 B2, 국소 림프절을 침범하면 C에 해당한다. 한가지 기억할 점은 Duke staging은 'surgical staging'이란 점이다. 일단 수술 후 병기가 결정된다.

E. 치료 (treatment)

1. 수술 (surgery)

(1) 현재까지는 **유일한 완치법**이다.

* No touch isolation technique : minimal manipulation of cancer

(2) Rectal cancer의 경우 가급적 anus를 살리는 organ preserving op.를 한다.

① Low anterior resection (LAR) : distal margin이 2 cm만 정상 조직을 포함할 수 있으면 시행 가능 → anal function 유지 가능하다는 장점이 있다.

② Abdominoperineal resection (APR=Miles' op - permanent sigmoido-colostomy를 동시에 시행) : Distal margin 2 cm 확보 어렵거나, mass가 pelvis에 deep, large, bulky할 때 시행

(3) 합병증 : bleeding, obstruction, perforation

(4) Postop. F/U

① 수술 후 3년 간격으로 colonoscopy : 3~5%에서 metachronous cancer 발생, 〉5%에서 metachronous adenoma 발생

② 수술 후 1년 간격으로 abdominal CT 시행

2. 방사선 치료 (radiotherapy)

(1) Colon cancer : primary treatment로서는 효과 없음.

(2) Rectal cancer **: pelvic recurrence ↓ 그러나 survival gain (×)**

① Adjuvant RT : Duke stage B2, C에서 local recurrence 20~25% ↓ *but* survival gain (×)

② Neoadjuvant RT : Large, potentially unresectable tumor에서 RT로 tumor shrinkage시켜 수술하는 방법

③ **Postop RT + 5-FU : Duke stage B2, C에서 국소재발률 ↓, 완치율 ↑**

3. 항암 화학요법 (chemotherapy)

(1) Advanced colorectal cancer : 'only marginal benefit' → 5-FU-based chemotherapy는 15~20%에서 partial response를 보인다.

① 5-FU + leucovorin이 5-FU 단독보다 PR rate가 높다(약 3배). 그러나 survival에 미치는 영향은 미미하다.

② Capecitabine : oral form의 5-FU로 효과는 비슷하다.

③ Irinotecan, topoisomerase I inhibitor : 5-FU, leucovorin과 같이 사용하면 (FOLFIRI regimen) 전이성 대장암에서 response↑, survival↑

④ Oxaliplatin : 5-FU, leucovorin과 같이 사용하면 (FOLFOX regimen) 효과는 FOLFIRI와 비슷

⑤ Cetuximab, panitumumab, bevacizumab : response↑, survival↑ 증명된 targeted therapy

(2) **Adjuvant chemotherapy**

① 방법 : 5-FU + leucovorin for 6 months

② Stage B2 : no statistically significant benefit

③ **Stage C : recurrence 40%↓, survival 30%↑**

4. Metastatic colon cancer의 치료

(1) Multiple metastases : primary colon lesion은 resection & colostomy

(2) **Hepatic metastasis : 전이 병소를 수술로 제거하면 survival↑**

① Small solitary : colon lesion 수술할 때 liver lesion은 wedge resection

② Large solitary : colon cancer 수술 후 imaging w/u 뒤 hepatic lobectomy 시행

(3) **Solitary pulmonary nodule : laparoscopy로 liver metastasis 배제하면 resection + palliative chemotherapy** (if indicated)

F. 예후 (prognosis)

1. 수술 후 나쁜 예후를 예측하게 하는 인자들

(1) **국소 림프절 침범** (Duke stage C)

(2) 침범된 국소 림프절 갯수 많을 수록

(3) 종양이 대장벽을 뚫었을 경우 (Duke stage B2)

(4) **Poorly differentiated histology**

(5) Perforation

(6) Tumor adherence to adjacent organs

(7) Venous invasion

(8) **수술 전 CEA 상승** (〉 5 ng/mL)

(9) Aneuploidy

(10) Specific chromosomal deletion (eg, allelic loss on chromosome 18q)

※ **Tumor size는 예후에 영향 없다.**

※ Microsatellite instability : 좋은 예후 인자

신경내분비계 종양 (neuroendocrine tumor, NET)

A. 유암종 (carcinoid tumor)

1. 정의

· GI tract의 enterochromaffin cell(EC cell, 일명 Kulchitsky cell)에서 발생하는 종양으로 GI endocrine tumor 중 가장 흔하다.

2. 발생 장소와 전이 비율 (Table 14-3)

Table 14-3 Carcinoid tumor의 발생 장소와 특징.

발생 장소	발생 비율 (%)	전이 비율 (%)
Appendix	36% (m/c)	2%
Jejunoileum	25%	34%
Rectum	16%	18%
Bronchus	10%	-
Colon	6%	60%

(1) **Appendiceal carcinoid (m/c)**

① 대개 〈 1 cm, 전이 (-)

② appendix tip에 많이 발생

(2) **Small intestinal carcinoid**

① **Ileum**에 호발 (70~80%)

② Multiple인 경우가 많다.

③ **전이 : 35~70%**

④ Intestinal obstruction : fibrotic reaction을 많이 일으킨다.

⑤ Carcinoid syndrome의 가장 흔한 원인종양이다.

(3) **Rectal carcinoid**

① Dentate line에서 4~13 cm에 호발.

② **대개 〈 1 cm 이고, 이 경우 전이는 5% 정도 ... 크기가 작아 대개 무증상**

(4) **Bronchial carcinoid**

① Smoking과 연관 없다.

② **전이가 적다.**

3. 분비 호르몬

(1) **Serotonin (5-HT) : m/c**

(2) Histamine, Catecholamine, Bradykinin, Tachykinin, Enkephalin, Endorphin, Vasopressin, Gastrin, Adrenocorticotrophin, Prostaglandin, Somatostatin, Neurotensin, Substance P, Neurokinin A, Motilin

4. 증상과 징후

(1) 위장관 증상 (+) : **복통**, 출혈, 장폐쇄, 장중첩 등

(2) 호르몬 분비에 의한 증상 (carcinoid syndrome) : carcinoid tumor 가진 환자의 8% 정도 ... 대개 liver metastasis 발생 후 증상 및 징후가 발현

a. **Classic triad : cutaneous flushing, diarrhea, valvular heart disease**

① **Flushing**

- Sudden onset, 상체에 erythema, 따뜻한 느낌
- Pruritus, lacrimation, diarrhea, facial edema 동반 가능
- 유발인자 (precipitation) : stress, alcohol, exercise, food (cheese), drug (catecholamine, pentagastrin, serotonin reuptake inhibitor)

cf. flushing 일으킬 수 있는 다른 질환 : systemic mastocytosis, CML, menopause, alcohol, glutamate 복용, 약물 부작용 (CCB, chlorpropamide, nicotinic acid)

② **Diarrhea** : watery, steatorrhea 동반 가능, 복통 동반

③ **Valvular heart disease**

- Endocardial fibrosis 발생
- 주로 tricuspid valve 침범

b. 기타 : wheezing

(3) 전이 : 종양 크기에 비례해서 발생 ... 〉 2 cm일 때는 거의 100% 발생

5. 진단 (diagnosis)

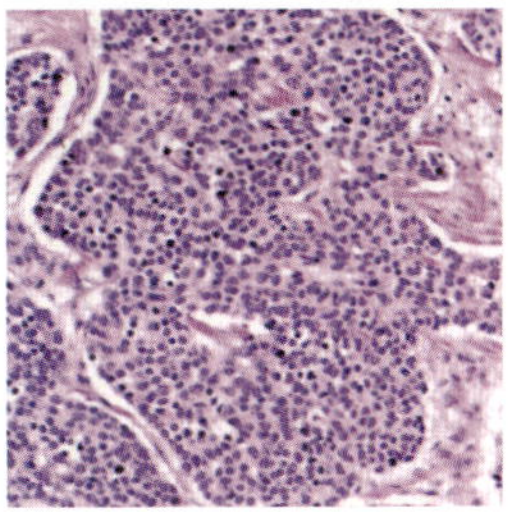

Figure 14-7
Carcinoid tumor.
Uniform small round cell이 nest를 이루고 있다.

(1) 조직 검사 (**Figure 14-7**)

(2) **Urinary 5-HIAA↑** : 〉 80 μmol/d, 15 mg/d

(3) 종양을 찾을 수 없는 경우

① Scintigraphy with MIBG

② Scintigraphy with radiolabeled octreotide

③ High dose of radionuclide and SPECT

6. 예후 (prognosis)

(1) 발생 부위 및 진행 정도와 관련

(2) 소장이나 기관지에 발생하면 appendix나 rectum 에 발생한 경우보다 작은 크기에서 전이가 있고 예후가 나쁘다.

· **Appendix, rectum : tumor size↓, malignant potency↓, metastasis↓**

· **Jejunoileum, colon : tumor size↑, malignant potency↑, metastasis↑**

(3) Urinary 5-HIAA level 높을수록 예후가 안좋다.

7. 치료 (treatment)

(1) Carcinoid syndrome

① Flushing 일으킬수 있는 상황 피한다 ... Nicotinamide가 도움됨

② Diuretics : heart failure에서 사용

③ Oral bronchodilator : wheezing에 도움

④ Loperamide, diphenoxylate : diarrhea에 사용

⑤ Serotonin receptor antagonist

〈1〉 $5\text{-}HT_1$, $5\text{-}HT_2$ antagonist : methysergide, cyproheptadine, ketanserin
→ diarrhea에는 효과적이나 flushing에는 효과 없다.

〈2〉 $5\text{-}HT_3$ antagonist : ondansetron, tropisetron, alosetron
→ diarrhea, nausea 거의 100% 조절 가능 + flushing도 경감 효과 (+)

〈3〉 H_1, H_2 antihistamine combination : diphenhydramine + cimetidine/ ranitidine → flushing 조절에 효과적

소화기학

⑥ Synthetic somatostatin analogue

〈1〉Octreotide, lanreotide (long acting form도 사용)

〈2〉Symptom 경감(80% 이상에서 diarrhea, flushing 감소) 뿐만 아니라, urinary 5-HIAA 감소 효과도 있다(50% 이상에서)

〈3〉부작용 : injection site pain, GI discomfort (nausea, diarrhea), gallstone, steatorrhea, glucose intolerance

⑦ Interferon-α : 증상 조절에 도움

⑧ Hepatic artery embolization with/ without chemotherapy

(2) Carcinoid tumor

① Surgery : only curative therapy

② Hepatic metastasis : resection이 도움이 될 수 있다.

B. Zollinger-Ellison syndrome (ZES)

1. Zollinger-Ellison syndrome이란?

· Gastrin을 분비하는 neuroendocrine tumor의 일종으로 임상적으로 **심한 소화성 궤양**을 일으킨다. 만성적 gastrin secretion으로 parietal cell hyperplasia가 일어나고, 위산 분비의 증가에 따른 severe peptic ulcer가 발생하게 된다.

2. 역학 (epidemiology)

(1) 소화성 궤양을 앓고 있는 환자의 0.1~1%

(2) M 〉 F

(3) 30~50세에서 호발

3. 발생기전 (pathogenesis)

(1) Autonomous neoplasm에 의한 hypergastrinemia이 원인

(2) Gastrin

① Parietal cell의 gastrin receptor를 통하여 acid secretion 유발

② ECL cell로부터 histamine 분비 유발 → parietal cell의 acid 분비 촉진

(3) Acid ↑ → peptic ulcer, erosive esophagitis, diarrhea 발생

4. 임상양상 (clinical manifestations)

(1) Abdominal pain (70~100%)

(2) Peptic ulcer (〉90%)

※ Peptic ulcer에서 ZES를 의심해야 하는 경우

① Unusual site에서 발생하는 peptic ulcer : duodenum 2nd part 등

② Standard medical therapy에 반응하지 않는 peptic ulcer

③ Acid reducing surgery 후 재발하는 peptic ulcer

④ 합병증*을 동반하는 peptic ulcer *** bleeding, obstruction, perforation**

⑤ Diarrhea를 동반하는 peptic ulcer

⑥ ***H. pylori* negative peptic ulcer** : 일반 peptic ulcer는 〉90% (+) *but* ZES 〈 50%에서 (+)

(3) Esophageal disease (2/3) : mild esophagitis, frank ulceration with stricture, Barrett's mucosa

(4) Diarrhea (50%)

① Marked volume overload to the small bowel

② Acid에 의한 pancreatic enzyme inactivation

③ Acid에 의한 intestinal epithelial surface damage

④ Gastrin의 direct stimulatory effect

⑤ VIP 등과 같은 다른 hormone의 동시 분비

(5) MEN I (25%)

① Autosomal dominant. Chromosome 11의 long arm에 이상

② 종양 발생 위치

〈1〉Parathyroid (80~90%) : 대부분 환자에서 ZES 발견 전에 hyperparathyroidism 진단

〈2〉Pancreas (40~80%)

〈3〉Pituitary gland (30~60%)

③ MEN I과 동반된 ZES은 smaller, multiple, duodenum에서 발생하는 경향

(6) Metastasis : Gastrinoma의 60~90%는 malignant → LN, liver, bone 등으로 전이

5. 진단 : (1) + (2)가 진단에 중요

(1) Gastrin level : 가장 중요 ... **Fasting gastrin level 〉 200 pg/mL**

(2) Gastric acid secretion : 정상인과 overlap 많아 진단적 가치는 낮다.

① BAO[1] 〉 15 mEq/h

② BAO[1]/ MAO[2] ratio 〉 0.6 [1] : Basal acid output, [2] : Maximal acid output

(3) Provocation test

- 임상적으로 ZES가 의심되나 gastrin level이 높지 않을 때 시행
- Secretin injection test

① Secretin IV injection 후 gastrin이 basal보다 200 pg/mL 이상↑ ... 민감도, 특이도 〉 90%

② Gastric acid secretion 같이 측정해야 ∵ hypergastrinemia의 가장 흔한 원인은 gastric acid secretion의 감소 (chronic atrophic gastritis, pernicious anemia 등)

(4) Tumor cell localization

① EUS : sensitivity 80~100%, small intrapancreatic neoplasm, LN, vessel 침범 파악에 유리

② Octreoscan : somatostatin receptor 양성을 이용

③ CT/MR

* Tumor의 위치 빈도 : Duodenum (50~70%) 〉 Pancreas (20~40%) 〉 기타 (mesentery, LN, biliary tract, liver, stomach, ovary)

6. 치료 (treatment)

(1) PPI (proton-pump inhibitor)

① Gastric hypersecretion은 거의 모든 환자에서 조절가능하다.

② Total gastrectomy의 필요성을 줄임

③ Omeprazole 또는 lansoprazole 60 mg/d

(2) Tumor resection

(3) Gastric surgery : total gastrectomy가 원칙 ... gastric mucosa 남아 있으면 ulcer 재발의 원인 돼

(4) Chemotherapy : streptozocin, 5-FU, doxorubicin

15

Approach to the Patient with Liver Disease

간질환 환자의 접근

서론 (introduction)

A. 간의 구조

(1) 크기 : 몸에서 가장 큰 기관으로 1~1.5kg으로 체중의 1.5~2.5%를 차지

(2) 혈관 분포

① 이중혈류 공급(dual supply) : 혈류의 80%는 간문맥, 20%는 간동맥에 의해 공급, 그러나 산소 공급은 50 : 50으로 공급 받는다.

② 간동맥(hepatic artery) : 산소가 풍부한 혈액으로, 대개 celiac trunk에서 기시하지만 여러 변이가 존재함

③ 간문맥(portal vein) : 영양소가 풍부한 혈액으로, 위, 장, 췌장, 비장으로부터 기시하여 간으로 유입됨

(3) 간을 구성하는 세포

① Hepatocyte : 간의 무게의 2/3을 차지

② Kupffer cell

③ Stellate cell

④ Endothelial cell

⑤ Bile ductular cell

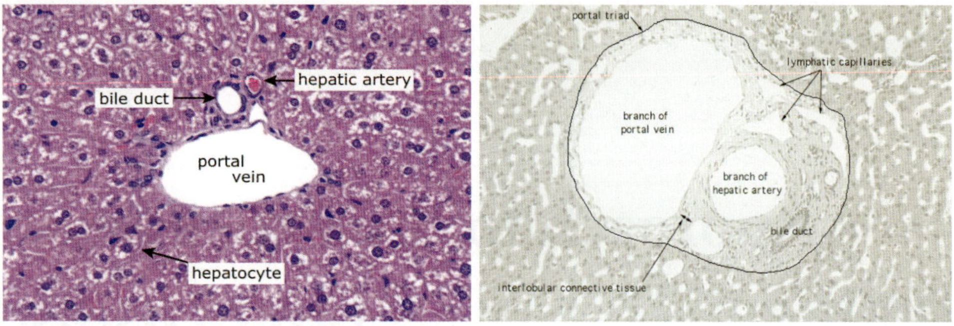

Figure 15-1 Portal triad. Portal vein, hepatic artery, bile duct로 구성되어 있다.

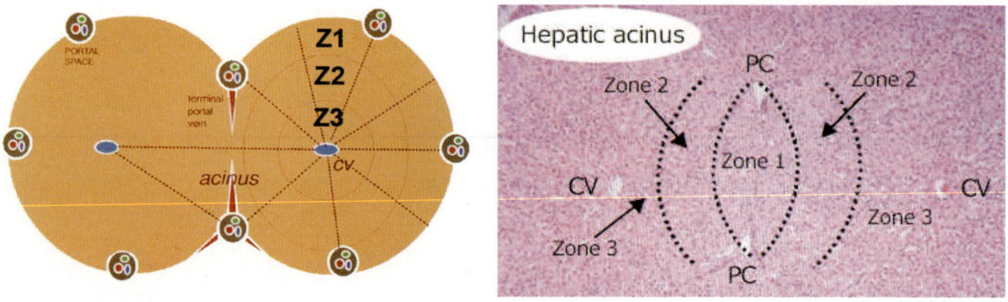

Figure 15-2 간의 미세구조. Zone 1, 2, 3으로 이루어진다.

(4) **간세동이(portal triad) : 간문맥(portal vein), 간동맥(hepatic artery), 담관(bile duct)으로 구성**. 간세동이로 들어온 혈액은 굴모양혈관(sinusoid)을 통하여 중심정맥(central vein)으로 배액된다.

(5) 간의 미세구조를 기능적인 단위로 3가지 구역으로 나눌 수 있다.

- Zone 1 : 간동맥과 간문맥이 들어오는 세엽
- Zone 2 : zone 1과 zone 3 구역 사이를 구성하는 간세포들
- Zone 3 : 굴모양혈관에서 간정맥으로 흐르는 부위

B. 간의 기능

신체의 항상성(homeostasis)과 건강의 유지를 위해 여러가지 기능을 담당한다.

(1) 여러 가지 필수 단백질의 합성 : 알부민, 수송 단백질, 응고인자, 많은 호르몬 및 성장인자

(2) 담즙산의 합성 : 담즙, 콜레스테롤, 레시틴, 인지질

(3) 영양분의 조절 : 포도당, 글라이코겐, 지질, 콜레스테롤, 아미노산

(4) 지용성 화합물의 대사(배설을 위해) : 빌리루빈, 이온물질, 각종 약제

간질환 환자의 접근

A. 간질환의 종류와 특징

1. 분류

(1) 간세포 질환 (hepatocellular disease)

① 특징 : **AST/ALT의 현저한 상승, ALP의 경도 상승**. 간손상 및 염증/괴사

② 예 : 바이러스 간염, 알코올 간질환

(2) 담즙정체 질환 (cholestatic disease)

① 특징 : **ALP, GGT의 현저한 상승,** AST/ALT의 경도 상승

② 예 : CBD stone, malignant obstruction, primary biliary cirrhosis

(3) 복합질환 (mixed disease)

① 특징 : 간세포 및 담즙정체 질환의 특징이 동시에 나타난다.

② 예 : 담즙정체형의 바이러스 간염, 약제유발 간질환

2. 특징적 증상과 징후

(1) 황달, 전신피로, 가려움, 우상복부 통증, 복부팽만, 장출혈

(2) 최근에는 건강 검진에서 우연히 발견되는 경우가 증가하고 있음

3. 간질환 환자에 진단적 접근 시 결정해야 할 3가지 사항

(1) 원인질환 : 질환의 범주를 결정하고, 구체적 질환명을 확인한다.

(2) 등급(grading) : 질환의 중증도의 정도와 활동성을 결정한다.

(3) 병기 (staging) : 질환의 자연경과에서 어디에 속하는지를 결정한다.

B. 병력 (history)

1. 전신증상

(1) 피로 : 가장 흔하고 심한 증상으로 쇠약감, 무력감, 기운 없음등으로 표현

(2) 오심 : 좀더 심한 간질환에서 잘 동반되고, 음식냄새나 지방질 식이에 의해 악화됨

(3) 식욕부진 및 체중감소 : 만성 간질환보다는 급성 간질환에서 흔하게 나타난다.

2. 간질환 특이 증상

(1) 우상복부 통증(= liver pain) : Glisson's capsule에 장력이 가해지면서 발생
 · 심한 통증은 GB disease, liver abscess, veno-occlusive disease에서 발생

(2) 가려움증 : 폐쇄성 황달의 초기, 간세포형 질환의 후기에 주로 나타남

(3) 황달
 ① 간질환의 중요한 증거이며, 간질환의 중등도를 나타냄
 ② 대개 2.5 mg/dL 이하일 때는 발견하기 힘들고, 노란색 공막보다는 진한 소변으로 먼저 발견
 ③ 진한 소변이 없는 황달은 간접 고빌리루빈혈증을 나타내며 이에는 용혈성 빈혈, 길버트 증후군(Gilbert syndrome), Crigler-Najjar syndrome등이 있다.
 ④ 심한 cholestasis 때에는 대변 색깔이 밝아지고 steatorrhea가 나타난다.

3. 간질환의 원인에 대한 병력

(1) 바이러스 감염 유무, viral hepatitis의 가족력

(2) 음주력

(3) 약 복용력 : 민간요법, 한약, 피임약, OTC 약, injection drug use

(4) 가족력

① HBV, HCV는 maternal-infant transmission이 흔하다.

② Wilson's disease, hemochromatosis, alpha1-antitrypsin deficiency

(4) 기타 : 개인취미, 여행력, 황달이 있는 사람에의 노출, 최근 수술/헌혈력, 성적 접촉

C. 신체검진 (physical examination)

(1) 많은 환자에서 심한 급성, 만성 간질환에도 불구하고 정상일 수 있다. 또한 특정소견들은 대부분 비특이적으로 한가지 진단에 이르는데 큰 도움이 되지 않는다.

(2) **황달기** : 공막에서 가장 잘 나타남.

(3) **Spider angiomata, palmar erythema (Figure 15-3)** : 간경변증 환자에서 가장 잘 나타난다. 대개 표재성, 비틀린 세동맥으로 팔, 얼굴, 상체에 잘 나타난다.

(4) **간비대** : 황달, veno-occlusive disease, 종양, 알코올성 간염에서 심하다.

(5) **비장비대** : 여러 가지 간질환에서 나타남

(6) 간부전의 여러 가지 소견 : 근육 소실, 멍, 복수, 부종, 간성혼수(수면 패턴의 변화, 불안, 인성변화, 혼란, 지각 상실 등), 간부전 환자에서 나는 달콤한 암모니아 향 (hepatic fetor)

(7) 피부병변 : 과색소침착, 황색판증(xanthelasma), 힘줄 황색종

(8) 특별한 소견

① Kayser-Fleischer ring : Wilson씨 병

② 악액질, 단단한 간비대 및 간잡음(bruit) : 전이성 또는 원발성 간암을 의미

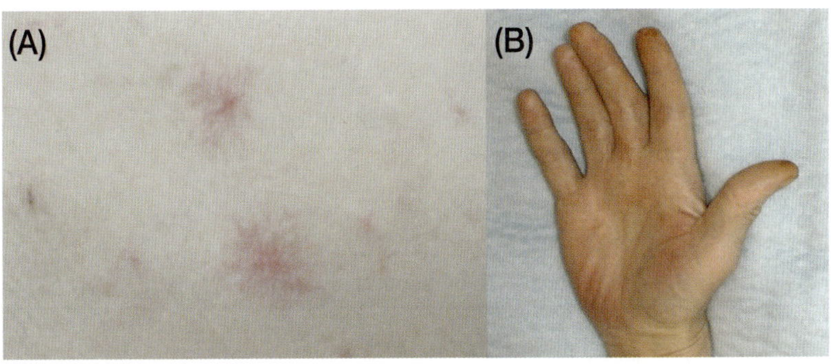

Figure 15-3
(A) spider angioma,
(B) palmar erythema.

D. 검사실 소견

1. Liver Function Test : 아래 내용 참조

2. 혈청학적 검사 (serology)

(1) 바이러스성 간염 : 각종 바이러스 항원 및 항체

(2) 자가항체

① Antimitochondrial antibody(AMA) : primary biliary cirrhosis

② **p-ANCA : sclerosing cholangitis**

③ Antinuclear Ab (ANA), anti-smooth muscle Ab, anti-LKM Ab : 자가면역 간염

Table 15-1 Important diagnostic tests in common liver disease.

Disease	Diagnostic test
Hepatitis A	**Anti-HAV Ig M**
Acute hepatitis B	**HBsAg** and **anti-HBc IgM**
Chronic hepatitis B	**HBsAg and HBeAg and/or HBV DNA**
Hepatitis C	**Anti-HCV and HCV RNA**
Hepatitis D	HBsAg and anti-HDV
Hepatitis E	Anti-HEV
Autoimmune hepatitis	**ANA or SMA**, elevated IgG levels, and compatible histology
Primary biliary cirrhosis	Mitochondrial antibody, elevated Ig M levels, and compatible histology
Primary sclerosing cholangitis	**p-ANCA**, cholangiography
Drug-induced liver disease	History of drug ingestion
Alcoholic liver disease	History of excessive alcohol intake and compatible histology
Nonalcoholic steatohepatitis	Ultrasound or CT evidence of fatty liver and compatible histology
α1 Antitrypsin deficiency	↓ α1 Antitrypsin level, phenotypes PiZZ or PiSZ
Wilson's disease	↓ **serum ceruloplasmin** and ↑ **urinary copper** ↑ **hepatic copper level**
Hemochromatosis	↑ iron saturation and serum ferritin Genetic testing for HFE gene mutation
Hepatocellular cancer	↑ **α-fetoprotein** level; **ultrasound or CT image** of mass

E. 방사선학적 검사

(1) **US, CT : 가장 많이 사용되고, 가장 도움이 되는 검사**

(2) MRI : 보조적 검사

(3) ERCP : Biliary tree를 보는 데 가장 정확함.

(4) MRCP : ERCP에 비해 덜 침습적이고, 췌장염의 위험성이 없고, 조영제를 사용하지 않는다는 장점이 있음

F. 간 조직 검사

(1) 간질환 진단의 표준적 검사 : 중증도/등급의 판단, 예후 결정, 치료 효과의 판정

G. 간질환의 등급 및 병기

1. 등급 (grading)

(1) 간질환의 중증도와 활동성을 의미함. 간조직 검사가 가장 정확한 평가 방법

(2) AST/ALT가 임상적으로 쓰이지만 정확하지는 않음

2. Stage

(1) 간질환의 자연 경과 중 단계를 말한다. 병기결정에서도 간조직 검사가 중요한 역할.

(2) 임상에서는 임상소견, 생화학적 검사 소견, 영상을 통해 병기 결정. 간경변증의 병기 결정에 가장 많이 사용되는 임상지표는 아래의 Child-Pugh 분류이다(**Table 15-2**).

Table 15-2 Child-Pugh Classification of Cirrhosis.

Factor	Unit	1	2	3
빌리루빈	mg/dL	〈2.0	2~3	〉3.0
알부민	g/dL	〉3.5	3~3.5	〈3.0
Prothrombin time	INR	〈1.7	1.7~2.3	〉2.3
복수		None	Easily controlled	Poorly controlled
간성혼수		None	Minimal	Advanced

Child class A : 5-6점(compensated cirrhosis를 나타냄), Child class B : 7-9점, Child class C : 10-15점

Evaluation of liver function

A. 간기능 검사의 종류

1. 해독 및 배출 기능을 반영하는 검사

(1) Serum/urine bilirubin

(2) Serum ammonia

(3) Serum aminotransferase(AST/ALT) : 간세포의 손상을 반영

(4) Alkaline phosphatase, γGT, 5'-nucleotidase : 담즙정체를 반영

2. 생합성을 반영하는 검사

(1) Serum albumin : 3 g/dL 이하이면 만성 간질환 가능성 시사

(2) Serum globulin : 만성 간질환에서 γ-globulin level상승(염증에 의한 항체생성 증가때문)

(3) **Prothrombin time** : **급성 간질환의 진단과 예후 평가에 가장 유용**하다.

(4) Factor VIII, vWF를 제외한 모든 응고인자가 간세포에서만 생산되며, 이들의 반감기가 짧다.

3. 기타 진단방법

(1) 경피적 간 생검

(2) 초음파 검사

(3) 최근 간질환의 중증도, 섬유화를 평가하기 위한 noninvasive method가 연구중

eg, battery of blood test, elastography, fibrosis marker

B. 간기능 검사의 이용

(1) 간질환의 확인 (Table 15-3)

(2) 간질환의 종류를 분별함. eg, 간세포성 또는 담즙정체형

(3) 간세포 손상의 정도를 측정함

(4) 치료에 대한 반응을 확인

C. 혈청 효소

1. Aminotransferase

(1) 경증의 간세포 손상 : 세포막의 **투과성의 증가**로 AST, ALT 증가

(2) 중증의 간세포 손상 : **미토콘드리아가 파괴**되면서 AST/ALT증가

(3) **AST/ALT의 혈중 농도는 간손상의 정도, 예후와는 상관이 없다.**

2. Alkaline phosphatase

(1) 고도의 증가 (3배이상) : **담즙정체, 공간 차지 병변**(종양, 돌, 농양 등)

(2) 담즙의 정체 이외에도 성장기, 골절, 암의 골전이, 갑상선 기능항진증, 임신 3기 등에서도 상승한다. 이때에는 GGT의 측정이 도움이 된다.

3. γ-glutamyl transpeptidase (GGT)

(1) **간질환에서는 ALP와 비슷하게 변화한다.**

(2) **골질환에서는 증가하지 않는다.**

D. 혈청 단백질

1. Albumin

(1) **만성 간질환**에서 알부민 수치가 감소하며, 간질환의 중증도와 예후의 지표가 된다.

(2) 혈청내 반감기 15~20일, 대사율 4%/일로 급성 간질환에서는 정상수치를 보인다.

(3) 감소의 원인

① 간에서 생산의 저하

② 혈관외 손실 - 복수

③ 합병된 다른 원인 - 만성 염증, 신증후군, 알부민뇨, protein-losing enteropathy

2. γ-globulin

· 대부분의 만성 간질환 환자에서 증가한다.

Table 15-3 간기능 검사의 임상적 의의.

검사명	정상 범위	이상소견 근거	관련 간질환	가능한 간 외 원인
Alanine amino-transferase (ALT)	10~55 IU/L	손상조직으로부터 유출	경증-중등도 상승: 다양한 원인 현저한 상승: 간염(바이러스성, 독성, 자가면역성, 허혈성)	ALT가 AST에 비해 간질환에 더 특이적임
Asparagine amino-transferase (AST)	10~40 IU/L	손상조직으로부터 유출	AST/ALT 〉2 : 알코올성 간질환이나 간경변 의심	AST는 비특이적: 평활근, 심근, 적혈구, 심장
Alkaline phosphatase (ALP)	45~115 IU/L	과생성 혈청으로 유출	중등도 상승 : 다양한 원인 현저한 상승 : 간내/간외 담즙정체성 질환, 미만성 침윤성 질환	골생성이나 골병변 (암, 골절, 파젯병), 태반, 장, 암종
γ-glutamyl transpeptidase (GGT)	0~30 IU/L	?과생성 혈청으로 유출	ALP와 유사; 알코올이나 약물에 의해 증가 γGT/AP 〉2.5 : 알코올성 간질환 의심	신장, 비장, 췌장, 심장, 폐, 뇌
Bilirubin	0.0-1.0 mg/dL	배설의 감소	중등도 상승 : 다양한 원인 현저한 상승 : 간내/간외 담관폐쇄, 바이러스성, 알코올성, 약인성, 선천성 고빌리루빈혈증	혈색소의 파괴증가 상태(용혈, 적혈구형성이상, 혈종흡수) 또는 미오글로빈의 파괴증가
Albumin	3.5~5.0 g/dL	합성감소 ?이화작용 증가	만성 간부전	신증후군, 단백소실장질환, 혈관유출, 영양실조, 암종, 염증상태
Prothrombin time	10.9~12.5 sec INR 0.9~1.2	합성능력의 감소	급성 또는 만성 간부전 (비타민 K 투여시 반응없음) 담관폐쇄 (비타민 K 투여시 반응)	비타민 K 결핍 질환, 소모응고병증

3. 응고인자

(1) Factor VIII, vWF를 제외한 대부분의 응고인자가 간에서 만들어 진다.

(2) Prothrombin time이 증가하는 경우

① 간염, 간경변증 : 간손상이 있을 경우 알부민보다 더 일찍 이상이 나타남(반감기가 짧다)

② Vitamin K 결핍 : 폐쇄성 황달, 흡수장애

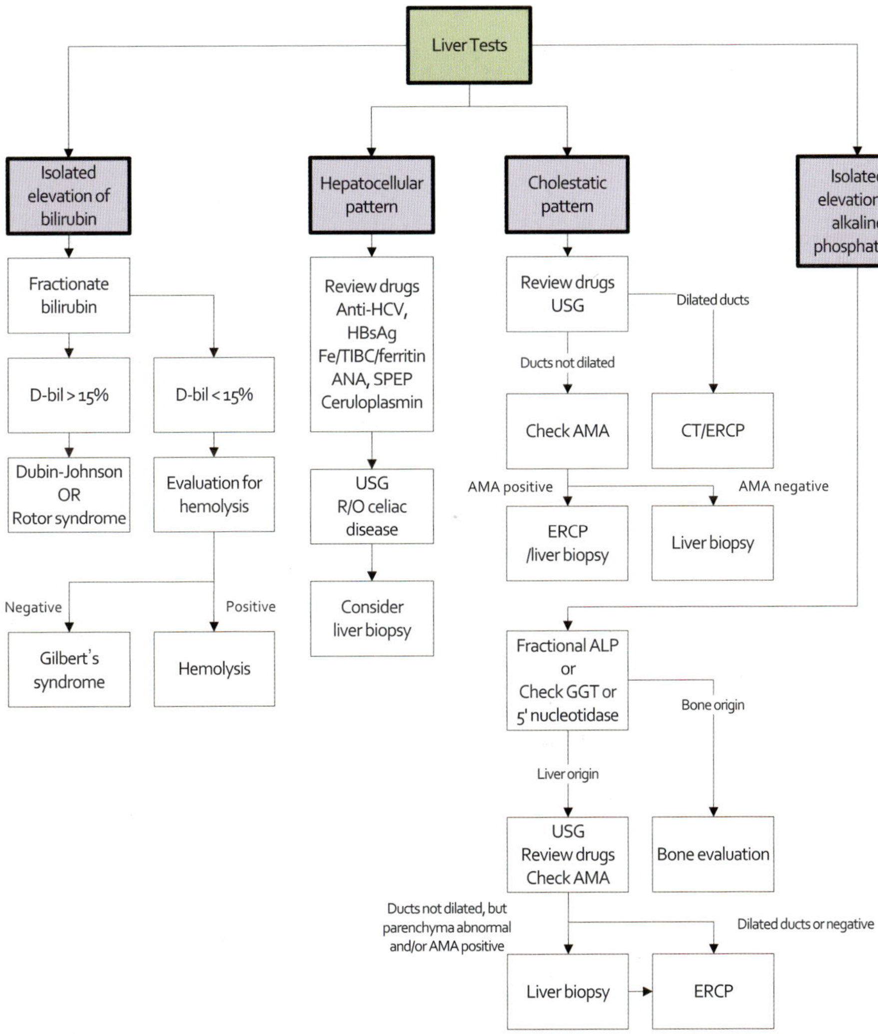

Figure 15-4 만성 간기능 이상 환자의 접근 흐름도. AMA, antimitochondrial antibody; ANA, antinuclear antibody; SPEP, serum protein electrophoresis; GGT, gamma glutamyl transpeptidase

Hyperbilirubinemia

A. Bilirubin의 종류

Table 15-4 포합(conjugated) 및 비포합(unconjugated) 빌리루빈의 비교.

Properties and reaction	비포합 (간접)	포합(직접)
Water solubility	-	+
Lipid membrane permeability	+ (BBB통과 가능)	-
Binding to serum albumin (reversible)	+	-
Covalent binding to serum albumin (irreversible)	-	+
Renal excretion	-	+

(1) 비포합(간접) 빌리루빈 : 물에 녹지 않으며 신장에서 여과되지 않아 소변에서 발견되지 않는다.

(2) 포합(직접) 빌리루빈 : 신장을 통하여 배설된다. 따라서 bilirubinuria는 혈중 포합 빌리루빈의 존재를 의미하며 간질환 또는 담도폐쇄 질환을 시사한다.

B. 비포합 고빌리루빈혈증

1. Overproduction : Hemolysis, ineffective erythropoiesis 등

2. 유전적인 빌리루빈 포합(bilirubin conjugation) 장애

Table 15-5 유전적인 빌리루빈 포합 장애.

	Gilbert's syndrome	Crigler-Najjar synd. type II	Crigler-Najjar synd. type I
원인	Glucuronyl(GC) transferase **활성 저하**	GC transferase **부분 결핍**	GC transferase **완전 결핍**
유전	다양	대개 AR	AR
임상	20대 발현, 무증상 Mild unconjugated hyperbilirubinemia(1~6 mg/dL) 금식, 스트레스시 악화 Phenobarbital 복용시 호전	Rarely kernicterus Moderate unconjugated hyperbilirubinemia (6~20 mg/dL) Phenobarbital 복용 시 약간 bilirubin감소	Kernicterus Severe unconjugated hyperbilirubinemia (20~45 mg/dL) Phenobarbital에 반응 없음
치료	필요없음	Phenobarbital	Phototherapy Liver transplantation

3. Gilbert's syndrome

(1) **가장 흔한 황달의 원인**으로 8% 이상의 유병률을 보인다..

(2) 보통 20대 이상에서 발견된다.

(3) 발병기전

- ↓bilirubin glucuronyl transferase activity → ↓bilirubin conjugation
- ↓간세포의 담즙 섭취 및 전송

(4) 진단

① 24시간 금식후에 혈청 빌리루빈의 상승을 증명(심한 운동, 스트레스, 감염, 과음, 흡연, 지질 제거에 의해 악화)

② Phenobarbital 투여 후 빌리루빈 감소

③ 대개 3 mg/dL 이하의 총빌리루빈 농도(대개 6 mg/dL는 넘지 않음) → 경증의 비포합 고빌리루빈혈증

④ 간기능 검사나 간조직 검사는 정상

(5) 치료 및 예후 : 경과관찰하며, 예후는 좋음

C. 혼합 또는 포합 고빌리루빈혈증

(1) **간염** : 성인에서 가장 흔한 원인이고, 대개 배출의 장애로 발생 (→ 배출이 손상에 가장 취약하기 때문)

(2) **간외 담즙정체** : 담석, periampullary cancer 등

(3) 유전질환 : Dubin-Johnson syndrome, Rotor syndrome, benign recurrent intrahepatic cholestasis (BRIC), progressive familial intrahepatic cholestasis (FIC)

Table 15-6 유전성 포합 고빌리루빈혈증의 원인.

	Dubin-Johnson syndrome	Rotor syndrome
원인	담즙 배출 장애	간내 저장능의 장애
병리	Black liver	No pigmentation
담관조영술	담낭이 안 보인다	담낭 보임
치료	불필요	불필요

16

Acute Viral Hepatitis

급성 바이러스성 간염

서론 (introduction)

A. 급성 바이러스성 간염 (acute viral hepatitis)

1. 개념

(1) 간염바이러스에 의해 염증성 간세포 손상이 온상태를 말하며 염증의 지속기간을 기준으로 6개월 이내에 회복 또는 완치되는 질환을 의미

(2) 임상적으로는 피로감, 구역, 식욕부진, 모호한 복통, 황달 등이 특징

(3) 생화학적으로는 혈청 빌리루빈, AST/ALT 상승 등이 특징

(4) 혈청학적으로는 바이러스 게놈과 혈중 항체의 존재가 특징

(5) 조직학적으로는 다양한 정도의 간세포 파괴와 염증이 특징

2. 간염 바이러스 (Table 16-1)

- Hepatitis A, B, C, D 및 E 바이러스가 주 원인 바이러스임
- HBV(DNA virus)를 제외하고 모두 RNA virus

(1) **HAV, HEV** : 경구 감염 → 위생상태가 나쁜 환경에서 많이 발생하고 감염력↑ → 만성화 ×

(2) **HBV, HCV, HDV** : serum hepatitis로 비경구적 경로를 통해 감염 → 친밀한 접촉이나 성접촉으로도 감염 가능 → 만성 간염으로 이행할 수 있으며, 간경화, 간암을 일으킬 수 있음

Table 16-1 급성 간염의 원인 바이러스.

Virus	Size	Genome	I.P.(day)	Fatality	Chronicity	Antibody
A	27 nm	RNA	15~45	1%	None	Anti-HAV
B	45 nm	DNA	30~80	1%	2~7%	Anti-HBs, Anti-HBc
C	60 nm	RNA	15~150	⟨0.1%	70-85%	Anti-HCV
D	40 nm	RNA	30~150	2~10%	50%	Anti-HDV
E	32 nm	RNA	30~60	1%	1%	Anti-HEV

I.P. : incubation period

B. 역학 (epidemiology)

1. HAV

(1) **경구 (fecal to oral) 감염**이고 **전염성 높음**. 오염된 물이나 음식물에 의해 전파.

(2) **고위험군 : 유행지역 여행자, 습관성 약물 중독자, 남성 동성애자, 혈우병 환자, 탁아소 유아, 집단 생활자**

(3) 국내 항체 발현율 : 1970년대 95~100% → 현재 20세 미만의 항체 보유율은 0~20%

(4) 현증 A형 간염은 1996년 이후로 증가 추세 (**B형 간염에 의한 급성 간염을 추월**)

2. HBV

(1) **비경구적 (parenteral) 감염**이고 수혈, 성관계 등으로 의해 감염된다. 국내에서는 **주산기 수직 감염**이 주된 감염 경로로 알려져 있음.

(2) 주산기 감염외에 주사바늘, 면도기, 문신등을 통해 전염되며, 동성연애자, 마약 중독자, 혈액투석 치료환자, 혈액을 취급하는 의료인등이 고위험군에 해당함.

(3) 1980년대 소아에서 HBsAg 양성률은 7%, 최근에는 예방접종으로 10세 이하에서는 〈 1%

3. HCV

(1) **비경구적 감염**이고 과거에는 **수혈**이 가장 중요한 감염 경로였으나, 수혈 혈액에 대해 anti-HCV검사가 보편화된 이후에 수혈후 HCV감염은 드물다.

(2) 혈액투석 환자, 혈우병, 정맥투여 약물 중독자 등에서 높은 빈도로 발견됨. 성접촉에 의한 감염은 매우 드물고 모자간 수직 전파율은 5% 정도로 알려짐.

(3) **C형 간염환자의 약 40%에서는 감염위험요소를 발견할 수 없음.** 우리나라에서는 전인구의 1%가 보유자로 알려져 있고, 만성간염, 간경변증 및 간암의 20~30%에서 HCV 감염이 확인됨.

4. HDV

(1) **항상 HBV 감염과 연관되어 발생**하므로 위험인자도 비슷함. 주된 감염 경로는 주로 비경구적이며 성적 접촉으로도 전염됨.

(2) 국내에서 혈청 anti-HDV양성률은 0.9%로 보고 되고 있으나 간조직에서 HDV 항원은 모두 음성으로 보고됨

5. HEV

(1) 인도, 동남아시아, 남부 러시아, 북아프리카 등지에서 유행하는 수인성 감염임.

(2) 국내에서는 HEV에 의한 급성 간염은 매우 드물다.

C. 바이러스학 (virology)

1. HAV

(1) Hepatovirus속 picornavirus 과에 속하는 nonenveloped 27nm RNA

(2) Serotype 1가지

(3) 증식은 간에서 하지만 분변, 담즙에서도 발견

(4) 바이러스의 배출은 황달 발생 후 급격히 감소 → 전염력 감소

2. HBV

(1) 이중 나선의 막으로 둘러싸인 DNA 바이러스로 Hepadnaviridae과에 속해 있음

(2) Genome : 3.2kb 길이에 4개의 부분적인 겹침이 있는 개방 구조

Table 16-2 HBV gene의 구성과 생성 단백질.

S gene	S-region → HBsAg Pre S2+S-region → middle protein Pre S1+pre S2+ S-region → large protein
C gene	precore에서 시작→ HBeAg core에서 시작 → HBcAg
P gene	DNA-dependent DNA polymerase RNA-dependent reverse transcriptase
X gene	HBxAg

*** Precore mutant란 무엇인가요?**

① Pre-C gene에서 1896번째 nucleotide가 G→A로 치환되어 translation이 안되고 결과적으로 HBeAg 분비가 되지 않는 돌연변이

② 임상양상 : 간질환이 심한 형태로 오며 간경화로 더 빠르게 진행하는 경향이 있음

③ **Serology : HBsAg (+), HBV DNA (++), HBeAg (-), anti-HBeAb (+)**

3. HCV

(1) Flaviviridae 과에 속해있는 RNA virus

(2) Genome : 길이 9.6kb, double-shelled enveloped virus, 직경 50-60nm

① 2개의 변이가 다양한 표면항체(E1 and E2)

② a conserved nucleocapsid protein(C)

4. HDV

(1) 증식을 위해서는 HBV필요한 단일한 RNA 바이러스

(2) Genome : 길이 1.7kb, circular single-stranded molecule RNA

5. HEV

(1) small nonenveloped, single-stranded RNA virus

(2) Genome : 7.5kb in length

D. 병인론 (pathogenesis)

(1) 바이러스 자체가 간세포에 대해서 직접적으로 세포독성을 발생시키는지는 밝혀지지 않음

(2) 면역반응이 주된 원인으로 생각됨

(3) 간세포 표면에 발현된 바이러스 항원에 대한 세포독성 T-cell의 반응

(4) 그 외에 proinflammatory cytokines, NK cell 활동, 항체-의존 세포독성 반응

임상양상 (clinical manifestations)

A. 임상경과

(1) 중증도에 따라 매우 다양 : 일과성, 무증상으로부터 중증의 전격성 간염까지

(2) 자연 회복 또는 재발/만성 간염

(3) 잠복기 : 2~20주

(4) 시간 경과에 따른 증상, 징후, 검사실 소견

① **황달 전기 (preicteric phase)**

- 피로, 오심, 구토, 식욕부진, 불분명한 우상복부 통증, 간부위 압통
- 이 시기에 바이러스 titer가 최고조에 달함.
- 바이러스 특이 항체, ALT/AST가 상승함.
- 약 3~10일 지속. 경한 경우에는 여기서 병이 치유됨.

② **황달기 (icteric phase)**

- 진한 소변, 황달 발생. 전신쇠약, 오심이 악화됨.
- 황달이 심하면 가려움증이 동반됨.
- 햇빛에 노출될 경우 bilirubin이 biliverdin으로 바뀌어 '흑달'로 나타남.
- 바이러스 titer가 점차 줄어들고, 항체가가 상승.
- Bilirubin, ALT/AST가 최고조에 달함

③ **회복기 (convalescent phase)**

- 식욕의 회복이 처음 나타남.
- 오심, 전신쇠약 등이 사라지고, 황달이 없어짐.
- Bilirubin이 떨어지고, AST/ALT 가 정상화됨. 중화항체가 최고조에 달함.

B. 합병증 (complications)

1. 만성간염 (chronic infection)

(1) 정의 : 6개월 이상 지속되는 간염.

(2) HBV에서는 유소년기 감염시 〉 95%, 성인에서 〈5%, HCV에서는 75%로 알려짐.
HAV, HEV는 만성으로 진행하지 않음. HDV는 HBV가 있을 때만 감염 가능.

2. 전격성 간염 (fulminant hepatic failure)

(1) 과거 간 질환이 없던 자에서 간 질환 발병 후 8주 내에 간성 혼수가 발생하는 경우를 말함. 초기증상이 경미할 수 있음(성격의 변화, 수면 패턴의 변화 등).

(2) **불량한 예후 인자 : PT의 연장(prolongation), 황달의 악화, 복수, 간 크기 감소**

(3) 우리나라에서는 HBV가 가장 흔한 원인 바이러스. 바이러스 별로 전격성 간염으로 진행할 확률이 높은 바이러스는 HDV이다.

※AST/ALT, viral titer는 prognostic factor가 아님.

3. 재발성 또는 담즙형 간염

(1) 지속되거나 반복적인 황달, 가려움이 특징

(2) 1차례 이상 재발

(3) 황달에 비해 환자는 경한 임상상을 가짐. 대개 저절로 회복되고, 경과가 좋음

4. 간외 증후군 (extrahepatic syndromes)

(1) 혈청병양 증후군(serum sickness-like syndrome) : 발진, 두드러기, 관절염, 발열 등이 황달 전단계에 발생 → 다른 면역복합 증후군과 감별 필요(황달기 때 감별됨)

(2) 그 외에 심한 두통, 뇌염, 무세균성 뇌염(aseptic meningitis), 경련, 급성 상행성 이완마비, 신장염 증후군, 혈청음성 관절염 등이 발생 가능

C. 바이러스에 따른 임상상

1. HAV (Figure 16-1)

(1) 잠복기 : 15~45일 (평균 25일)

(2) 황달은 성인의 경우 70% 발생, 소아는 더 적음 ... **"성인이 증상 더 심해"**

(3) Anti-HAV : 증상 발생 직전에 상승, 이후 최고점에 도달 후 평생 지속. 이의 존재는 이전의 감염과 면역력을 나타내거나 진행중인 급성 간염을 의미

(4) IgM anti-HAV : 병의 초기에 발생하여 4~12개월 지속. 진단 시 가장 중요

(5) 대부분 자가 회복됨. 만성으로 진행하지 않음

(6) 심한 전격성 과정 : 노인, 만성간질환 선행 환자에서 발생

(7) 2000년대 후반 우리 나라에서는 현증 급성 A형 간염이 큰 사회적 문제를 야기하고 있는데, 이는 소아기에 HAV에 대한 노출이 적어 무증상 A형 간염을 앓은 이들이 적고 HAV IgG 항체 보유자가 적기 때문임. 따라서, 당분간 HAV vaccination (특히 만성 B, C형 간염 환자에서)이 추천됨.

2. HBV (Figure 16-2)

(1) 잠복기 : 30~150일 (평균 75일)

(2) 잠복기 동안 HBsAg, HBeAg 및 HBV DNA 발견 가능.

(3) 증상 발생시 IgM anti-HBc, AST/ALT가 상승함. HBV DNA, HBeAg은 증상발생 시 감소 시작함.

(4) 회복기에 HBsAg titer는 떨어지고, anti-HBs는 상승. Anti-HBs는 평생 지속되고, 면역력을 나타냄.

(5) HBsAg은 만성으로 이행시 지속됨. 6개월 이상 HBeAg 또는 HBV DNA양성은 만성으로의 진행을 의미함. ※ 6개월 이상 HBsAg(+) 시 자연소실률은 〈1%

(6) 황달은 성인의 1/3에서, 발생.

(7) 만성으로의 진행률 : **성인 감염은 〈5%** (남성, 면역억제자에서 더 높음), **주산기 감염은 〉90%**

(8) 전격성 간염 : 노인, 여자, precore mutant 등이 위험인자

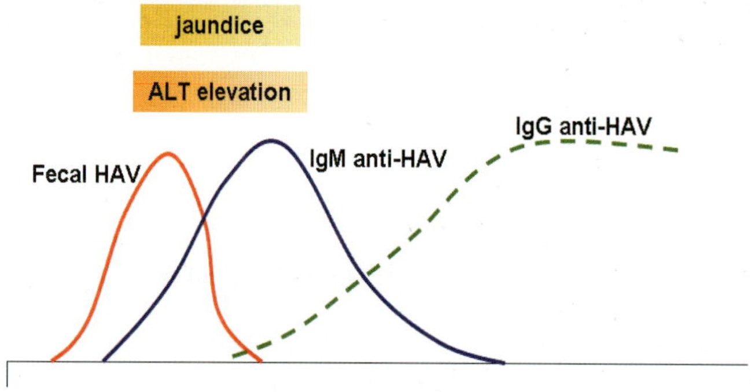

Figure 16-1
A형간염의 혈청학적 검사 변화.

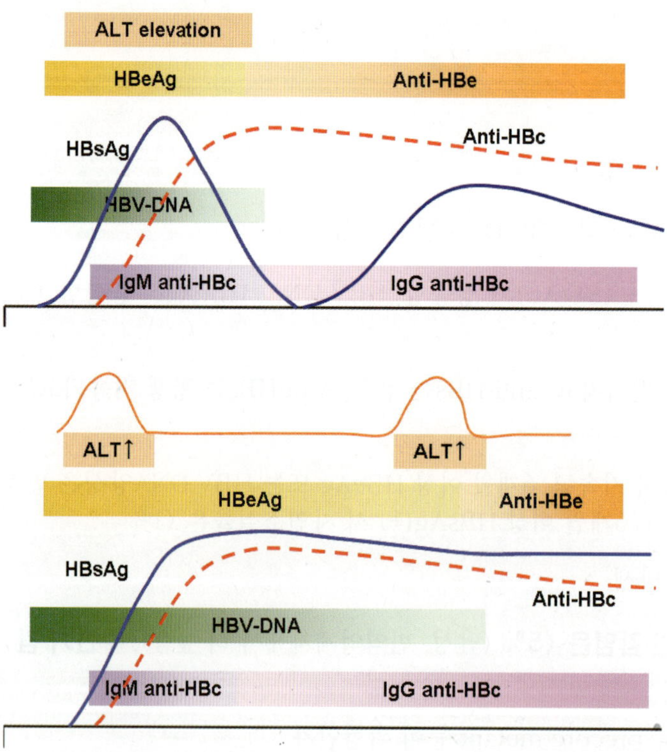

Figure 16-2
B형간염의 혈청학적 반응.
(위) 급성 간염. HBeAg, HBsAg, HBV-DNA의 출현이 임상 증상 발생 전에 시작된다. IgM anti-HBc는 임상 경과 초기에 나타나며 HBsAg과 함께 급성 B형간염 감염의 진단적 증거가 된다. 회복은 ALT정상화와 함께 시작하며 HBV-DNA 소실, HBsAg→anti-HBs로의 혈청전환(seroconversion), 그리고 IgM→IgG anti-HBc로의 전환이 발생한다.
(아래) 만성 간염. HBeAg, HBsAg, HBV DNA의 계속적인 발현이며, anti-HBs는 관찰되지 않는다(약 20%에서는 중화능력이 없는 anti-HBs가 관찰되기도 한다). 6개월 이상 HBsAg가 존재하는 것은 만성감염의 증거로 고려된다.

3. HCV

(1) 잠복기 : 15~120일 (평균 50일)

(2) 잠복기 중에 HCV RNA 발견됨.

(3) Anti-HCV는 증상 발생과 AST/ALT상승 전까지 나타나지 않을 수 있다.

(4) 질병 경과 후반부에 anti-HCV 상승

(5) C형 간염이 자가 소실될 때, HCV RNA는 바로 사라지고, anti-HCV는 결국 detect 되지 않을 때까지 떨어짐 (20-30%정도에서)

(6) 70-80%에서 만성간염으로 진행

(7) 합병증

· Cryoglobulinemia 등 immune complex phenomena

· 전격성 간염은 매우 드물다.

4. HDV

(1) **감염을 위해 HBV의 감염이 동반되어야** 한다 : 2가지 임상적 패턴이 있다.

① **Coinfection** : HBV와 동시 감염. B형 간염과 비슷한 임상 경과.

· 진단 : HBsAg (+), IgM anti-HBc (+), anti-HDV (+)

② **Superinfection** : 만성 HBsAg 에서 발생. Chronic delta hepatitis로 진행가능성 높음.

· 진단 : HBsAg (+), anti-HDV (+), IgM anti-HBc (-)

(2) **Hepatitis B 단독보다** 전격성, 심한 임상경과 밟는 경우가 많고 **만성 간염, 간경변증의 가능성이 높음.**

5. HEV

(1) 잠복기 : 15~60일 (평균 35일)

(2) 임산부에서 심한 경과를 밟고, 치사율이 높음.

(3) Anti-HEV가 90% 이상에서 발병시 양성.

국내에서 Acute hepatitis때 감별 진단을 위해서 시행해야 할 serologic test는 어떤 항목이 있나요?
HBsAg, IgM anti-HBc, IgM anti-HAV, Anti-HCV를 처음에 시행. 그 결과에 따라 **Table 16-3**과 같이 해석한다.

D. 병리 (pathology)

(1) 광범위한 간실질의 염증 및 국소적인 괴사

(2) 염증세포-주로 림프구, 대식구, 조직구

(3) 간항원(hepatic antigen)에 대한 면역조직화학 염색 → 음성

∴ 간조직 검사의 결과는 원인 바이러스와는 무관하게 비특이적이므로, 급성 바이러스성 간염의 감별 진단에 도움이 되지 않음 (serologic test가 더 중요함)

진단 (diagnosis)

A. 급성 바이러스성 간염의 진단

※ **Table 16-3의 4가지 혈청검사를 처음에 시행하고 그 결과를 해석한다.**

Table 16-3 급성 간염 환자에서 혈청검사에 따른 해석.

HBsAg	IgM Anti-HBc	IgM Anti-HAV	Anti-HCV	Interpretation
+	+	-	-	Acute hepatitis B
+	-	-	-	Chronic hepatitis B
+	-	+	-	Acute hepatitis A superimposed on chronic hepatitis B
+	+	+	-	Acute hepatitis A and B
-	-	+	-	Acute hepatitis A
-	+	+	-	Acute hepatitis A and B(HBsAg below detection threshold)
-	+	-	-	Acute hepatitis B(HBsAg below detection threshold)
-	-	-	+	Acute hepatitis C

(1) 간염에 합당한 병력(risk factor에 노출 병력, 약물 복용력, 음주력), 검사소견(CBC, liver function test, prothrombin time), 특히 혈청학적 진단이 중요.

(2) 감별진단 (differential diagnosis) : 2차성 매독, 단핵구증, 윌슨씨 병, 자가면역성 간염, 폐쇄성 황달, 알코올성 간질환

치료 (treatment)

※ 일반적인 치료

(1) 급성 간염에 대해서는 보존적 치료가 기본이다 : 침상 안정, 충분한 영양 섭취, 알코올/성생활 자제

(2) 전격성 간부전의 증상이 있는 사람 → 간이식까지 고려해서 평가

(3) Post-exposure prophylaxis

① HAV : 가족 내 접촉자 → 면역 글로불린 투여, HAV 예방 접종

② HBV

· 가족 구성원 → HBV 예방접종
· 최근 성접촉자 → 면역 글로불린 투여

A. Hepatitis A

(1) 폭로 후 예방(환자와 긴밀한 접촉자) : 면역 글로불린 투여

(2) 질병 자체에 대한 치료법은 없는 상태.

(3) 전격성 임상경과를 밟을 시에 간이식 고려가 중요.

(4) 예방 접종

① 유행지역 여행자, 유행지역에 사는 어린이, 동성연애 남자, 마약중독자, 의료 종사자 등이 적응증이 됨.

② 2000년대 후반 현재, 국내에서는 만성 간질환 환자 가운데 HAV IgG Ab가 없는 경우 예방접종이 필요함. 아울러 향후 수년간 소아기 예방접종도 권고됨.

B. Hepatitis B

(1) 노출후 예방 : ① HBIG ② 주산기에 노출된 산모 및 태아 → 감염학 Chapter 3 참조

(2) 예방 접종 : 신생아 및 소아, 고위험군이 모두 적응증이 되며 혈청 전환율 80% 이상

(3) 현재 interferon-α , 경구 항바이러스 제제가 만성화를 줄인다는 증거는 없음.

C. Hepatitis C

(1) 감염위험이 높은 행위를 피하는 것이 가장 좋은 예방법

(2) 예방 접종 : 현재까지 C형간염에 대한 면역 방법은 알려진 것이 없음.

(3) 노출 후 관리

① 1, 6개월 뒤에 AST/ALT, HCV-RNA, anti-HCV를 검사.

② 조기 interferon, ribavirin 치료가 만성화를 줄여 주는지 확실치 않음.

③ **"현재 특별한 방법 없다"**

(4) 급성 C형 간염 2~4개월 후에도 HCV RNA (+)일 때는 interferon-α 및 ribavirin 치료 고려

D. Hepatitis D

(1) 가장 좋은 예방법은 hepatitis B를 예방하는 것임.

(2) 만성 HBsAg 보유자에서 hepatitis D를 예방하는 방법은 아직 밝혀지지 않음.

E. Hepatitis E

(1) 현재까지 증명된 치료법이나 예방법 없음.

17

Chronic Viral Hepatitis

만성 바이러스성 간염

서론 (introduction)

A. 만성간염이란?

1. 정의 (definition)

(1) 간의 염증반응 및 괴사 진행이 **6개월 이상** 지속되는 일련의 간의 이상. 염증 반응이나 괴사가 없어도 HBsAg(+) 또는 anti-HCV(+)가 6개월 이상 지속되는 경우도 만성간염에 해당한다.

(2) 임상경과 : 경증, 비진행성, 천천히 진행하지만 중증인 경우, 간경변증으로 진행하는 경우까지 다양하다.

2. 만성간염의 분류 (classification of chronic hepatitis)

(1) 원인에 따른 분류 (**Table 17-1**)

Table 17-1 원인에 따른 만성간염의 분류.

종류	혈청학적 진단	자가항체	치료
Chronic hepatitis B	HBsAg, IgG anti-HBc, HBeAg, HBV DNA	Uncommon	IFN-α, lamivudine, adefovir, entecavir, clevudine, telbivudine, tenofovir
Chronic hepatitis C	Anti-HCV, HCV RNA	Anti-LKM1	Peg-IFN-α* + ribavirin
Chronic hepatitis D	Anti-HDV, HDV RNA, HBsAg, IgG anti-HBc	Anti-LKM2	IFN-α
Autoimmune hepatitis	ANA(homogenous), anti-LKM(+-), hyperglobulinemia	ANA, anti-LKM1, anti-SLA	Prednisone, azathioprine
Drug-associated	-	Uncommon	Withdraw drug
Cryptogenic	All negative	None	Prednisone, azathioprine

*Pegylated IFN-α

(2) 조직학적 정도에 따른 분류 (grade : histologic assessment of necroinflammatory activity)

Table 17-2 조직학적 활동지수(histologic activity index, HAI)의 구성항목

Periportal necrosis(piecemeal necrosis and/or bridging necrosis)
Intralobular necrosis
Portal inflammation
Fibrosis

만성 간염 각론

A. 만성 B형 간염 (chronic hepatitis B)

1. 역학 (epidemiology)

(1) **감염시 나이 : 급성 감염에서 만성 간염으로 진행 여부를 결정하는 가장 중요한 인자**

① **출생시 감염 : 90% 이상에서 만성 간염으로 진행. 대개 무증상 감염.**

② **성인 감염 : 1%에서 만성 간염으로 진행. 임상적으로 뚜렷한 급성 경과를 보임.**

2. 병리 (pathology)

(1) 간손상 정도 (grade) : 비활성 보유자, 손상 없음부터 경도, 중등도, 중증 손상까지 다양함

① Grade는 예후 결정에 중요

② 5년 생존율 : 경도 - 97%, 중등~중증 - 86%, 괴사후 간경변 - 55%

(2) 섬유화 정도 (stage) : 없음, 경증, 중등증, 중증으로 다양함

3. 임상 경과

(1) **증식기 (replicative phase)**

① **HBV DNA (+), HBeAg (+), HBcAg (+) in liver tissue**

② **높은 감염성**을 보이고, 간손상이 진행함

③ HBV DNA : 간세포 내에서 발견되나 염색체 밖에 존재

④ 2 phase로 구성된다.

〈1〉 Immune tolerance phase

- 바이러스 증식↑ (HBeAg+), 간세포 손상× (**ALT 정상**)
- 소아, 젊은 성인 health carrier 상당수가 여기 해당
- 치료 : observation

〈2〉 Immune clearance phase :

- 면역계가 virus를 발견하여 간세포 손상 (**ALT**↑)
- 치료 : anti-viral treatment

(2) **비증식기 (nonreplicative phase)**

① **HBV DNA (-), HBeAg (-), HBcAg (-) in liver tissue**

② **간내 HBcAg (-)**

③ **감염성↓, 간손상 적음**

④ 2 phase로 구성된다.

〈1〉 Inactive carrier phase

〈2〉 HBeAg-negative hepatitis phase

⑤ HBV DNA : 간 내에서 발견되며 **숙주의 DNA에 삽입**됨

(3) 매년 10~15%에서 증식기에서 비증식기로 변환(seroconversion). 이때 일시적으로 AST, ALT 상승하고 급성 간염과 비슷한 경과를 나타냄.

(4) 만성 B형간염의 경과 : 무증상 감염, 심한 간부전까지 다양

(5) 대개는 acute hepatitis 없이 불현성으로 insidious하게 서서히 진행하지만 매우 드물게 acute hepatitis 후 resolution되지 못하고 만성화하기도 한다.

(6) **HBeAg-negative chronic hepatitis**

① HBeAg (-), HBV DNA (+) (precore mutant인 경우도 있고 아닌 경우도 있다)

② 지중해 연안, 유럽, 아시아에서 흔함

③ 자연경과중 precore 또는 core-promoter mutation에 의해 발생

④ 혈중 aminotransferase의 변화가 보이면서 진행하는 간손상이 발생한다.

⑤ 항바이러스 치료에 더 높은 저항성을 보인다.

4. 증상과 징후 (symptoms & signs)

(1) 피로 : 흔한 증상

(2) 황달 : 중증 또는 진행성 간염의 흔한 특징

(3) 간경변증에 의한 합병증 : 간염 말기에서 복수, 부종, 식도정맥류 출혈, 간성 혼수, 응고병증, 비장비대 발생

(4) 간외 합병증 : 관절염, 관절통, 혈관염, 면역복합체 사구체신염, 전신혈관염 (polyarteritis nodosa)

5. 검사소견 (laboratory findings)

(1) AST, ALT↑. AST/ALT 〈 1

(2) ALP : 정상 또는 경도의 상승

(3) 고빌리루빈혈증, 저알부민혈증, PT↑ : 심한 간염 또는 말기 만성간염에서 발생

(4) 고글로불린혈증, 순환 자가항체 (circulating autoantibody) : (-)

6. 치료 (treatment)

※ Chronic hepatitis B에서 antiviral therapy를 시행하는 이유
① HBV 증식이 많은 환자에서 진행성 간질환, 간암 발생이 증가하기 때문
② 그러나 치료가 간경변증 및 간암을 줄인다는 증거는 전혀 없다.
※ 치료의 목적 : 바이러스 증식을 억제하여 증식기에서 비증식기로 혈청전환(seroconversion)시키고 virus titer를 undetectable level로 낮게 유지하는 것
※ 현재 국내 공인된 약제들 : interferon, lamivudine, adefovir, entecavir, clevudine
※ Anti-viral therapy의 적응증 (indications) :
① HBV replication + ② 간세포 손상의 증거 있을 때 + (liver biopsy는 optional)
· HBV DNA (+) : HBeAg(+)는 〉20,000 IU/mL, HBeAg(-)는 〉2,000 IU/mL
· ALT 〉 정상 상한값의 2배

(1) **인터페론 (Interferon-α)** : 최초로 승인된 약제

① **치료 적응증 (indications) : Table 17-3 참조.**

② 용량 : 500만 unit SC qd *or* 1,000만 unit SC × 3/주 × 16주

③ 작용기전 : 세포독성 T-cell에 의해 HBV에 감염된 간세포 제거 → 종종 급성 간염과 유사한 AST, ALT 상승 유발

④ 효과 (effects)

- 비증식기로 혈청전환 (HBV 소실) : 35%
- HBeAg 소실 : 80%
- Anti-HBe 생성 : 20%
- HBsAg 소실 : 8% (초기 연구)
- 간의 병리학적 소견 호전
- 장기 무병생존율 : ↑

⑤ 재발 (recurrence) : 1~2 % after successful therapy

⑥ 반응이 좋은 사람 (good responder)

〈1〉 여성

〈2〉 이성간 성접촉자

〈3〉 최근 감염 (〈1.5년)

〈4〉 낮은 DNA titer (〈200 pg/mL)

〈5〉 높은 AST 또는 ALT(〉100~200 IU/L)

〈6〉 Wild type HBV (precore mutant 아님)

〈7〉 면역기능정상

〈8〉 대상성 (compensated) 간질환

〈9〉 Active liver biopsy 소견

Table 17-3 인터페론의 적응증, 금기 및 부작용.

적응증	**HBeAg과 HBV DNA의 발견** **ALT 상승** 간조직 검사에서 만성간염의 조직학적 증거
비적응증	주산기에 감염된 매우 어린 **소아** **소아 시절에 감염** (특히 아시아) **면역 억제자** **ALT 상승이 적은** 아시아인 **Precore mutant** HBV 감염 **비대상성 (decompensated) 만성간염**[¶]**, 간경변증**
부작용	전신적인 독감유사 증후군 골수 억제 정서적 불안 → 자살가능 자가면역질환의 활성(예: 자가면역 갑상선염 → 비가역적) 탈모, 발진, 설사, 사지저림

¶ 급속히 간부전으로 진행 가능하므로 compensated liver function에서만 사용

(2) **라미부딘 (lamivudine) : reverse transcriptase inhibitor** (oral nucleotide analogue)

① **치료 적응증 (indications) : IFN-α와 동일하며 HBeAg (-) (precore mutant), 면역억제자, 비대상성 간질환 (decompensated liver), 소아도 가능**

② 작용 기전

- HBV DNA polymerase가 지닌 DNA-dependent polymerase의 활성도 뿐 아니라 RNA-dependent polymerase (reverse transcriptase)의 활성도 억제
- Chain terminator로 작용하여 HBV DNA의 elongation 억제

③ 효과

- HBV DNA 소실
- HBeAg 소실 : 32~33%
- Anti-HBe 획득 : 17~20%
- ALT 정상화 : 40%
- 조직학적 호전 : 50%
- 섬유화의 지연 : 20%
- HBeAg-negative hepatitis에도 효과적
  - HBV DNA 억제, ALT 정상화 : 65%, 간조직 소견 호전 : 60%

  ... *but* 재발이 흔하므로 장기간의 투약이 필요

④ 치료 기간

〈1〉HBeAg loss → 치료 중단

〈2〉HBeAg 지속 → HBeAg response가 일어날 때까지 사용

⑤ 부작용 (adverse effects)

- 가장 중요한 부작용은 내성 바이러스의 출현
- 1/4에서 일시적 ALT상승이 나타남
- 라미부딘 중단 간염 : 라미부딘 치료 중단 후 간염이 재발된 상태로 ALT가 정상의 3배 이상 증가시 재발의 기준으로 삼고 빈도는 16% 정도이며, 재발시기는 치료 중단 후 평균 16주에 발생

⑥ **YMDD mutants**

- **Lamivudine 사용 1년 뒤 15~30%에서 내성(+)**, 5년에 약 65%까지 발생
- 발생기전 : polymerase gene 보존 부분(YIDD 또는 YVDD)의 아미노산 변화
- 발생시 : **HBV DNA ↑, ALT ↑**
- 대개 HBV DNA 적고 ALT level 낮다. → wild형보다 증식 효율↓ 독성↓
- 치료 : **adefovir 추가 또는 entecavir 1 mg 추가**

(3) **아데포비어 (adefovir dipivoxil)** : acyclic nucleoside analogue

① 효과 (48 주 간 사용시)

- 미검출 수준까지 HBV DNA 억제 : 21%
- HBeAg 소실 : 23%
- HBeAg 혈청전환(seroconversion) : 12%
- 조직학적 호전 및 ALT 정상화 : 50%
- 약효의 지속성은 아직 증명되지 않음
- HBeAg-negative hepatitis 환자에서도 효과적
- YMDD mutant에도 효과적

② 장점 : lamivudine 혹은 entecavir 내성 바이러스 치료가 가능해 주로 2차 약제로 사용

③ 부작용

- **신장 독성** (치료 용량인 10 mg/d에서는 드물고 가역적) ∴ **Cr level 모니터링 !**
- 일시적인 ALT 상승
- 항바이러스 작용이 상대적으로 약하다.

(4) 엔테카비어 (entecavir) : deoxy-guanosine nucleoside analogue

① 치료적응증 : lamivudine과 동일 + lamivudine 내성 바이러스 혹은 adefovir 내성 바이러스 치료 (고용량)

② 장점

〈1〉Lamivudine 혹은 adefovir 대비 약 100배의 바이러스 억제 효과

〈2〉초치료로 사용시 4년 누적 내성률 0.8% → 가장 추천되는 초치료 제제

③ 단점

〈1〉Lamivudine, adefovir 내성 환자의 2차 치료제로 사용할 경우 내성이 크게 증가 (7%/year)

〈2〉 동물 실험에서의 발암 효과

(5) 클레부딘 (clevudine) : pyrimidine nucleoside analogue로, 국내에서만 허가된 항바이러스 제제

① 장점 : 투약 중지 후에도 지속적인 HBV DNA 억제 효과를 보임

② 단점 : 장기 사용시 근육병증 유발 우려

(6) 기타 : telbivudine, tenofovir 등

Table 17-4 Patients with chronic hepatitis B who are candidates for antiviral therapy.

Clinical features	Interferon	Lamivudine	Adefovir
Detectable markers of HBV replication	Yes	Yes	Yes
Normal ALT activity	No	No	No
ALT < 2 × Upper limit of normal	No	No	No
ALT > 2 × Upper limit of normal	Yes	Yes	Yes
Immunocompetent	Yes	Yes	Yes
Immunocompromised	No	Yes	Yes
Adult acquisition (western)	Yes	Yes	Yes
Childhood acquisition (Asian)	No	Yes	Yes
Compensated liver disease	Yes	Yes	Yes
Decompensated liver disease	No	Yes	Yes
"Wild- type" HBeAg-reactive	Yes	Yes	Yes
HBeAg-negative chronic hepatitis	No	Yes	Yes
Interferon-refractory	No	Yes	Yes

Table 17-5 Currently used or approved antiviral therapies for HBeAg-negative chronic HBV infection in patients who have not received treatment.

Variable	peg-IFN Alfa-2a (Pegasys)	Lamivudine (Zeffix)	Adefovir (Hepsera)	Entecavir (Baraclude)	Telbivudine (Tyzeka)	Tenofovir (Viread)
Serum HBV DNA - mean or median reduction in log_{10} copies/mL at 1 year	4.1	4.2~4.7	3.9	5.0	5.2	4.6
Serum HBV DNA undetectable by PCR-%	63	60~73	51~64	90	88	95
ALT normalization at 1 yr - %	38	62~79	48~77	78	74	79
HBsAg loss-%						
At 1 yr	4	〈1	0	〈1	〈1	0
At > 1 yr	8 at 3 yr after completion of 1 yr of therapy	No data	5 at 4~5 yr	No data	No data	No data
Histologic improvement - %	48 at wk 72	61~66	64	70	67	72
Viral resistance - %						
At 1 yr	None	15~30	None	None	4	0
At > 1 yr	No data	70 at 5 yr	29 at 5 yr	〈1 up to 4 yr	9	ND
Durability of HBV DNA-ALT response after 1 yr - %	18	〈10	〈10	ND	ND	ND

B. 만성 D형 간염 (chronic hepatitis D)

(1) 만성 D형 간염은 **HBV와 coinfection**되거나, superinfection됨

(2) **HDV 감염이 HBV 감염의 만성화에는 영향을 미치지 않음.**

(3) **만성 B형 간염이 있는 환자에서 HDV 감염은 대개가 만성화됨.**

(4) **B형 간염의 임상경과가 심하다는 것을 제외하고는 차이가 없음.**

(5) 혈청학적 소견 : **anti-LKM3 antibody**가 특징적

(6) 치료

① 고용량 인터페론 알파 : 50%에서 효과적이나 결국에는 반복적인 HDV 증식 발생

② 라미부딘 : 비효과적

③ Clevudine: 연구중이나 효과가 기대됨

C. 만성 C형 간염 (chronic hepatitis C)

1. 자연경과 (natural history)

(1) **급성 간염 후 85~90%에서 만성 감염 상태가 지속**되고, **50~70%에서 만성 간염으로 진행**하고 **20%가 10년내에 간경변증으로 진행**하며 **간경변증 환자 중 연간 1~4%에서 HCC가 발생**한다.

(2) 만성 C형 간염 환자는 급성 간염의 병력 없고 무증상인 경우가 많으며 간기능 검사, 조직학적 소견이 정상인 경우도 많다. 하지만 무증상 만성 C형 간염 환자의 절반에서는 간경변증이 발견된다.

(3) 무증상이면서 AST/ALT가 정상인 경우도 anti-HCV(+)인 경우 1/3~1/2에서 조직검사상 만성 간염의 소견이 있다. 혈청 내에 HCV RNA가 발견되는 경우도 AST/ALT가 정상이더라도 조직 검사에서 만성 간염의 소견이 있을 확률이 높다.

(4) **10년에 15% 정도가 비대상성 간경변증으로 진행하지만 60%에서는 별 증상 없이 지낸다.** 전반적인 사망률은 일반적인 사망률과 차이가 없지만 사망원인으로 간이 원인이 되는 경우가 더 많다.

(5) 질환의 진행을 잘 일으키는 조건

① **감염력이 오래될수록 : 가장 중요한 조건**

② 고령

③ 진행성 병리학적 소견 및 등급 (advanced histologic stage와 grade)

④ 좀 더 복합적인 quasispecies*의 다양성, 증가된 간내 철

* Quasispecies (intragenotypic difference) : 같은 genotype 내에서 보이는 gene sequence의 다양성을 일컫는 말. 복합적인 quasispecies의 다양성을 가질수록 high mutation rate, humoral immunity로부터의 회피 능력을 보인다.

(6) 병리 : 간조직 소견이 가장 좋은 예후 예측인자

① 국소 섬유화를 동반한 경도의 괴사 및 염증 : 좋은 예후를 보인고, 간경변증으로 잘 가지 않는다.

② 중등도 이상의 염증활동 또는 섬유화 : 10~20년 후에 간경변증으로 갈 가능성↑

2. 임상양상 (clinical manifestation)

(1) 만성 B형 간염과 같다.

(2) 증상 및 징후

① 피로 : 가장 흔한 소견이며 황달은 드물다.

② **간외 증상**

- **면역복합체 매개 : essential mixed cryoglobulinemia**
- **면역복합체와 연관이 없는 것 : Sjögren's syndrome, lichen planus, porphyria cutanea tarda**

(3) 검사소견 (laboratory finding)

① Aminotransferase level : 'fluctuating(오르락 내리락)'

② Autoantibody : anti-LKM1

3. 치료 (treatment)

(1) HCV는 HBV와 달리 완치(sustained virologic response)가 가능하다!

(2) 치료 적응증(indications)과 치료 약제 : Table 17-6, Table 17-7

(3) 항바이러스 치료 반응에 관련된 인자들 : Table 17-8

Table 17-6 만성 C형간염 치료의 적응증 및 비적응증.

적응증*	ALT의 상승 간조직 검사상 중등도-중증 간염 또는 portal/bridging fibrosis HCV RNA의 발견
금기 또는 각 환자별로 판단하여 치료해야 하는 경우	소아 (18세 미만) 60세 이상 정상 ALT** 간조직 검사상 경도의 간염 대상성 간경변 cf. 비대상성 (decompensated) 간경변은 치료 금기 HIV감염이 동반되어 있으며 정상 CD4+수치인 경우

* Chronic hepatitis B와 마찬가지로 HCV replication + 간손상 증거가 있어야 치료 적응증.
** 정상 ALT이지만 치료하는 경우 : immune complex disease가 발생하는 경우 (GN, cutaneous vasculitis)

Table 17-7 만성 C형간염의 치료.

초치료 : Pegylated IFN 피하접종 (1회/week) + 리바비린(ribavirin) 경구투여 (매일)
HCV genotype 1형 : 48주 치료
Pegylated IFN-α2a, 180 ug + ribavirin, 1000~1200 mg/d 또는
Pegylated IFN-α2b, 1.5ug/kg + ribavirin 800mg/d
HCV genotype 2 또는 3형 : 24주 치료
Pegylated IFN-α2a, 180 ug + ribavirin, 800 mg/d 또는
Pegylated IFN-α2b, 1.5 ug/kg + ribavirin 800 mg/d
대체 치료 방법
일차적으로 리바비린을 사용하지 못하는 환자의 경우 Pegylated IFN-α를 1회/week로 24주(genotype 2 또는 3형) 또는 48주(genotype 1형)을 사용할 수 있다.

Table 17-8 항바이러스 치료에 대한 반응.

치료에 잘 반응하지 않는 환자	반응유도가 잘 되는 환자
심한 간 섬유화 (eg, 간경변증) 장기질환자(long duration disease) genotype 1형 높은 HCV-RNA(〉2 million copies/mL) 다양한 HCV quasispecies 면역억제 상태 미국 흑인 비만	낮은 바이러스 농도 (〈 2 million copies/mL) 1형 외의 genotype (2 또는 3) 경도의 간섬유화증 나이 〈 40세 여성

(4) 재치료 권고 (retreatment recommended)

① 이전 표준 인터페론(conventional IFN) 단독치료 또는 표준 인터페론/리바비린 복합치료 후 재발 → pegylated-IFN + ribavirin 복합치료

② 이전의 표준 인터페론 또는 표준 인터페론/리바비린 복합치료에 반응하지 않은 경우 → pegylated IFN + ribavirin 복합치료

③ 재치료 반응 좋을 것으로 기대되는 군

- 이전에 ribavirin 치료를 하지 않은 경우
- 낮은 RNA 농도를 유지하고 있는 경우
- 이전 치료에서 HCV-RNA의 감소가 있었던 경우
- Genotype 2형 또는 3형
- Ribavirin 용량을 줄이지 않은 경우

(5) 장기 치료가 권고되는 경우 : GN, cutaneous vasculitis와 연관된 만성 C형간염

(6) 장기 유지 치료의 임상시험을 고려해야 하는 군 : 재발 환자, 치료에 미반응자

(7) 항바이러스 치료가 권고되지 않는 경우 : 비대상성 만성 C형간염

(8) 치료 효과 평가 : 치료 종료 6개월 후 HCV RNA PCR (-)인 경우를 sustained virologic response (SVR)이라고 하며 이 경우 완치를 의미한다.

- Genotype 1 : 40%대의 완치율
- Genotype 2,3 : 70~80%의 완치율

(9) Breakthrough phenomenon

- IFN 치료 중 10%에서 biochemical breakthrough를 보여 혈중에서 HCV가 검출되고 ALT가 상승
- 미반응자(non-responder)로 분류
- IFN 항체, HCV genome 변이와 연관이 있다.

(10) 리바비린의 부작용

① 용혈, 가려움증, 통풍의 악화, 비강울혈, 기형아

② 신장으로 배설되므로 신부전 환자에서는 피해야 함

D. 자가 면역성 간염 (autoimmune hepatitis)

1. 자가 면역성 간염이란?

(1) 자가 면역성 기전에 의해 발생하는 지속적 간세포 괴사와 염증과 섬유화로 결국에는 간경변증과 간부전으로 진행하는 질환을 말함.

(2) 치료를 하지 않았을 경우 **6개월 동안 40%의 치명률**을 보임

(3) 자가면역의 간외 소견이나 면역혈청학적 이상소견으로 진단 추정 가능

2. 발생기전 (pathogenesis)

(1) 자가 면역성 간염에 자가 면역 기전이 관련되었다는 증거

① 간에서 조직 병리 소견은 주로 cytotoxic T cell과 plasma cell로 구성되어 있음.

② 순환 자가항체(ANA, anti-smooth muscle antibody, anti-thyroid antibody), rheumatoid factor, hyperglobulinemia의 존재

③ 자가 면역성 간염을 가진 환자에서 갑상선염, 류마티스 관절염, 자가면역성 용혈성 빈혈, 궤양성 대장염, 증식성 사구체신염, 소아당뇨, Sjogren 증후군 등이 많이 발생

④ 자가 면역성과 관련된 HLA-B1, -B8, -DR3, -DR4가 자가면역성 간염환자에서 많이 나타남

⑤ 다른 자가 면역성 질환과 같이 glucocorticoid나 immunosuppressive treatment에 잘 반응함

(2) 세포면역 기전 (cellular immune mechanism)

① 발생기전에서 중요한 역할

② In vitro study에서 림프구가 간세포를 파괴하며 세포독성 림프구에 의한 면역 조절이 관찰됨

(3) 체액면역 기전 (humoral immune mechanism)

① 간외 증상에 관여 : 관절통, 관절염, 피부 혈관염, 사구체신염

(4) Circulating autoantibody

① **ANA** (homogenous pattern), **anti-SM antibody**, **anti-LKM**, **anti-SLA** (Ab to soluble liver Ag) 등 양성

② 이러한 자가항체들은 진단에 도움을 주지만 실제 병인론에 어떤 역할을 하는지 확립된 이론 없음

3. 병리 (pathology)

(1) 만성 바이러스성 간염에서 관찰되는 것과 다르지 않음

(2) Interface hepatitis 또는 piecemeal necrosis : 단핵구가 문맥으로 확장되고, 문맥 주위 간세포의 평면을 넘어서는 경우를 지칭

(3) Septal fibrosis, bridging fibrosis, cirrhosis : 흔함

(4) 담관의 손상 및 육아종 : 흔하지 않음

(5) Rosette formation : 간세포 재생에 의해 발생

(6) Pseudolobule : 재생에 의해 발생

(7) 간경변증

4. 증상과 징후 (symptoms & signs)

(1) 서서히 또는 갑자기 발생

(2) **젊은 여자**, **중년 여성**에서 호발

(3) 전신 피로, 쇠약감, 식욕부진, 월경소실, 여드름, 관절통, 황달 등이 흔함

(4) **관절염, 반구진성 발진 (피부성 혈관염 포함), erythema nodosum, 장염, 흉막염, 심낭염, 빈혈, 고질소혈증, sicca syndrome**

(5) 심한 경우 간경변증의 합병증인 복수, 부종, 비장비대, 간성혼수, 응고병증, 식도정맥류 출혈 등이 발생

(6) 경과는 다양

① 20%는 심한 상태로 점차 진행하여 위중한 경과를 밟음

② 대개는 저절로 악화와 호전을 반복함.

5. 검사소견 (laboratory findings)

(1) AST/ALT : 증가되고 변화를 보임, 100~1000 IU 정도 유지

(2) Bilirubin : 대개 약간 상승하거나 정상

(3) ALP : 대개 정상이나 뚜렷한 상승을 보이는 경우는 일차성 담즙성 경변증(primary biliary cirrhosis)와 비슷한 임상양상과 검사실 소견을 보임

(4) **Hypergammaglobulinemia (〉2.5 g/dL)** : 흔함

(5) 자가항체에 따른 아형의 분류

① **Type I** (m/c)

- **젊은 여성**에 호발
- **Hypergammaglobulinemia** (++), **ANA (+), anti-SMA (+)**

② **Type II** : **소아, 지중해 연안**에 흔하고 **ANA (-), anti-LKM (+)**

· Type IIa (typical autoimmune)

- **젊은 여성**
- **Hypergammaglobulinemia**, anti-LKM1 titer↑, **steroid에 반응**

· Type IIb (HCV-associated)

- **C형 간염 감염과 관련, 노인**
- **Hypergammaglobulinemia (-), anti-LKM1 titer↓, IFN에 반응**

③ **Type III : ANA (-), anti-LKM1 (-), anti-SLA (+)**

6. 치료 (treatment)

(1) Regimen

① **Glucocorticoid therapy : mainstay of management**

· 증상뿐 아니라 임상적, 생화학적, 조직학적 호전을 보임
· 생존 증가
· 80% 환자에서 효과적
· 궁극적으로 간경변증으로의 진행을 막지는 못함
· 용량 : prednisolone 60 mg(초기) → 1개월에 걸쳐 20 mg/d까지 감량

② **Glucocorticoid + azathioprine**

· Half the prednisone dose(30 mg/d) + azathioprine(50 mg/d) (초기) → 수개월에 걸쳐 prednisone(10 mg/d)+ azathioprine(50 mg/d)으로 감량
· 장점 : 스테로이드의 장기간 사용으로 인한 생명을 위협할 수 있는 합병증을 감소시킴.

(2) 효과

① 증상의 호전 : 수 일에서 수 주 내에 일어남

② 생화학적 호전 : 수 주에서 수 개월 내에 일어남

③ 조직학적 호전 : 6~24 개월에 걸쳐 일어남

(3) 치료 기간 : 최소 12~18 개월

(4) 재발 : 치료 중단이나 감량 후, 적어도 50%에서 재발함. 따라서 평생동안 유지용량의 복용이 필요함

(5) 치료에 불응인 경우

① 고용량 glucocorticoid (60 mg/d)

② Glucocorticoid (30 mg/d) + 고용량 azathioprine (150 mg/d)

③ 그외에 cyclosporine, tacrolimus, mycophenolate mofetil 등 사용해 볼 수 있음.

④ 약물에 반응하지 않고, 간경화로 진행하여 간부전이 생기는 경우, 간이식이 필요할 수 있음.

⑤ 간이식 후 재발은 드물다.

(6) 예후

① 진단 시와 치료 시작 시의 조직학적 병기와 연관

② 나쁜 예후 인자 : 발병 초기에 다엽성 허탈(multilobular collapse)이 있는 경우, 2주간의 적절한 치료 후에도 빌리루빈의 호전이 없을 때.

18

Toxic and Drug-induced Hepatitis

독성 간염 및 약물 유발성 간염

서론 (introduction)

A. 독성 간염, 약제 유발성 간염이란?

(1) 약이나 독성물질에 의한 간의 손상을 말한다.

(2) 단순한 transaminase의 상승에서 치명적인 간세포 괴사, 간경변증까지 다양한 간담도계 질환을 초래할 수 있다.

(3) 황달이나 간기능 검사 이상을 가진 환자의 병력 청취에서 화학물질에의 노출, 투약 내용, 건강 보조식품이나 한약의 복용 유무는 반드시 포함시켜야 한다.

B. 2가지 유형의 간독성의 임상상

1. 직접 독성 간염 (direct toxic hepatitis)

(1) 해당 물질에 대해 **예측가능**하고(predictable), **용량 의존적**(dose-dependent)인 것이 특징적이다.

(2) 잠복기 : **대개 짧은 것이 특징적**으로 접촉 후 수시간 내에 간손상이 발생하나 임상 증상과 증후는 24~48시간 정도 후에 나타날 수 있다.

(3) 병리 : 각각의 독성 물질에 대해서 **특징적인 형태를 보이며, 재현이 가능하다.**

① Carbon tetrachloride, trichloroethylene : centrilobular zonal necrosis

② Yellow phosphorus : periportal injury

③ *Amanita phalloides* (독버섯의 일종) toxin : massive hepatic necrosis

④ Tetracycline : microvesicular fat deposit

2. 특이체질적 반응 (idiosyncratic drug reaction)

(1) **흔하지 않고** (infrequent), **예측 불가능하고** (unpredictable), **용량과 무관하게** (dose-independent) 발생하는 것이 특징적이다. 또한 약물을 계속 사용해도 경도의 transaminase 상승 후에 호전될 수 있다.

(2) 잠복기 : **약물 투여중이나 투여 후 어느 때나 발생할 수 있다.**

(3) **간외 증상 및 징후(환자의 1/4에서 발생)** : hypersensitivity에 의해 일어나며 rash, arthralgia, fever, leukocytosis, eosinophilia등

(4) 기전

① 대부분 intact compound가 아니라 **toxic metabolite에 의해 독성이 나타난다.**

② 각각의 특이 물질에 개인마다 독성의 차이가 생긴다.

③ 일부에서 면역학적 기전이 관여하는 것으로 생각된다.

(5) 병리와 임상양상 : direct toxic effect에 의한 간독성에서 보다 다양한 morphology를 보인다.

① Viral hepatitis와 감별이 불가능한 임상양상과 병리 소견 : halothane

② Cholestasis

a. Bland cholestasis : estrogen, 17α-substituted androgen

b. Inflammatory cholestasis : phenothiazine, amoxicillin-clavulanic acid, oxacillin, erythromycin

c. Sclerosing cholestasis : floxuridine

d. Ductopenic cholestasis : carbamazepine, chlorpromazine, tricyclic antidepressant agent

③ Bridging hepatic necrosis : methyldopa

④ Hepatic granuloma : sulfonamide

⑤ Steatosis, steatohepatitis : zidovudine, didanosine, indinavir, ritonavir

⑥ Sinusoidal lining cell damage(venoocclusive disease) : cyclophosphamide, melphalan, busulfan

3. 기타

(1) 위의 2가지 유형에 포함 되지 않는 경우로 간기능 장애를 일으키지 않으며, hepatic necrosis, fatty change등이 없고, hypersensitivity의 임상양상도 동반되지 않는다.

(2) Oral contraceptive-induced cholestasis:유전적으로 결정되며, multidrug resistance-associated canalicular transporter 단백질의 결함과 관련 되어있다. Cholestasis of pregnancy를 가진 여자에서 호발한다.

(3) Cytochrome P 450 enzyme 2D6 defect : 전 인구의 10%에 해당하며, AR로 유전된다. Desipramine, propranolol, quinine에 의한 간독성이 증가된다.

Table 18-1 독성 간염의 유형.

특징	직접 독성 효과		특이 체질적			기타
	CCl_4	Acetaminophen	Halothane	Isoniazid	Chlorpromazine	Oral contraceptive
예측가능성 용량의존성	+	+	-	-	-	+
잠복기	짧다	짧다	다양함	다양함	다양함	다양함
관절통, 발열, 발적, 호산구증가증	-	-	+	-	+	-
간 병리	Necrosis, fatty infiltration	Centrilobular necrosis	Similar to Viral hepatitis	Similar to Viral hepatitis	Cholestasis with portal inflammation	Cholestasis without portal inflammation, vascular lesion

C. 약물의 대사

(1) 대부분의 약물은 water-insoluble한 성격을 가지며 간에서의 대사를 거쳐서 water-soluble하게 바뀌어 소변이나 담즙으로 배설된다.

(2) 2가지 대사

① Phase 1 reaction : mixed function oxygenase cytochrome P450에 의해 oxidation이나 methylation을 시킴. **대부분의 간독성은 phase 1에 의한 toxic metabolite 생성에 의해 발생.**

② Phase 2 reaction : glucuronidation 이나 sulfation에 의해 진행됨. 또는 glutathione에 의한 inactivation도 가능. Glutathione 부족시 유해 물질의 inactivation이 안되어 간독성이 발생할 수 있다.

D. 만성 간질환 환자에서의 독성 간염

(1) 대개 정상인 보다 독성 간염의 빈도가 증가하지 않는다.

(2) 예외적으로 aspirin, methotrexate, isoniazid, HIV환자에서 쓰는 antiretroviral agent는 간질환 환자에서 빈도가 증가 한다.

(3) 특정 병변을 일으키는 약물들

① **Chronic hepatitis : oxyphenisatin, methyldopa, isoniazid**

② **Cirrhosis : halothane, methotrexate**

③ **Primary biliary cirrhosis 유사 증후군 : chlorpromazine, methyltestosterone, tolbutamide**

④ **Cirrhosis 없이 portal hypertension을 일으키는 약제 : vitamin A, arsenic, vinyl chloride**

⑤ **Hepatic adenoma**, 드물게 HCC, hepatic vein occlusion : oral contraceptive

E. 치료 (treatment)

(1) Acetaminophen을 제외하고 특별한 치료법은 없으며, **supportive care**가 주가 된다.

(2) 특히 fulminant hepatitis의 경우 liver transplantation의 적응증이 된다.

(3) 민저 의심되는 경우 원인 약제를 끊는다.

(4) Allergic feature를 보이는 경우에서 steroid, mushroom toxicity에 의한 경우에서 silibinin, cholestasis에서 UDCA의 사용은 효과가 증명되지 않았고, 권장하지 않는다.

개별 약물에 의한 간손상

A. Acetaminophen hepatotoxicity (direct toxin)

1. 대사 경로

(1) 대개 phase II reaction에 의해 대사됨

(2) 일부는 cytochrome P450 2E1을 이용하는 phase 1 reaction에 의해 대사되어 간독성 대사물질인 N-acetyl-benzoquinone-imide(NAPQ1)으로 바뀐다.

2. 독성 발생 기전

(1) NAPQ1은 정상 상태에서 glutathione과 결합하여 무독성 물질로 전환되어 신장을 통해 배설된다.

(2) 그러나 NAPQ1이 과량 생성되거나 glutathione이 부족하게 되면 간독성을 일으키게 된다.

3. 독성 용량

(1) 10-15 g을 한번에 먹었을 때 임상적인 간손상의 증상과 징후가 나타난다.

(2) 25 g 이상 복용시 치명적 간손상이 발생한다.

(3) Chronic alcoholics의 경우 2 g에서도 독성이 나타난다.

4. 조직 소견

· Centrilobular hepatic necrosis

5. 독성에 영향을 미치는 인자

(1) **독성을 증가시키는 경우**

① **Cytochrome P450을 자극시키는 조건 : alcohol, barbiturate, haloperidol, rifampicin**

② **Hepatic glutathione level을 감소시키는 조건 : alcohol, starvation**

(2) 독성을 감소시키는 경우

① Cytochrome P 450 inhibitor : cimetidine, allopurinol → toxic metabolite의 생성 감소

6. Acetaminophen 혈중농도

(1) 간손상의 정도, 예후와 관련.

(2) 복용후 4시간 뒤의 혈중 농도는 간손상의 정도와 비례한다.

(3) 〉300μg/mL시에 심각한 간손상이 초래되고, 150μg/mL미만에서는 간손상이 잘 발생하지 않는다.

7. 임상양상

(1) 약물 복용후 4-12시간 후에 발생하는 nausea, vomiting, abdominal pain, shock이 발생

(2) 24-48시간 뒤에 상기 증상이 악화된다.

8. 치료

(1) **Gastric lavage, activated charcoal, cholestyramine** : 약물복용 30분 내에 시행해야 효과적

(2) **Sulfhydryl compounds (cysteamine, cysteine, N-acetylcysteine)**

① Hepatic necrosis의 severity를 감소시킴

② 8시간 이내에 투여해야 하나 중독 24-36시간에 투여해도 효과가 있을 수 있다.

③ 작용기전

a. Hepatic glutathione의 synthesis와 repletion을 자극

b. Sulfhydryl group이 toxic metabolite와 결합

④ 적응증

Plasma level 〉200 mg/L at 4hr, 〉100 mg/L at 8h, 〉50 mg/L at 12h

9. 예후

(1) **예후 예측의 가장 중요한 인자 : acetaminophen의 plasma level**

(2) Chronic poisoning : therapeutic dose의 acetaminophen을 지속적으로 투여하는 소수의 환자에서 chronic hepatitis, cirrhosis가 발생할 수 있다.

(3) **Survivor에서 hepatic sequelae를 남기지 않는다.**

B. Halothane hepatotoxicity (idiosyncratic reaction)

1. 기전

(1) Idiosyncratic metabolic reactivity가 관여 할 것으로 생각된다.

(2) 위험인자 : adult, obesity, women, genetic predisposition

Cf. 기존의 간질환이 risk factor는 아니다.

2. 임상양상

(1) 수술 후 7~10일 뒤에 황달이 나타난다.

(2) Fever, moderate leukocytosis, eosinophilia 등이 생길 수 있다.

(3) 대개 nausea, vomiting이 황달에 선행하며 hepatomegaly가 있을 수 있다.

(4) 간압통은 흔하다.

3. 병리

· Viral hepatitis에서 오는 massive hepatic necrosis와 구별이 안된다.

4. 예후

(1) Severe hepatitis에 20~40%의 사망률을 보인다.

(2) Adverse prognostic factor

① 60세 이상

② Obesity

③ Multiple exposure to halothane

④ Short interval between exposures

⑤ 이전에 halothane 사용 후 황달의 병력

⑥ Anesthesia의 사용과 황달 발생의 사이에 짧은 기간

⑦ 혈중 bilirubin 〉200 μmol/L

⑧ PT 〉 20초

⑨ Women

5. 예방과 대책

(1) 과거에 halothane anesthesia를 받은 뒤에 설명되지 않는 spiking fever(특히 delayed fever)나 jaundice가 있었던 경우에는 halothane을 사용해서는 안된다.

(2) 교차 반응이 있는 methoxyflurane은 사용해서는 안된다.

C. Isoniazid hepatotoxicity (toxic and idiosyncratic reaction)

1. 임상양상

(1) **10% : AST/ALT상승(200 IU/L이하)이 첫 수 주 내에 발생한다.** 계속 투여해도 수 주 내에 정상화됨.

(2) 1% : viral hepatitis와 구별이 불가능한 질환 발생한다. Significant liver injury가 절반에서 2개월 이내, 나머지는 그 수개월 내에 발생한다. 치료는 약을 즉시 끊는 것이다.

2. 발병기전

· 간손상의 원인 물질 : toxic metabolite인 acetylhydrazine

3. 병리

· Viral hepatitis와 유사한 형태학적 변화나 bridging necrosis를 보인다.

4. 위험 인자

(1) **Old age** : 35세 이상에서 위험 증가, 50세 이상에서는 2%, 20세 미만은 드물다.

(2) **Cytochrome P450 inducer 병용 : rifampicin, alcohol, pyrazinamide**

(3) **Rapid acetylator : acetylhydrazine에 의한 손상이 증가**

5. 치료

(1) 투약 중단의 적응증

① 증상이 있으며 간기능 검사의 이상과 연관이 있는 경우

② 황달이 발생한 경우

③ 증상이 없는 경우에도 transaminase가 3~4배 이상 증가할 때, 또는 200 IU/L 이상 증가할 때

(2) 투약 중단 후 다제 복용을 하는 경우에는 간기능검사가 정상으로 돌아온 다음 한가지씩 투약.

6. 예후

· Severe case의 경우 10%의 fatality를 보인다.

D. Amiodarone hepatotoxicity (toxic and idiosyncratic reaction)

1. 임상양상

(1) 약물 투여 후에 수일 혹은 수개월 뒤에 나타나며 15-50%의 환자에서 나타난다.

(2) ↑ aminotransferase (AST/ALT)

① 약을 끊어도 지속될 수 있다.

② Predictable, dose-dependent, direct hepatotoxic effect로 보인다.

(3) 임상적으로 중요한 간질환은 5% 이하에서 발생한다.

(4) Pseudoalcoholic liver injury

① 드물지만 증상이 있는 환자 중에서 일부는 alcoholic liver disease와 유사한 소견을 보인다.

② Steatosis부터 alcoholic hepatitis(neutrophilic infiltration, Mallory's hyaline), cirrhosis까지 가능하다.

③ Alcoholic hepatitis와의 감별 : 전자현미경으로 관찰하면 phospholipids-laden lysosomal lamellar body가 보임.

(5) 드물지만 viral hepatitis나 cholestatic hepatitis와 유사한 acute idiosyncratic hepatocellular injury가 가능하며 hepatic granuloma도 가끔 관찰됨

E. 기타

1. Statin hepatotoxicity

(1) lovastatin, simvastatin, pravastatin, fluvastatin 등을 사용한 환자의 1~2%에서 대개 치료시작 첫 몇주 이내에 3배이상의 aminotransferase상승을 보이나 가역적이다.

(2) 몇몇 case에서 acute hepatitis-like histology(centrilobular necrosis, centrilobular cholestasis)가 보고 되었다.

2. Total parenteral nutrition hepatotoxicity

(1) 오랜 금식으로 인한 bile의 정체, 이로인한 steatosis, cholestasis, gall stone sludge에 의한 간독성(cholestatic hepatotoxicity)이 주요 기전이다.

(2) 주로 과다한 탄수화물에 의한 칼로리 공급이 원인이다. Balanced TPN formula 사용 후 발생 빈도가 많이 감소하였다.

(3) 치료

① 가능하면 oral intake를 병행하고, balanced TPN formula를 사용한다.

② 그 외에 cholecystokinin, UDCA, S-adenosyl methionine, taurine등이 소개되었으나 아직 benefit에 대해서는 증명된 바 없다.

19

Alcoholic Liver Diseases

알코올성 간질환

Alcoholic liver disease

A. 서론

1. 알코올성 간질환이란?

(1) 직접적 간독성 물질인 알코올 섭취에 의해 생기는 간질환으로 크게 **1) 지방간, 2) 알코올성 간염, 3) 간경변증** 3가지 spectrum의 병으로 나눌 수 있음

(2) 중증 알코올성 간질환(alcoholic hepatitis, cirrhosis)이 발생하기 위해서는 남자는 600 kg(소주 1병반을 20년간 섭취), 여자는 300 kg 정도의 알코올 섭취가 필요함. 이중 10~20% 정도만이 중증 알코올성 간질환으로 진행

(3) 중증 알코올성 간질환으로의 진행 여부는 성별, 유전적 요소, 간염바이러스 감염여부 등이 관여

B. 원인론과 병인론

1. 위험인자 (risk factors)

(1) 음주의 양과 기간 : **가장 중요한 위험 인자.** 남자에서 40~80 g/day 섭취 시 지방간, 160 g/day씩 10~20년 섭취 시 간염 또는 간경변증이 15% 정도에서 발생하며 술의 종류나 섭취 패턴과는 관계 없음.

(2) 성별 : 여자가 남자에 비해서 잘생김 (20 g/day 섭취 시에도 발생 가능)

(3) B형, C형 간염 바이러스 감염 : 어릴수록 중증도가 커지고, 진행된 병리학적 소견을 나타내며 생존 감소와 연관. 간암의 발생 위험도 증가

(4) 유전 : alcohol dehydrogenase의 gene polymorphism과 cytochrome P450 2E1 등과 관련

(5) 영양부족 : 알코올성 간질환의 발생에 기여할 수 있으나 적절한 영양 섭취가 발생을 예방하지는 못함

2. 알코올의 간손상 병리기전

(1) 알코올이 직접적인 간독성 물질로 작용

(2) 그러나 다양한 대사성 반응에 따라 간독성이 영향을 받는다.

(3) 별세포(stellate cell)의 활성화와 콜라겐 생성이 간섬유화와 연관

(4) 알코올의 간손상 이론

① 중심소엽(centrilobular)의 저산소증 : ethanol acetaldehyde의 대사가 소엽의 산소 소비를 증가시켜 상대적으로 산소 공급이 적은 중심소엽에 저산소증을 초래하여 간손상을 일으킨다는 이론

② 과립구 침입 및 활성화 : 알코올 대사에 관여하는 간세포에 의해 과립구 화학유인물질(chemoattractant)이 분비되어 과립구의 침입과 활성화 산소, 단백분해효소, 사이토카인의 분비로 조직 손상을 일으킨다는 이론

③ Acetaldehyde protein adducts : 이는 에탄올의 대사산물로서 신항원(neoantigen)으로 작용해 림프구의 감작을 일으켜 자가 면역 기전에 의해 간세포 손상을 가져 온다는 이론

④ 자유 라디칼 생성 : microsomal enzyme oxidizing system의 활성화로 자유 라디칼의 발생에 의해 간손상이 온다는 이론

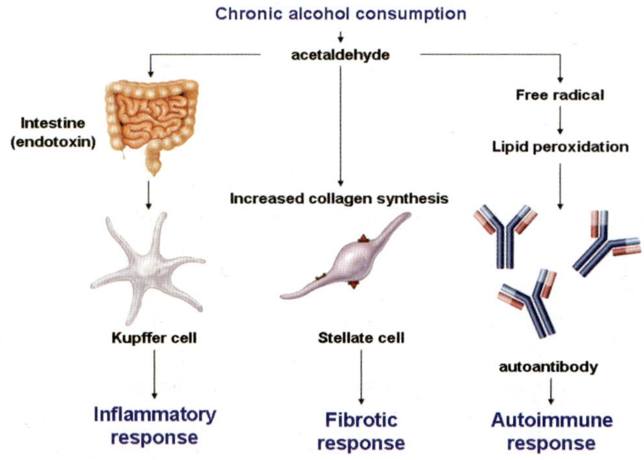

Figure 19-1
알코올 간질환의 발병기전. 만성적인 알코올 소비가 있을 경우 acetaldehyde의 발생에 의해 **oxygen free radical**이 발생하며 이는 neoantigen으로 자가항체를 발생시켜 autoimmune response의 원인이 된다. 또한 acetaldehyde는 별세포(stellate cell)을 자극하여 콜라겐 합성을 촉진시켜 간섬유화의 원인이 된다. 한편 장을 통해 흡수된 endotoxin은 간 내 Kupffer cell을 자극하여 각종 **cytokines**을 분비하여 inflammatory response를 발생시킨다.

3. 병리 (pathology)

(1) 지방간

① 간세포 독성에 대해 가장 흔하게 나타나는 조직학적 반응

② 세정맥 주위 간세포(알코올 대사가 주로 되는 곳-alcohol dehydrogenase가 가장 많음)에 주로 지방이 쌓임

③ 병이 진행 함에 따라 전체 간에 걸쳐 지방이 쌓임

④ 전체 간의 지방화, 거대 소포성 지방으로 뒤틀린 간세포로 진행해도 금주에 의해 완전히 정상화 가능

⑤ 거대 미토콘드리아, 세정맥 주위 섬유화, 거대 소포성 지방등은 진행성 간손상과 연관

(2) 알코올성 간염

① 알코올성 간염의 특징

- 풍선모양으로 변형 (balloon degeneration)
- Spotty necrosis
- 다핵백혈구 침윤
- 세정맥 주위, 동굴혈관 주위, Disse 공간의 섬유화

② 말로리 체 (Mallory body)

- 초승달모양
- 알코올성 간질환 환자의 70~75%에서 발견됨
- 알코올성 간질환의 확진 소견은 아님

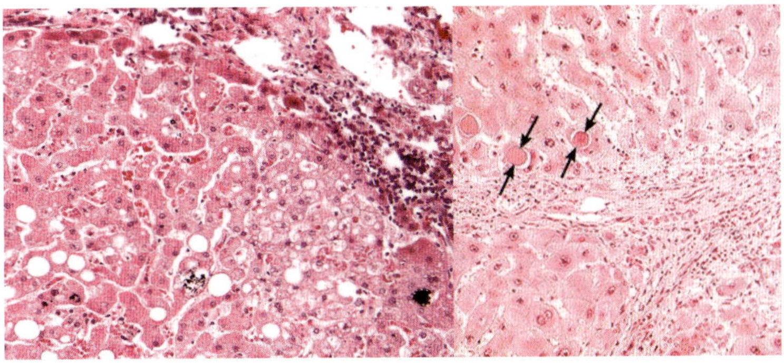

Figure 19-2
알코올 간염의 병리 소견. (Left) 만성 알코올 간염의 조직소견. 소포화된 지방 조직이 관찰되며(좌하), 염증세포의 침윤이 관찰된다(우상). 간세포에서는 ballooning degeneration이 관찰된다. **(Right) Mallory body.** 초승달 모양이고 내부에 호산성 물질(inclusion)이 차 있는 소견이 관찰된다. 알코올성 간염 환자의 70-75%에서 관찰되나 이를 근거로 확진할 수는 없다.

③ 지방간과 마찬가지로 금주 시 완전히 정상화 가능

④ 계속 음주 시 간경변증으로 진행 가능

(3) **간경변증**

① 생검으로 증명된 알코올성 간염 환자의 50%에서 동반

② 금주로 정상화 어려움

C. 임상양상과 진단 (clinical manifestations & diagnosis)

1. 증상 및 징후

(1) **지방간**

① 대개 경미한 증상

② 우상복부 불편감, 오심, 황달 ... 음주력 없으면 nonalcoholic steatohepatitis (NASH)와 감별 안돼

(2) **알코올성 간염**

① 사이토카인의 생성으로 전신적 증상이 나타남

② 무증상에서 발열, 거미상 혈관, 황달, 복통 등 다양한 양상으로 발생

(3) **간경변증** - 다른 원인에 의한 cirrhosis와 동일

2. 검사 결과

Table 19-1 알코올성 지방간의 검사 소견.

검사	결과
AST	정상치의 2~7배 상승, 400 IU/L를 대개 넘지 않음, 대개 ALT보다 높음
ALT	정상치의 2~7배 상승, 400 IU/L를 대개 넘지 않음
AST/ALT	통상 〉1 (∵ alcohol → ALT synthesis ↓)
GGT	알코올성 간질환에 특이적이지는 않음(모든 형태의 지방간에서 상승 가능). 상승한 환자는 음주에 의해 쉽게 다시 상승 가능
빌리루빈	Alkaline phosphatase의 상승에 비해 많이 증가 가능
PMN	5500/μL이상 상승 시 심한 알코올성 간염을 의미

※ Discriminant function

계산법 = 4.6 × [prothrombin time - control (seconds)] + serum bilirubin (mg/dL)

32 이상이면 예후가 나쁘고 치료에서 steroid 요법의 적응증이 됨

(1) 고중성지방혈증, 고콜레스테롤혈증 동반 가능

(2) 저알부민혈증, 응고병증 : 진행성 간손상을 의미

(3) 초음파 : 지방화 및 간크기의 측정에 도움. 간문맥의 역류, 복수, 복강내 측부혈관 등은 심한 간손상 있고 회복 가능성 낮음을 의미

3. 간조직 검사 (liver biopsy)

(1) 대개 시행하지 않음

(2) 급성 간염의 감별진단에 도움

D. 치료 (treatment)

1. 예후

(1) 심각히 악화된 알코올성 간염 환자 : 단기 사망률이 70% 이상

(2) 나쁜 예후 인자

① 응고병증 (PT〉5초)

② 빈혈

③ 저알부민혈증 (〈2.5 mg/dL)

④ 고빌리루빈혈증 (〉8 mg/dL)

⑤ 간부전

⑥ 복수

⑦ 식도 정맥류

⑧ 심한 간성 혼수

(3) 간조직 검사 : 진단이 불명확할 때 시행 필요. 예후 판정에도 도움

2. 치료 (treatment)

(1) **알코올의 완전한 중단**

(2) 경험있는 금주 상담가에게 의뢰하여 금주 프로그램이 시작되게 함

(3) 충분한 영양섭취

(4) Glucocorticoid 치료

① **Discriminant function 〉 32** 일 때 사용하면 생존율을 높이는 것으로 알려짐

② 용법 : prednisolone 32 mg/d로 시작해 4주간 유지 후 천천히 줄여나감

③ 금기 : 위장관 출혈, 패혈증, 신부전, 췌장염

④ 대체약 : pentoxifylline 400 mg po tid for 4 weeks

(5) 간부전시도 수술 사망률↑, 수술 후 재발률 (다시 음주)↑

∴ immediate liver transplantation 후보 아님

20

Cirrhosis and Its Complications

간경변증 및 합병증

서론 (introduction)

A. 간경변증이란?

(1) **간경변증(LC, liver cirrhosis)의 병리학적 특징**

① **Extensive fibrosis**

② **Regenerating nodule** (Figure 20-1) : 다양한 원인에 의한 만성적인 간 손상으로 다음과 같은 과정에 의해 regenerating nodule 형성

- Hepatocyte necrosis
- 주변을 지지해주는 reticulin network의 collapse
- Vascular bed distortion
- 남아있는 간실질의 nodular regeneration

(2) **2가지 pathologic process** → 이에 따라 **증상** 발현

① **Hepatocellular dysfunction** due to → jaundice, edema, coagulopathy, metabolic abnormality

② **Portal hypertension** → gastroesophageal varix, splenomegaly

③ 2가지 process 모두 관여 → ascites, hepatic encephalopathy

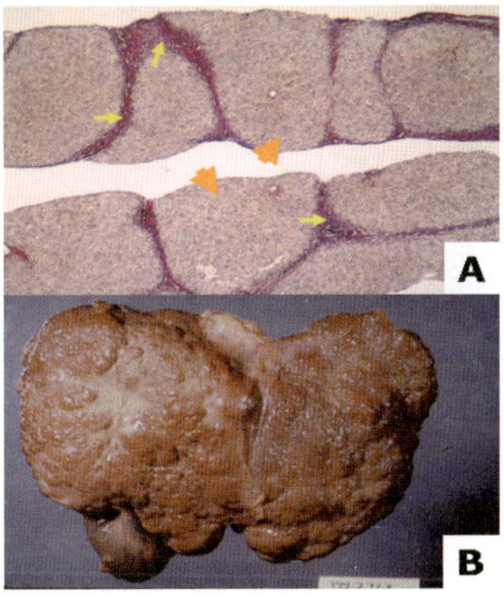

Figure 20-1 Pathology of LC.
(A) Fibrosis (arrow) + regenerating nodule (arrowhead)
(B) 간경변증의 gross finding : 표면에 regenerating nodule이 보이고 fibrosis로 인해 단단하다.

(3) 분류 (classification) : 원인(etiology)과 형태(morphology)에 따라

① Alcoholic

② Posthepatitic

③ Cryptogenic

④ Biliary

⑤ Cardiac

⑥ Metabolic

⑦ Inherited

⑧ Drug related

※ LC의 공통된 임상양상

(1) **증상 (symptoms)**
① Systemic sx. : anorexia, fatigue, weight loss, muscle wasting
② **Hepatocellular dysfunction** → jaundice, edema, coagulopathy, ascites, hepatic encephalopathy
③ **Portal hypertension** → gastroesophageal varix, splenomegaly, ascites, hepatic encephalopathy

(2) **징후 (signs)**
① **Liver : firm, nodular, size는 다양** (enlarged/ normal/ decreased)
② **Chronic liver ds.의 stigmata : palmar erythema, spider angioma**, ascites 등
③ 기타
〈1〉남자 : body hair ↓, gynecomastia, testicular atrophy
여자 : virilization, menstrual irregularity
〈2〉Parotid/lacrimal gland enlargement, clubbing 등

(3) **검사소견 (laboratory findings)**
① CBC : **cytopenia** ← GI bleed, Nutrition def., Hypersplenism, BM suppression
② LFT : Bilirubin ↑, AST/ALT ↑, GGT ↑, **PT (INR)** ↑
③ Electrolytes : **hyponatremia**, hypokalemia, hypomagnesemia, hypophosphatemia
④ 기타 : glucose intolerance, respiratory alkalosis (hyperventilation)

B. Alcoholic cirrhosis

1. 서론 (introduction)

(1) 원인 : Chapter 19 참조. 북미, 남미, 서구에서 가장 흔한 간경변증의 원인

(2) 발병기전 : 지속적 알코올 섭취 → 간세포 파괴 → **stellate cell activation**
→ Periportal/ pericentral zone에 weblike fibrotic septa 형성
→ Central v.~portal triad, portal triad 끼리 연결 ("bridging fibrosis", Figure 20-2)

2. 임상양상 (clinical manifestations)

(1) 임상적으로 silent한 경우 많음 ... 40% 정도는 우연히 발견됨 → 서서히 진행

(2) 증상 (symptom), 징후 (signs) : 다른 LC와 같다.

(3) 검사소견 (laboratory findings) : 다른 LC와 같은데 아래 소견은 특징적
· **AST/ ALT 〉 1** ∵ alcohol → ALT synthesis ↓

3. 진단 (diagnosis)

(1) Alcohol intake history 중요

(2) 신체검진 (P/E) + 검사소견 (laboratory findings)

(3) 초음파 : 감별진단에 도움 ... **"LC는 초음파로 진단하는 게 아니라 chronic liver disease stigmata 등 임상양상으로 하는 것"**

(4) 조직검사 (biopsy) : 반드시 필요하지는 않음

(5) 상부 위장관 내시경 (upper endoscopy) : varix 확인시 도움. LC 진단을 위해 시행하지는 않음.

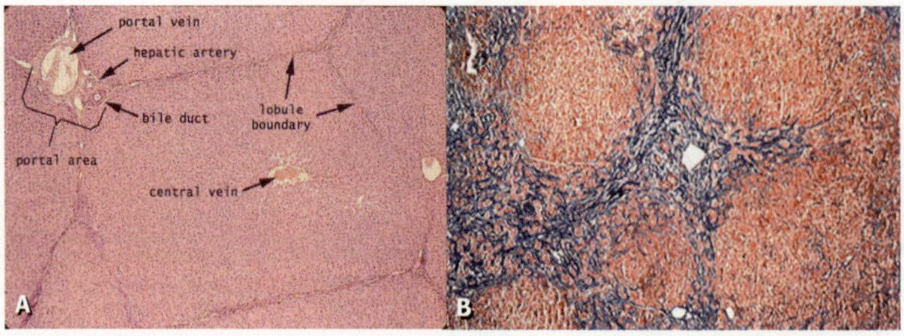

Figure 20-2 LC.
(A) 정상 : portal triad 가 있는 곳을 periportal area, central v. 주변을 pericentral area라 한다.
(B) Cirrhosis : periportal, pericentral area가 서로 연결되는 'bridging fibrosis'를 보여주고 있다.

4. 예후 (prognosis)

(1) LC의 주요 합병증 (+) 환자가 음주 지속시 5년 생존율 〈 50%

(2) 진행된 LC의 사인 : bleeding, hepatic encephalopathy, hepatorenal syndrome

5. 치료 (treatment)

(1) 주로 supportive care

(2) Steroid : alcoholic hepatitis와 달리 효과 없음

(3) S-adenosine methionine : 한 연구에서 survival benefit 증명됨

C. Post-hepatitic & cryptogenic cirrhosis

1. 서론 (introduction)

(1) 정의 (definition)

① **Posthepatitic LC**

- Virus 감염 후 생기는 간경변증의 final common pathway를 나타내는 질환
- **우리나라에서 가장 흔한 간경변증의 원인**

② Cryptogenic (=idiopathic)

- 과거 posthepatitic cirrhosis와 혼동되어 사용
- 현재는 간경변증의 원인이 확실하지 않은 경우만 가리킴 : 약 10% 정도를 차지

(2) 원인 (etiology)

① **Hepatitis B virus**

- 동남아시아, 사하라 사막 이남 아프리카
- 전인구의 15% 감염 ... **대부분 어렸을 때 감염 → 이중 약 1/4이 LC로 진행**

② **Hepatitis C virus**

- **Blood transfusion 후에 잘 감염 → 감염 20년 후에 〉 20% LC로 진행**

③ Nonalcoholic fatty liver disease (NAFLD) → cryptogenic cirrhosis

(3) 병리 (pathology)

a. 육안소견 (gross findings)

① Size : shrunken

② Shape : distorted

③ Regenerating nodules + nodules 사이의 dense & broad fibrosis

b. 현미경적 소견 (microscopic findings)

① Liver cell ↓ : extensive confluent loss

② Stroma : collapse + fibrosis

③ Regenerating hepatocytes에 의한 nodule

2. 임상양상 (clinical manifestations) : 다른 LC와 같다.

3. 진단과 예후 (diagnosis & prognosis)

(1) LC에 부합되는 임상양상이 나타날 때 의심하여 진단

(2) **Liver biopsy** : 확진 ... **실제 시행하는 경우는 드물다.**

(3) **예후 : 잔여 간기능에 따라 매우 다양하다.**

4. 치료 (treatment)

(1) 주로 supportive care

(2) 합병증 치료

(3) B형 간염에 의한 비대상성 간경변증에서는 항바이러스제제 사용고려

D. Biliary cirrhosis

· 지속적인 intrahepatic 또는 extrahepatic **biliary obstruction에 의해 발생하는 LC**

· Primary biliary cirrhosis : 원인 불명

· Secondary biliary cirrhosis : 원인 (+)

1. Primary biliary cirrhosis (PBC)

(1) 서론 (introduction)

a. 발병기전 (pathogenesis)

① Autoimmunity가 관여 : **다른 autoimmune disease 75%에서 동반**됨

· CREST syndrome, sicca syndrome, autoimmune thyroiditis, type I DM, IgA deficiency, RA, keratoconjunctivitis sicca, scleroderma, pernicious anemia, renal tubular acidosis

② Humoral immunity

〈1〉Circulating IgG anti-mitochondrial antibody (**AMA**) (+) 〉 90%

〈2〉IgM↑, cryoproteins : 80~90%

③ Cytotoxic immunity

〈1〉MHC II aberrant expression (biliary epithelium)

〈2〉GVHD-like region with lymphocytes

b. 병리 (pathology)

① Stage I : chronic nonsuppurative destructive cholangitis

② Stage II : inflammatory infiltrate, bile duct↓, smaller bile ductules proliferation

③ Stage III : interlobular duct↓, liver cell loss, periportal fibrosis expansion

④ Stage IV : cirrhosis

(2) 임상양상 (clinical manifestations)

a. **35~60세 여자** : 90%

b. **대부분 무증상**

· ALP↑ 이외에 별다른 이상 없는 경우 많음

· 일단 증상 발생하면 5~10년 내 간부전으로 사망

c. 증상 (symptoms)

- **Pruritus** (55%), **fatigue** (65%), jaundice, steatorrhea
- 지용성 비타민 흡수 장애, 고지혈증, xanthelasma
- Portal hypertension의 합병증들에 의한 증상

d. 검사소견 (laboratory finding)

① **ALP↑** (2~5배) : 다른 증상 없이 정기검진에서 우연히 발견되는 경우 많다.

② **GGT↑**

③ AST/ALT, bilirubin : 초기에 정상 → 진행시 ↑

④ Hyperlipidemia, vitA/D/E/K↓, PT↑

⑤ **AMA (+)** 〉 1 : 40

⑥ Autoantibody (+) : Rheumatoid factor (70%), anti-smooth muscle antibody (65%), thyroid specific antibody, ANA 등

(3) 진단 (diagnosis)

① **중년 여성이 unexplained pruritus, ALP↑ → 의심 → 조직검사로 확진**

- AMA(+) → 진단에 도움이 되나 확진을 위해서 생검이 반드시 필요
- AMA(-) + 조직검사에서 PBC에 부합되는 소견 (+) → "autoimmune cholangitis"

② **USG : biliary duct obstruction (-)**

(4) 치료 (treatment)

① **UDCA**

- **Pruritus 호전**
- **생화학적/조직학적 호전 가능**
- **Survival ↑ (가장 중요!)**
- **그러나 궁극적으로 PBC 진행을 막지는 못함**

② Liver transplantation : 성적 좋다 ... 재발은 드물고 재발하더라도 경과가 느리다.

③ Supportive care

- Pruritus → UDCA, cholestyramine, rifampin, opiate, ondansetron, plasmapheresis, UV
- Steatorrhea → low fat diet, medium chain TG
- Night blindness, hypoprothrombinemia → fat-soluble vitamin A, K
- Osteomalacia, osteoporosis → dietary Ca supplements, vitamin D, bisphosphonate

2. Secondary biliary cirrhosis

(1) 서론 (introduction)

a. 발병기전 : CBD 또는 CBD major branch의 지속적인 partial/total obstruction → LC

b. Obstruction의 원인

① **Postoperative strictures**

② **Gallstones**

③ **Superimposed infectious cholangitis**

④ Chronic pancreatitis

⑤ **Primary sclerosing cholangitis (PSC)**

⑥ Congenital atresia

⑦ Cystic fibrosis

⑧ Choledochal cyst

c. 병리 (pathology) : 번호 순서대로 진행

① Bile stasis → focal centrilobular necrosis → periportal necrosis

② Portal bile ducts/ ductules의 proliferation, dilatation

③ Cholangitis : sterile/ infected

④ Edema, fibrosis로 인한 portal tract의 progressive expansion

⑤ Nodular cirrhosis

(2) 임상양상 (clinical manifestation)

- **PBC와 증상, 징후, 검사소견 동일**
- 가장 뚜렷한 소견 : Jaundice, pruritus
- Fever, RUQ pain ... cholangitis, biliary colic의 전형적 증상

(3) 치료 (treatment)

① Biliary obstruction 해소 (endoscopically *or* surgically) : 치료의 핵심 (mainstay)

② Antibiotics : superimposed infection 조절

E. Cardiac cirrhosis

1. 서론 (introduction)

(1) 정의 (definition) : 만성적인 right heart failure에 의한 만성 간손상으로 인한 간경화증

cf. 특징적인 병리소견(fibrosis + regenerating nodule)은 acute heart failure와 acute hepatic necrosis에 의한 "ischemic hepatitis, shock liver"와 감별 가능함

(2) 발병기전 (pathogenesis) : Rt.-sided heart failure → IVC/ hepatic v. pressure ↑ → liver congestion → perfusion ↓ → ischemia → centrilobular hepatocytes necrosis → central area fibrosis + stellate pattern의 collagen outward extending ("nutmeg liver")

2. 임상양상 (clinical manifestations)

(1) 증상 및 징후 (symptoms & signs) : 다른 LC와 같으나 아래 소견이 보다 특징적

- Heart failure의 증상, 징후
- **Pulsatile liver** : tricuspid valve insufficiency 시 → LC 진행되면서 liver 딱딱해지면 소실
- Esophageal bleeding : rare
- **Chronic hepatic encephalopathy : prominent**
- Ascites, edema : heart failure와 cirrhosis가 동반되어 심하게 나타날 수 있다.

(2) 검사소견 (laboratory findings) : 다른 LC와 같다.

3. 진단 (diagnosis)

(1) **10년 이상 심장질환 (valvular heart disease, constrictive pericarditis, cor pulmonale 등) + firm, enlarged liver, chronic liver disease의 stigmata**

→ 진단할 수 있다.

(2) Liver biopsy : 동반된 coagulopathy, ascites로 인해 검사가 불가능 할 수 있다.

4. 치료 (treatment)

- 기저 심장질환 치료가 중요 : 심장 기능 호전되면 간기능도 호전되고 간질환은 안정

간경변증의 주요 합병증 (major complications)

A. 간문맥압 항진증 (portal hypertension)

1. 서론 (introduction)

(1) 정의 : **portal pressure〉 10 mmHg** ← resistance↑ to portal blood flow

(2) **분류 : resistance↑ 발생위치에 따라**

① **Presinusoidal portal hypertension** : hepatic sinus 이전 level에서 resistance↑

· **Portal v. thrombosis, schistosomiasis** 등

② **Sinusoidal portal hypertension**

· **LC** : portal hypertension의 m/c 원인 ... LC 환자의 〉60%에서 발생

③ **Postsinusoidal portal hypertension** : 다음 level에서 resistance↑

· **Hepatic v. : Budd-Chiari syndrome**

· **IVC : MOIVC (membranous obstruction of IVC)**

· **Liver 내 : Venoocclusive disease (VOD)**

2. 임상양상 (clinical manifestations)

: **Collateral vessel의 발달에 따라 증상, 징후 발생**

(1) **Gastroesophageal varix bleeding**

(2) **Splenomegaly with hypersplenism**

(3) **Ascites**

(4) **Hepatic encephalopathy**

(5) **Caput medusae (Figure 20-3)**

3. 진단 (diagnosis)

(1) Liver disease가 있는 환자가 위의 임상양상이 발생하면 임상적 진단 가능

소화기학

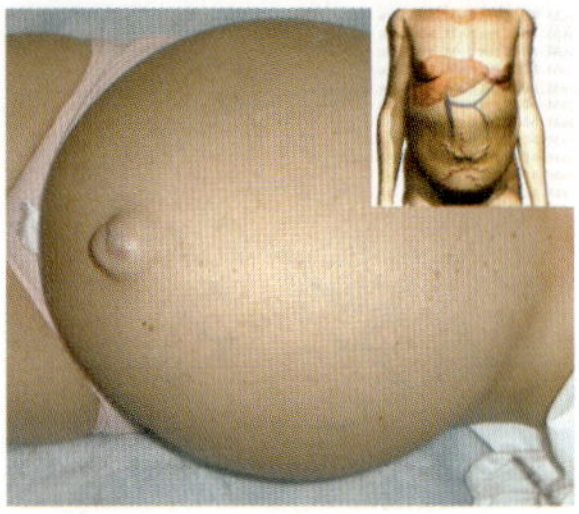

Figure 20-3 **Caput medusae.**
Umbilicus 주변으로 보이는 발달한 collateral vessels (오른쪽 위 그림)

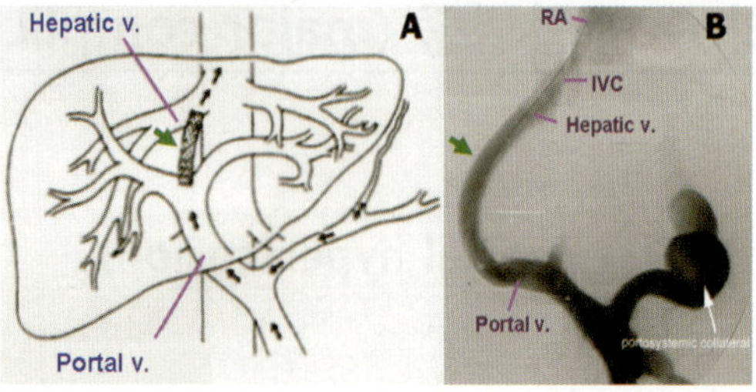

Figure 20-4
TIPS (녹색 화살표).
Jugular v. puncture 후 hepatic v.에서 portal v.으로 stent를 삽입해 shunt를 만든다. (A) 모식도, (B) 혈관조영술 사진

(2) 반대로 이러한 임상양상 발생시 liver disease를 의심할 수 있다.

(3) Portal pressure 측정

① 직접 측정 : percutaneous transhepatic catheterization

② 간접 측정 : transjugular cannulation → hepatic vein에서

4. 치료 (treatment)

(1) Portal hypertension 자체의 치료

① Portal-systemic shunt surgery

② **TIPS (transjugular intrahepatic portosystemic shunt)** (Figure 20-4)

③ β-blocker

- Nonselective agent : propranolol, nadolol 등
- Splanchnic a., portal venous system에 vasoconstrictor로서 작용 → portal blood flow ↓ → portal pressure ↓
- 치료 목표 : basal pulse rate의 25% ↓

※ HVPG[1] = WHVP[2] - FHVP[3] ... **치료 목표 : 〈 12 mmHg 또는 basal의 20% ↓**

[1] hepatic venous pr. gradient

[2] wedged hepatic venous pr. : portal vein pressure를 의미

[3] free hepatic venous pr.

(2) Liver transplantation : 궁극적 치료

(3) 합병증의 치료 : 뒤에 기술

B. 정맥류 출혈 (variceal bleeding)

※ Life-threatening emergency로 빠른 진단과 치료를 요한다.

1. 서론 (introduction)

(1) 발병기전 (pathogenesis)

· Varix는 일종의 porto-systemic collateral vessel (coronary vein, Figure 20-5)

· 호발 부위 : G-E junction

(2) **출혈 위험 인자 (risk factors)**

① Portal hypertension 〉 12 mmHg

② Varix size ↑

③ 내시경 소견 : red color signs (cherry-red spot (Figure 4-5), red wale mark, hematocyst 등)

④ Child class ↑

2. 임상양상 (clinical manifestations)

(1) 증상 (symptoms) : **painless, massive hematemesis**가 특징적

(2) V/S : 출혈량에 따라 mild postural tachycardia~profound shock까지 가능

*** Orthostatic hypotension, dizziness (+) : "Blood loss 〉 20%" 의미**

(3) 검사소견 (laboratory findings)

① Hb : 초기 8~12 h은 정상일 수 있다.

② Reactive leukocytosis/ thrombocytosis

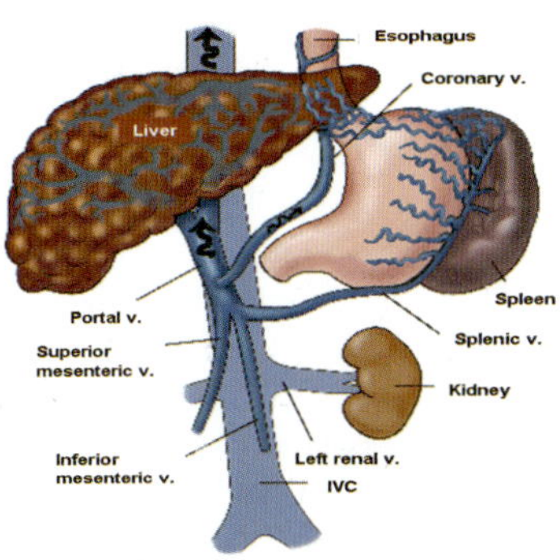

Figure 20-5 Coronary vein in LC.

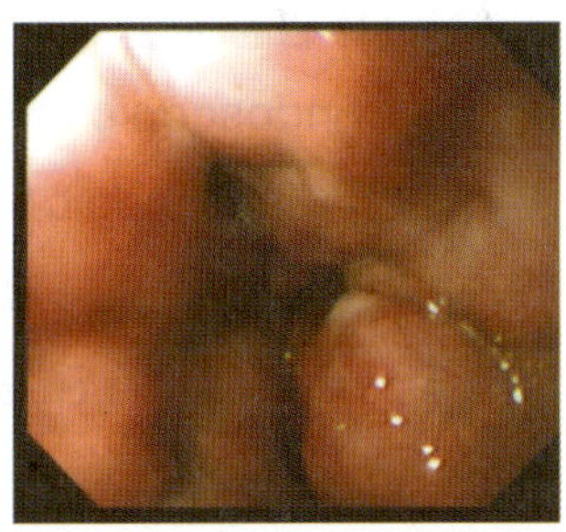

Figure 20-6 Esophageal varix. 내시경 소견.

3. 진단 (diagnosis)

· Upper endoscopy (Figure 20-6)

① 진단 : variceal bleeding의 과거력이 있는 환자의 upper GI bleeding이더라도 다른 원인 감별이 반드시 필요

*** LC 환자의 upper GI bleeding의 30~50%는 hemorrhagic gastritis, peptic ulcer bleeding**

② 치료 : endoscopic variceal ligation(EVL), sclerotherapy etc.

4. 치료 (treatment)

(1) 급성 출혈 (acute bleeding)

※ 1/2 은 별다른 치료 없이 멈추지만 **곧바로 재출혈할 가능성이 높으므로 다음의 치료가 필요하다.**

a. **Splanchnic vasoconstrictors**

: splanchnic blood flow ↓ → portal flow ↓ → portal v. pressure ↓

① **Vasopressin**

· Continuous infusion (0.1~0.4 U/min)

· 80%에서 지혈 효과가 있으나 감량시 50%에서 재출혈한다.

· S/E : Cardiac/ GI ischemia, ARF, hyponatremia 등의 심각한 부작용 가능

→ NG 등 vasodilator 같이 사용하면 S/E 줄이고 효과 높일 수 있다.

② **Terlipressin (Glypressin®)**

· Long-acting vasopressin analogue ... intermittent injection (q6h)

· S/E ↓

③ **Somatostatin analogue (Octreotide)**

· Vasopressin과 비슷한 효과를 보이면서 부작용이 적다.

※ 급성 출혈시 β-blocker는 절대 금기 !

b. **Endoscopic intervention**

① **Endoscopic variceal ligation (EVL, Figure 20-7)**

· 90%에서 급성 출혈 조절, 재출혈 예방 위해서는 반복 시행

· Sclerotherapy보다 감염 등 합병증이 적고 시술이 용이하다.

② Endoscopic sclerotherapy : 합병증이 EVL보다 흔하고 고도의 기술을 요한다.

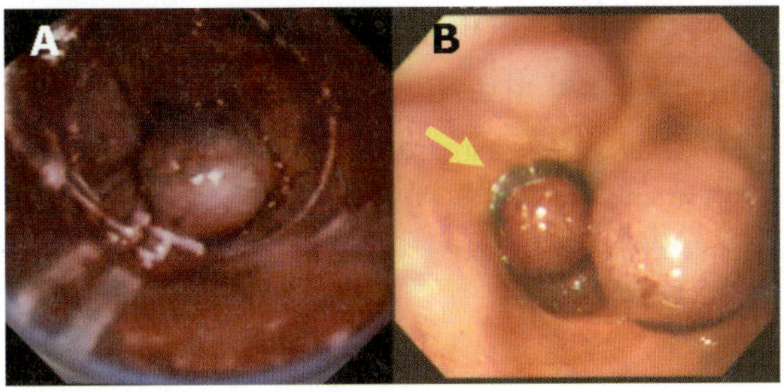

Figure 20-7 EVL.
(A) 시행 중
(B) 시행 후. Band가 보인다(노란 화살표).
두 사진은 각각 다른 환자.

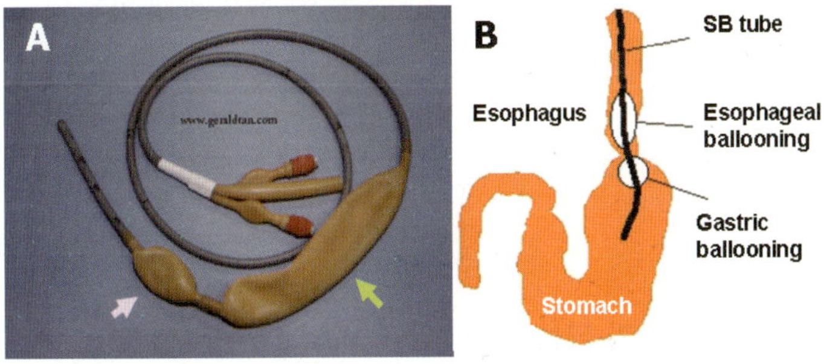

Figure 20-8 SB tube.
(A) 실물 : esophageal balloon (연두색 화살표), gastric balloon (분홍색 화살표)
(B) Ballooning 모식도

c. **Balloon tamponade**

- **출혈량이 많아 내시경이 불가능 할 때** 사용
- **Sengstaken-Blakemore (SB) tube (Figure 20-8)**

  〈1〉Stomach ballooning : 300 mL air 주입

  〈2〉Esophageal ballooning : 30 mmHg 압력으로 air 주입

  ... 대개 varix는 G-E junction에 많아 〈1〉만 시행하는 경우 많다.

- 합병증 (complications) : 15%

  ① Aspiration pneumonia

  ② Esophageal rupture

d. **TIPS** (transjugular intraportal shunt)

- 약물, 내시경등의 치료에 반응하지 않는 출혈에서 사용
- 합병증 (complications) : portal hypertension으로 인한 bleeding은 해결되지만 shunt로 인해 hepatocyte injury와 PSE가 더 악화될 수 있다.

  ① PSE

  ② Liver function deterioration

  ③ TIPS shunt occlusion

e. **BRTO** (balloon retrograde transvenous obliteration)

· Gastrorenal shunt가 있는 **gastric varix**의 치료에 이용 가능

· Femoral puncture → IVC → Lt. renal v. → gastrorenal shunt → gastric varix로 접근한 뒤 balloon을 inflation시켜 통로를 차단한 상태에서 varix에 대해 intravascular sclerotherapy 시행

f. Surgery : mortality↑ ∴ 최후의 수단으로 시행

g. Gastric fundic varix의 치료

· Esophageal varix와 동반되어 생기거나 isolated fundic varix로 발생 가능

· 내시경적 치료는 효과적이지 못하며 vasoactive treatment, TIPS, shunt surgery 시행

· **Splenic vein thrombosis 등의 원인에 의한 fundic varix는 splenectomy가 treatment of choice**

(2) 출혈 예방

① Primary prevention : **large varix가 있는 고위험군**에 대해

〈1〉**β-blocker (propranolol)** : 40-50%에서 bleeding↓, survival ↑

〈2〉EVL : β-blocker보다 출혈 예방에 효과적이라는 보고가 있다.

② Secondary prevention (출혈 후 재발 예방)

〈1〉**EVL : 재출혈 예방 〉50%**

〈2〉**β-blocker**

· EVL과 동일한 효과

· Portal hypertensive gastropathy에도 효과

· S/E : hypotension 등

· 목표 : **HVPG 〈12 mmHg 또는 baseline의 20%↓**

Resting HR의 25%↓ 또는 HR 〈 55/min

〈3〉TIPS

· EVL, β-blocker 치료에도 불구하고 재출혈 지속시

· 재출혈↓ but encephalopathy↑

· 따라서 liver transplantation을 위한 bridge therapy로 이용

〈4〉Shunt surgery

· Liver function 나빠 수술 자체가 불가능한 경우가 많고

· 수술 후 PSE, progressive liver failure 등이 문제

C. Portal hypertensive gastropathy (=congestive gastropathy)

(1) 임상양상 (clinical manifestations)

① Upper GI bleeding : 많은 양의 출혈 보다는 indolent mucosal bleeding이 특징

② 출혈에 의해 portal v. pressure 떨어지면 출혈은 멈춘다.

(2) 진단 (diagnosis) : 상부 위장관 내시경에서 mucosa가 뱀가죽 모양을 띠거나 충혈된 양상을 보임

(3) 치료 (treatment)

① β-blocker (propranolol)

② Terlipressin, vasopressin : 급성 출혈이 있을 때 효과적

D. 비장 비대 (splenomegaly)

(1) 병태생리 (pathophysiology)

Portal hypertension → splenic blood flow ↑ → splenomegaly + hypersplenism

(2) 임상양상 (clinical manifestations)

① LUQ discomfort

② Pancytopenia : thrombocytopenia 등 ← hypersplenism

(3) 치료 (treatment) : 대부분 별다른 치료가 필요 없다.

- Splenectomy : splenomegaly가 portal hypertension의 결과가 아니고 원인일 경우 시행 eg, portal vein thrombosis

E. 복수 (ascites)

1. 병태생리 (pathophysiology)

(1) Initial event에 대한 가설

① **Underfilling theory**

- "Volume depletion에 따른 secondary Na/ water reabsorption ↑"
- Portal hypertension, splanchnic vasodilation → fluid sequestration
- Intravascular volume ↓ → **activation of renin-angiotensin-aldosterone system (RAAS)** → renal sodium/ water reabsorption ↑

② **Overflow theory**

- "Volume depletion 없이 primary renal Na/water reabsorption ↑"

③ **Peripheral arterial vasodilation theory**

- "Splanchnic a. vasodilation/ underfilling으로부터 시작"
- LC 환자에서 보이는 arterial hypotension, cardiac output ↑, vasoconstrictor ↑을 잘 설명
- Arteriolar vascular underfilling/arteriolar vasodilation
  → ⟨1⟩ Vascular compartment ↑
  ⟨2⟩ Portal hypertension에 의해 NO 분비 ↑ → arteriolar underfilling ↑
  → RAAS ↑, sympathetic system ↑, ADH 분비 ↑ → Na/water retention ↑

(2) **3rd space fluid sequestration**

① **Portal hypertension → hydrostatic pr. ↑** in splanchnic capillary bed

② **Hypoalbuminemia → plasma oncotic pr. ↓** → plasma extravasation ↑

(3) **Renal Na/ water reabsorption ↑ due to:**

① **Effective circulatory volume ↓ → secondary hyperaldosteronism**

② **Splanchnic arteriolar vasodilation → sympathetic tone ↑, RAAS activation**

(4) Hepatic/splanchnic lymph overproduction

- Cardiac cirrhosis, Budd-Chiari syndrome, venoocclusive disease 등
- High protein in ascites

2. 임상양상과 진단 (clinical manifestations & diagnosis)

(1) P/E

· **Shifting dullness (+)** ... ascites 양 〉 500 mL 일 때 진단 가능

· 양이 많으면 **tense abdomen, herniated umbilicus** (Figure 20-3) 보여

(2) **초음파**

(3) **Ascites tapping (paracentesis)**

① **Transudate**

② **Serum-ascites albumin gradient (SAAG) 〉 1.1 g/dL (Table 20-1)**

※ SAAG는 portal pressure에 비례한다.

③ Ascites protein 〈 2.5 g/dL , cells 〈 250/mm^3, SG 〈 1.015

Table 20-1 Causes of ascites according to SAAG.

SAAG ≥ 1.1 g/dL	SAAG < 1.1 g/dL
Cirrhosis	Peritoneal carcinomatosis
Alcoholic hepatitis	Tuberculous peritonitis
Cardiac ascites	Pancreatic ascites
Mixed ascites	Bowel obstruction or infarction
Massive liver metastasis	Biliary ascites
Fulminant hepatic failure	Nephrotic syndrome
Budd-Chiari syndrome	Postoperative lymphatic leak
Portal vein thrombosis	Serositis in connective tissue disease
Veno-occlusive disease	
Myxedema	
Fatty liver of pregnancy	

간단하게 말하면 portal hypertension에 의한 ascites는 SAAG 〉 1.1 g/dL, infection이나 cancer 등에 의한 ascites는 SAAG 〈 1.1 g/dL 이다.

Table 20-2 Grade of cirrhotic ascites.

Grade	Diagnosis	Treatment
Grade 1	USG 등 imaging test에서 우연히 발견된 ascites	Low-salt diet
Grade 2	Shifting dullness (+)	〃 + Diuretics
Grade 3	Tense abdomen	〃 + 〃 + Paracentesis

3. 치료 (treatment)

(1) **Low salt diet**

· LC ascites 환자의 10~15%는 salt restriction만으로 ascites 조절 가능

· Salt 〈 2 g/day, Na 〈 800 mg/day로 제한 ... 대개 salt 〈 5 g/day 정도 시행

cf. Water restriction : if hyponatremia(+)

(2) **Diuretics**

① **Spironolactone (Aldactone) : 가장 근본적인 약제**

· RAAS activation에 의한 secondary hyperaldosteronism을 억제

· 100 mg/day로부터 시작 → 400 mg/day까지 또는 $U_{Na} > U_K$ 될 때까지 증량

· S/E : hyperkalemia (∵ potassium-sparing diuretics)

② **Furosemide (Lasix)**, thiazide

· Spironolactone과 동시에 사용하거나 spironolactone으로 RAAS activation을 억제한 후 추가 사용

· S/E : dehydration, azotemia, hypokalemia

(3) **Large volume paracentesis**

· **4~6 L** if peripheral edema(+)

· **Albumin replacement** (6~8 g/L) → renal complication↓, ascites reformation↓

(4) Refractory ascites : portocaval shunt, TIPS, peritoneovenous shunt 등 고려

*** Ascites 치료의 3가지 기본 방법**
(1) **Low salt diet**
(2) **Diuretics**
(3) **Large volume (therapeutic) paracentesis**

*** Ascites 치료의 target**
(1) **Weight reduction : if ascites + peripheral edema → - 1.0 kg/day**
if ascites only → - 0.5 kg/day
(2) **Urinary Na excretion ↑**
eg, Low salt diet 5 g/day시 Na intake : 88 mEq/day
→ 10 mEq/day는 sweating 등으로 제거
∴ Urine Na excretion 〉 78 mEq/day가 되어야 Na retention을 해결할 수 있다.

F. 자발성 복막염 (SBP, spontaneous bacterial peritonitis)

1. 서론 (introduction)

(1) 정의 : **분명한 primary infection focus 없이 발생하는 급성 세균성 복막염**

(2) 대개 advanced liver disease에서 발생하므로 예후 불량

(3) 발병기전

① **장관내 bacteria** → Systemic circulation으로 유입 → RES 탐식능 장애로 septicemia 발생 → 세균이 장간막 림프선으로 이동 (bacterial translocation) → 복수로 seeding : 따라서 fever/chill 후 abdominal pain 발생

② 복수의 살균능력 장애로 복수 감염증 발생한다.

(4) 원인균 : ***E. coli* (〉 50%)**, *pneumococci*, *enterococci*, *Klebsiella*, anaerobe 등

(5) **위험인자 (risk factors)**

① **Ascites protein 〈 1 g/mL + phagocyte dysfunction**

② **GI bleeding**

2. 임상양상 (clinical manifestations)

(1) **Ascites (+)**

(2) Acute onset **abdominal pain + fever**/ chill

(3) **Abdominal tenderness/ rebound tenderness**

(4) 황달 악화, encephalopathy, azotemia로만 발현하거나 무증상인 경우도 있다.

3. 진단 (diagnosis)

(1) Ascites tapping

① **복수 내 PMN 〉 250/mm^3**

cf. bloody tapping일 경우 RBC 250개 당 PMN 1개로 계산하여 뺀 값으로 실제 PMN수 계산

② Ascites culture : 80~90%에서 양성

※ Culture-negative neutrocytic ascites : PMN 〉 250/mm^3 , Culture (-)

※ Monomicrobial nonneutrocytic bacterascites : PMN 〈 250/mm^3 , Culture (+) (1가지 균)

(2) **2차성 복막염을 의심해야 할 경우 : perforation 고려**

① **Ascites WBC 〉 1,000/mm^3**

② **Ascites culture : polymicrobial (여러 균주가 자랐을 때)**

③ Ascites protein ↓, LDH ↑, glucose ↓

④ **일반적인 항생제 치료를 48 h 이상 했는데도 효과(-)**

4. 치료 (treatment)

(1) Antibiotics

① 3세대 cephalosporin : **treatment of choice**

- **Cefotaxime** 1~2 g IV q 6~8 h × 10~14 d
- **치료 효과 (+) 판단 기준 : 항생제 투여 48 h 뒤 F/U tapping에서 ascites PMN 50% 이상 감소, culture(-)**

② Ampicillin + aminoglycoside : *enterococci*에 효과적이지만 aminoglycoside로 인한 nephrotoxicity ↑

※ Culture-negative neutrocytic ascites

- SBP와 예후와 치료가 동일 → 48 h 경 F/U tapping으로 response 확인

※ Monomicrobial nonneutrocytic bacterascites

- 증상(+) → SBP에 준하여 치료
- 증상 (-) → F/U
- 40%에서 SBP 발생; 60%는 치료 없이 해소

(2) Prophylactic antibiotics : SBP는 1년 내 75%에서 재발한다.

- Norfloxacin 예방적 투여 : 우리 나라에서는 내성 균주로 사용하지 않음

a. 재발률 ↓, 생존율 연장은 불분명

b. 적응증 (indications)

① Ascites protein 〈 1 g/dL *or*

② GI bleeding 발생시

(3) Liver transplantation : SBP 발생 자체가 간이식의 적응증. 그러나 SBP 현증 상황에서는 간이식 불가

G. 간성 혼수 (hepatic encephalopathy, portosystemic encephalopathy)

1. 서론 (introduction)

(1) 정의 : 진행된 간질환 환자에서 의식, 행동, 성격 변화를 동반하면서 neurologic abnormality, asterixis, flapping tremor 등을 보이며 EEG에서 특징적인 변화를 보이는 신경학적 이상

(2) 발생기전 (pathogenesis)

① **Severe hepatocellular dysfunction + Porto-Systemic shunt : 가장 중요**

② **False neurotransmitter** eg, octopamine ← Aromatic a.a ↑, branched-chain a.a ↓

③ **Ammonia**

④ **GABA (γ-aminobutyric acid)**

- Endogenous benzodiazepine이 fulminant hepatic failure 환자 뇌에서 검출
- Flumazenil(benzodiazepine antagonist)에 partial response를 보임.

⑤ **Excessive Mg deposition in basal ganglia**

2. 임상양상 (clinical manifestations)

(1) Subclinical hepatic encephalopathy : 경도의 인지 기능 장애 보여 (stage 0~1)

(2) **Acute hepatic encephalopathy** : 의식 수준의 분명한 변화 나타나 (stage 1~4)

(3) Chronic recurrent or protein-intolerant hepatic encephalopathy

- 임상적으로 overt hepatic encephalopathy로 발현.
- (2)와 차이 : maintenance therapy, protein 섭취 제한에도 불구하고 재발 흔하다.

(4) Hepatocerebral degeneration

- Chronic unremitting motor disorder
- 다양한 정도의 tremor, rigidity, hyperreflexia, pyramidal, extrapyramidal dysfunction
- Recurrent overt hepatic encephalopathy가 동반되는 경우 많다.

(5) Spastic paralysis

- Chronic encephalopathy나 hepatocerebral degeneration 있는 환자에서 보임. 치료 어렵다.

3. 진단 (diagnosis)

(1) **급성 또는 만성 간질환이 있거나 extensive portal-systemic collateral shunt가 존재**

(2) **지각, 의식, 성격에 있어서 진행하는 변화가 발생**

(3) **신경학적 이상** : **asterixis (Figure 20-9)**, rigidity, hyperreflexia, extensor plantar signs, seizure

(4) **EEG** : symmetric, high voltage, triphasic slow-wave (2~5/sec) pattern → 진단에 이용하지는 않는다.

Table 20-3 Clinical stage of hepatic encephalopathy.

Stage	Mental status	Asterixis	EEG
I	Euphoria or depression, mild confusion, slurred speech, disordered sleep	+/-	Triphasic waves
II	Lethargy, moderate confusion	+	Triphasic waves
III	Marked confusion, incoherent speech, sleeping but arousable	+	Triphasic waves
IV	Coma; initially responsive to noxious stimuli, later unresponsive	-	Delta activity

Stage I : 기분이 붕 뜨고 말이 어눌해지거나 밤낮이 바뀌는 현상 보인다. Asterixis (flipping tremor) 보이기도
Stage II : 의식 수준에 변화가 나타난다. Asterixis와 EEG 상 triphasic waves 보인다.
Stage III : 의식 수준이 상당히 저하되어 계속 잠을 자지만 깨우면 일어날 수 있다.
Stage IV : 혼수 상태. 점차 자극에도 반응하지 않으며 asterixis가 없어지고 EEG는 delta activity를 보인다.

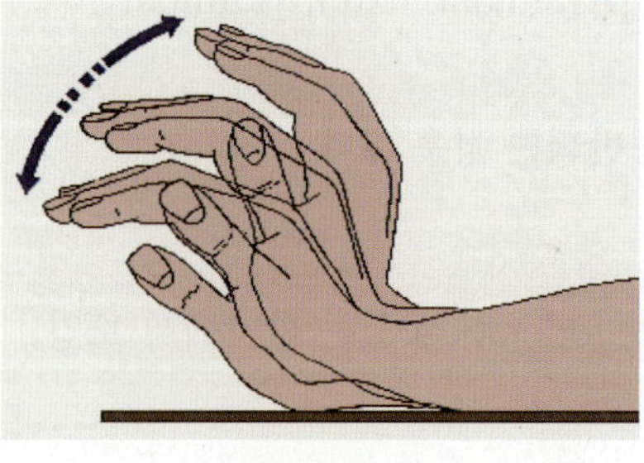

Figure 20-9 Asterixis.
손가락을 펴들게 했을 때 앞뒤로 까딱까딱하는 양상의 tremor.

4. 치료 (treatment)

※ 초기에 검토할 것 (initial evaluation)

① 의식 변화를 일으킬 수 있는 다른 원인 배제

② **유발 인자의 교정** (Table 20-4)

③ Lab : electrolytes, BUN/Cr, NH_3, glucose

Table 20-4 Hepatic encephalopathy의 흔한 유발인자.

Nitrogen load ↑	GI bleeding (m/c), excess dietary protein, azotemia, constipation
Drugs	Narcotics, tranquilizers, sedatives, diuretics, antiemetics (metoclopramide)
Electrolyte & metabolic imbalance	Hypokalemia, alkalosis, hypoxia, hyponatremia, hypovolemia
기타	Infection, surgery, superimposed acute liver disease, progressive liver disease, porto-systemic shunts

(1) **Protein restriction**

(2) **Lactulose enema** ... 의식 호전시까지

- Lactulose 30~120 mL PO
- Lactulose enema qid

(3) **Broad-spectrum antibiotics** ... 상기 치료에도 충분한 반응이 없을 때

- Neomycin 500~1,000 mg PO qid or metronidazole 250 mg PO tid

H. 간신증후군 (HRS, hepatorenal syndrome)

1. 서론 (introduction)

(1) 정의 : 특별한 악화 원인없이 cirrhosis, ascites를 가진 환자에서 진행하는 azotemia, sodium retention, oliguria를 특징으로 하는 질환

(2) 발병기전

- Splanchnic vasodilation에 대한 과도한 반응으로 renal vasoconstriction이 생겨서 발생한다는 설이 있다. 신장은 구조적으로 정상이다.
- Portal hypertension → splanchnic vasodilatation → effective arterial blood volume ↓ → vasoconstrictive system stimulation → **renal vasoconstriction**

2. 임상양상 및 진단 (clinical manifestations & diagnosis)

(1) **Worsening azotemia, hyponatremia, progressive oliguria, hypotension : HRS의 hallmark**

- Prerenal azotemia(d/t GI bleeding, diuretics, sepsis, paracentesis)와 감별

(2) 진단 기준 (diagnostic criteria, 2007) : 학생은 참고만 할 것

① Cirrhosis with ascites

② Serum Cr 〉 1.5 mg/dL

③ No improvement of serum creatinine (decrease to a level of 〈 1.5 mg/dL) after at least 2 days with diuretic withdrawal and volume expansion with albumin. The recommended dose of albumin is 1 g/kg of body weight per day up to a maximum of 100 g/day.

④ Absence of shock

⑤ No current or recent treatment with nephrotoxic drugs

⑥ Absence of parenchymal kidney disease

- as indicated by proteinuria 〉 500 mg/day, microscopic hematuria (〉50 red blood cells/HPF) and/or abnormal renal ultrasonography

3. 치료 (treatment)

(1) Salt-poor albumin : hypotension과 volume depletion이 있는 일부환자에서 반응

(2) Systemic vasoconstrictors : terlipressin, midodrine, norepinephrine 등 시도

(3) Vasodilator therapy : not effective

(4) Avoid nephrotoxic drugs

(5) Treat infection

(6) TIPS, peritoneovenous shunt : 일부환자에서 효과가 있다는 보고 있음.

(7) Liver transplantation : treatment of choice

I. Coagulopathy

(1) Coagulation factor I (fibrinogen), II (prothrombin), V, VII, X deficiency

(2) Cholestasis → vitamin K 흡수 장애 → 응고장애 더 심해진다.

(3) Factor VII : short half-life로 가장 먼저 고갈 ... Factor VII 투여로 PT 교정된다는 보고가 있다.

J. Hepatocellular carcinoma → Chapter 21 참조

K. Hypoxemia, Hepatopulmonary syndrome

(1) 서론

① Mild hypoxemia는 만성 간질환을 가진 환자의 1/3에서 발생한다.

② 발병기전 : endothelin-1, NO 등에 의한 intrapulmonary vessel dilatation → **Rt.-to-Lt. shunt**

(2) 임상양상 : platypnea, orthodeoxia, hypoxemia

(3) 진단 : shunt 확인

① Contrast-enhanced echocardiography

② Macroaggregated albumin lung perfusion scan

(4) 치료

① Large AV malformation → embolization

② Liver transplantation

21

Infiltrative Liver Diseases and Liver Abscess

침윤성 간질환 • 간농양

※ 침윤성 간질환이란?

(1) **전신질환에서 비정상세포의 간내 침윤**이나, **화학물질 또는 대사물질의 간내 침착**에 의한 간질환

(2) 간내 침착은 간세포내 또는 Kupffer cell이나 reticuloendothelial system에도 가능

(3) **공통적으로 나타나는 간의 이상 소견**

① 간이 전반적으로 커져 있고 단단하다.

② 간기능이 점차 비특이적으로 악화된다.

③ 문맥 고혈압이나 복수가 나타날 수 있다.

비알코올성 지방 간질환 (nonalcoholic fatty liver disease)

A. 지방간 (fatty liver)

1. 분류 (classification, Table 21-1)

Table 21-1 Causes of hepatic steatosis.

Macrovesicular (large fat droplets in hepatocytes)
Alcoholic liver disease
Insulin resistance
Syndrome X (obesity, diabetes, hypertriglyceridemia, hypertension)
Lipodystrophy
Dysbetalipoproteinemias
Protein-calorie malnutrition, starvation
Total parenteral nutrition, jejunoileal bypass
Rapid weight loss
Drugs (eg, **methotrexate**, aspirin, vitamin A, **glucocorticoids**, amiodarone, calcium channel blocker, synthetic estrogen, nucleoside analogues)
Inflammatory bowel disease
Microvesicular (small fat droplets in hepatocytes)
Reye's syndrome
Acute fatty liver of pregnancy
Drugs (eg, **valproic acid**, tetracycline, nucleoside analogues)
Environmental hepatotoxins (eg, phosphorus, petrochemicals)

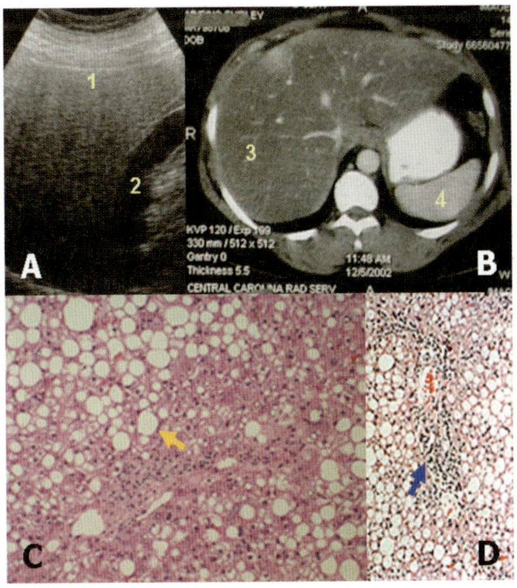

Figure 21-1 Fatty liver diseases.

(A) US : renal cortex(2)에 비하여 **high echogenic**으로 보이는 부분(1)이 fatty liver.

(B) CT : spleen(4)에 비하여 전반적인 **low attenuation**을 보임(3). 이 환자는 hepatomegaly도 있다. *이것이 simple steatosis인지 steatohepatitis인지를 구별할 수는 없다. Liver biopsy로는 감별 가능.

(C) Simple steatosis (fatty liver) : fat globule이 H&E 염색과정에서 제거된 것이 보인다. (주황색 화살표)

(D) Steatohepatitis : fat globule (macrovesicular) 외에 inflammatory cells의 침윤(파란 화살표)이 관찰된다.

* Pathology에서도 alcoholic과 nonalcoholic은 감별 힘들다.

- **Macrovesicular : hepatocyte 내 large fat globule**
- **Microvesicular : hepatocyte 내 small fat globule**

2. Macrovesicular fatty liver　　* 여기서는 alcoholic fatty liver는 제외

(1) Fatty liver 중 **가장 흔한 형태**

(2) **Diabetes, obesity, dyslipidemia, prolonged TPN** 등과 잘 동반

(3) 원인 (etiology)

① Obesity, type 2 diabetes, hyperglycemia 등과 동반된 **metabolic syndrome** 에서 잘 생김.

② 특히 **age〉45**, **obesity (BMI〉30)**, **AST/ALT〉1**, **DM**에서 NASH, fibrosis 발생 가능성↑

(4) 임상양상 (clinical manifestations)

① Fat infiltration의 정도, accumulation의 시간 경과, 기저 질환에 따라 결정

② 대부분 무증상

③ Mild tenderness over the enlarged liver

④ LFT : ALT/AST, ALP의 경도 상승

(5) 진단 (diagnosis)

① 전반적으로 **단단하고 압통이 없는 간종대와 경도의 간기능 이상 소견**

② 간 초음파, CT, MRI가 진단에 도움

(6) 치료 (treatment)

① **적절한 영양 섭취, 알코올 등의 독소 제거, 대사성 질환의 교정**

② DM 치료, 체중 조절, 장 흡수장애 치료

3. Microvesicular fatty liver

(1) **Acute fatty liver of pregnancy (AFLP)**

① 원인 : Mitochondrial β-oxidation of fatty acid의 장애

② 발생률 : 1/6,000~1/13,000 gestations

③ 역학

- 초산부 50%
- Twin 16%
- Onset: 3rd trimester
- Preeclampsia와 연관 (21~64%)

④ 임상양상 : nausea, vomiting, abdominal pain 후 jaundice

⑤ 검사소견 : ↑AST/ALT (100~1,000 IU/L), bilirubin 〉 5 mg/dL, prolonged PT, fibrinogen↓

⑥ 진단 : **임신말**, **초산부**, **bilirubin↑, PT↑** 등으로 진단 ... 간생검은 불필요

⑦ 감별진단 : viral hepatitis E, HSV hepatitis, HELLP syndrome

⑧ 치료 : **prompt delivery** → 치료 후 정상화

⑨ 재발 : **드물다**

⑩ 사망률 : maternal mortality 0~20%

B. NASH (nonalcoholic steatohepatitis)

(1) 정의

① 의미있는 알코올 섭취 없이 간의 지방 변성, 염증세포 침윤, 간세포 괴사 등이 발생하는 질환

② 조직검사에서 알코올성 간염과 구분되지 않으며 일부에서 간섬유화나 간경변으로 진행

(2) 원인 : obesity, type 2 DM, hyperlipidemia, TPN, protein-calorie malnutrition, jejunoileal bypass, glucocorticoid

(3) 기전 : oxidative stress, subsequent lipid peroxidation, abnormal cytokine expression

(4) 역학 : middle aged female에 호발

(5) 병리 : macrovesicular steatosis, parenchymal inflammation, variable degree of fibrosis → alcoholic liver disease와 감별 불가능

(6) 임상상 : 대개 무증상

(7) 검사소견

① **AST, ALT : 경도에서 중등도의 상승**을 보임

② AST/ALT 〈 1

③ ALP, GGT : 드물지 않게 상승

④ **Hyperglycemia, hyperlipidemia** : 25~75%에서 존재

(8) **NASH를 의심해야 하는 경우**

① Abnormal AST/ALT

② No significant alcohol consumption

③ Negative serologic test results for other causes of liver disease

④ Fatty liver on imaging

(9) 예후

① 대부분 더 진행하지 않으며 **양성 경과**를 취함

② 원인을 제거할 경우 가역적일 수 있으나 일부에서는 진행

③ Substantial fibrosis or cirrhosis : 15~50%에서 존재

④ Fibrosis가 있는 경우 10년 내에 30%에서 간경변증으로 진행

(10) 치료

① 원인 제거 : 체중감소, 고혈당 조절, 고지혈증 조절

② Vitamin E, phlebotomy, troglitazone, UDCA : 아직 효과 불명확

Hepatic mineral accumulation

A. Wilson's disease

1. 정의 (definition)

(1) 구리 대사의 이상을 보이는 유전 질환

(2) 구리 배설의 감소로 간, 뇌, 다른 장기에 구리의 축적을 보임

2. 임상양상 (clinical manifestations)

(1) 6세 이전에 임상상은 드물며 대개 mid-adolescence에 발생

(2) **Liver** : acute hepatitis, parenchymal liver disease, cirrhosis, fulminant hepatitis

(3) **Neurologic disturbance**

① 항상 **Kayser-Fleischer ring** 동반 (Figure 21-2)

② Resting/intention tremor, spasticity, rigidity

③ 특징적으로 sensory change는 나타나지 않음

(4) **Coombs-negative hemolytic anemia**

(5) Kidney

① 구리는 신장에 침착해도 구조 변화는 거의 일어나지 않고, 신장 기능도 변화시키지 않는다.

② 그러나 microscopic hematuria, minimal proteinuria, nephrocalcinosis, renal calculi, renal tubular acidosis가 발생할 수 있다.

3. 발병기전 (pathogenesis)

· ATP7B protein (Wilson protein)의 돌연변이로 조직에 구리가 침착하여 발생

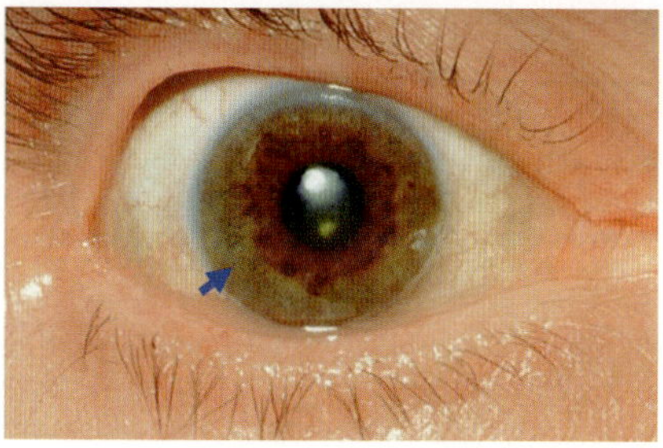

Figure 21-2 Kayser-Fleischer ring.
홍채의 가장자리를 둘러싼 갈색 ring

4. 진단 (diagnosis)

(1) **진단 기준**

① **Ceruloplasmin 〈 20 mg/dL + Kayser-Fleischer ring 또는**

② **Copper in liver biopsy 〉 250 μg/g dry liver**

(2) 증상이 있는 환자 대부분에서 24시간 소변 Cu 〉 100μg + 조직검사에서 이상이 있다.

(3) 간내 구리 함유량은 정상의 10배 이상이다.

5. 치료 (treatment)

(1) **Penicillamine** : copper-chelating agent

(2) **Trientine** : penicillamine 사용 도중 부작용(eg, leukopenia, thrombocytopenia, proteinuria, lymphadenopathy, rash, fever, neurologic deterioration)이 생겼을 때 사용

(3) **Zinc** : maintenance therapy로 사용. 다른 약을 chelation하므로 병용 금기

(4) Dimercaprol : neurologic symptom이 penicillamine이나 trientine으로 호전되지 않을 때 사용

(5) Liver transplantation

B. Hemochromatosis

(1) 장에서의 철 흡수 증가로 비정상적으로 많은 철분이 축적되는 질환 : **Transfusion 이 secondary hemochromatosis의 가장 흔한 원인**

(2) Genetics : autosomal recessive

(3) 역학 : 대개 40~60대 발현. **남자**에서 5~10배 많다. 여자의 경우 menstruation에 의한 loss 때문

(4) 임상양상

① Liver, pancreas, pituitary, heart 에 침착하여 증상을 일으킴

② Skin pigmentation, hepatomegaly, DM, arthropathy, cardiac involvement, hypogonadism

(5) 진단

① **Screening test : transferrin saturation, ferritin**

② **Confirmative test : liver biopsy**

(6) Family screening : screening test 후에 biopsy를 시행하거나 HLA typing 이용

(7) 사망원인 : cardiac failure (30%), portal hypertension (25%), HCC (30%)

(8) 치료 : periodic phlebotomy (주 1~2회) or deferoxamine

Other infiltrative liver diseases

A. Reticuloendothelial disorders

(1) Moderate to massive hepatomegaly and splenomegaly : lymphoma, leukemia 등에서 나타날 수 있음

(2) Jaundice는 경미하고 hemolysis의 결과로 심해 질 수 있다.

(3) Liver biopsy : portal and sinusoidal infiltrates

B. Granulomatous infiltrations

Table 21-2 Causes of hepatic granuloma.

SYSTEMIC DISEASE
Sarcoidosis
Berylliosis
Hodgkin's and non-Hodgkin's **lymphoma**
Crohn's disease
Primary biliary cirrhosis
Granulomatous hepatitis, idiopathic
INFECTIONS
Bacterial : **tuberculosis**, *M. avium-intracellulare*, brucellosis, leprosy
Parasitic : schistosomiasis
Rickettsial : Q fever
Spirochetes : syphilis
Viral : Epstein-Barr virus, CMV, chickenpox
Drugs : sulfonamides, isoniazid, allopurinol

간농양 (liver abscess)

· 간에 생기는 농양으로 원인균에 따라 화농성과 아메바성의 2가지 종류가 있다.

A. 화농성 간농양 (pyogenic liver abscess)

1. 서론 (introduction)

(1) 원인 (etiology)

① **Biliary disease (m/c) :** malignant biliary obstruction, sclerosing cholangitis, biliary stone 등

② Portal pyemia

· Pylephlebitis(문맥염), septic emboli ← pelvic/GI infection에서 기원

· Appendicitis, GB empyema, diverticulitis, regional enteritis, infected hemorrhoid 등

③ Hepatic artery injury eg, 간암으로 경동맥 화학색전술 후

④ Trauma

⑤ Direct extension eg, perinephric abscess

⑥ Cryptogenic : 원인이 확실치 않은 경우로 노인에서 호발

(2) 원인균 (pathogens)

① Gram (-) enteric bacilli : *E. coli*, *Streptococcus faecalis*, *Klebsiella*, *Proteus vulgaris* ... biliary origin일 때 많아

· 우리 나라에서 가장 흔한 원인균 : *Klebsiella*

· 전세계적으로 가장 흔한 원인균 : *E. coli*

② Anaerobe : ***B. fragilis*** ... pelvic origin일 때 많아

③ *S. aureus, S. milleri* ... hematogenous origin일 때 많아

④ Fungus : Candida

2. 임상양상 (clinical manifestations)

(1) 증상 (symptoms)

① **RUQ pain + fever**

② Onset

a. Single abscess : insidious(특히 노인에서), 1달이상 지속될 수 있다.

b. Multiple abscess : more acute

③ Right shoulder pain, cough ← subdiaphragmatic irritation, pleuro-pulmonary spread

(2) 징후 (signs)

① **Enlarged/ tender liver (50%)**

② **Jaundice : amoebic liver abscess보다 흔히 나타나며** 주로 질병 경과의 후반부에 나타난다.

(3) 검사소견 (laboratory findings)

① Leukocytosis (77%), ALP ↑ (70%), AST/ALT ↑ (48%)

② Blood culture : 원인균을 밝히는 검사

3. 진단 (diagnosis)

(1) **복부 초음파 (US)** : solid~cystic lesion

(2) **CT** : dome에 있거나 크기가 작아(microabscess) US에서 놓치기 쉬운 경우 유용

(3) Endoscopic/percutaneous cholangiography : cholangitic liver abscess의 진단/치료에 유용

(4) Gram stain, culture (90%에서 양성) ← aspirated material

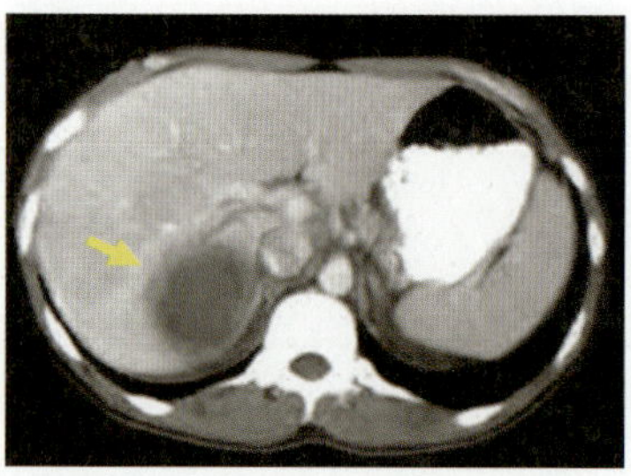

Figure 21-3 Liver abscess.
Cystic lesion + rim enhancement.
Single 또는 multiple로 나타나며 pathogens을 CT로 감별할 수는 없다.
사진은 amoebic liver abscess

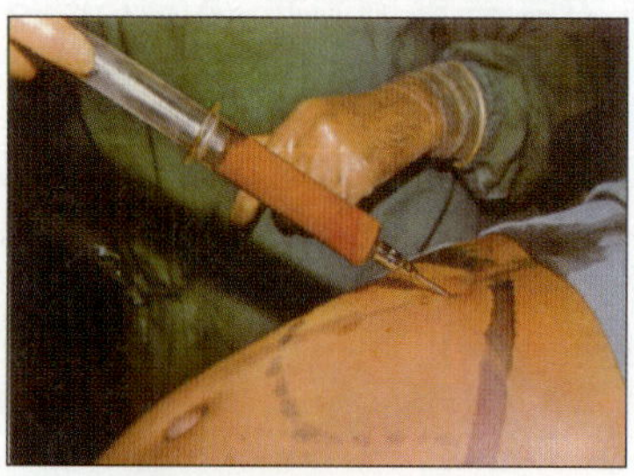

Figure 21-4
Amoebic liver abscess.
초콜릿색의 pus가 나온다.

4. 치료 (treatment)

· **항생제만으로 좋아지는 경우는 드물고 'drain' 필요**

(1) **Systemic antibiotics + aspiration**

(2) Biliary obstruction → ERCP + papillotomy/ stone removal/stent insertion

(3) **Surgical 또는 percutaneous drainage의 적응증 (indications)**

① **Multiple large abscess**

② **Viscous abscess contents** ∵ catheter가 막히기 쉽다.

③ **Percutaneous drainage 4~7일 후에도 임상적인 반응이 없는 경우 수술 고려**

④ **Associated disease (eg, biliary tract disease) 있을 때**

* Surgical 또는 percutaneous drain이 치료의 mainstay : 치명률은 비슷하나 재원 기간은 전자가 후자보다 2배 정도 더 걸린다.

5. 예후 (prognosis)

a. Single, Rt. lobe : 생존율 〉 90%

b. 나쁜 예후 인자 (poor prognostic factors)

① **multiple abscesses : 가장 중요**

② diagnosis 지연

③ malignant

④ hyperbilirubinemia

⑤ hypoalbuminemia

⑥ pleural effusion

⑦ old age

B. 아메바성 간농양 (amoebic liver abscess)

1. 서론 (introduction)

(1) **원인병원체 (pathogens) : *Entamoeba histolytica***

(2) 발병기전 (pathogenesis)

a. Cystic form을 경구 섭취 후 위와 소장을 통과한 뒤 vegetative form으로 변화

b. Trophozoite로 변화하여 colon wall invasion ... 특징적인 flask 모양의 ulcer 만든다. **("colonic amoeba")**

c. Portal system을 따라 liver의 sinusoid에서 증식하여 abscess를 발생시킨다. **("liver abscess")**

d. 이중 일부는 systemic circulation을 하여 lung, brain abscess를 일으킨다.

(3) 역학 (epidemiology)

a. Liver abscess - 열대지방에서 호발

... 유행지역 : Africa, south-east Asia, Mexico, Venezuela, Columbia 등

cf. Colonic amoebae - 전세계적으로 발생

b. Homosexual에 호발

c. 현재 우리 나라에서는 거의 생기지 않는다.

2. 임상양상 (clinical manifestations)

· **Amoebic dysentery : liver abscess 환자의 10%에서만 발생**

(1) 증상 (symptoms)

① **RUQ pain** : dull ache → sharp, stabbing

② **Fever** : intermittent/ remittent/ absent

③ Onset : subacute → 6개월까지 지속

④ Jaundice : unusual

⑤ Shoulder pain ... diaphragm 주위에 위치 시 발생

⑥ Pleural effusion

(2) 징후 (signs) : **enlarged, tender liver**

(3) 합병증 (complications)

① Rupture into lung/pleura → empyema, hepato-bronchial fistula, pulmonary abscess

② Rupture into pericardium

③ Intraperitoneal rupture → acute peritonitis

(4) 검사소견 (laboratory findings)

① **Serologic test** : Fluorescent **Ab** test ... if (-), amoebic liver abscess 가능성↓

② Biochemical test

a. ALP↑, AST/ALT↑

b. bilirubin↑ : unusual

③ Radiologic findings

a. Chest X-ray : high right diaphragm, CPA/ cardiophrenic angle obliteration, pleural effusion, right basal pneumonia

b. **USG : 가장 유용**

c. **CT :** irregular edge + low attenuation → 작은 abscess 발견에 USG보다 sensitive

3. 진단 (diagnosis)

(1) **유행지역 거주 병력**

(2) **젊은 남자**에서 enlarged tender liver

(3) **Metronidazole에 반응**

(4) **Amoeba Ab (+)**

(5) **US/ CT에서 liver에 abscess**

(6) Aspiration에서 chocolate color pus (+)

4. 치료 (treatment) : medical treatment가 원칙

(1) Metronidazole 750 mg tid × 5~10 days → 95%에서 cure

· 해열은 3~5일, abscess 소실은 크기에 따라 10~300일 소요

(2) Aspiration : 거의 필요하지 않으나 rupture 가능성이 있는 경우 시행

Table 21-3 Pyogenic liver abscess vs. amoebic liver abscess.

	Pyogenic liver abscess	Amoebic liver abscess
역학	50~70세, 남=여	20~40세, 남:여 〉10:1
위험인자	Recent abdominal infection Biliary obstruction/manipulation DM	Endemic area의 **여행력**
원인균	*Klebsiella*, *E. coli*	*Entamoeba histolytica*
증상	RUQ pain, fever, chill, rigor, weakness, malaise, anorexia, weight loss, diarrhea, cough, pleuritic chest pain	Acute : fever, chill, abdominal pain Subacute : weight loss cf.fever, abdominal pain은 드물다.
징후	Tender hepatomegaly, abdominal mass, jaundice	Variable RUQ tenderness
검사소견	WBC↑, anemia, ALP/AST/ALP↑ bilirubin↑, albumin↓	**Anti-amoebic antibody(+)** Variable ↑WBC, anemia, No eosinophilia, ↑ALP, **AST/ALT는 정상**
방사선소견	**Multifocal abscess : 50% 이상** 대개 right lobe에 병소 **Irregular margin**	**Single abscess : 80%** 대개 right lobe에 병소 **Round, oval, septated**
흡인액	Purulent, **Gram stain에서 organism 양성, culture(+) in 80%**	Variable consistency & color, sterile **Trophozoite가 보이는 경우는 드물다.**
치료	Antibiotics + **drainage (surgical or percutaneous)**	**Antibiotics**

22

Hepatocellular Carcinoma

간암

서론 (introduction)

*** Primary liver cancer의 종류**
① Hepatocellular carcinoma (HCC) ← Hepatocyte
② Cholangiocarcinoma ← Bile duct in liver
③ Angiosarcoma ← Vessels

1. 역학 (epidemiology)

(1) 발생률 (incidence)

- 전세계적으로 연간 40만명의 간암이 발생(전체 악성 종양의 5.4%). 다섯번째로 흔한 암
- 70% 이상이 아시아서 발생 : 중국, 일본, 한국 등 극동지역 발생률이 특히 높다.
- 발생률의 지역적 차이는 간암의 주된 원인인 HBV, HCV의 분포, aflatoxin B1에 대한 노출 빈도에 따른 차이로 분석된다.

(2) 사망률 : 우리나라 암으로 인한 사망 원인으로서 남성 3번째, 여성 4번째로 흔한 암이다. (2002년)

2. 원인 (etiology)

※ HCC의 고위험군
· HBs Ag(+) : 100배 이상 발생률 증가
· Anti-HCV(+)
· LC 동반
· 50세 이상 남자
※ 우리나라 간암의 원인
· 75%에서 HBsAg양성, 90%에서 anti-HBc 양성 등 HBV 감염의 증거(+)
· HBV의 증거가 없는 HCC 환자의 50% 정도가 anti-HCV (+)

(1) **HBV, HCV : LC 유무와 무관하게 위험인자**

(2) 만성 간질환 : **간경화 (liver cirrhosis, LC)** 〉 알코올성 간질환 〉 비알코올성 지방간염(NASH) 등

(3) 대사성 간질환 : hemochromatosis, α_1 antitrypsin deficiency, tyrosinemia

※ Wilson's disease, primary biliary cirrhosis, autoimmune hepatitis에서는 간암 발생 드물다.

(4) **Aflatoxin B1** → p53 gene의 codon에 mutation을 발생시킴

cf. 간흡충증 (*Clonorchis sinensis*) 감염 : cholangiocarcinoma의 위험인자

임상양상 (clinical manifestations)

1. 증상 (symptoms)

· 초기 간암 자체는 증상이 없고, 증상이 있다면 상당히 진행된 병기로 판단 가능

· 대개 LC와 동반되기 때문에 LC의 증상과 비슷하다.

(1) 비특이적 증상 : 피로감, 복부 팽만감, 식욕 부진, 발열

(2) 복통 : 대개 둔통으로 심와부나 우상복부에 발생

(3) **급성 복통, 저혈압, 쇼크 : 만성 간질환을 앓고 있는 환자인 경우 간암의 복강내 파열 의심**

2. 신체진찰 (physical examination)

· LC에 의한 소견 + 간종대로 인한 소견 등

(1) 간종대 : 최근 진행한 간종대, 울퉁불퉁한 표면, 동맥 잡음이 들리는 종괴가 특징적

(2) **간경변증에 의한 소견**

① 비종대 (hepatomegaly)

② 측벽혈관 확장 (collateral vessel dilatation)

③ 복수 (ascites)

④ 황달 (jaundice)

⑤ 거미모양 혈관종 (spider angioma)

⑥ 여성형 유방 (gynecomastia)

3. 검사소견 (laboratory findings)

(1) 일반 혈액 검사

① **적혈구 증가증 (erythrocytosis)** ← EPO-like substance

② 호산구 증가증 (eosinophilia)

③ 혈소판 증가증 (thrombocytosis)

(2) 간기능 검사 : ↑ALP, AST/ ALT 〉1

(3) **혈청 alpha-fetoprotein (AFP)↑**

※ LC가 동반된 경우 LC에 의한 검사소견 관찰

· WBC↓, PLT↓ ← hypersplenism
· Hyponatremia
· LFT 이상 : Bilirubin↑, PT↓ 등

※ Paraneoplastic syndrome에 의한 소견

① 고칼슘 혈증
② 고콜레스테롤 혈증
③ 적혈구 증가증
④ 저혈당

진단 (diagnosis)

1. 감시 검사 (surveillance test)

- **간초음파 검사(liver USG) + 혈청 AFP - 고위험군에서 4~6개월마다 시행 (일반적 간암의 doubling time이 4~6개월이다.)**

2. Alpha-fetoprotein (AFP)

(1) HBsAg유무에 따른 혈청 AFP의 간암 예측도

- HBsAg(+)군 : 혈청 AFP 〉 3,200 ng/mL → 양성 예측도(PPV) 95%
- HBsAg(-)군 : 혈청 AFP 〉 200 ng/mL → 양성 예측도 95%

∴ HBsAg(-)군에서 혈청 AFP 상승 시 더 의미가 있다.

(2) 혈청 AFP의 추적검사로서 유용성

① 소폭이라도 **지속적 상승시 HCC**를 의심해 liver USG를 시행한다.

② **ALT 상승 후에 동반되는 AFP의 상승은, HCC가 아닌 간세포 재생에 따른 상승으로 발생 가능**

③ **혈청 AFP는 높지만 liver USG에서 종괴가 없는 경우**

- HBsAg(-)이지만 AFP 〉 200 ng/mL → 복부 CT, angiography을 시행한다.
- HBsAg(+)인 경우 → ALT의 수치를 고려하여 ALT가 3배 이상일 경우에는 1달 정도 뒤에 AFP를 추적검사하여 계속 지속되거나 증가하는 추세이면 CT 등 정밀 검사를 시행한다.

(3) **간암 이외에 AFP가 증가하는 경우**

① **Embryonic carcinoma, ovarian/testicular cancer**

② GI cancer(colon, stomach, pancreas)의 **liver metastasis**

③ Acute/chronic **hepatitis**

④ **Pregnancy**

3. 방사선학적 검사에 의한 진단

(1) 초음파 검사

① **혈청 AFP와 함께 감시 검사**로 쓰인다. ∵ 비침습적이며 다른 검사에 비해 저렴

② 소견

· 초기 : isoechoic (발견 쉽지 않다)

· 진행 : hypoechoic → hyperechoic (커지면서)

(2) 역동적 복부 전산화 단층촬영 (dynamic liver CT)

① 유용성

· **Dysplastic nodule, 초기 HCC, 진행된 HCC 진단에** 가장 정확하고 많이 사용

· Liver USG에서 mass가 발견되었을 때 → 초음파에서 발견되지 않은 satellite nodule의 발견, 혈관 침범등을 평가하기 위해 복부 전산화 촬영을 시행하는 것이 치료 방침 결정에 도움.

② 소견 (**Figure 22-1**)

· **Arterial phase : high attenuation** (주변 간조직에 비하여) ± low attenuation rim*

· **Delayed phase : low attenuation** (주변 간조직에 비하여) ± high attenuation rim

Hypervascular tumor이기 때문에 보다 조영증강이 되지만 특징적으로 조기에 조영제가 제거('early washout')되어 delayed phase에서는 low attenuation으로 바뀐다. Arterial phase 때 iso에서 delayed phase 때 low로 보이기도 한다. * rim : HCC capsule

(3) 자기공명 영상 (MRI)

(4) 간혈관 조영술 (angiography, **Figure 22-3**)

· HCC 진단 : 'hypervascular tumor'

· 간 동맥 분포 파악 → 경동맥 화학색전술(TACE), 수술적 치료에 중요한 정보 제공

· 혈관조영술과 함께 TACE를 시행할 수도 있음.

4. 간조직검사

· 진단이 확실하지 않은 경우 시행

소화기학

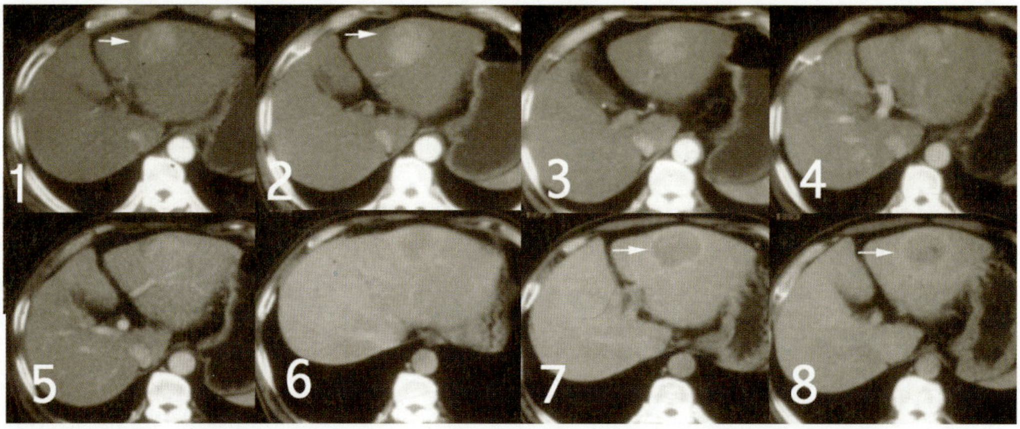

Figure 22-1 HCC의 dynamic CT 소견. 1→8의 시간적 흐름에 따라 (aorta 조영정도의 변화를 보라)
- Arterial phase (1-4) : S4에 high attenuation의 mass가 관찰된다. 주변에 low attenuation rim도 관찰된다. (4)
- Delayed phase (5-8) : Mass는 early wash-out되어 low attenuation으로 바뀌어가고 rim enhancement 소견이 보인다. (6-8)

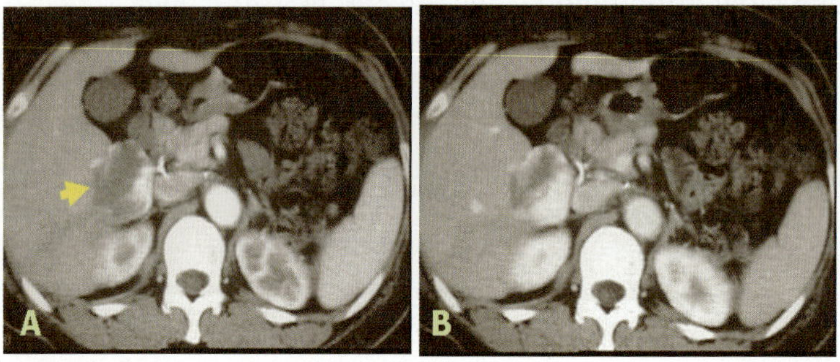

Figure 22-2 Hemangioma CT 소견. Arterial phase보다 portal phase에서 안으로 더 차 들어가는 조영증강 소견으로 보인다. (kidney cortex까지 조영증강된 것이 arterial phase, medulla까지 조영증강된 것이 portal (delayed) phase.

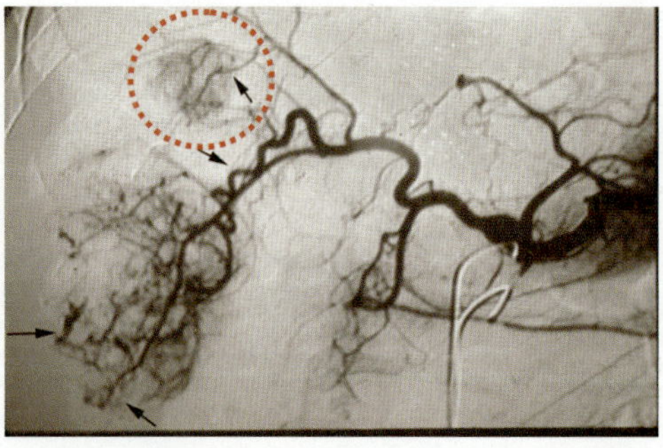

Figure 22-3 HCC의 angiography 소견. Celiac a. 혈관조영술상 hypervascular tumor stain 관찰. (붉은 원)

치료 (treatment)

1. 수술적 간절제술 (surgery)

(1) **완치 가능한(curative) 치료법**으로 가능하다면 가장 먼저 고려

(2) 그러나, 간경변증으로 인한 간기능 저하, 절제 불가능 등으로 인하여 HCC 환자의 20%에서만 가능

※ 수술 금기증 (contraindications)

① Surgically unresectable : both lobe 침범, distant metastasis(+)

② Medically unresectable : liver cirrhosis로 인한 hepatic reserve 저하

(3) 수술 후 완치되어도 다른 위치에서 간암이 생길 수 있다.

(4) 절제 후 5년 뒤 60~70%에서 재발 ← LC 동반, 개수↑, 문맥 침범시 재발률↑

2. 간이식 (liver transplantation)

(1) 장점 : 완치 가능성(curative) + **간기능 개선**을 동시에 노릴 수 있다.

(2) **적응증 (indications) : Milan criteria**

① **단일 종괴 ≤ 5 cm** *or*

② **종괴의 개수 ≤ 3개 + 각각 크기 ≤ 3 cm**

③ **혈관 침범(-)**

④ **간외 병소(-)**

(3) 문제점

① 이식 후 HCC 재발

② 바이러스 간염의 재발

③ 장기 부족과 경제적 부담, 수술에 대한 위험성

∴ 수술적 절제가 가능한 경우에는 수술적 치료를 우선 시행하고, 간기능 저하로 수술적 절제가 불가능한 경우에 고려한다.

3. 경동맥 화학색전술 (transhepatic arterial chemoembolization, TACE)

(1) **수술이 불가능한 환자에서 가장 많이 사용**되는 치료법

(2) 동맥을 선택적으로 삽관하여 Lipiodol과 항암제를 사용, 종양을 괴사시킨다.

(3) 예후는 lipiodol uptake 정도, 종양의 크기, 문맥 침범, 혈청 빌리루빈 수치등에 따라 결정

4. 경피적 에탄올 주입법 (percutaneous ethanol injection therapy, PEIT), 고주파 치료법 (radiofrequency ablation, RFA)

(1) **적응증 (indications) : 종괴의 개수 ≤ 3개 + 각각 크기 ≤ 3 cm**

(2) 장점

① 간기능 손상이 거의 없어 Child class에 크게 관계 없이 사용 가능

② 적응증이 되는 경우 반응이 좋다.

(3) 단점 : liver dome에 있는 종양은 diaphragm의 방해로 접근이 어렵다.

5. 전신적 항암화학요법 (systemic chemotherapy)

(1) 간암은 **항암제에 잘 듣지 않는다.**

(2) 최근 표적치료제인 sorafenib이 최초로 수술 불가능한 환자에서 survival gain(+)

· 부분관해율(PR, partial response) 15% 정도

· 연구 방법의 문제점, 짧은 생존 기간 연장 등으로 널리 쓰이지는 못함

6. 적절한 간암 치료법의 선택

(1) HCC 치료에 여러가지 방법이 대두되는 이유

: **병기** 뿐만 아니라 **잔존 간기능**에 따라 치료방법이 달라 진다는 간암의 특징 때문

(2) 간기능과 종양의 위치, 갯수에 따른 치료 방법의 선택 (Table 22-1)

Table 22-1 HCC의 치료법.

치료법	Child A				Child B				Child C	
	Single		Multiple		Single		Multiple		Single	Multiple
	P	D	P	D	P	D	P	D		
수술	+++	++	++*	+*	+	-	-	-	-	-
TACE	+	+	+++@	+++@	+	+	+	+	-	
PEIT	++#	+++#	+++#	+++#	++#	++#	++#	++#	+#	+#
간이식	-	-	-	-	+&	+&	+#	+#	+++&	+++#

· **수술** : 완치를 노릴 수 있는 치료법이지만 **간기능이 좋고 종양이 한 쪽 lobe에 국한되어 있어야 가능**
· **TACE** : Child B까지도 시행할 수 있는 치료법이며 수술적 치료가 어려운 경우에 좋은 대안. 그러나, **Child C인 경우는 불가능**하다. (TACE 시행 후 liver function 악화 → hepatic failure 가능)
· **PEIT** : 간기능에 크게 상관 없이 시행 가능하지만 ≤ 3cm, ≤ 3개인 경우에 시행
· **간이식 : ≤ 5 cm의 single mass나 ≤ 3 cm, ≤ 3개인 경우에 치료 후 재발이 적다.** 혈관 침범이 없고 간외 전이가 없을 때에만 가능하다.

P : peripheral tumor, D : deep-seated tumor, *: localized in one segment, #: ≤ 3 cm, ≤ 3개, @: 〉3 cm, &: ≤5 cm

양성 간종양 (benign liver tumor)

A. 간선종 (hepatocellular adenoma)

(1) 정의 (definition)

① 주로 20~30세 **여자**에서 발생하는 hepatocyte 기원의 양성 종양을 말한다.

* 병리 (pathology) : 정상 hepatocyte와 감별하기 어렵다.

② 주로 right lobe에 multiple하게 발생

(2) 발병기전 (pathogenesis) : hormonal influence

· 유발인자 (predisposing factors) : **oral contraceptive**, anabolic steroid, exogenous androgen, glycogen storage disease type I

(3) 임상양상 (clinical manifestations) : pain, palpable mass, intratumoral hemorrhage (pain with shock)

(4) 진단 (diagnosis) : USG, CT, hepatic angiography, ^{99m}Tc scan (Kupffer cell 없어 defect로 보인다.)

(5) 예후 (prognosis) : HCC로 진행 가능성 낮다.

*** HCC 진행 위험요인 (risk factors) : 크기 ≥ 10 cm, multiple**

(6) 치료 (treatment)

① **Oral contraceptive 끊는다.**

② **수술 적응증 (indications)**

· **Large ≥ 8~10 cm**

· **Liver 표면에 가까이 위치 → rupture 가능성↑**

· **Resectable**

③ **임신 : 수술의 금기** ∵ hemorrhage 위험 (+) → RFA 등으로 치료하면 된다.

B. Focal nodular hyperplasia (FNH)

(1) 대개 수술이나 건강검진시 우연히 발견

(2) **여자**에 주로 발생

(3) Oral contraceptive와는 상관관계가 없으나 사용시 hemorrhage위험은 증가

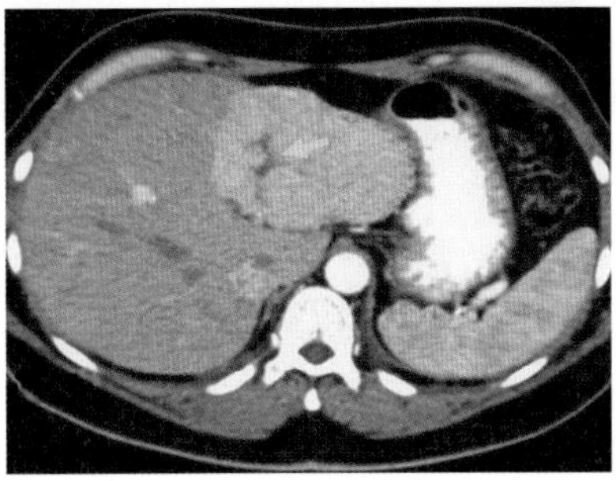

Figure 22-4 **FNH.**
Central fibrous scar(화살표)가 있는 high attenuation mass

(4) Hepatic adenoma와 다른 점

① Oral contraceptive와 무관

② ^{99m}Tc scan에서 hot uptake

(5) 진단 (diagnosis)

① USG에서는 잘 안 보임

② CT (**Figure 22-4**), MRI : fibrous core를 가진 stellate projection이 특징적

③ ^{99m}Tc scan : adenoma와 달리 Kupffer cell이 있어 hot uptake를 보임

(6) 치료 (treatment) : 증상이 있을 때만 수술

C. 혈관종 (hemangioma)

(1) **간에 발생하는 가장 흔한 종양(악성, 양성 포함)**이다. 주로 **여자**에서 흔하고, 대개 우연히 발견된다.

(2) 유병률 : 0.5~7%

(3) 진단 (diagnosis) : USG, CT (**Figure 22-2**), MRI, RBC scan, angiography

(4) 치료 (treatment)

① hemorrhage, pain, thrombosis 등을 일으키지 않으면 observation.

② 합병증은 드물고 malignant transformation 하지 않는다.

D. 기타 종양

(1) Nodular regenerative hyperplasia

(2) Bile duct adenoma, cystadenoma

23

Liver Transplantation

간이식

서론 (introduction)

(1) 간이식은 다른 치료로는 호전될 수 없는 급성 또는 만성 간질환의 가장 확실한 방법으로 인정받고 있으며, 질병이 있는 간을 타인의 건강한 간으로 대체하는 시술을 말한다.

(2) 1963년에 처음으로 인간에게 간이식이 시도되었으나 초기 성적은 좋지 못했다.

(3) 최근의 발전으로 치료 성적이 좋아졌으나 malignancy의 경우는 아직 생존율이 낮다 (Table 23-1).

Table 23-1 간이식 후 생존율.

	Survival(%)		
Diagnosis	**1 year**	**4 year**	**7 year**
Primary sclerosing cholangitis	91	84	78
Primary biliary cirrhosis	89	84	79
Autoimmune hepatitis	86	81	78
Chronic hepatitis C	86	75	67
Alcoholic liver disease	85	76	63
Cryptogenic cirrhosis	84	76	67
Chronic hepatitis B	83	71	63
Malignancy	72	43	34

간이식의 적응증과 환자 선정 기준

A. 간이식의 적응증 (indications for liver transplantation)

(1) Major indications

① Cirrhosis with end-stage liver disease

② Acute liver failure

③ Primary hepatic malignancy

④ Metabolic disease

(2) 우리나라에서는 hepatitis B에 의한 간질환에서 가장 많이 시행됨.

B. 간이식 과정에서 고려해야 할 일반적 선정 기준

(1) 다른 치료 방법이 불가능한 경우이어야 한다.

(2) 간이식의 절대적 금기가 없어야 한다.

(3) 장기간 추적 관찰시 환자의 순응도가 좋을 것으로 기대되어야 한다.

(4) 간이식과 추적 관찰시 필요한 경제적 비용을 부담할 수 있어야 한다.

Table 23-2 간이식의 적응증.

CHILDREN	ADULTS
Biliary atresia	Primary biliary cirrhosis
Neonatal hepatitis	Secondary biliary cirrhosis
Congenital hepatic fibrosis	Primary sclerosing cirrhosis
Alagille disease[a]	Caroli's disease[c]
Byler's disease[b]	Cryptogenic cirrhosis
α1-Antitrypsin deficiency	Chronic hepatitis with cirrhosis
Inherited disorders of metabolism	Hepatic vein thrombosis
Wilson's disease	Fulminant hepatitis
Tyrosinemia	Alcoholic cirrhosis
Glycogen storage diseases	Chronic viral hepatitis
Lysosomal storage diseases	Primary hepatocellular malignancies
Protoporphyria	Hepatic adenomas
Crigler-Najjar disease type 1	
Familial hypercholesterolemia	
Hereditary oxalosis	
Hemophilia	

[a] Arteriohepatic dysplasia, with paucity of bile ducts, and congenital malformations, including pulmonary stenosis.
[b] Intrahepatic cholestasis, progressive liver failure, mental and growth retardation.
[c] Multiple cystic dilatations of the intrahepatic biliary tree

C. Referral for liver transplantation

1. Chronic liver disease

(1) Table 23-3에 나와있는 적응증에 부합이 되면 간이식을 고려한다.

(2) **Multiorgan failure가 생기기 전에 간이식을 시행하는 것이 가장 좋다.**

(3) Compensated cirrhosis

① **예후가 좋아서,** 5년 생존율이 90%를 넘는다.

② 그러나 ascites, portal hypertensive bleeding, encephalopathy가 한번 발생하면 5년 생존율이 50% 미만으로 떨어진다.

③ 따라서 Child-Pugh score(Table 23-4)가 5~6인 경우(Class A) 인 경우는 간이식의 대상이 되지 않고, **score가 7 이상(Class B, C)인 경우에는 간이식을 준비하여야 한다.**

(4) Hepatocellular carcinoma

① **수술이 가능할 정도로 간기능이 유지되는 경우에는 수술을 먼저 고려한다.**

② 간이식후 재발 가능성이 높은 경우

〈1〉Advanced stage

〈2〉Vascular invasion

〈3〉Size 〉 5 cm

〈4〉Multiple lesion

〈5〉Involvement of more than one lobe

③ 적응증 : **Milan criteria**

a. 단일 종양의 경우 : 크기 ≤ 5 cm
b. 다발성 종양의 경우 : 개수 ≤ 3개, 각각의 크기 ≤ 3 cm
c. 혈관 침범(-)
d. 간외 전이(-)

Table 23-3 만성 간질환에서 간이식의 적응증.

CHOLESTATIC LIVER DISEASE
Bilirubin 〉 10 mg/dL
Intractable pruritus
Progressive cholestatic bone disease
Recurrent bacterial cholangitis
HEPATOCELLULAR LIVER DISEASE
Serum albumin 〈 3.0 g/dL
Prothrombin time 〉 3 seconds above control
BOTH CHOLESTATIC AND HEPATOCELLULAR LIVER DISEASE
Recurrent or severe hepatic encephalopathy
Refractory ascites
Spontaneous bacterial peritonitis
Recurrent portal hypertensive bleeding
Severe chronic fatigue and weakness
Progressive malnutrition
Development of hepatorenal syndrome
Detection of small hepatocellular carcinoma

Table 23-4 Child-Pugh Classification.

Parameters	Numerical score		
	1	2	3
Ascites	None	Slight	Moderate/Severe
Encephalopathy	None	Stage 1~2	Stage 3~4
Bilirubin(mg/dL)	〈 2	2~3	〉 3
Albumin(mg/dL)	〉 3.5	2.8~3.5	〈 2.8
Prothrombin time (seconds increased)	1~3	4~6	〉 6

Class A :≤6, Class B : 7-9, Class C : ≥10 ; Hepatic encephalopathy의 stage는 소화기학 Table 20-3 참조.

2. Acute liver failure

(1) Fulminant hepatic failure : **발병 2~8주 이내에 hepatic encephalopathy 발생**

(2) Subfulminant hepatic failure : **발병 2~8주에서 3~6개월 사이에 hepatic encephalopathy 발생**

(3) 이러한 acute liver failure에서 간이식의 결정은 **Table 23-5**와 같은 기준을 따른다.

(4) 간이식 전 발생할 수 있는 bleeding, infection, cerebral edema, renal failure, respiratory failure의 적극적인 예방과 치료가 필수적임

Table 23-5 King's College Criteria for Liver Transplantation in Fulminant Hepatic Failure.

ACETAMINOPHEN PATIENTS
pH 〈 7.3 OR
Prothrombin time 〉 6.5 (INR) and serum creatinine 〉 3.4 mg/dL
NON-ACETAMINOPHEN PATIENTS
Prothrombin time 〉 6.5 (INR) OR
Any three of the following
1. Age 〈 10 or 〉 40 years
2. Etiology : non-A, non-B hepatitis, halothane hepatitis ; idiosyncratic drug reaction
3. Duration of jaundice before encephalopathy 〉 7 days
4. Prothrombin time (INR) : 〉 3.5
5. Serum bilirubin : 〉 17.6 mg/dL

간이식의 금기 (contraindications)

Table 23-6 간이식의 금기.

Absolute	Relative
Uncontrolled extrahepatobiliary infection	Age〉70
Active, untreated sepsis	Prior extensive hepatobiliary surgery
Uncorrectable, life-limiting congenital anomalies	Portal vein thrombosis
Active substance or alcohol abuse	Renal failure
Advanced cardiopulmonary disease	Previous extrahepatic malignancy
Extrahepatobiliary malignancy	Severe obesity
Metastatic malignancy to the liver	Severe malnutrition/wasting
Cholangiocarcinoma	Medical noncompliance
AIDS	**HIV seropositivity**
Life-threatening systemic disease	Intrahepatic sepsis
	Severe hypoxemia secondary to R→L intrapulmonary shunts
	Uncontrolled psychiatric disorder

Transplant procedure

(1) Donor와 recipient간의 blood type과 body size의 확인.

① Blood type은 일반적인 ABO compatibility rule을 따른다. 혈액형이 중요하며, HLA type은 중요하지 않다.

② 몸무게가 상호간에 20% 차이가 나지 않으면 tolerable하다.

(2) 공여자의 liver를 적출

(3) Recipient의 liver를 제거하고 pump-driven venovenous bypass 사용

(4) Donor의 liver를 위치시키고, portal vein, hepatic artery, common bile duct순으로 연결함

새로운 접근법 (evolving approaches)

(1) 사용 가능한 간과 실제로 필요로 하는 간의 숫자의 차이 때문에 여러가지 방법이 연구 중임

(2) Split liver transplantation

① 하나의 cadaver에서 2명의 recipient에게 liver를 제공

② Rt. lobe는 성인에게, Lt. lobe는 소아에게 제공

(3) Living donor transplantation

① 소아의 경우 어른의 Lt. lobe를 제공

② 어른의 경우 어른의 Rt. lobe를 제공하는데, 환자의 간용적의 적어도 32% 이상을 제공받아야 함

③ 이때 공여자의 안정성에 대한 문제, 윤리적인 문제를 항상 고려해야 함

④ 공여자의 술후 morbidity, mortality는 10%, 0.5%로 알려짐

Post-transplantation management

A. Standard medical therapy

· **Allograft dysfunction**이 가장 중요한 이식 후 합병증이다. 이때 반드시 **liver biopsy**를 시행한다.

(1) General management

① **Steroid** : large IV dose를 수술중에 투여하고, 이후 5일에 걸쳐 빨리 감량, 3~12달에는 끊음.

② **Cyclosporine or tacrolimus** : acute, chronic allograft rejection을 막기 위해 장기간 사용

(2) Early complications after liver transplantation : first few days

① Hepatic artery thrombosis

② Portal vein thrombosis

③ Primary graft nonfunction

④ Hyperacute rejection

(3) Acute allograft rejection : **5 days ~ 3 months**

① Most common cause of allograft rejection (2/3에서 발생)

② Asymptomatic-fever, malaise, abdominal pain, ascites

③ Treatment : high-dose IV corticosteroid

(4) Chronic allograft rejection : 6 weeks ~ 6 months

① Chronic ductopenic rejection (3%에서 발생)

② ALP, GGT 상승, jaundice

③ Treatment : retransplantation

B. 담도계 합병증 (biliary complications)

(1) 담도계는 수술기술상의 합병증이 가장 흔히 생기는 부위이다(10~25%에서 발생).

① Leakage

② Stenosis

③ Obstruction

(2) Causes : technical factors, preservation injury, hepatic artery thrombosis, immunologic factor, infection

(3) Treatment : choledochocholedochostomy, choledochojejunostomy

C. 감염 (infections)

(1) 이식 후 처음 2달간 가장 많이 발생

(2) Bacteria, fungus : 90% 이상 차지

(3) Pneumonia, UTI, intraabdominal and hepatic abscess, peritonitis, wound infection, sepsis

(4) 6개월 후 적정량의 면역억제제를 사용할 경우 정상인과 거의 같은 감염률을 보인다.

D. Long-term follow-up

(1) 고혈압

① Cyclosporine이나 tacrolimus를 사용하는 환자의 30~90%에서 발생

② 치료

· Dietary sodium restriction, exercise, weight reduction

· Calcium channel blocker : drug of choice

(2) 당뇨

① 1/3이상에서 발생

② 대개 insulin 치료를 요함

③ Steroid 감량이 치료에 중요하고, 다른 관리는 일반 DM과 동일

(3) 고지질혈증

(4) Bone mineral density 감소

(5) Posttransplantation malignancy

① Skin cancer : immunosuppression 후 가장 흔한 malignancy

② Colon cancer

24

Physiology of Biliary System

담도계의 생리

담도계 (biliary system)

A. 해부학 (anatomy)

(Figure 24-1, 24-2)

(1) Intrahepatic biliary canaliculus

(2) Intrahepatic bile duct : small, medium, large

(3) Common bile duct

(4) Gallbladder

(5) Cystic duct

(6) Ampulla of Vater

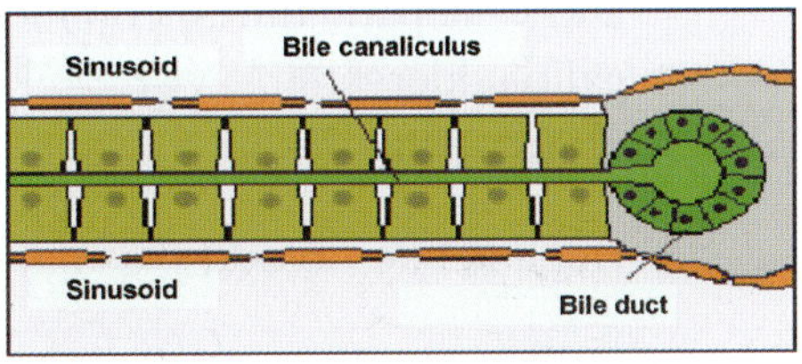

Figure 24-1
Intrahepatic biliary canaliculus.
hepatocyte의 apical pole 쪽으로 1-2 μM의 canaliculi 여러개가 합쳐져 intrahepatic duct를 형성한다.

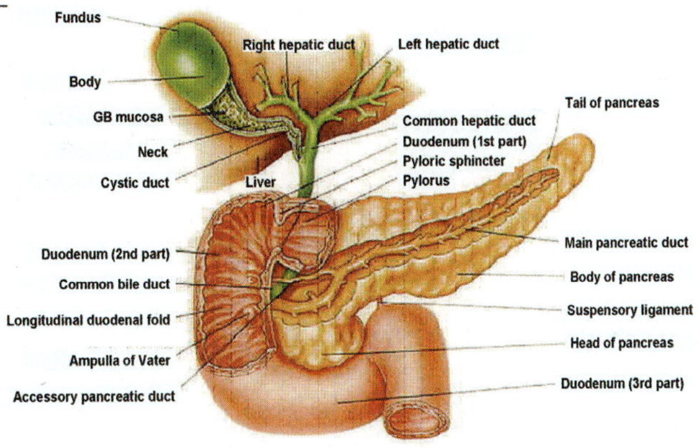

Figure 24-2 Gross anatomy of biliary system.

B. 담도계의 기능 (function)

(1) **Bile salt의 분비와 저장**

(2) Cholesterol homeostasis를 유지하기 위한 **콜레스테롤 분비**

(3) **Excess bilirubin의 excretion**

(4) **Drug를 포함한 organic ion의 excretion**

담즙 생성과 장간 순환

A. 담즙의 분비와 구성

(1) Hepatic lobule에서 형성되어 canaliculi, small bile ductules, large bile ducts, rt. and lt. hepatic ducts, common hepatic duct 순으로 모여서 cystic duct를 통해 gallbladder에 저장. 이후 식사 등의 자극에 의해 common bile duct를 통해 십이지장으로 분비.

(2) Hepatic bile : blood plasma와 isotonic한 fluid임. 하루 500~600 mL씩 분비.

(3) Gallbladder bile : GB내 water, inorganic anions, chloride, bicarbonate의 reabsorption으로 solute concentration이 증가

(4) Major solutes

① **Bile acid (80%)**

② **Lecithin and traces of phospholipid (16%)**

③ **Cholesterol (4%)**

※ Cholesterol의 비중이 올라갈 때 cholesterol stone이 잘 생긴다.

B. 담즙산(bile acid)의 종류

1. Primary bile acid

(1) Cholic acid, chenodeoxy cholic acid (CDCA)

(2) 간에서 cholesterol로부터 glycine, taurine의 conjugation에 의해 만들어져 bile duct로 분비

2. Secondary bile acid

(1) Deoxycholate, lithocholate : colon에서 primary bile acid 대사하면서 만들어져 colon으로 흡수

(2) Ursodeoxycholic acid : stereoisomer of CDCA

※ Cholestasis가 있을 때 hepatotoxicity를 보인다.

C. 담즙산의 기능

(1) Cholesterol 자체는 hydrophobic하지만, bile acid가 lecithin과 함께 micelle을 구성함으로써, hydrophilic한 성격을 가지게 하여 **cholesterol의 biliary excretion을 가능하게 함**

(2) 장관 내에서 **cholesterol, fat-soluble vitamin의 흡수를 도움**

(3) Hepatic bile flow의 원활한 흐름에 관여

(4) 장관에서 electrolyte, water의 이동에 관여

D. 장간 순환 (enterohepatic circulation)

1. 정의 (definition)

(1) 십이지장으로 분비된 bile은 장내 bacteria에 의해 unconjugation된 후, entire gut를 통해서 passive diffusion과 훨씬 더 많은 양이 distal ileum에서 active transport를 통해서 재흡수된다.

(2) 재흡수된 bile은 portal blood flow를 통해서 hepatocyte로 재흡수되고, 이는 다시 hepatic conjugation을 거쳐서 hepatic bile로 분비되는데 이를 enterohepatic circulation이라 함.

2. 병태생리 (pathophysiology)

(1) 전체 체내 bile acid의 양은 2~4 g이고, 정상적으로 하루 식사량에 따라 5~10회의 enterohepatic circulation을 하게 됨.

(2) Bile의 intestinal absorption은 95% 정도이고, 나머지 5%는 대변으로 배출됨 (0.3~0.6 g/d). 이러한 손실은 liver에서 bile synthesis로 보충함.

(3) 이러한 hepatic bile synthesis는 하루 5 g까지 가능함. 만약 ileal disease 등에 의한 bile 재흡수의 저하로 인해 bile salt loss가 발생하면 bile pool이 감소하여, 여러가지 문제가 발생.

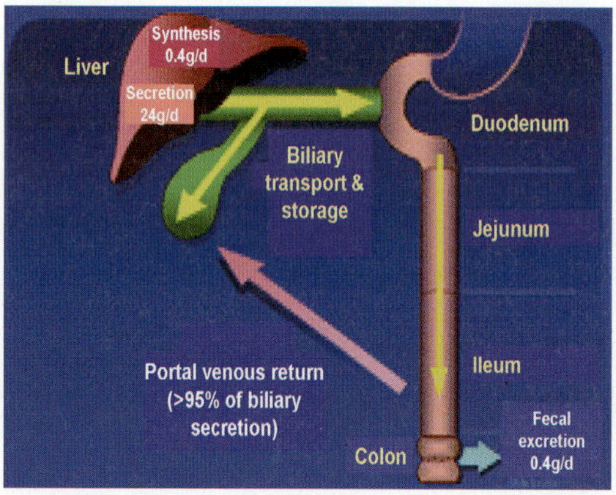

Figure 24-3
Enterohepatic circulation of bile acid.

담즙정체 (cholestasis)

A. 정의 (definition)

· Systemic retention of biliary constituents (d/t a failure of formation and flow of bile)

B. 원인 (etiology)

Table 24-1 Causes of cholestasis.

Extrahepatic	Intrahepatic
Choledocholithiasis	**Viral hepatitis**
Bile duct stricture	**Alcoholic hepatitis**
Cholangiocarcinoma	**Drug-induced cholestasis**
Pancreatic carcinoma	Ductopenia syndrome
Chronic pancreatitis	**Primary biliary cirrhosis**
Papillary stenosis	Benign recurrent intrahepatic cholestasis
Ampullar cancer	Byler's disease
Primary sclerosing cholangitis	**Primary sclerosing cholangitis**
Choledochal cysts	Alagille's syndrome
Parasites (*Ascaris, Clonorchis*)	Sarcoidosis
AIDS	Lymphoma
Biliary atresia	Postoperative
Portal lymphadenopathy	Total parenteral nutrition
Mirizzi's syndrome	α1-antitrypsin deficiency

C. 발병기전 (pathogenesis)

(1) Bile salt retention → excess of **hydrophobic bile salts** → **hepatotoxic**

(2) Bile salt retention → overflow out of liver → **increased levels of bile salts in the serum and skin** → **pruritus, xanthoma, atherosclerosis**

(3) Intestinal bile salt 부족 → **vitamin, lipid 흡수 감소, excretory long chain lipid 증가** → **steatorrhea** (greasy, foul-smelling diarrhea), malabsorption (vitamin deficiency : osteomalacia, osteoporosis)

D. 임상양상 (clinical manifestations)

(1) **Pruritus**

(2) **Hypercholesterolemia** : tendinous xanthoma, periorbital xanthelasma

(3) **Malabsorption**

(4) Osteopenia, osteomalacia

(5) Laboratory findings

① **ALP와 GGT의 고도 상승**

② **GOT/GPT는 정상이거나 경도의 상승**을 보임.

③ **Bilirubin** : severe intrahepatic cholestasis에서도 정상일 수 있으나, **병의 late stage에는 상승**.

E. 치료 (treatment)

Table 24-2 Clinical features of cholestasis and therapy for cholestasis.

Clinical syndrome	Treatment
Pruritus	**Bile salt binders**(eg, cholestyramine), **ursodeoxycholic acid, rifampin, naltrexone**
Hypercholesterolemia	**Bile salt binders**(eg, cholestyramine) Statin : poor effect
Malabsorption	**Medium-chain triglycerides**, **fat-soluble vitamin**(A, D, E, K), **essential fatty acids**
Osteopenia	Calcium, vitamin D, bisphosphonates

25

Diseases of the Gallbladder

담낭 질환

담석 (gallstones)

A. 분류 (classification)

(1) **콜레스테롤 담석** (cholesterol gallstone) : **70% 이상이 콜레스테롤로 구성**

(2) 혼합석 (mixed gallstone) : 빌리루빈 같은 색소와 콜레스테롤의 혼합 구성

(3) **색소담석** (pigment gallstone)

① **흑색석** (black pigment stone) : **용혈성 질환**과 연관됨. **칼슘, 빌리루빈, 단백질** 포함

② **갈색석** (brown pigment stone) : **간내 담관염**과 연관. **Calcium bilirubinate**가 주성분

B. 역학 (epidemiology)

(1) 여 〉 남 : 40세 이상에서 여성 20%, 남성 8%

(2) 미국에서는 콜레스테롤 담석(mixed stone 포함)이 80%, 색소 담석이 20% 차지

(3) 우리나라에서는 서양보다 **색소담석, 담관석, 간내 담석**이 많음

C. 병인론 (pathogenesis)

1. 콜레스테롤 담석의 3가지 생성 기전

(1) 담즙에서 **콜레스테롤의 과포화 (cholesterol supersaturation of bile) : 가장 중요한 기전**

① HMG-CoA reductase의 증가 → cholesterol 합성 증가

② 7α-hydroxylase의 감소 → bile acid 생성 감소

③ MDR3의 감소 → lecithin 감소

(2) **콜레스테롤 결정의 핵화 (nucleation of cholesterol monohydrate crystals)**

① Pronucleating factor 증가 : mucous glycoprotein, heat-labile protein

② Antinucleating factor 감소 : apolipoprotein, lecithin vesicle

(3) **담낭의 지연 배출과 지연 등의 기능이상 (GB hypomotility)**

① 담낭 배출의 이상 : fasting에서 GB volume 크고, contraction 후 residual volume도 많음

② 이는 쇄석술(lithotripsy) 이후 재발의 주된 인자로 작용

2. 담낭오니 (biliary sludge)

(1) 정의

① 끈끈한 점액 물질로 레시틴-콜레스테롤 결정체, 콜레스테롤 결정체, 칼슘 빌리루빈석, 점액질등으로 구성된 담낭 내 이상 물질을 말한다.

② 복부초음파에서 담낭의 dependent position에 **crescent-like layer로 관찰됨.**

(2) 의미

① 정상적인 담낭의 mucin의 분비와 제거 사이의 불균형에 의한 biliary solute의 nucleation 의미

③ **향후 GB stone이 생길 가능성이 있음.**

(3) 잘 생기는 상황 : GB hypomotility - 수술, 화상, TPN, 임신, 피임약 복용

3. 색소석 (pigment stone)

(1) Enterohepatic recycling of bilirubin이 생성기전에 관여

(2) Unconjugated, insoluble bilirubin 의 생성 증가에 의해 발생

D. 유발인자 (predisposing factors) : Table 25-1

Table 25-1 Predisposing factors for cholesterol and pigment gallstone formation.

Cholesterol stones
1. 인구학적/유전적 인자 : 인디언, 히스패닉에서 가장 흔하고, 아시아에서 적다. 일부에서 가족력이 있다. 2. **비만** : 담즙의 콜레스테롤 분비가 증가한다. 3. **체중 감소** : 조직의 콜레스테롤이 담즙으로 분비되어 담즙 내 콜레스테롤이 증가한다. 4. **여성 호르몬** : natural estrogen and others 5. **Ileal disease or resection** : malabsorption of bile acids 6. **고령** : 담즙 내 콜레스테롤 분비 증가, bile acid pool 감소, bile salt 감소 7. **Gallbladder hypomotility :** prolonged parenteral nutrition, fasting, pregnancy*, drugs (eg, octreotide) 8. Clofibrate therapy : 담즙 내 콜레스테롤 분비 증가 9. Decreased bile acid secretion : primary biliary cirrhosis, CYP7A1 gene 이상 10. Decreased phospholipid secretion : MDR3 gene 이상 11. Miscellaneous : high-calorie, high-fat diet, spinal cord injury
Pigment stones
1. Demographic/genetic factors : Asia, rural setting **2. Chronic hemolysis** **3. Alcoholic cirrhosis** **4. Pernicious anemia** **5. Cystic fibrosis** **6. Chronic biliary tract infection, parasite infestation** 7. 고령 8. Ileal disease, ileal resection or bypass

*임신 : cholesterol secretion 증가, GB 수축력 감소로 GB stone이 잘 생긴다.

E. 진단 (diagnosis)

(1) 염증을 일으키기 전에는 대개 무증상이므로 방사선학적 검사가 진단에 중요

(2) 단순 복부 촬영 (simple x-ray)

① 콜레스테롤 : **10~15%가 radiopaque**

② 색소석 : **50%가 radiopaque**

③ Emphysematous cholecystitis, porcelain GB (담낭벽의 석회화), limey bile (담즙내 칼슘 침전), gallstone ileus 진단에 도움

(3) **복부 초음파 (Figure 25-1)**

① **담석 진단의 procedure of choice**

② 장점 : 매우 정확하고 (2 mm까지 detect 가능), 빠르게 시행할 수 있으며, 주위 장기(간, 췌장, 담도)를 같이 평가할 수 있다.

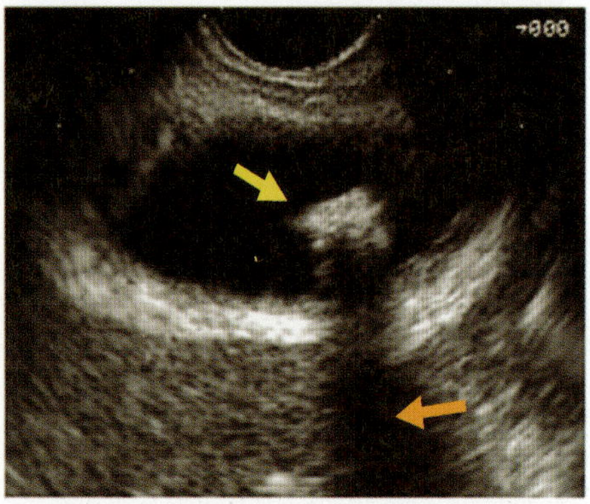

Figure 25-1 GB stone (US).
① GB 내에 hyperechogenic stone이 관찰된다.
② Stone은 위치가 고정된 GB polyp과 달리 자세 변화에 따라 dependent 쪽으로 위치가 이동한다.
③ Stone 뒤쪽으로는 posterior shadow가 있다.
* ①, ②, ③이 GB stone의 초음파검사 소견의 특징.

③ 단점 : bowel gas, massive obesity, ascites가 있을 때 검사가 어렵다.

④ 소견 : **hyperechoic, acoustic shadowing, 자세에 따른 변화**

(4) 경구 담낭 조영술 (oral cholecystography)

① 최근에 복부초음파로 대체됨

② **Cystic duct의 patency, 담낭의 배출기능 평가에 적절**

(5) 핵의학 검사 (HIDA, DIDA, DISIDA)

① 급성 담낭염, cystic duct의 폐쇄 등의 진단에 도움

② 단점 : 해상도가 낮고, 간기능이 매우 떨어져 있을 때는 검사가 안되고, 임신 시 사용 불가능

F. 임상양상 (clinical manifestations)

(1) 무증상 : 가장 많음

(2) **담낭통 (biliary pain)**

① 기전 : 담석이 cystic duct 또는 CBD로 나와서 염증과 폐쇄를 일으킬 때 생김

② 양상 : **severe, sudden onset, steady (30분~5시간 지속)** ache *or* fullness

③ 위치 : epigastrium or RUQ

④ 방사 : interscapular area, Rt. scapula, shoulder

⑤ **대개 간헐적이지 않고, 지속적이므로 biliary colic이라는 말은 잘못 붙여진 것.**

⑥ **5시간 이상 지속 시, 급성 담낭염의 합병을 의심해야 함.**

(3) 심한 고빌리루빈 혈증, alkaline phosphatase 상승 : CBD stone을 의심해야 함

G. 담석의 자연사 (natural history of gallstone)

(1) 무증상 담석 : 남성에서 증상이 발현할 가능성 낮음 (5년 내 10%, 10년 15%, 15년 18%), 담석 때문에 사망하는 경우는 드물다 → prophylactic cholecystectomy는 필요 없음

(2) 유증상 담석 : **biliary pain이 있는 경우는 담낭절제술을 요하는 합병증의 발생률이 훨씬 높음 → prophylactic cholecystectomy 고려**

H. 치료 (treatment)

1. 수술적 치료 (surgical therapy)

(1) 담낭 절제술 (cholecystectomy) : 주로 laparoscopic cholecystectomy를 시행

(2) **적응증**

① 일상생활에 지장을 줄 정도로 자주, 심하게 **biliary pain이 있는 경우**

② **합병증이 있는 경우** (eg, history of **acute cholecystitis, pancreatitis, gallstone fistula** 등)

③ **나중에 합병증을 일으킬 가능성이 높은 경우** (eg, **porcelain or calcified GB, previous attack of acute cholecystitis**)

④ 크기가 큰경우 (〉**3 cm**)

⑤ **선천성 담낭 기형** (congenital anomalous gallbladder)

2. 내과적 치료 (gallstone resolution)

(1) UDCA

① 콜레스테롤의 포화를 감소시켜 콜레스테롤 결정의 핵화(nucleation)를 지연시킴

② 적응증 : **radiolucent stones + 〈 10 mm in diameter (콜레스테롤 담석에만 사용한다는 뜻)**

③ 성적 : 6개월 내 50%에서 complete resolution

④ 단점 : 증상이 있는 경우에는 성공률이 10%정도로 떨어지고, 재발의 가능성 높음

(2) 체외 충격파술 (extracorporeal shockwave lithotripsy, ESWL)

① Medical litholytic treatment와 함께 시행

② 적응증 : **radiolucent, solitary stone 〈 2 cm** in well-contracting GB

③ 단점 : 5년 내 30%에서 재발, 고비용

담낭염 (cholecystitis)

A. 급성 담낭염 (acute cholecystitis)

1. 정의 (definition)

· 대개 **cystic duct의 폐쇄**에 이어서 생기는 담낭의 급성 염증성 질환을 말한다.

2. 발병기전 (pathogenesis of inflammatory process)

(1) **기계적 염증** (**M**echanical inflammation) : 내강압의 증가와 GB wall의 허혈을 가져오는 담낭 팽창

(2) **세균적 염증** (**B**acterial inflammation) : 50~85%의 환자에서 관여

· *E. coli*, *K. pneumoniae*, Streptococcus, *Clostridium*

(3) **화학적 염증** (**C**hemical inflammation) : lysolecithin과 다른 local tissue factor의 분비

3. 임상양상 (clinical manifestations)

(1) **점차 악화되는 담석통**

① 60~70%의 환자에서 전에 저절로 좋아진 담석통의 병력이 있음

② 시간이 지남에 따라 RUQ에 전반적으로 통증이 나타남

(2) 구토

(3) 황달 : bile duct 주변의 edema와 lymph node enlargement에 의해 발생 가능

(4) **열** : 대개 low-grade이고, shaking chill, rigor는 일반적이지 않음

(5) Tender GB가 만져짐 (25~50%)

(6) **Murphy's sign**

① 우상복부의 깊은 촉진 후 심호흡이나 기침시 발생하는 심한 통증이나 급작스러운 호흡 정지

② 급성 담낭염에서 특징적으로 나타난다.

(7) Mirizzi's syndrome

① Gallstone impaction in the cystic duct or neck of GB → CBD compression, jaundice

② 진단 : ERCP or percutaneous cholangiography (PTC), MRCP

4. 진단 (diagnosis)

(1) 병력과 신체검진이 가장 중요

(2) 3주징 (triad) : **sudden-onset RUQ pain, fever, leukocytosis**

(3) 백혈구 증가증 (leukocytosis) : 대개 mild (10,000 - 15,000 /mm3)

(4) 고빌리루빈혈증 (〈50%) : mild (〈5 mg/dL)

(5) AST/ALT 상승 (25%) : 경하게 증가(정상의 5배 이하)

(6) **HIDA scan** : 확진 검사. **Nonvisualization of GB**

(7) USG : 90~95%에서 담석이 발견됨

5. 자연 경과 (natural course)

(1) 75% : 보존적 치료 후 1주 내에 증상 없어짐. 이중 1년 내 25%에서 재발, 6년 내 60%에서 재발

(2) 25% : 합병증이 발생. 이 경우에는 신속한 수술적 치료가 필요함

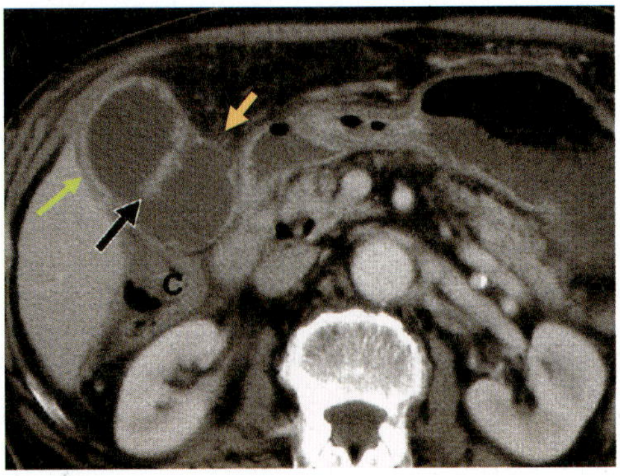

Figure 25-2 Acute cholecystitis (CT).
GB wall이 3 mm 이상으로 두꺼워져 있고 wall은 enhancement가 잘 되고 있다. GB 바깥쪽으로 low attenuation의 fluid collection(연두색 화살표)과 fat infiltration(주황색 화살표)가 관찰되고 있다.

Gastroenterology

B. 급성 비결석 담낭염 (acute acalculous cholecystitis)

(1) 급성 담낭염 환자의 5 - 10%에서 담석이 발견되지 않음

(2) **위험인자 (risk factors)**

① **Serious trauma**

② **Burns**

③ **Postpartum (prolonged labor 후)**

④ **Orthopedic and nonbiliary major surgery**

⑤ **Vasculitis**

⑥ **Obstructing GB cancer**

⑦ **Unusual bacterial infection of GB** (Leptospira, Streptococcus, Salmonella, *Vibrio cholerae*)

⑧ **Parasitic infestation**

⑨ **Prolonged parenteral hyperalimentation**

⑩ **기타 : 관상동맥질환, sepsis, immunosuppression, DM, mechanical ventilation, sarcoidosis, tuberculosis, syphilis, actinomycosis**

(3) 기저 질환이 대개 중하므로 **합병증(eg, perforation)이 많고 사망률도 높다.**

(4) 치료 : **빠른 진단**과 **수술적 담낭 제거술**

C. 기종성 담낭염 (emphysematous cholecystitis)

(1) Acute cholecystitis → ischemia or gangrene of the gallbladder wall and infection by gas-producing organisms

(2) Bacteria : *C. welchii*, *C. perfringens*, *E. coli*

(3) 거의 대부분 노인 또는 **DM** 환자에서 발생

(4) 진단

① Simple x-ray에서 **GB 주변의 gaseous ring**이 관찰됨.

② Abdominal CT (**Figure 25-3**)

(5) 치료 : **prompt surgical intervention + appropriate antibiotics**

(6) 예후 : **사망률 높음**

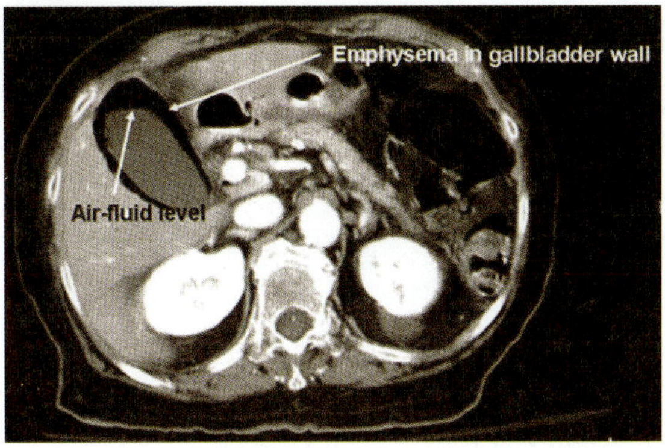

Figure 25-3
Emphysematous cholecystitis (CT).
GB 내 emphysema(air)가 보인다(화살표). 고령의 당뇨 환자에서 잘 생기며 치명률이 높아 즉시 cholecystectomy를 해야 한다.

D. 만성 담낭염 (chronic cholecystitis)

(1) 거의 담석이 동반되고, 아급성 또는 급성 담낭염이 진행하여 발생

(2) 예후 : 몇 년동안 문제없이 지낼 수 있고, 급성 담낭염의 재발 등 합병증 발생 가능

E. 담낭염의 합병증 (complications of cholecystitis)

1. Empyema

(1) **Acute cholecystitis + persistent cystic duct obstruction**→ superinfection of the stagnant bile with a pus-forming bacteria

(2) 임상양상

① **담관염(cholangitis)과 비슷.**

② High fever, severe RUQ pain, marked leukocytosis

③ Gram-negative sepsis와 perforation의 가능성 높음

(3) 치료 : 의심될 때는 **적절한 항생제 사용 + 빠른 수술적 치료**

2. Hydrops or mucocele

(1) 지속적 cystic duct obstruction 때문에 발생

(2) 보통 한 개의 담석에 의해 cystic duct가 막혀 담낭이 늘어난 상태

(3) **Transudate가 차면 hydrops, mucus가 차면 mucocele을 형성하게 됨**

(4) RUQ에 눈으로 보이고, 쉽게 촉지되는 무통성 종괴가 촉지됨

(5) Empyema, perforation, gangrene 등이 발생할 수 있으므로 **cholecystectomy.**

3. Gangrene and perforation

(1) GB wall의 허혈과 괴사에 의해 발생

(2) 기저 질환 : marked distension of the gallbladder, vasculitis, DM, empyema, or torsion resulting in arterial occlusion

(3) **치료 : cholecystectomy.**
※ 전신상태가 좋지 않은 환자에서는 cholecystostomy 시행

4. Fistula formation

(1) 염증의 인접기관과 adhesion에 의해 발생

(2) Fistula 연결 부위

① **십이지장 : 가장 흔하다.**

② 그 외 colon, stomach, jejunum, abdominal wall, renal pelvis 등

(3) 치료 : **cholecystectomy**, CBD exploration, **closure of the fistulous tract**

5. Gallstone ileus

(1) 큰 담석이 fistulous tract을 따라 장관 내강으로 나와서 장폐쇄를 일으킴

(2) **Obstructing site는 주로 회맹판(ileocecal valve)임**

(3) 환자의 다수가 이전의 biliary tract symptom, acute cholecystitis의 병력이 없음

(4) 진단 : 단순 복부 촬영

(5) 치료 : **laparotomy with stone extraction alone - cholecystectomy는 하지 않으며, intestine도 수술하지 않는다.**

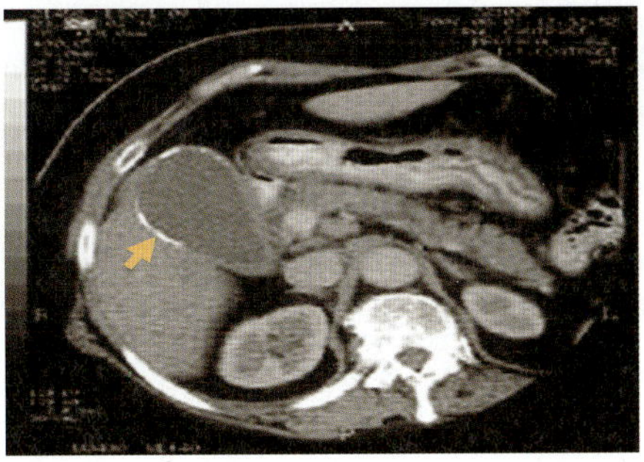

Figure 25-4 Porcelain GB.
GB wall의 calcification이 보인다(노란색 화살표).

6. Limey bile and porcelain gallbladder (Figure 25-4)

(1) 대부분 증상이 없지만 향후 **gallbladder cancer의 위험도가 높아** prophylactic cholecystectomy가 권장됨

F. 치료 (treatment)

1. 내과적 치료 (medical therapy)

(1) 수술적 치료가 주된 치료지만 수술전 적절한 내과적 치료가 필요함
① 금식
② 비위관 삽입 (nasogastric suction)
③ 수액, 전해질의 적절한 공급
④ 항생제 : G(-), anaerobe를 겨냥한 항생제 선택
⑤ 진통제 : meperidine, NSAID 사용
※ Morphine은 sphincter of Oddi의 spasm을 유발하므로 금기

2. 외과적 치료 (surgical therapy)

(1) 내과적 치료 후 이상적인 상태에서 시행

(2) 최근 **조기 수술**이 추세임

(3) **합병증이 있는 환자에서는 urgent cholecystectomy**가 필요함

(4) Delayed cholecystectomy : 전신 상태가 불량하거나 진단이 의심스러울 경우 가능

기타 담낭 질환

A. GB polyp

(1) 〈5% in general population, 남 〉 여

(2) 대부분 경과 관찰로 충분하다.

(3) Cholecystectomy의 적응증 : symptomatic, 〉 50세, 〉 10 mm

B. Hyperplastic cholecystosis

(1) Adenomyomatosis, cholesterolosis

(2) 치료 : 증상이 있거나 stone이 같이 있는 경우 cholecystectomy

담낭 절제후 합병증 (postcholecystectomy complications)

1. 조기 합병증 (early complications)

· Atelectasis, abscess formation, external/internal hemorrhage, biliary-enteric fistula, bile leak

2. Overlooked symptomatic nonbiliary disorders

(1) **지속적인 postcholecystectomy symptoms의 가장 흔한 원인**

(2) Reflux esophagitis, peptic ulcer, pancreatitis, irritable bowel syndrome 등

3. 담낭 절제후 증후군 (postcholecystectomy syndromes)

(1) Biliary stricture

(2) Retained biliary canaliculi

(3) Cystic duct stump syndrome : 절제 후 남은 cystic duct가 CBD를 압박하여 발생

(4) Stenosis or dyskinesia of the sphincter of Oddi

(5) Bile salt-induced diarrhea

26

Diseases of the Bile Ducts

담도 질환

총담관석 (choledocholithiasis, CBD stone)

A. 생성부위에 따른 분류

(1) **담석 하강 (from the gallstone) : 대부분**

① **GB stone 환자의 15%에서 CBD stone(+)**

(2) 총담관에서 생성 (de novo in CBD)

① 만성 용혈성 질환

② 간담도 기생충 감염

③ 만성, 재발성 담관염

④ 담관의 선천성 기형 (eg, Caroli's disease)

⑤ Dilated, sclerosed, or stricted duct

⑥ MDR3 gene defect

B. 임상양상 (clinical manifestations)

1. 담관염 (cholangitis)

(1) 비화농성 급성 담관염 (nonsuppurative acute cholangitis) : antibiotics에 잘 반응

(2) **화농성 급성 담관염 (suppurative acute cholangitis) : medical emergency**

① CBD 폐색 → intrabiliary pressure ↑ → bile infection → 간내농양 → 패혈증

② 담관염의 원인

⟨1⟩ choledocholithiasis (m/c)

⟨2⟩ tumor

⟨3⟩ benign stricture

⟨4⟩ biliary-enteric anastomosis (eg, choledochojejunostomy)

⟨5⟩ foreign body (eg, biliary stent)

⟨6⟩ invasive procedure (eg, ERCP with EST)

③ 증상 : **Charcot's triad (jaundice, abdominal pain, fever with rigors)** , mental confusion, bacteremia, septic shock

④ 검사실 소견 : leukocytosis, hyperbilirubinemia, ALP ↑ , AST/ALT ↑

⑤ 방사선 검사

· USG : initial evaluation

· CT : USG에서 보이지 않거나 hepatic/pancreatic mass 의심될 때

· ERCP, MRCP

⑥ 예후 : **항생제 치료 단독으로는 효과가 떨어지고, 감염된 담즙의 적절한 drainage가 이루어지지 않으면 치명율이 100%임.**

⑦ 원인균 : *E. coli, Bacteroides, Klebsiella, Clostridium*

⑧ 치료 : **광범위 항생제 + 내시경적 담즙 배액술** 이후 gallstone이 있는 경우는 cholecystectomy

2. 췌장염 (pancreatitis)

※ 소화기학 Chapter 27 참조.

(1) 담관석의 개수가 여러 개일수록 흔하다.

(2) Microlithiasis, biliary sludge등과 연관되어 있다.

(3) **담석성 췌장염을 의심할 수 있는 임상양상**

① **황달 또는 췌장염의 병력(+)**

② **간기능 검사 이상 (ALP, AST/ALT상승)**

③ **초음파에서 늘어난 CBD 또는 CBD 내 stone이 보일 때**

(4) 급성 담낭염 환자에서 동반된 췌장염을 의심해야 하는 경우

① Back pain 또는 왼쪽 복부로 방사되는 동통

② Paralytic ileus를 동반한 지속적 오심/구토

③ Pleural effusion, esp. left side

(5) 치료 : **중증 췌장염에서 발생 24시간 내에 ERCP with sphincterotomy and stone extraction을 시행하면 합병증의 발생률과 사망률을 줄임.** 이후 담낭절제술을 시행

3. 담도폐쇄 (biliary obstruction) : 황달 발생

(1) 악성 종양에서 보이는 수주~수개월에 걸친 담도 폐쇄에서는 무통성 황달(painless jaundice)이 특징이지만, 담관석(biliary stone)에서도 발생가능

(2) **급성 담낭염에서 빌리루빈이 5 mg/dL이상 증가하면 CBD stone을 의심해야 한다. 그러나 빌리루빈이 15 mg/dL가 넘는 경우는 드물다. 20 mg/dL 이상일 경우 neoplastic obstruction 의심!**

4. Secondary biliary cirrhosis

※ 소화기학 Chapter 20 참조.

(1) 원인

① 장기간 또는 간헐적 CBD 폐쇄에 의해 발생

② Recurrent cholangitis유무와 상관없다.

③ CBD stone 이외에 stricture, neoplasm에 의해서도 발생할 수 있으며, stone에 의한 경우보다 흔하다.

(2) 경과

① Biliary cirrhosis는 obstruction이 해결된 후에도 진행되어 portal hypertension, hepatic failure를 일으킬 수 있다.

② 지용성 비타민 (vitamin A, D, E, K) 부족을 일으킬 수 있다.

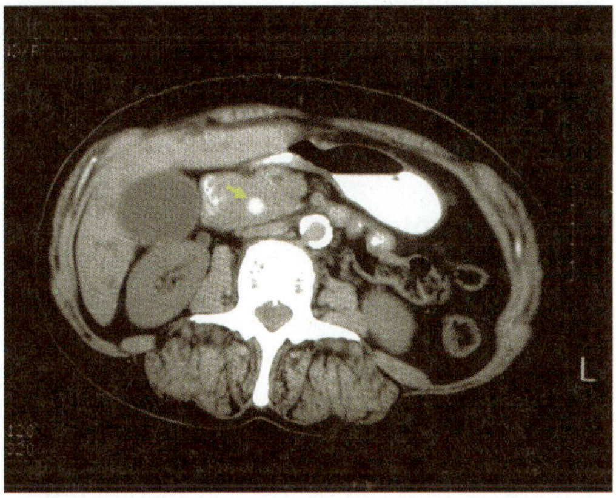

Figure 26-1 CBD stone (CT). Noncontrast CT에서 distal CBD에 high attenuation을 보이는 stone이 보인다. (연두색 화살표)

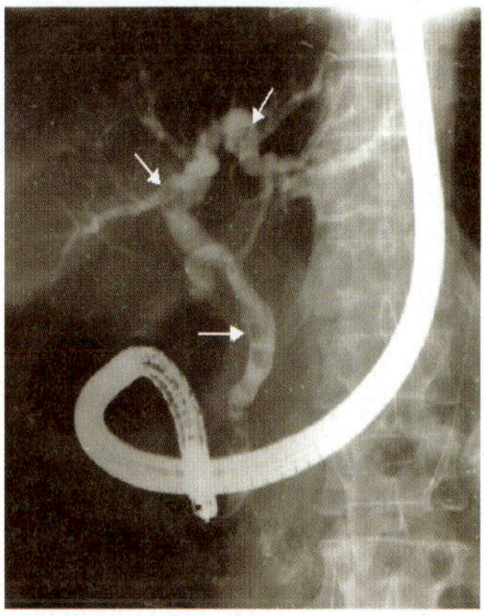

Figure 26-2 CBD & IHD stone (ERCP). Multiple filling defect가 common bile duct와 intrahepatic ducts에 보인다. Multiple CBD stone이다.

C. 진단 (diagnosis)

1. 초음파 (ultrasonography, USG)

(1) biliary tract obstruction의 initial procedure로 사용

(2) 장점 : 빠르고, CBD 주위 구조물을 함께 볼 수 있음

(3) 단점 : bowel gas, 심한 비만, 복수 등이 있을 때 관찰이 어렵고, distal CBD를 보기 힘들다. Partial bile duct obstruction을 놓칠 수 있다.

2. 전산화 단층촬영 (CT)

(1) hepatic/pancreatic mass가 있을 때 사용하거나, USG의 단점으로 인해 initial evaluation이 어려울 때 사용

(2) 장점 : USG와 같은 장점 + bowel gas, 비만, 복수와 상관 없이 고해상도의 영상을 얻을 수 있음.

(3) 단점 : 방사선량 때문에 임신시에는 시행하기 어렵고, partial bile duct obstruction을 놓칠 수 있음

3. MR cholangiopancreatography (MRCP)

(1) 장점 : 비침습적, pancreatic duct와 biliary duct의 visualization이 가능하며 sensitivity가 높다.

(2) 단점 : therapeutic intervention이 불가능하고, 비용이 비싸다.

4. Percutaneous transhepatic cholangiogram (PTC)

※ ERCP가 금기이거나 실패 시 사용

(1) 장점 : Duct dilatation시에 시행이 용이하고, proximal biliary tract의 visualization에 가장 좋다.

(2) 단점

① Duct가 늘어나 있지 않거나, 경화되어 있을 때는 시행하기 어렵다.

② Pregnancy, coagulopathy, massive ascites, hepatic abscess가 동반되면 금기이다.

③ 합병증으로 bleeding, hemobilia, bile peritonitis, bacteremia, sepsis등이 발생할 수 있다.

5. ERCP : cholangiogram of choice

(1) 장점

① Distal biliary tract의 visualization에 가장 좋은 방법

② 동시에 여러 검사 또는 치료를 시행할 수 있다.

- Bile or pancreatic cytology
- Biliary manometry
- Therapeutic intervention(endoscopic sphincterotomy, stone removal, stent insertion등)

(2) 단점

① Gastroduodenal obstruction 시에 시행이 불가능하다.

② Pancreatitis, cholangitis, infected pseudocyst, perforation, hypoxemia, aspiration 등의 합병증이 발생할 수 있다.

6. 내시경초음파 (endoscopic USG, EUS)

(1) Ampullary stone을 발견하는 데 가장 민감한 검사법이다.

D. 치료 (treatment)

1. Gallstone이 있는 환자에서의 CBD stone

(1) **Preoperative ERCP with endoscopic papillotomy and stone extraction → 이후 laparoscopic cholecystectomy (LC)**

① Stone removal 뿐만아니라 cystic duct와 biliary tree의 anatomy를 알 수 있다.

※ Gallstone 있는 환자에서 ERCP의 적응증

a. Jaundice나 pancreatitis의 병력

b. Abnormal LFT

c. USG에서 CBD dilatation이나 duct 내 stone이 있을 때

(2) **Intraoperative cholangiography** (laparoscopic cholecystectomy하면서 retained stone이 있을 때 시행) : **postoperative ERCP + EST** 시행하여 남은 돌을 제거

(3) Choledocholithotomy with T-tube drainage : LC와 ERCP가 사용되면서 잘 사용되지 않는다.

2. CBD stone만 있는 경우

(1) **Endoscopic sphincterotomy (EST) & stone removal**

(2) Mechanical lithotripsy : EST시행 후 stone이 너무 커서 basket으로 제거가 어려울 때 강선을 이용하여 stone을 분쇄 후 제거한다.

총담관 낭종 (choledochal cyst)

A. 정의와 역학 (definition & epidemiology)

(1) 정의 : 담도의 부분이나 일부를 침범하는 선천적 담도 확장을 말한다.

(2) 발생률 (incidence)

① 미국에서는 발병률이 1/13,000이나, **아시아에서는 이보다 12배가 높음**

② M 〈 F (4배)

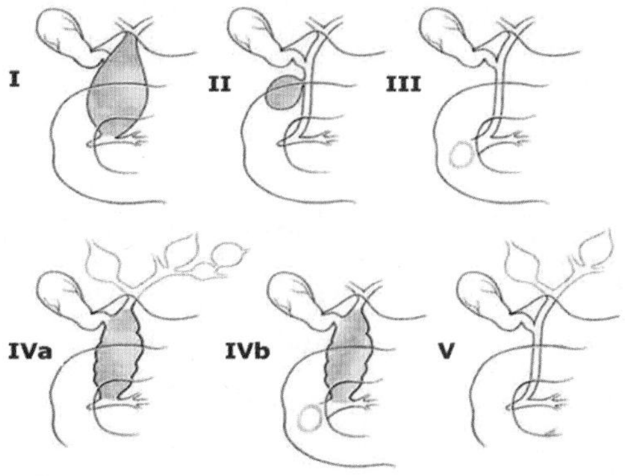

Figure 26-3 Choledochal cyst의 분류.

B. 분류 (Todani classification)

(1) **Type I : Fusiform or saccular dilatation of the extrahepatic tree (80 - 90%로 가장 흔하다)**

(2) Type II : Diverticular common bile duct cyst

(3) Type III : Dilatation of intraduodenal portion of the common bile duct (choledochocele)

(4) Type IV : Diffuse dilatation of CBD and hepatic duct

① IVa : intra- and extrahepatic

② IVb : extrahepatic

(5) Type V : intrahepatic ductal dilatation (일명 Caroli's disease)

C. 임상양상 (clinical manifestations)

(1) **고전적 3주징(환자의 1/3에서만 만족) : 복통, 황달, 복부 종괴**

(2) 증상의 빈도 : 복통(87%), 황달(42%), 구역(29%), 발열(26%), 복부 종괴(13%)

(3) 담관염 (cholangitis)

(4) 담관폐쇄 (biliary obstruction)

(5) **췌담관 합류이상(anomalous union of pancreaticobiliary duct, AUPBD)과 같이 잘생김**

① 담관과 췌관이 합류한 공통관의 길이가 1.5 cm 이상인 경우를 말함

② 일본인에서 많이 발견되었고, 여자에서 3~4배 더 잘 발생

③ 동반 질환 : 담관 낭종(33-83%), 담석, 담관암, 췌장염, 췌장암

④ 치료 : 합류이상의 재건술, 예방적 담낭절제술 시행 (∵ 담낭암의 위험도 증가)

(6) **담도계 암이 잘 생김**

D. 진단 (diagnosis)

(1) USG, CT : 담낭과 구별되는 낭종을 발견

(2) **ERCP or MRCP : 가장 정확한 진단 방법**

E. 치료 (treatment)

(1) 수술적 절제

① **Cyst excision + Roux-en-Y hepaticojejunostomy**

② 담도암예방 목적

(2) **Extensive intrahepatic ductal dilatation(Caroli's disease) : 간이식이 유일한 치료법**

원발성 경화성 담관염 (primary sclerosing cholangitis, PSC)

A. 정의 (definition)

간외, 간내 담도를 침범하는 진행성, 염증성, 경화성 질환

B. 원인과 역학 (etiology and epidemiology)

(1) 원인 : 미상, 원발성 자가면역 질환으로 생각됨.

(2) **M : F = 1.5 - 2 : 1　　cf. PBC : 중년 여성에 호발**

(3) 동반질환

① **궤양성 대장염 등의 염증성 장질환이 75%에서 동반**

② 다발성 섬유성 경화증 (multifocal fibrosclerosis syndrome) : retroperitoneal, mediastinal, periureteral fibrosis

③ Riedel's struma

④ Pseudotumor of orbit

C. 임상양상 (clinical manifestations)

(1) 만성적, 간헐적 담관 폐쇄 증상 : 황달, 소양감, 우상복부 통증, 담관염

(2) 만성 경과 : 담도계 완전폐쇄, 이차적 담관성 간경변, 간부전

(3) 3가지의 임상 증후군

① Cholestasis with eventual biliary cirrhosis

② Recurrent cholangitis and large duct stricture

③ Cholangiocarcinoma

D. 진단 (diagnosis)

(1) 검사실 소견 : ALT상승(90% 이상), AST/ALT의 경도 상승, 고빌리루빈 혈증(후기)

(2) **ERCP or MRCP**

① **확진검사**이다.

② 소견 : Diffuse or focal irregular ductal narrowing with intervening areas of normal caliber or dilatation (**Figure 26-4**) → 'beaded appearance'

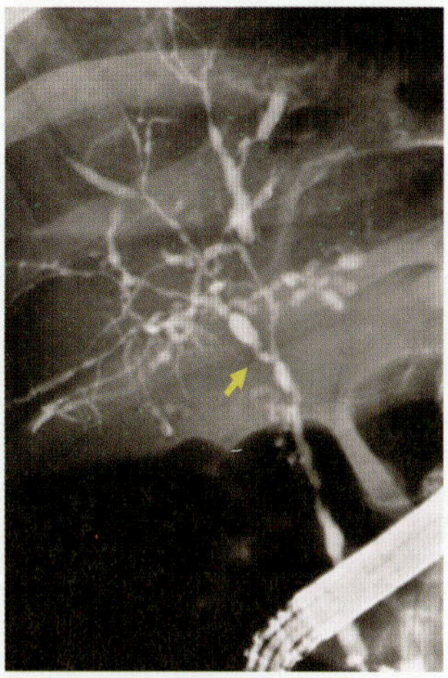

Figure 26-4 Primary sclerosing cholangitis (ERCP). 염주알 모양(beaded appearance, 노란색 화살표)의 bile ducts stricture 소견이 보인다.

(3) 간 생검 (liver biopsy)

① 소견 : portal and periportal inflammation, periductular inflammation

② 진행되면 **concentric "onion-skin" fibrosis**가 사라져가는 담관 주위로 보임

③ 질환의 진행 정도와 병기의 판단에 도움

(4) **p-ANCA : 양성일 경우 궤양성 대장염이 잘 동반**

E. 치료 (treatment)

(1) 질환 자체에 대한 치료법은 없다.

(2) **Cholestyramine : 소양감(pruritus)에 효과적**

(3) Vitamin D and calcium : bone mass loss예방에 효과적

(4) **UDCA : 간기능 검사를 호전시키고, 증상을 경감시킴**

(5) Corticosteroid, azathioprine, penicillamine, antibiotics : **효과 없음**

(6) Methotrexate, cyclosporine : 연구중

(7) Surgical therapy : biliary drainage 목적으로 시행

(8) **간이식**

F. 예후 (prognosis)

(1) 중앙 생존기간 (median survival) : 9~12년

(2) 예후와 연관된 요소 : old age, bilirubin, histologic stage, splenomegaly

(3) **이차적 담관암 (secondary cholangiocarcinoma) : advanced case의 20~30% 에서 발생**

재발성 화농성 담관염 (recurrent pyogenic cholangitis)

(1) 정의

① **주로 아시아에서 발생하는 질환 :** 간내 색소 담석을 동반한 재발성 담관염

② Bile culture에서 *E.coli, Klebsiella, Pseudomonas, Proteus* 등이 동정된다.

③ **Oriental cholangiohepatitis**와 동의어이다.

(2) 발병기전 : 잘 알려져 있지 않다. 기생충 관련설 vs. 영양불량 관련설

(3) 임상양상 : **재발성 담관염 (recurrent cholangitis)**

(4) 진단 : US, CT, cholangiography

(5) 치료 : antibiotics + biliary drainage (endoscopic or surgical)

바터 팽대부 질환 (disorders of the ampulla of Vater)

※ 바터 팽대부의 기능 : 십이지장으로의 담즙의 흐름조절 → cholecystokinin 등의 호르몬에 의해 조절됨

A. True sphincter stenosis

(1) **염증, 섬유화에 의한 협착**

(2) 원인 : 췌장염, 담석의 통과, 수술 중 손상, 감염, 선종(adenoma)

(3) 임상 양상 : 복통, 췌장염

(4) 5가지 임상기준

① 상복부 통증 : 주로 RUQ or epigastric

② 간기능 검사 이상

③ ERCP에서 CBD의 확장

④ CBD에서 조영제 배출의 지연 (〉45min)

⑤ Manometry : basal pressure ↑ of the sphincter of Oddi

(5) ERCP : 협착 상부로 CBD dilatation

(6) 치료 : ERCP with a large sphincterotomy

B. Sphincter of Oddi dysfunction (SOD) or biliary dyskinesia

(1) Sphincter of Oddi의 기능적 이상

(2) 임상양상 : recurrent biliary colic, pancreatitis

(3) 진단 : ERCP - Delayed excretion of contrast

(4) 치료

① 적응증 : ERCP에서 delayed excretion 소견을 보이면서, dilated CBD, AST/ALT 상승, 복통이 2번 이상 반복될 때

② 방법 : sphincterotomy 시행

27

Acute Pancreatitis

급성 췌장염

※ 췌장염의 증상과 징후는 매우 다양하다.

(1) Hypertriglyceridemia, vitamin B12 malabsorption, hypercalcemia, hypocalcemia, hyperglycemia, ascites, pleural effusion 등이 나타날 수 있다.

(2) Amylase level이 정상인 만성 복통으로도 나타날 수 있다.

∴ 췌장염의 전형적 증상(심하고 지속적인 심와부 동통, amylase/lipase 상승)만으로 진단할 경우 진단의 민감도가 떨어진다.

서론 (introduction)

A. 정의 (definition)

(1) 급성 복통과 특징적 검사실 소견(아밀라제, 리파제 상승)을 특징으로 하는 췌장의 염증성 질환

(2) 만성췌장염과의 차이 : 췌장의 형태학적, 기능적 변화가 **완전히 회복 가능**하다.

(3) 조직학적 분류

① **급성 간질성 췌장염** (acute interstitial pancreatitis)

② **급성 출혈성 췌장염** (acute hemorrhagic pancreatitis) : 전자보다 **이환율과 치명율이 높다**.

B. 역학 (epidemiology)

(1) 발생률 : 5.4명/100,000 person-year(영국), 79.8/100,000 person-year(미국) ... 국가에 따라 차이가 크다.

(2) 남 = 여

(3) Mortality : 약 10%

원인과 발병 기전 (etiology & pathogenesis)

A. 원인 (etiology)

※ Table 27-1 참조.

(1) 가장 흔한 원인

① **Gallstone (30~60%)**

② **Alcohol (15~30%)**

(2) 20%가 idiopathic

1. 담석 (gallstone)

(1) 발생률은 담석의 크기에 반비례 : 작은 담석이 총담관으로 빠지기 쉽기 때문으로 생각된다.

(2) 기전 : Impacted gallstone → 담즙이 pancreatic duct로 유입 → 췌장의 염증

(3) **Microlithiasis**

① 재발성 췌장염을 일으킴.

② 지속적 금식, 총비경구적 영양공급(TPN), 빠른 체중 감소, 약물사용 (octreotide, ceftriaxone 등)에서 잘생김.

③ **Idiopathic pancreatitis에서 고려**

2. 음주 (alcohol)

(1) 대개 발생 전 5~10년 이상의 음주력

Table 27-1 Acute pancreatitis의 원인.

흔한 원인	드문 원인
Gallstones (including microlithiasis) Alcohol (acute and chronic alcoholism) Hypertriglyceridemia ERCP, especially after biliary manometry Trauma (especially blunt abdominal trauma) Postoperative Drugs (azathioprine, 6-MP, sulfonamides, estrogens, tetracycline, valproic acid, anti-HIV drugs) Sphincter of Oddi dysfunction	Infections (mumps, coxsackievirus, echovirus, CMV, parasites) Autoimmune (eg, Sjogren's syndrome)
흔하지 않은 원인	**뚜렷한 원인 없이 반복되는 급성 췌장염의 원인**
Vascular causes/vasculitis Connective tissue diseases Thrombotic thrombocytopenic purpura (TTP) Pancreatic cancer Hypercalcemia Pancreas divisum Hereditary pancreatitis Cystic fibrosis Renal failure	Occult disease of the biliary tree or pancreatic ducts, especially microlithiasis, sludge Drugs Hypertriglyceridemia Pancreas divisum Sphincter of Oddi dysfunction Cystic fibrosis Idiopathic

(2) 폭주가의 5~10%에서만 발생 : 술 이외의 다른 기전(흡연, 고지방식이, susceptibility 등)도 중요

(3) 기전

① Sphincter of Oddi spasm ← pancreatic secretion에 의한 자극

② Obstruction of small ductules by proteinaceous plugs

③ Alcohol에 의한 direct toxic effects

3. 췌관의 폐쇄 (pancreatic obstruction)

(1) **Sphincter of Oddi dysfunction (SOD)** : idiopathic pancreatitis의 25%의 원인이라는 보고도 있다.

(2) 분할췌 (pancreatic divisum), 환형췌 (annular pancreas)

(3) **췌장암** : 10%에서 발생. 대개 경증이다.

4. 기타 원인들

(1) 독소와 약물 (drug & toxin)

① 면역 억제제 : azathioprine, cyclosporine, tacrolimus

② AIDS환자에서 사용되는 약제 : Bactrim, pentamidine, ddI

③ 기타 : 살충제, 메탄올, 전갈독, furosemide, thiazide, ACEI, sulfasalazine, oral 5-ASA, estrogen, tetracycline, steroid, methyldopa, procainamide, nitrofurantoin, metronidazole, IL-2

(2) 대사성 원인 (metabolic cause)

① **고중성지방혈증(hypertriglyceridemia) : 1,000mg/dL 이상에서 발생**

② **고칼슘혈증**, 갑상선 기능 항진증, 다발성 골수종, immobilization, TPN 등

(3) 유전적 원인 (genetic cause)

① 가족성 췌장염 (familial pancreatitis) : autosomal dominant (80% penetrance)

... 20세 이전 발병, 췌장암 발생 가능성↑

② 4 susceptibility genes : 다음 유전자에 돌연변이 있을 경우 감수성 증가.

- Cationic trypsinogen
- Pancreatic secretory trypsin inhibitor (SPINK1)
- Cystic fibrosis transmembrane conductance regulator (CFTR)
- Monocyte chemotactic protein (MCP-1)

(4) 외상, 의인성 원인

① **Blunt** 〉 penetrating **injury**

② **수술** 후 췌장염 : 췌장이나 팽대부를 조작하는 수술 후 발생

③ **Post-ERCP pancreatitis : 흔히 발생하지만 임상적 pancreatitis는 5% 미만에서 발생**

(5) 기타

① **자가면역성 췌장염 (autoimmune pancreatitis)**, 신장 또는 심장 이식, 바이러스 감염 (mumps, coxsackieviruses, CMV 등)

(6) 원인미상 (idiopathic pancreatitis)

① 10~15%의 환자에서 원인 미상임

② Microlithiasis를 찾기 위해 ERCP를 시행하는 것이 권장됨

B. 병인론 (pathophysiology)

(1) 정확한 기전은 알려지지 않았으나, 다음과 같은 가설들이 있다.

① **Autodigestion** (digestive enzyme activation에 의해)

- 음주, 약물등이 acinar cell에 손상을 줌 → cell 내의 pancreatic enzyme을 activation
- **Cathepsin B** : lysosomal enzyme 으로서 trypsinogen을 trypsin으로 변환
- **Trypsin** : 많은 proenzyme을 active form으로 변환시킴으로써 acute pancreatitis를 일으킴

② 췌장염 발생 시에 여러 가지 사이토카인(TNF-a, PAF, IL-6)이 생성되어 염증세포의 동원과 세포파괴를 가속시킴으로써 췌장의 직접적 파괴와 전신반응(systemic inflammatory response syndrome, SIRS)을 일으킴

(2) **급성 췌장염의 3 phases**

① 1st phase : 췌장내 소화효소 활성화 및 acinar cell 손상

- Cathepsin B에 의해 zymogen 활성화

② 2nd phase : 췌장내 염증반응

- Neutrophil activation, chemoattraction, sequestration

③ 3rd phase : 췌장외 기관에 대한 효과

- Zymogen을 포함한 활성화된 효소가 elastase, phospholipase 등을 활성화 → cell membrane을 digestion → proteolysis, edema, hemorrhage, necrosis, vascular damage
- Cell death → bradykinin, histamine, 기타 vasoactive substance 분비 → 다른 기관의 vasodilation, vascular permeability ↑, edema ↑ (esp. lung(ARDS))
- 마지막에는 SIRS, multiple organ failure로 진행

임상양상 (clinical manifestations)

A. 복통 (abdominal pain)

(1) **심한 복통**이 주증상이다.

(2) **지속적이고, 강도의 변화가 크게 없는 것이 특징(continuous & steady)**

(3) 위치 : 심와부 (**epigastric**)

(4) 방사 : **등** (midback)

(5) 지속시간 : 수시간~수일

(6) 동반 증상 : 오심, 구토, 복부 팽만

(7) **구토에 의해 통증이 경감되지 않는다.**

(8) **구부리고 앉으면 완화되고, 똑바로 누우면 악화된다.**

B. 신체검진 (physical examination)

(1) 경미한 압통부터 복부의 전반적인 압통, 근육강직, 복부팽만까지 다양한 소견

(2) Bowel sound : 염증 주위로 기능적 장폐쇄가 발생해 감소한다.

(3) Jaundice : 췌장 두부의 염증으로 담관의 압박으로 발생 가능하나 심하지 않다.

(4) 전신증상

① Hypotension, fever, tachypnea, tachycardia

② 췌장염이 심해 전신반응(systemic inflammatory response)를 보일 때 나타남

(5) 자반 (ecchymosis) : **심한 괴사성 췌장염**에서 복강내 출혈의 조직내 이화작용에 의해 발생

① **터너 징후 (Grey Turner's sign) : 측복부**의 청, 홍, 자색변화

② **쿨렌 징후 (Cullen's sign) : 제대 주위**의 청색 변화

(6) 호흡기 증상/징후 : 10~20%의 환자에서 발생

· Rales, atelectasis, pleural effusion

진단 (diagnosis)

A. 혈액 및 소변

1. 혈청 아밀라제 (serum amylase)

(1) 급성췌장염의 진단 : 임상적 의심 + 아밀라제 상승의 증명에 기초함

(2) 대개 **통증 발생 후 2~12시간 내에 상승했다가 48~72시간에 걸쳐 정상화**됨.

※ 췌장염이 지속되어도 정상화될 수 있음.

(3) **아밀라제 상승 정도와 병의 경중도, 예후는 서로 연관성 없음**

(4) **급성 췌장염인데 혈청 아밀라제가 정상인 경우**

① **췌장염 발생 후 3~5일이 지난 경우**

② **만성 췌장염인 상태에서 합병된 급성 췌장염인 경우**

③ **고중성지방혈증 (hypertriglycemia)**

(5) **급성 췌장염 발생 2주 후까지 혈청 아밀라제 상승을 보이는 경우와 W/U**

① **광범위 췌장궤사 (extensive pancreatic necrosis) → CT**

② **가성 낭종 형성 (pseudocyst formation) → CT/ US**

③ **불완전 췌관 폐쇄 (incomplete ductal obstruction) → ERCP**

(6) 급성 췌장염 이외에 고아밀라제혈증이 나타나는 경우(Table 27-2)

① **장의 천공, 경색, 폐쇄** : 소장 폐쇄, 장천공, 장경색, 십이지장 궤양 천공

② 췌장 이외의 조직에서 아밀라제의 분비

〈1〉lung, fallopian tube, **salivary glands** 등

〈2〉아밀라제 분비 종양

③ **신부전** : 아밀라제 제거율 감소

④ **당뇨병성 케톤산증 (DKA)**

⑤ **Post-ERCP** : 임상적인 췌장염 없이도 상승 가능

⑥ **Macroamylasemia** : 혈청아밀라제가 혈중 abnormal protein에 부착되어 신장에서 배설되지않음. Low urinary amylase level시 의심

Table 27-2 Hyperamylasemia와 hyperamylasuria의 원인.

췌장 질환	
Pancreatitis Acute Chronic Complications of pancreatitis Pancreatic pseudocyst Pancreatogenous ascites Pancreatic abscess Pancreatic necrosis	Pancreatic trauma Pancreatic carcinoma
췌장외 질환	
Renal insufficiency Salivary gland lesions : mumps, calculus, irradiation sialadenitis, maxillofacial surgery "Tumor" hyperamylasemia : lung, esophagus, breast, ovarian carcinoma	Macroamylasemia Burns Diabetic ketoacidosis Pregnancy Renal transplantation Cerebral trauma Morphine
기타 복부 질환	
Biliary tract disease : cholecystitis, choledocholithiasis Perforated or penetrating peptic ulcer Intestinal obstruction or infarction Ruptured ectopic pregnancy	Peritonitis Aortic aneurysm Chronic liver disease Postoperative hyperamylasemia

2. 혈청 리파아제 (serum lipase)

(1) 급성 췌장염에서 혈청 아밀라제 농도와 비례하여 상승한다.

(2) **아밀라제보다 더 오래 상승**을 지속해 발생 후 3~5일 후에 진단시 도움이 된다. 췌장염 발생 후 7~14일까지 상승되어 있음.

(3) **Macroamylasemia, parotitis 등에서 감별 시 도움**이 된다.

(4) 두 가지 효소를 모두 측정하는 것이 중요하다. Gallstone pancreatitis에서는 amylase가, alcohol-associated pancreatitis에서는 lipase가 더 높이 상승한다. Table 27-3 참조.

3. 그 외의 혈액검사 소견

(1) **백혈구 증가증 (leukocytosis)** : 중등도 이상의 환자에서 나타남

Table 27-3 Causes of increased amylase and lipase levels.

	AMYLASE	LIPASE
Pancreatitis	↑	↑
Intestinal injury/obstruction	↑	↑
Biliary stone	↑	↑
Tubo-ovarian disease	↑	Normal
Renal failure	↑	↑
Macroamylasemia	↑	Normal
Parotitis	↑	Normal

(2) **고혈당 (hyperglycemia)** : 췌장 파괴에 의한 glucagon의 과다 분비, insulin 분비 감소, glucocorticoid와 catecholamine의 분비 증가로 발생함

(3) **저칼슘혈증 (hypocalcemia)**

① 칼슘과 결합된 알부민의 혈관외 유출로 발생.

② 대부분 증상이 없고 치료 필요 없음.

(4) **고빌리루빈혈증 (hyperbilirubinemia), AST/ALT↑, ALP↑**

① 염증에 의해 담관의 압박 때문에 발생.

② 환자의 10%에서 발생.

(5) **저알부민혈증 (hypoalbuminemia)** : 알부민의 혈관외 유출로 발생

(6) **고중성지방혈증 (hypertriglycemia)**

① 15~20%에서 중성지방 상승.

② 알코올성 췌장염 환자에서는 TG의 동반 상승이 흔하다.

③ 〉 1,000 mg/dL이면 hypertriglyceridemia를 원인질환으로 의심

(7) **LDH 상승 : poor prognostic factor**

(8) 저산소혈증(hypoxemia) : 25%에서 발생

4. 소변 검사

(1) Urinary amylase-to-creatinine clearance ratio : 정상은 3%정도이나 급성 췌장염 시 10%까지 상승

(2) Macroamylasemia 시 소변 아밀라제 농도는 증가되지 않음.

B. 방사선 검사 및 내시경적 평가 (radiologic/endoscopic evaluations)

1. 단순 방사선 검사

(1) 가슴 X선 촬영

① Pleural effusion 또는 atelectasis가 보일 수 있다.

② ARDS가 발생시 특징적 소견 : bilateral pulmonary opacification with a normal-sized heart

(2) 단순 복부 촬영 : 췌장염 이외의 원인 배제

2. 복부 초음파 검사 (ultrasonography)

(1) 동반된 담석을 찾는데 가장 좋은 비침습적 방법이다.

(2) 염증이 있는 췌장은 저음영(hypoechoic)으로 보인다.

(3) 단점으로는 장내 공기나 지방음영으로 30-40% 환자에서만 췌장이 보인다는 점이다.

3. 전산화 단층 촬영 검사 (CT, Figure 27-1, Figure 27-2)

(1) 췌장염의 **범위와 국소 합병증을 평가**하는 데 가장 중요한 방법이다.

(2) 췌장염의 소견

① 췌장의 **종대**, 췌장 실질의 비균질성, **췌장 주위 지방을 침윤하는 fluid** (90%) 관찰

② **췌장 괴사** (pancreatic necrosis) : CT 상 low attenuation → 감염 및 사망의 중요 예측인자

4. 자기 공명 촬영 검사 (magnetic resonance imaging, MRI)

(1) CT와 비슷한 민감도, 특이도를 보임.

(2) 임신시나 조영제 알레르기가 있는 환자에서 사용

5. 내시경적 췌담도 조영술 (endoscopic cholangiopancreatography, ERCP)

(1) 급성 췌장염의 진단에 유용하지는 않음

(2) 급성 췌장염의 원인 질환으로서 담관석의 진단과 치료에 유용

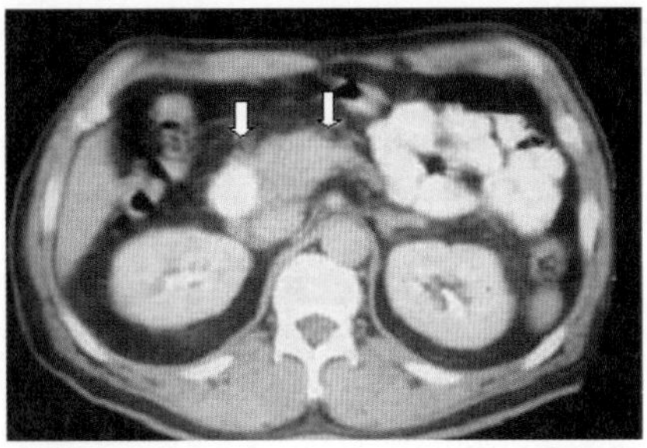

Figure 27-1
급성 간질성 췌장염 (acute interstitial pancreatitis).
췌장이 불규칙하고, 경계가 불분명하다. 또한 췌장주위 지방질의 경계면이 불명확해지는 것이 특징적이다 (화살표)

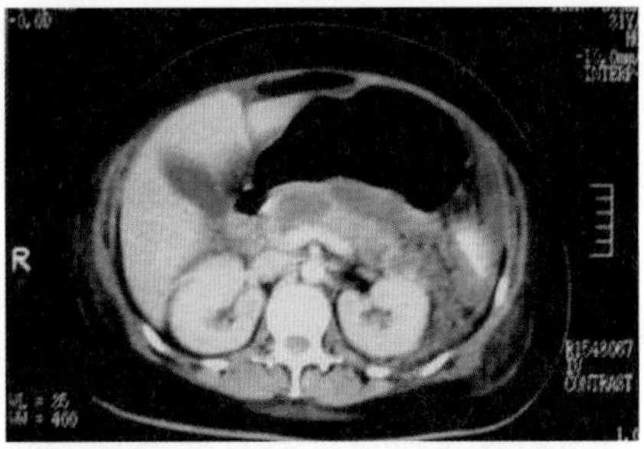

Figure 27-2
급성 괴사성 췌장염 (acute necrotizing pancreatitis).
췌장내 조영이 되지 않는 부위가 관찰되는데 이는 췌장 괴사(pancreatic necrosis)를 나타낸다.

(3) **원인이 불분명한 췌장염의 경우 microlithiasis, sphincter of Oddi disease, 분할췌(pancreas divisum) 등을 감별하는 데 도움이 된다.**

(4) Post-ERCP pancreatitis : 5%에서 발생

6. 자기공명 췌담도 조영술(MRCP)과 내시경 초음파 (endoscopic US, EUS)

(1) ERCP와 비슷한 정확도를 가짐.

(2) Post-ERCP pancreatitis의 위험이 높은 환자에서 ERCP 대신 사용 가능

C. 감별진단 (differential diagnosis)

(1) 복통과 구역/구토를 일으키고 amylase가 상승하는 여러 질환을 감별해야 한다.

eg, perforated viscus, bowel obstruction, mesenteric ischemia, cholecystitis, diabetic ketoacidosis

(2) 급성 췌장염의 가능성이 높은 검사 소견

① 혈청 아밀라제 수치가 정상 상한치의 2배 이상 상승

② 전산화 단층 촬영에서 췌장의 염증 소견

③ 복부 단순 촬영 검사에서 유리 공기 음영(free air)이 없음

④ 비수술적 치료에 잘 반응

D. 췌장염 중증도의 평가 (evaluation of severity)

1. 검사소견 (laboratory tests)

(1) 일반 혈액검사, **amylase, lipase : 예후와 무관**

(2) **Serum/ urinary trypsinogen activation peptide (TAP)**

① '예후 인자' : Mild disease와 severe disease를 구별가능.

② 활성형의 trypsin을 나타내는 지표

(3) Neuron specific esterase, IL-6 : 질병 발생 12시간 내 상승

(4) CRP : 내원 2일경 환자의 예후와 관련 ... CRP↑ → 예후↓

2. Clinical and physiologic evaluation (Table 27-4)

(1) **Ranson's criteria**

① **내원 시 5가지 지표 : 염증 반응을 나타냄**

② **48시간 동안의 6가지 지표 : 중대한 합병증을 나타냄**

(2) Glasgow system

① 내원 48시간 안에 평가 가능

② Ranson's criteria보다 간편하면서 비슷한 예후 정확도

※ 실제로 이러한 scoring system은 복잡하고 질환 중증도의 예측 능력이 낮다. 따라서 임상에서는 **Table 27-5**와 같은 indicator가 많이 사용되고 있다.

(3) 전산화 단층촬영 (Computed tomography)

① Contrast-enhanced CT에서 췌장괴사의 유무와 범위는 이환율, 치명률과 연관

Table 27-4 Prognostic criteria for acute pancreatitis.

Ranson Criteria*	Simplified Glasgow Criteria	CT criteria**
On admission	With 48hr of admission	A. Normal
1. Age 〉 55 yr	1. Age 〉 55yr	B. Enlargement
2. WBC 〉 16,000/uL	2. WBC 〉 15,000/uL	C. Pancreatic inflammation
3. AST 〉 250 U/L	3. LDH 〉 600 U/L	D. Single fluid collection
4. LDH 〉 350 U/L	4. Glucose 〉 180 mg/dL	E. Multiple fluid collection
5. Glucose 〉 200 mg/dL	5. Albumin 〈 3.2 g/dL	
	6. Calcium 〈 8 mg/dL	
48 h after admission	7. Arterial PO2 〈 60 mmHg	
1. Hct ↓ 〉 10%	8. BUN 〉 45 mg/dL	
2. BUN↑ 〉 5 mg/dL		
3. Calcium 〈 8 mg/dL		
4. PaO_2 〈 60 mmHg		
5. Base deficit 〉 4 mEq/L		
6. Fluid sequestration 〉6 L		

*3개 이상의 Ranson criteria를 만족할 때는 complicated clinical course의 가능성을 의미.
**Grade A and B : mild disease with no risk of infection and death
Grade C : moderately severe disease with minimal risk of infection
Grade D and E: Severe pancreatitis with infection rate of 30-50% and mortality rate of 15%

Table 27-5 Acute pancreatitis에서 생존율을 감소시키는 위험 인자들.

Severe acute pancreatitis
1. 장기 부전 또는 국소적 합병증 (eg, 췌장 괴사)
2. 임상양상
a. 비만 (BMI 〉 30)
b. hemoconcentration (Hct 〉 44%)
c. 나이 〉 70
3. 장기 부전
a. 쇽
b. 호흡 부전 (PaO_2 〈 60 mmHg)
c. 신부전 (Cr 〉 2.0 mg/dL)
d. 위장관 출혈
4. Ranson criteria 3개 이상 (48시간 경과시까지 완전하게 계산하기 곤란)
5. APACHE II score 8 이상 (번거로움)

치료 (management)

※ **급성 췌장염의 치료 방향**
· 80~90%에서는 self-limiting course를 밟는다.
· 췌장의 염증을 조절할 수 있는 직접적인 치료방법이 없음
· 따라서 보존적 치료가 주된 치료
① Fluid resuscitation
② Optimal fluid balance 유지
③ Close monitoring for complications

1. 급성 췌장염의 치료

(1) **수액 공급 (IV hydration)**

① 급성 췌장염에서 탈수 : 췌장 주위로 혈관외 유출, 위장관 내 수분 저류, 비위관을 통한 수액 손실 등이 원인

② 수액 부족의 교정이 매우 중요하다.

(2) **금식 (NPO)**

(3) 비위관 유치 (nasogastric suction)

① 항상 필요한 것은 아니다.

② 구토가 심하거나, 장폐색이 있을 때 권장됨

(4) **진통제**

① 충분한 용량을 사용한다.

② **Meperidine** (Demerol®) 50~100 mg q4h까지 사용 가능

cf. Morphine은 sphincter of Oddi 압력을 높여 금기

(5) 예방적 항균제의 사용 : 논란이 있다. Necrotizing pancreatitis에서 사용 고려

(6) **내시경적 췌담도 조영술 (ERCP)**

① 대부분의 담석성 췌장염은 경한 경과를 겪어 ERCP는 필요 없다.

② **중증 담석성 췌장염으로서 바터팽대부에 담석이 있을 가능성 있을 때** 시행

→ **early ERCP의 적응증**으로 팽대부 절개술과 담석제거술(sphincterotomy and stone removal)을 동시에 시행하여 극적인 임상적 호전을 가져 올 수 있음

(7) Hypertriglyceridemia 치료 : 〈 200 mg/dL으로 조절

(8) 개복술 (laparotomy) : 조기수술의 적응증은 다음과 같다.

① 급성 복증으로 진단이 불분명

② 장천공

③ 장괴사

④ 감염된 췌장괴사(infected necrosis)

급성 췌장염의 합병증 (complications)

*** 급성 췌장염의 합병증의 분류**

(1) 국소 합병증 (local complications)
- ① Infected pancreatic necrosis
- ② Pancreatic abscess
- ③ Pancreatic pseudocyst
- ④ Pancreatic ascites
- ⑤ Splenic vein thrombosis

(2) 전신 합병증 (systemic complications)
- ① Renal failure
- ② Respiratory failure

A. 췌장 괴사의 감염 (infected pancreatic necrosis)

(1) 췌장염 발생 후 **첫 2~4주**에 발생

cf. pancreatic abscess : 4~6주에 발생

(2) 급성췌장염에서 감염을 의심할 상황

① 중등도 이상의 췌장염에서 초기에 호전되었다가 **새로 생긴 열 (new-onset fever)**

② **심한 백혈구증가증 (marked leukocytosis)**

③ **혈액 배양 검사 양성 (positive blood culture)**

④ **패혈증(sepsis)**

(3) 치료 (treatment) : **즉각적인 surgical debridement** (∵ conservative treatment시에 치사율이 60%가 넘음) **+ 즉시 광범위 항생제를 경험적으로 투여**

* 췌장 조직에 투과성이 좋은 항생제 3가지 : imipenem, fluoroquinolone, metronidazole

cf. pancreatic abscess : drainage로 치료할 수도 있다.

※ 급성 췌장염에서 감염이 의심될 때 진단 및 치료
CT를 시행해서
① Pseudocysts면 즉시 aspiration ∵ 1/2 이상이 infected → infected cyst는 surgical drain
② Extrapancreatic fluid collection는 즉시 aspiration할 필요 없어 ∵ 대개 sterile
③ Pancreatic necrosis는 aspiration 시행
〈1〉다형적혈구(polymorphonuclear cell)나 세균(bacteria)이 발견 → 췌장괴사의 감염(infected pancreatic necrosis)으로 진단 → 치료 (위 참조)
〈2〉만약 sterile하다면 fever와 leukocytosis 지속되어도 임상적으로 호전되기도 하므로 수 일 정도는 observation만 할 수 있다.
④ ①, ②, ③에서 fever, leukocytosis 재발하면 re-aspiration 반드시 고려

B. 췌장 농양(pancreatic abscess)

(1) 췌장염 발생 **4~6주경**에 발생

(2) 열, 적혈구 증가증, 장폐색

(3) 전산화 단층 촬영 : ill-defined liquid collection of pus

(4) 치료 : **광범위항생제 + 경피적 배액술 (50~60%에서 성공적)** → if failed : op.

C. 췌장의 가성 낭종 (pancreatic pseudocyst)

※ 낭종 벽에 epithelial lining이 없어 'pseudo'가 붙는다.

(1) **급성 췌장염 환자의 10~20%에서 4~6주경 발생**한다.

(2) **원인 (etiology) : 급성 췌장염 (90%)**, trauma (10%)

(3) 진단 (diagnosis) : **US, CT** * 위치 : **주로 body나 tail** (85%) (**Figure 27-3**)
· 75%에서 amylase 상승

(4) **합병증 (complications) : 25~40%에서는 저절로 호전된다.**
① **통증 (pain)**
② **장 또는 총담관 폐쇄 (intestinal/ CBD obstruction)** : pseudocyst에 의해 compressed
③ **Rupture**
④ **Abscess**
⑤ **Bleeding**

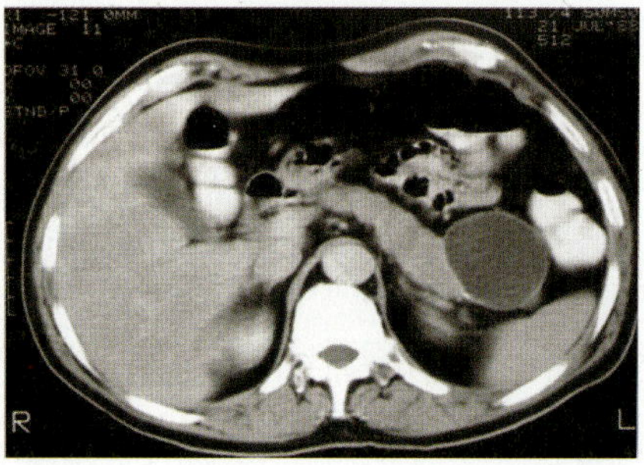

Figure 27-3
췌장의 미부에 생긴 가성 낭종.

(5) **내시경 또는 수술적 치료의 적응증 :** 다음의 경우 즉각적 intervention이 필요

① **심한 통증**

② **급속한 크기 증가 (rapid expansion)**

③ **Bleeding, abscess, rupture 의심될 때**

④ Cystic pancreatic tumor와 감별*이 어려울 때

* Pancreatitis의 병력이 가장 중요

⑤ 〉 5 cm 크기로 〉 6주 지속 ... 최근에는 적응증에서 제외됨

D. 기타 합병증

1. 췌장성 복수 (pancreatic ascites)

(1) 정의 : 복수에 아밀라제등 췌장성 단백질이 다량 포함된 경우를 말함.

(2) 원인 : 췌관이나 췌장성 가성낭종과 복강과 교통

(3) 진단 : 내시경적 췌담도 조영술 (ERCP)

(4) 치료 : 금식, octreotide, 내시경적 췌관 스텐트 삽입술

2. 췌장 주위 혈관의 출혈/혈전 (bleeding/thrombosis of peripancreatic vessel)

(1) **가성 동맥류 (pseudoaneurysm, Figure 27-4)**

① **가성낭종 (pseudocyst) 내강 안으로 동맥이 노출 → 동맥 출혈 발생**

② 진단 : **CT** 또는 **동맥조영술**

③ 치료 : **조영술과 동시에 색전술(embolization)을 시행하거나 수술적 치료** 필요

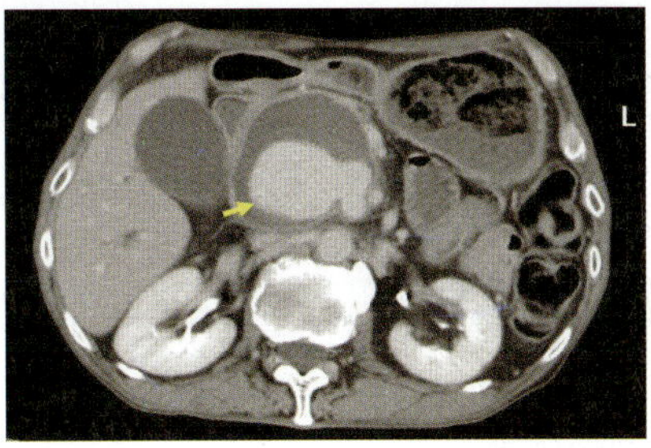

Figure 27-4
Pancreatic pseudoaneurysm.

(2) **비장 정맥 혈전증 (splenic vein thrombosis)**

① **가장 흔한 정맥합병증**이다.

② 위정맥류 (gastric fundic varix) 유발 → **상부위장관 출혈**을 일으킬 수 있다.

③ 치료 : splenectomy

3. 급성 신부전 (acute renal failure)

(1) 저혈량증(hypovolemia)으로 인해 신장으로의 혈류가 감소하여 ARF가 발생한다.

(2) 예방과 치료 : 수분 및 전해질 이상 교정

4. 호흡부전 (respiratory failure)

(1) 경증, 일시적 호흡곤란 : 횡격막하 염증, 폐허탈 (atelectasis) 등이 원인

(2) 동맥 저산소증 (arterial hypoxemia, PaO_2 〈 70 mmHg)

① 중증 급성 췌장염에서 발생

② 호흡성 산증동반

③ 저알부민 혈증, 수액 과다 등이 중요한 원인으로 생각됨

(3) 호흡부전 (respiratory failure)

① 성인성 호흡부전 증후군(ARDS)의 양상

② 원인 : 폐포의 막손상, surfactant의 파괴

③ 치료 : 산소, 기계적 환기등의 보존적 치료

28

Chronic Pancreatitis

만성 췌장염

정의 (definition)

(1) 만성 췌장염은 췌장의 만성 염증과 섬유화에 의한 **비가역적인 형태학적 또는 기능적 변화**가 일어나는 질환을 말한다.

(2) 많은 환자가 **급성 췌장염과 같은 임상양상의 급성 악화**를 겪는다.

(3) 분류

① 만성 석회화성 췌장염 : 가장 흔함. 췌장의 불규칙한 섬유화, 췌관단백 침전물 또는 플러그, 췌관석, 췌관의 위축 및 협착을 특징으로 하는 췌장염. 대개 alcohol이 원인임.

② 만성 폐쇄성 췌장염 : 췌관의 협착과 그 근위부의 췌관 확장, 췌실질의 위축, 섬유화를 특징으로 함. 원인은 종양이나 양성 협착.

③ 만성 염증성 췌장염 : 섬유화, 단핵구 침윤, 위축을 특징으로 하고, 대개 무증상.

원인 및 발병 기전 (etiology & pathogenesis)

A. 원인 (etiology)

(1) **음주 (alcohol) : 70%**

① 술의 종류나 음식양식에는 관계없이 전체 음주량과 기간이 중요

(2) **원인 미상 (Idiopathic) : 15~25%**

① 연령에 따라 2가지 형태가 존재

② 연소성은 10~20대에 심한 통증으로 나타나며 남녀비가 비슷.

③ 50~60대는 가벼운 통증이나 무증상으로 발견되며 남자가 많음

④ 영양 결핍성 (malnutrition-induced = tropical) : 아시아나 아프리카의 열대지방

(3) Autoimmune pancreatitis

① 특징적인 임상적, 조직학적, 구조적 양상을 보임

② 동의어 : sclerosing pancreatitis, tumefactive pancreatitis, nonalcoholic destructive pancreatitis

③ Extrapancreatic manifestation을 보인다.

(4) 기타 : trauma, hypercalcemia, hypertriglyceridemia, medications, toxins

※ **담석은 급성 췌장염의 유발인자이나 만성 췌장염의 유발인자는 아니다.**

B. 발병기전 (pathogenesis)

(1) 정확한 기전은 알려지지 않음

(2) 동물 실험 : 만성 음주 → 췌장 효소의 기저 분비량 증가, 트립신 저해제 분비의 감소

(3) 췌장액 단백질이 침착 → 췌장소관 폐쇄 → 췌장 효소 활성화 → 급성 췌장염의 반복

(4) 칼슘이 단백질 침전물과 섞여 췌석을 형성 → 췌관과 췌실질의 구조적 변형, 염증 세포의 침윤

소화기학

임상양상 (clinical manifestations)

만성 췌장염의 전형적인 병력

수년에서 수십년의 음주력이 있는 남자가 수개월 전부터 시작된 복통과 설사로 병원 방문하였고, **복통은 심와부에 등쪽으로 방사**되고, **설사**의 양은 많고 **악취가 심하였으며 물위에 뜨는 양상**이었고, 환자는 **최근 6개월간 10 kg의 체중감소**를 호소하였다.

※ Abdominal pain, maldigestion (diarrhea, steatorrhea, weight loss)

A. 복통 (abdominal pain)

(1) 복통은 **만성 췌장염의 주증상**이다.

(2) **위치 : 심와부**

(3) **방사 : 등쪽**

(4) 췌장염이 심해짐에 따라 감소할 수도 있다.

(5) 복통의 원인 : 매우 다양하다.

(6) 80%의 환자에서 발생하며, 15%의 환자에서는 통증이 없음

(7) **간헐적**으로 나타나는 **만성 통증**이 특징이다.

B. 체중 감소 (weight loss)

(1) **50% 이상에서 발생**

(2) 원인 : 초기에는 복통의 악화에 대한 두려움 때문에 식사량이 줄어 발생하고, 나중에는 췌장기능 부전으로 흡수장애나 합병된 당뇨병에 의해 발생한다.

C. 영양실조 (malnutrition)

(1) **설사와 지방변 (steatorrhea)**

① Lipase 분비가 정상의 10% 미만으로 감소 시 발생

② Amylase 결핍증 : 탄수화물의 소화 감소와 탄수화물에 의한 삼투성 설사가 발생

③ 지방변은 췌장기능의 75~80% 이상 소실되었을 때 발생한다.

(2) 단백질 소화장애 : protease의 감소

(3) 지용성 비타민 소화 장애 : vitamin A, D, E, K

D. 당뇨병 (diabetes mellitus)

(1) **당불내성 (glucose intolerance)** : 만성 췌장염의 초기에 흔함

(2) **임상적 당뇨 (clinical diabetes)** : 주로 후기에 나타남

① 보통의 당뇨에서 보이는 인슐린 저항성이 없어 **인슐린 필요량이 적음**.

② 또한 제1형 당뇨에서 보이는 항인슐린 항체(anti-insulin antibody)는 관찰되지 않음

E. Autoimmune pancreatitis

(1) 임상양상

① 복통이 있지만 대개 가볍고, 췌장염의 급성 악화는 흔하지 않다.

② 환자의 2/3가 췌장암과 유사한 췌장 두부의 종괴 또는 폐쇄성 황달로 내원한다.

③ Sjögren's syndrome, PSC, UC, rheumatoid arthritis 등 다른 자가면역성 질환과 동반될 수 있다.

(2) 방사선학적 검사

① CT

- Pancreas head의 종대로 췌장암과 유사하게 보일 수 있다.
- Pancreatic calcification이나 cyst는 보이지 않는다.

② ERCP

- Diffuse irregular narrowing of the pancreatic duct
- Extrapancreatic bile duct changes : stricture of CBD, intrahepatic duct

(3) 검사실 검사와 병리 소견

① Serum gammaglobulin 증가, 특히 IgG_4 증가

② ANA, RF 등이 양성으로 나타날 수 있다.

③ Biopsy : extensive fibrosis, lymphoplasmacytic infiltration

(4) 치료 : glucocorticoid → 증상 경감, 췌장 크기 감소, 조직학적 소견 호전

F. Large duct vs. small duct chronic pancreatitis

※ 임상양상에 따른 2가지 형태의 chronic pancreatitis (Table 28-1)

Table 28-1 Large duct vs. small duct chronic pancreatitis.

	Large duct	Small duct
Sex predominance	남성	여성
Diagnostic tests		
Secretin test	비정상	비정상
Serum trypsinogen	흔히 비정상	흔히 정상
Fecal elastase	흔히 비정상	흔히 정상
Pancreatic calcification on plain film of the abdomen	흔하다	드물다
ERCP	흔히 뚜렷한 비정상 소견	약간 비정상이거나 정상
Natural history		
Progression to steatorrhea	흔하다	드물다
Therapy of pain		
Pancreatic enzymes	반응 불량	반응 양호
Surgical procedures	가끔 도움이 된다	보통 불필요

진단 (diagnosis)

A. 병력 (history)

(1) 특징적인 심한 복통 : **식후 악화되고 등을 앞으로 구부리거나 무릎을 가슴으로 구부리면 경감됨**

(2) 초기에는 식후 심해지는 통증에 의한 식사량 감소에 의해, 후기에는 지방변에 의해 체중감소

(3) **일부 환자는 통증 없이 당뇨병, 지방변, 황달 또는 영상검사에서 우연히 췌장의 석회화로 발견됨**

B. 신체 검진 (physical examination)

(1) 전신상태와 영양상태가 전반적으로 불량하나 악액질 (cachexia) 상태가 되는 경우는 드물다.

(2) 통증이 없는 시기에는 특이한 진찰소견이 없음

(3) 심와부 압통이 있을 수 있으며 복부 종괴가 가성 낭종이나 동반된 췌장암으로 인해 촉지 가능.

(4) **비장종대는 비정맥의 혈전을 의미**

C. 췌장의 외분비 기능 평가 (evaluation of exocrine function)

1. Quantitative 72-hour fecal fat measurement

(1) **〉7 g/day는 췌장의 외분비 기능이 10% 이하로 감소되었음을 의미**

(2) 민감도와 특이도가 떨어짐

2. Secretin *or* cholecystokinin stimulation test

(1) 방법 : secretin이나 cholecystokinin 투여 후 십이지장에 거치한 관을 통해 췌장분비액을 수집하여 bicarbonate, lipase, amylase를 정량하여 췌장 외분비 기능을 평가한다.

(2) **가장 민감함** (sensitivity : 90~95%)

(3) 시간이 오래 걸리고, 보급률이 낮다.

3. Lundh test

(1) liquid test meal 투여 후 trypsin 농도 측정

4. D-xylose urinary excretion test

(1) 흡수 면적을 평가하는 검사

(2) **만성 췌장염에서는 정상 소견을 보인다.**

D. 방사선 검사 (radiologic tests)

1. 단순 복부 방사선 검사

(1) **췌장의 diffuse, speckled calcification 소견** : diagnostic

(2) 그러나 민감도가 30~40%로 낮음.

2. Abdominal USG

(1) 소견

① 경증 : irregular contour of the gland, reduction in echogenicity or echogenic foci in the parenchyma, mild dilatation of the main pancreatic duct

② 중증 : calcification and dilation of the main pancreatic duct

(2) **민감도 : 70%, 특이도 : 90%**

3. Abdominal CT

(1) Ductal dilatation, calcification, cystic lesion, pancreas의 enlargement 또는 atrophy, heterogenous density of the parenchyma

(2) 초음파 검사와 비슷한 특이도에 높은 민감도를 보인다.

4. 내시경적 역행성 췌담도 조영술 (ERCP)

(1) **Diagnostic test of choice**

(2) 소견

① 경증 : dilation and irregularity of branch and fine ducts

② 중등증 : dilation, tortuosity and stenosis of the main pancreatic duct

③ 중증 : marked dilation of the main duct with total loss of normal tapered appearance

(3) **민감도 : 90%, 특이도 : 100%** cf. MRCP : ERCP와 민감도, 특이도 비슷하다.

(4) 침습적인 검사이므로 다른 검사에서 정확한 진단이 나오지 않을 때 고려한다.

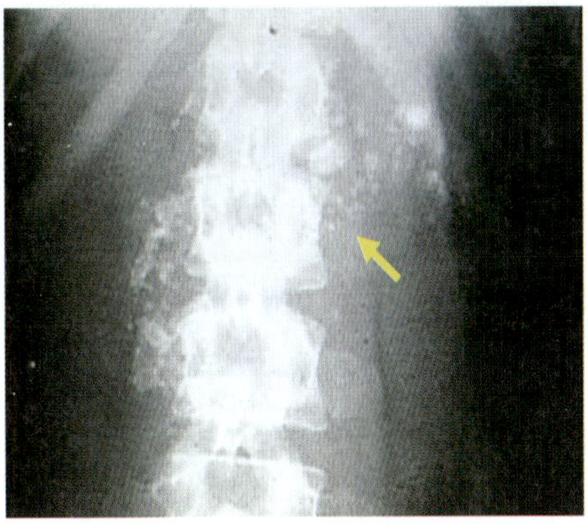

Figure 28-1 Chronic pancreatitis.
단순 복부 촬영에서 pancreatic duct를 따라 calcification이 보인다. (노란색 화살표)

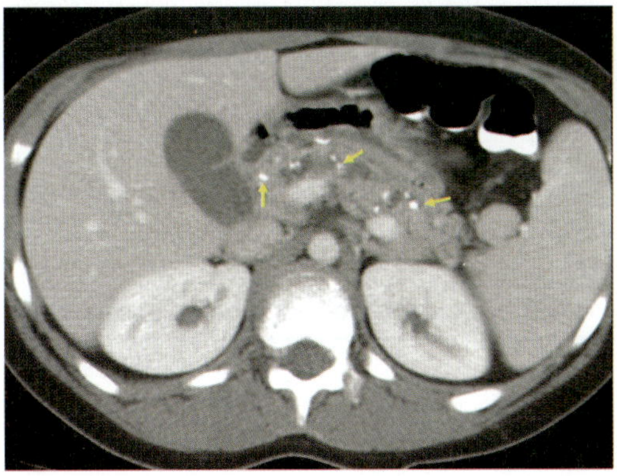

Figure 28-2 Chronic pancreatitis.
복부 전산화 단층 촬영에서 pancreatic duct를 따라 calcification이 보인다. (노란색 화살표)

5. 내시경 초음파 (EUS)

(1) **ERCP와 비슷한 민감도와 특이도**를 보이면서 ERCP-induced pancreatitis 같은 합병증이 안 생김

(2) 현재는 chronic pancreatitis의 유무와 범위를 보는 가장 완벽한 검사

(3) ERCP-guided fine needle aspiration : 만성 췌장염과 췌장암의 감별에 도움이 됨

합병증 (complications)

(1) **Vitamin B12 흡수 장애**

(2) **당뇨병**

(3) **Nondiabetic retinopathy** : vitamin A 또는 zinc deficiency 때문에 발생

(4) **위장관 출혈** : peptic ulcer, gastritis, varix (d/t splenic vein thrombosis) 등에 의해 발생

(5) **피하 지방 괴사**

(6) 뼈 통증 : 골수 내 지방 괴사 때문에 발생

(7) **Narcotics addiction** : 가장 흔한 합병증

(8) **췌장암**

(9) **황달** : 염증에 의해 CBD 압박에 의해 발생 가능

(10) **Pleural/pericardial/peritoneal effusion (high amylase-containing effusion)**

Table 28-2 Complications of chronic pancreatitis.

Narcotic addiction	GI bleeding	Impaired glucose tolerance
Jaundice	Gastroparesis	Cholangitis and/or biliary cirrhosis
Cobalamin malabsorption	Subcutaneous fat necrosis	Nondiabetic retinopathy
Bone pain	Effusions of high amylase content	Pancreatic cancer

치료 (treatment)

A. 통증 조절 (pain control)

1. 금주

(1) 유발인자의 제거

(2) 몇몇 환자에서는 금주만으로 구조적, 기능적 이상이 안정화 됨

2. 진통제

(1) Acetaminophen or NSAIDs : 초기에 사용

(2) Opiates

3. 복강신경절 차단 (celiac plexus block)

(1) Percutaneous radiographically or sonographically guided

(2) 간혹 효과적인 경우가 있으나, **수 개월 이상 효과가 지속되지 않는다.**

4. 경구 췌장 효소제 (oral pancreatic enzyme : trypsin, chymotrypsin)

(1) 75% 환자에서 효과적

(2) 기전 : cholecystokinin과 pancreatic enzyme의 분비를 억제

5. Somatostatin analogue (octreotide)

(1) 췌장의 분비를 억제하고, visceral analgesic effect를 가짐

(2) **Refractory pancreatic fistula나 pseudocyst에 효과적**

6. 내시경적 치료

(1) **근위 췌관에 prominent stricture가 있는 환자**에서 효과적

(2) **55~100%**의 환자에서 효과적

7. 수술적 치료 (surgery)

(1) **위의 모든 방법으로 통증 경감에 실패 시 반드시 고려**

(2) 췌관 확장을 가진 환자의 60% 이상에서 효과적

(3) 췌관 확장이 없는 moderate-to-severe parenchymal disease 환자에서도 50%에서 효과적

(4) 방법 : partial resection with pancreaticojejunostomy or a lateral pancreaticojejunostomy

B. 췌장 외분비 기능 저하의 치료

1. Pancreatic steatorrhea

(1) **Pancreatic enzyme** (lipase) : 최소 25,000~30,000 U of lipase per meal

(2) Dietary fat ↓ + medium-chain TG (lipase 없이도 흡수되므로)

2. Pancreatic DM

(1) **인슐린 투여**가 필요하다.

29

Pancreato-biliary Tumors

췌장-담관 종양

췌장암 (pancreatic cancer)

※ 90% 이상이 exocrine pancreas에서 기원하는 adenocarcinoma

A. 서론 (introduction)

1. 역학 (epidemiology)

(1) 발생률 : 증가 추세

(2) 사망률 : 미국에서 암으로 인한 사망 중 4번째로 흔한 원인 → 평균 생존율은 향상 추세

(3) 성별 : 남 〉 여

(4) 나이 : 50세 이전 발생은 드물다. 평균 진단 연령 72세

2. 위험요인 (risk factors)

(1) **Smoking** : 가장 잘 밝혀진 위험인자 ... nonsmoker에 비해 2~3 배 ↑

(2) **Chronic pancreatitis**

(3) **DM** : 역학적 연관성은 있으나 원인-결과 여부는 확실하지 않다.

(4) **Obesity** : Calorie uptake ↑ 와 연관

cf. Diet, alcohol abuse, cholelithiasis, coffee consumption, *Helicobacter pylori*, cholecystectomy, partial gastrectomy → 확실한 연관성은 없음

3. Genetic abnormalities

(1) **K-ras** gene mutation (m/c) : 췌장암의 85% 이상에서 발견

(2) p16^{INK4}, p53, DPC4, BRCA2 등 tumor suppressor gene mutation

(3) Genetic predisposition

① 5~10%의 환자에서 first-degree relative에서 pancreatic ca(+)

② Pancreatic cancer risk가 증가하는 유전성 질환

- Hereditary chronic pancreatitis
- Peutz-Jeghers syndrome
- Von Hippel-Lindau syndrome
- Ataxia-telangiectasia
- Gardener's syndrome
- Lynch syndrome II (hereditary nonpolyposis colorectal cancer (HNPCC)의 아형으로, 대장외 장기에 악성 종양이 생기는 경우를 말한)

4. 분류 (classification)

(1) 조직학적 분류

① Ductal adenocarcinoma : 〉 90%

② Islet cell tumor : 5~10%

(2) 위치에 따른 분류 : **Head** (70%), Body (20%), Tail (10%)

B. 임상 양상과 진단

· Insidious onset : 진단 평균 2개월 이상 전부터 증상 발현
· 3대 주증상 : ① **Abdominal pain (〉75%)**
② **Weight loss (〉75%)**
③ **Jaundice** ... body/tail cancer에서는 없을 수도

※ Periampullary cancer는 jaundice를 동반하는데 이중 pancreatic head cancer가 대개 pain을 동반하며 나머지는 painless jaundice가 특징.
* Periampullary cancer : ① Pancreatic head cancer ② Distal CBD cancer
③ Duodenal cancer ④ Ampullary cancer

1. 증상과 징후 (symptoms & signs)

(1) **복통 (abdominal pain)**

① 위치 (location) : **심와부 (epigastrium)**

② 양상 (character) : '에는 듯하다(gnawing)', visceral quality

③ **방사 (radiation) : 등으로 (to back)**

④ 완화 요인 (relieving factor) : **앞으로 몸을 구부리면 통증↓** (bending forward)

⑤ **심한 통증 (significant pain)**

· Body나 tail에서 발생시 더 심한 통증 동반 ∵ 발견 시 크기가 크기 때문

· Retroperitoneal/splanchnic n. infiltration 의미 → "수술적 절제 불가능"

cf. 일시적 통증 + serum amylase↑ → 'tumor로 ductal obstruction 유발되어 발생한 pancreatitis'

(2) 황달 (jaundice)

① Head cancer의 80% 이상에서 나타남

② 동반 증상 : dark urine, 찰흙같은 (claylike) 대변, pruritus

(3) 기타

① Courvoisier's sign : enlarged, palpable GB ... 〈 50%에서 보임

② Glucose intolerance ← tumor에 의한 pancreatic endocrine dysfunction

③ Trousseau's sign : venous thrombosis, migratory thrombophlebitis

④ Variceal bleeding ← tumor에 의한 portal venous system compression

⑤ Splenomegaly ← splenic vein encasement

2. 진단적 접근 (diagnostic approach)

(1) 증상 : 비특이적

- 모호하고 지속적인 복통에 대해서는 upper endoscopy, UGIS로써 peptic ulcer, esophagitis를 확인하고 USG로써 GB, pancreas를 검사한다.

(2) 종양 표지자 (tumor markers)

① **CA 19-9**

- 민감도, 특이도 각각 80~90%
- Pancreatic cancer의 예후 인자이다.
  - 매우 높을 경우 수술적 치료가 불가능한 경우가 많고, 항암치료 전 수치가 높은 경우 예후가 나쁘며, 치료 후 수치가 감소하는 경우 예후가 좋다.
  - 치료 후 재발 예측에도 도움

② CEA : 특이도 낮음

(3) 복부 초음파(ultrasonography) : 소장의 gas 때문에 body, tail은 잘 안 보인다.

(4) **조영증강(enhanced) 복부 CT** ... 이상의 검사에도 원인을 찾지 못했을 때

① 장점

〈1〉Pancreas 뿐만 아니라 liver, retroperitoneal lymph node, pelvis도 평가 가능

〈2〉Sensitivity 〉 80%

② 단점

〈1〉5~15%에서는 generalized pancreatic enlargement만 관찰됨.

〈2〉False positive rate : 5~10% - laparotomy 시행해도 cancer 찾을 수 없음

- High resolution CT : resectability 판정에 도움

(5) MRI : CT에 비해 장점 없음

(6) PET : localized disease에서 occult distant metastasis 감별이나, 수술이 불가능한 환자에서 항암치료 전에 유용

(7) **ERCP with EUS** : invasive하므로 USG나 CT에서 불분명한 소견을 보일 때만 시행

- 소견 : pancreatic/ common bile duct의 stenosis 또는 obstruction

(8) MRCP : biliary tract, pancreatic duct 및 주위 조직과의 경계 설정에 CT보다 더 우수하다. 민감도는 ERCP와 비슷함

(9) Angiography

① 이전에는 body, tail cancer 발견에 많이 사용함

② 최근에는 high resolution CT로 대체됨

(10) 조직학적 확진 (histologic confirmation)

① **Percutaneous fine needle aspiration : seeding 위험 (O) → ∴ operability 없는 환자에서나 시행**

② EUS-guided fine needle aspiration : seeding 가능성이 낮아 최근 많이 사용

② Laparotomy 시에도 정확한 진단이 어려울 경우 있다. ← chronic pancreatitis에 의해 tumor 조직이 부종, 염증이 심하고 섬유조직에 의해 둘러 쌓여 있는 경우 있음.

3. 병기 (stage)

Table 29-1 Clinical (radiographic) staging of pancreatic cancer.

Stage	Clinical/ radiographic criteria
I	Resectable (T1-T2, selected T3[a], NX, M0) No encasement of celiac axis *or* SMA Patent SMPV confluence No extrapancreatic disease
II	Locally advanced (T3, NX-1, M0) Arterial encasement (celiac axis *or* SMA) *or* venous occlusion (SMV *or* portal v.) No extrahepatic disease
III	Metastatic (T1-3, NX-1, M1) Metastasis typically to liver, peritoneum, and occasionally lung

[a]**Resectable T3 lesions** : isolated involvement of SMV/ portal v./ hepatic a. without encasement of celiac axis or SMA

※ TNM staging

① T staging
- T1 : restricted to pancreas
- T2 : extension to duodenum, bile duct, peripancreatic tissue

② N staging
- NX : nodal status unknown
- N0 : regional LN uninvolved
- N1 : regional LN involved

③ M staging
- M0 : metastasis (-)
- M1 : metastasis (+)

C. 치료 (treatment)

1. 수술적 치료 (surgery)

(1) Complete surgical resection of pancreatic tumors : only effective treatment

① 수술 적응증 : 수술전 chest x-ray, abdominal-pelvic CT에서 metastasis (-)

② **Curative resection : 10-15%에서만 가능**

... **대개 head cancer**임 (∵ jaundice가 빨리 나타나 보다 조기에 발견 가능)

③ **Complete resection 후 5년 생존율 10%에 불과**

④ 그럼에도 불구하고 수술을 하는 이유

- 수술 이외의 방법으로는 다른 periampullary cancer와 감별 불가능 (다른 periampullary cancer는 완치율↑)
- 수술 후 재발한 경우더라도 수술을 안 한 경우보다 3~4배 생존기간↑

(2) Total pancreatectomy vs. Pancreaticoduodenectomy (Whipple resection)

- Lymph node 침범, 주위 장기 침범 여부에 따라 수술 방법이 달라짐.
- 재발률의 차이 없음.
- **현재 total pancreatectomy보다 pancreaticoduodenectomy 또는 distal pancreatectomy (tail cancer)가 선호** → "pancreas 일부를 남긴다"

∵ 수술 후 췌장 외분비 기능 저하나 조절이 어려운 DM 발생이 적기 때문

※ Biliary obstruction

- Endoscopic/ percutaneous transhepatic biliary drainage
- Ambulation 가능한 환자는 surgical diversion도 가능

2. 방사선 치료 (RT, radiation therapy)

(1) External beam radiation : Unresectable tumor에서 tumor size↓, pain↓ *but* survival↑(×)

(2) Chemoradiation

① 5-FU*, gemcitabine*과 함께 사용하였을 때 survival↑. * Radiosensitizer

② Combination RT + 5-FU vs. surgery : 한 observational study에서 chemoRT가 op.보다 survival ↑, cure rate↑를 보고하기도 하였으나 불확실

(3) Neoadjuvant chemoradiation : 현재 연구중.

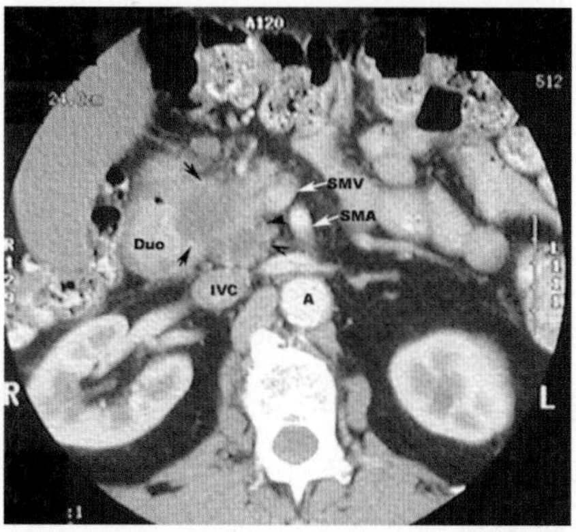

Figure 29-1 Pancreatic head cancer.
Enhanced CT에서 duodenum을 invasion하고 SMV를 encasement 하고 있는 high-attenuated mass(검은색 화살표)가 관찰된다. * Duo : duodenum 2nd portion, SMV : sup. mesenteric v., SMA : sup. mesenteric a., IVC : inf. vena cava, A : abdominal aorta

3. 항암화학요법 (chemotherapy)

(1) Widely metastatic cancer에서 chemotherapy의 효용성은 거의 없음.

(2) **Gemcitabine**

- Deoxycytidine analogue
- Quality of life ↑

(3) 5-FU : 최근 resected cancer에서 5-FU-based adjuvant chemotherapy가 생존율을 향상시킨다는 보고가 있었음.

(4) Newer treatment (연구중)

- Gemcitabine + cytotoxic agent : 최근 gemcitabine에 5-FU, capecitabine 또는 erlotinib(EGF receptor inhibitor)을 추가할 경우 gemcitabine 단독보다 생존율 향상이 있다는 보고가 있었음.
- Molecular targeted therapy : EGFR, VEGFR

췌장의 낭성 종양 (pancreatic cystic tumors)

A. Intraductal papillary mucinous neoplasm (IPMN)

1. 서론 (introduction)

(1) **가장 흔한 pancreatic cystic neoplasm**

(2) 동의어 : mucinous ductal ectasia, mucin-producing tumor, mucin-hypersecreting tumor, intraductal mucin-hypersecreting neoplasm, mucinous villous adenomatosis, ductectatic cystadenoma or cystadenocarcinoma, intraductal papillary neoplasm

(3) 췌관 상피세포가 미만성 이형성 초래 → 점액의 과생산 + 췌관의 확장 + 췌장염과 비슷한 동통

(4) 점액성 낭성종양(mucinous cystic neoplasm)과는 달리 췌관 내에서 발생한 병변으로 포도송이 모양으로 확장된 췌관에 점액이 충만되어 낭성종양처럼 보인다.

→ 낭성 병변은 근본적으로 확장된 췌관이며 true cyst는 아니다.

(5) 역학 (epidemiology)

① **60대**에 호발

② **남자**가 약 70%

2. 임상양상 (clinical manifestations)

(1) 증상 (symptoms)

① 무증상 〈 10%

② 대개 만성 혹은 재발성 복통 호소

· 급성 또는 만성 췌장염으로 진단받은 병력 : 80~100%

· 진단시 40%에서 혈중 amylase가 상승되어 있음

③ 체중 감소 → 악성 의심해 봐야

④ Steatorrhea (33~47%), DM (27~33%) : 후기에 발생

(2) Cholangitis, obstructive jaundice

(3) Hemosuccus pancreaticus (hemorrhage into the pancreatic duct)

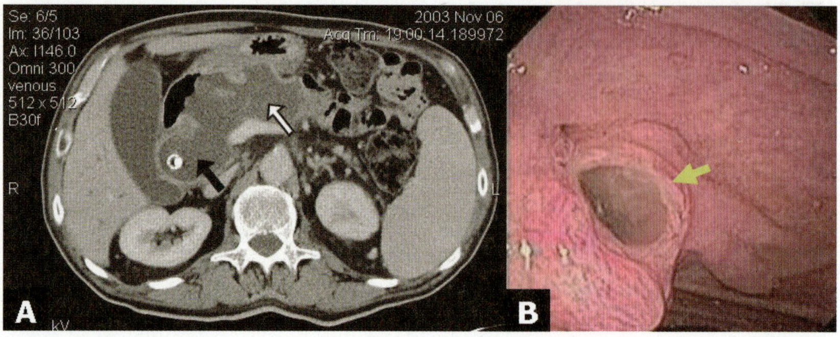

Figure 29-2 IPMN.
(A) CT : **mucin으로 차 있는 dilated pancreatic duct** (흰 화살표), CBD duct (검은 화살표) 보인다. CBD에는 stent가 들어가 있는 환자이다.
(B) Endoscopy로 바라본 ampulla of Vater : **mucin이 ampulla로부터 끈끈한 점액이 분비되어 나오는 것**이 보인다. 특징적인 내시경 소견.
∵ **Pancreatic duct가 mucin을 분비하는 세포로 덮여 있기 때문**

3. 진단 (diagnosis)

(1) **US/ CT : 췌관의 확장, 낭성 종괴** ... 특히 **두부**에 발견될 때 의심(Figure 29-2)

(2) **췌관조영술 (ERCP) : 가장 중요한 검사**

① **Diffuse main pancreatic duct dilatation with filling defects (mucin)**

② Mucin globules *or* tumor

(3) 자기공명 췌관조영술 (MRCP)

① 기존의 ERCP보다 더 뛰어난 것은 없다.

② 췌관 전체를 볼 수 있어 병변의 정확한 범위를 파악하고 종괴의 개수를 파악하는 데 유리

(4) Duodenoscopy : **유두부 종대 및 유두 개구부에서 끈끈한 점액이 분비됨**

(5) EUS (endoscopic US) : 확장된 췌관 내의 유두상 종양의 발견에 유리 병변이 췌관 벽을 넘어 췌실질로 침윤했는지 감별하는 데 CT보다 우수.

(6) Intraductal US (IDUS) : 췌관 내의 미세 국소적 병변을 관찰하는 데 더욱 sensitive

(7) 췌관경 (pancreaticoscopy)

· 췌관 점막을 직접 볼 수 있고 생검도 가능하므로 수술 계획을 수립하는데 유리

· 절제 범위를 결정하는데 기여

(8) 혈청 CA 19-9↑

(9) 병리 (pathology)

① 육안 소견 (gross findings)

· 주췌관과 분지관에 미만성으로 또는 그 일부에서 종양이 발생

· 췌관의 미만성 확장, 부분적인 낭성 확장 ← 종양 증식, 점액 때문

② 현미경 소견 (microscopic findings)

· 특징 : 종양 대부분이 유두상 증식 (+), 점액 생성 상피세포 (+)

· 과증식, 선종, 상피내 선암종, 침윤성 선암종에 이르기까지 다양

· 종양의 크기 ∝ 세포 이형성 정도

※ 세포학적으로 점액성 낭성종양과 유사하며 전암성 병변이라는 점도 유사하나 육안 소견상 **췌관과의 연결** 유무로 감별할 수 있다.

4. 치료 및 예후 (treatment & prognosis)

(1) **수술적 치료가 원칙**

· 침범된 췌관 완전히 제거 : 점액 생성 이형성 상피는 전구암 병변이므로

(2) 예후 (prognosis)

① 약 20~30 % 에서 악성화 ('precancerous')

② 예후는 점액성 낭성종양과 유사하여 선암에 비해 좋다고 보고

③ 가장 중요한 예후 인자 : 병변의 악성 여부

④ 수술 전 검사로는 정확히 알 수 없기 때문에 수술 후 조직병리 소견이 가장 중요

· 일반적으로 양성 췌관내 유두상 점액종양은 수술 후 재발 없이 완전 치유되는 반면 악성 췌관내 유두상 점액종양은 수술적으로 완전 제거하면 치유될 수 있지만 근치적 절제술이 불가능한 경우는 예후가 나쁘다고 알려져 있다.

B. SPEN (Solid and papillary epithelial neoplasm of pancreas)

※ **Solid Pseudopapillary Tumor(SPT)**로 용어를 통일하기로 함

... 육안적으로 고형 종괴로 나타나거나 안에 유두상의 돌기를 가지는 낭종으로 보이는데 원래 고형 성분인데 종양이 자라면서 안의 종괴가 일부 괴사되고 출혈이 동반되면서 낭종과 같이 보이고, 괴사된 종양부분은 마치 유두상을 하고 있어서 SPEN이라고 불리어 왔다.

(1) 역학과 임상양상

① **체부와 미부에 흔하며 진단 때 대개 직경 〉 8 cm**

② **젊은 여성**, 흑인에게 많음

③ 조직학적 소견 (histology)

- 육안 소견 (gross findings) : 캡슐로 둘러싸인 (encapsulated) 주로 유두상의 고형 종괴 (predominantly papillary and solid mass)
- 현미경 소견 (microscopic findings) : 세포는 균질하며, mitotic activity는 거의 없다.

④ Abdominal pain (24%), abdominal mass (62%)

⑤ CT : Well-circumscribed mass with an irregular fluid-filled area

(2) 치료 : **수술적 제거**

(3) 예후

① **예후는 아주 좋음** ... 악성도↓↓

② 일부 aggressive form도 있음 : liver, peritoneal, LN metastasis (+)

C. Serous cystadenoma

(1) 역학 및 임상양상

① **50대**, **여자**에 호발

② 복통 *or* 무증상의 복부종괴 *or* 체중감소로 발현

③ 대부분 양성 경과를 보임 ... 악성 전환 가능성도 있어 observation 추천

(2) 진단

① Simple abdomen : 'sunburst' pattern calcification

② USG : septae를 지닌 저에코성 complex cystic structure

③ CT : a large (4~6 cm) multiloculated cystic mass, central stellate calcification

④ Angiography : highly vascular mass

(3) 치료 : **observation (∵benign) ... 만약 증상이 생기면 수술적 절제**

D. Mucinous cystic neoplasm

(1) 역학 및 임상양상

① 평균 나이 : **50**, **여자**에 더 흔함

② 증상 : mass effect에 의한 증상, 40%는 우연히 발견

③ 기타

· Hemosuccus pancreaticus (hemorrhage into the pancreatic duct)

· Cyst가 bile duct, pancreatic duct와 연결 : ampulla로부터 mucin이 흘러 나오는 것 보인다.

④ 악성 병변의 특징 : 더 크고(8~11 cm), rim calcification 더 자주 보여

(2) 진단

① CT/ USG : 췌장 body나 tail에 loculated cystic mass (5~6 cm)

② Fine needle aspiration : cystic content 확인하여 감별진단에 도움

③ Laparotomy : gold standard

④ 조직학적 소견 : mucin-producing columnar cells로 lining된 큰 cystic space를 지닌 tumor

(3) 치료 : **수술적 절제** (크기에 상관없이) → 확진을 위해서도 필요

※ 췌장 낭성 종양의 비교 (Table 29-2)

Table 29-2 Pancreatic cystic tumors.

	Serous cystadenoma	Mucinous cystic neoplasm	IPMN (가장 흔함)	Papillary cystic tumor (SPEN)
나이	50~70	30~60	**60~80**	20~30
성별	여자 60%	여자 80%	**남자 70%**	**여자 90%**
위치	even	body & tail	**head**	**body & tail**
증상	vague, pain, mass	vague, pain, mass	**pancreatitis**	Abdominal pain, mass
CT	Honeycomb, many(〉6), microcystic (〈2cm), central scar, sunburst calcification	Fewer(〈6), macrocystic (〉2cm), fluid density	Duct ectasia, chronic pancreatitis	Solid & cystic, peripheral calcification
ERCP	normal	normal	**filling defect, mucin, dilatation**	normal
Tumor marker	low cystic fluid CEA, CA19-9	high cystic fluid CEA, CA19-9	high cystic fluid CEA, CA19-9	
예후	양성	악성화 위험 (+)	악성화 위험 (+)	악성화 위험 (±)

담낭암 (gallbladder cancer)

A. 서론 (introduction)

1. 분류 (classification)

① **선암 (adenocarcinoma) (80%)**

② 기타 : 미분화암, 편평상피암 등

2. 역학 (epidemiology)

(1) 소화기계 암 중 5번째로 흔하다.

(2) 성별 : M 〈 **F** (2~3배)

(3) 나이 : 고령에서 발생 ... **환자의 75% 이상이 65세**

3. 위험인자 (risk factors)

(1) **Gallstone** : 80~90%에서 동반
  a. Duration, severity와 연관
  b. Size 클수록 잘 발생 (esp. 〉 3 cm)

(2) **Porcelain GB**

(3) ***Salmonella typhi*** carrier

(4) Inflammatory bowel diseases

(5) **Primary sclerosing cholangitis (PSC)**

(6) **Choledochal cyst**

(7) **Anomalous pancreatobiliary union**

(8) Adenomyomatosis of GB

B. 임상양상 (clinical manifestations)

(1) 증상 발현 양상

① 50%는 급성/ 만성 담낭염 양상 : 복통, 황달, 미열 등 → 종양이 작은 경우가 많다.

② 50%는 체중 감소, 우상복부 통증, 황달, 종괴 등 → 종양이 진행된 경우가 많다.

※ 초기에는 증상이 없고, 증상 발현시 상당히 진행된 병기인 경우가 많다.

(2) 검사소견

① ALP ↑

② Bilirubin ↑ : CHD(common hepatic duct)나 CBD 침범시

C. 진단 (diagnosis)

(1) USG : 80% 이상에서 진단 가능

(2) CT : 주위 조직 침범 등 판별에 용이

(3) ERCP, PTC, MRCP (**Figure 29-3**) : 간내 담관이나 총담관의 침범 여부 확인 가능

D. 치료 (treatment)

1. 담낭 용종 (GB polyp)

(1) 담낭 용종 : 신생물 여부와 상관없이 담낭 내강으로 점막이 돌출되는 병변 ... 대부분 종양성 병변이 아닌 지방 침착이나 염증성 병변

(2) **치료 : 다음과 같은 경우 담낭절제술 시행**

① **크기 〉 1 cm** ② **증상 (+)** ③ **담석 (+)**

2. 담낭암의 수술적 치료

'Resectable' 〈 25% : 완치되는 경우는 대부분 담낭염으로 절제시 우연히 발견된 경우

(1) Gallbladder cancer가 수술전 CT, USG등에서 확실하지 않을 때

→ (elective) laparoscopy를 시행하여

→ ① Laparoscopy 소견이 GB cancer 의심되면

a. Disseminated disease → biopsy만 시행 → chemotherapy 등

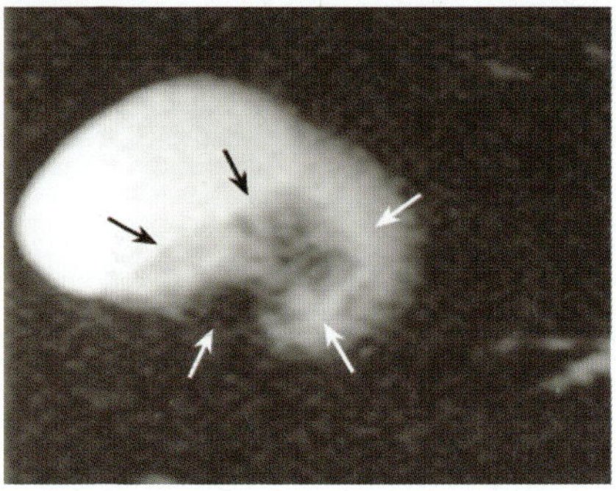

Figure 29-3 GB cancer.
GB 내 filling defect가 보인다. (MRCP)

b. Localized disease : 일단 laparoscopic cholecystectomy (LC) 시행 후, 확립되지는 않았으나 대개 아래와 같이 시행

〈1〉T1a (mucosa, submucosa에 국한) : LC만으로 충분 ... 추가 치료 ×

〈2〉T1b (muscle layer 침범) : Reop.하여 추가로 en bloc resection

〈3〉T2 이상 : Reop.하여 추가로 GB bed resection + portal LN dissection

② Laparoscopy 소견이 GB cancer가 의심되지 않을 때 : 그냥 LC만 시행

(2) CT, USG 에서 GB cancer가 의심될 때

① 수술 가능시 (resectable) → 위와 같이 surgical resection

② 수술 불가능시 (unresectable) → palliative treatment

2. Palliative treatment

· Biliary obstruction → hepaticojejunostomy, metallic expandable stent

3. 항암치료 (chemotherapy)

(1) Neoadjuvant, adjuvant, palliative treatment 모두 **성적이 좋지 않다.**

(2) Response rate 5~30%정도 ... survival gain 증명된 바 없다.

4. 예후 (prognosis)

(1) 담낭절제술 후 우연히 발견된 경우 : 5년 생존율 50%

(2) 수술이 불가능한 경우 : 1년 내 95% 사망, 5년 생존율 〈 5%

담관암 (cholangiocarcinoma)

A. 서론 (introduction)

1. 개념

· 간외 또는 간내 담관에 생기는 악성 종양을 말하며 원발성 간, 담관계 종양의 5~10% 차지한다.

2. 역학 (epidemiology)

(1) 동양권에서 발생률 ↑ ← **간흡충(*Clonorchis sinensis*)**과 연관

(2) **M** : F = 1.3 : 1

3. 위험요인 (risk factors)

(1) **Choledocholithiasis** 등에 의한 chronic inflammation, cholestasis

(2) 만성 간담도 기생충 감염 (**간흡충증**, 회충 등)

(3) 선천성 기형 : **choledochal cyst, anomalous pancreatobiliary duct union (APBDU)**

4. 분류 (classification)

* 담관암은 병리학적 유형이나 분화도보다도 해부학적 위치에 따라 임상상과 예후에 큰 차이가 있다.

(1) 조직학적 분류 : 선암(90%), cystadenocarcinoma, sarcoma, lymphoma 등

(2) 해부학적 위치에 따른 분류

① Intrahepatic cholangiocarcinoma (central cholangiocarcinoma) : 65%

② Extrahepatic cholangiocarcinoma (peripheral cholangiocarcinoma) : 35%

· Klatskin tumor : 간담관의 합류부에 발생한 종양 (**Figure 29-4**)

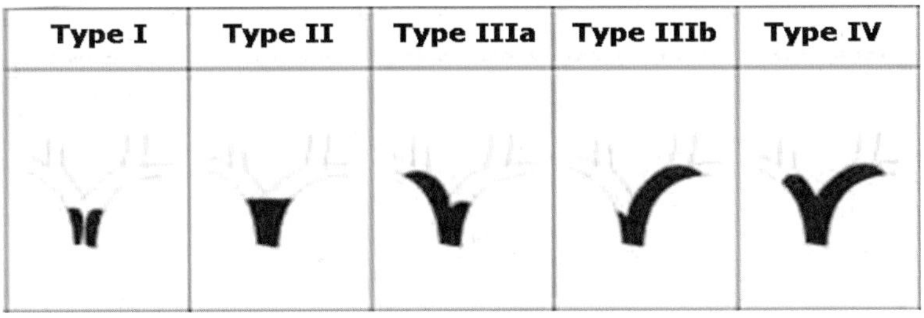

Figure 29-4 Klatskin tumor (Bismuth classification).
Type I : Common hepatic duct에 국한
Type II : 양측 hepatic duct 합류부에 국한
Type IIIa : 좌측은 hepatic duct의 합류부에 국한되고 우측은 간내 분절 담관까지 침범
Type IIIb : 우측은 hepatic duct의 합류부에 국한되고 좌측은 간내 분절 담관까지 침범
Type IV : 양측 간내 분절 담관까지 침범

B. 임상양상 (clinical manifestations)

1. 증상 (symptoms)

(1) 담관 폐쇄에 의한 증상 : 무통성 황달, 가려움증, 체중감소, 회색변

(2) 비특이적 증상 : 식욕부진, 오심, 구토, 우상복부 또는 상복부 통증

(3) 간내 담관암은 종양이 진행되기 전까지는 증상이 없는 경우가 많다.

2. 신체검진 (physical examination)

(1) **황달, 간종대, 종괴**

(2) **Courvoisier sign (+) : 무통성 담낭 촉진**

3. 검사소견 (laboratory findings)

(1) ALP ↑ : 2~10배 상승

(2) Bilirubin ↑ : 다양한 정도로 상승하는데 20mg/dL 이상은 올라가지 않는다.

(3) **CA19-9** ↑ : 55~65%환자에서 100IU/mL 이상으로 상승한다.

C. 진단 (diagnosis)

(1) **USG, CT**

- 국소적인 협착 부위 또는 종괴(mass)가 있고 그 상부의 담관이 늘어난 소견 (proximal dilatation)
- 종괴 자체는 USG에서는 20%, CT에서는 40%에서만 발견 가능

(2) **ERCP, PTC : 가장 도움되는 검사** : 협착 부위를 찾을 수 있고, 담관 배액술이 가능

(3) MRCP : ERCP와 민감도, 특이도 비슷함

(3) Cytology : 특이도 〉95% *but* 민감도 50~70% 정도

(4) Biopsy : 간내 담관암의 경우 간세포암과 감별이 어려울 때

D. 치료 (treatment)

(1) 수술적 치료 : 25%에서만 근치적 수술이 가능

① 하부 담관 병변 → Whipple op.

② 상부 담관 병변 → Liver resection + Roux-en-Y hepatico-jejunostomy

(2) 항암화학 요법 : 1/4환자에서 partial response를 보인다.

(3) 고식적 치료

① 내시경적 담관배액술 (ERBD, endoscopic retrograde biliary drainage)

② 경피적 담관배액술 (PTBD, percutaneous transhepatic biliary drainage)

(4) 예후 : 5년 생존율 5%

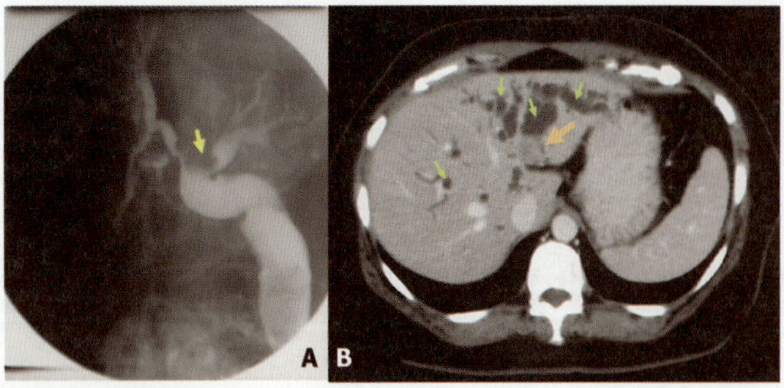

Figure 29-5 Cholangiocarcinoma.
(A) ERCP에서 common hepatic duct 부위에 filling defect(노란색 화살표)가 보인다.
(B) Enhanced CT에서 mass(주황색 화살표)와 multiple proximal bile duct dilatation(연두색 화살표)이 관찰되고 있다.

프리미어 내과

The Essence of Internal Medicine

PREMIER INTERNAL MEDICINE

내분비

Endocrinology

내분비학

Endocrinology

1

Principles of Endocrinology

내분비학 개론

- 내분비학이란, 한마디로 표현하면 서로 떨어져 있는 신체의 각 기관의 기능을 보완하고 조절하는 신호에 대한 학문이다. 이러한 신호, 즉 호르몬은 중간 대사(intermediary metabolism), 생식 생리, 골 대사, 성장 등에 중요하다.
- 따라서, 호르몬의 분비, 작용, 되먹이기 기전을 이해하는 것은 내분비 질환의 진료에 필수적이다. 일단 진단이 되기만 한다면, 내분비 질환의 치료는 간단하다: 부족한 호르몬을 보충하거나 넘치는 호르몬을 제거하는 것이다.

호르몬과 수용체

- 호르몬은 수용체를 통하여 작용한다. 그 작용의 기본은 구조적 반응이다. 따라서 수용체는 구조적 특징에 따라 구분되며 각 수용체군에는 그와 짝을 이루는 호르몬 군이 있다.

A. 수용체의 구분

1. 세포막 수용체 (Figure 1-1)

※ 스테로이드와 갑상선호르몬, 비타민D와 retinoic acid를 제외한 모든 펩타이드 호르몬과 아미노산 호르몬이 (수용성이므로) 세포막에 위치하고 있는 수용체를 통해 세포질 안으로 신호를 전달한다.

(1) G protein-coupled seven-transmembrane receptor (GPCR)

① 수용체는 세포막을 7번 가로지른다. 수용체로부터의 신호전달에는 G protein이 관여한다.

② Ligand가 되는 호르몬

· 시상하부와 뇌하수체 호르몬의 대부분 (예외 : PRL, GH)

(2) Receptor tyrosine kinase

① 수용체에 호르몬이 결합하면 세포질 안의 기질의 tyrosine기를 인산화하는 효소 역할을 한다.

② Ligand가 되는 호르몬 : insulin, IGF-I (insulin-like growth factor-1), EGF, NGF

(3) Cytokine receptor-linked kinase : GH, PRL

(4) Serine kinase : activin, MIS

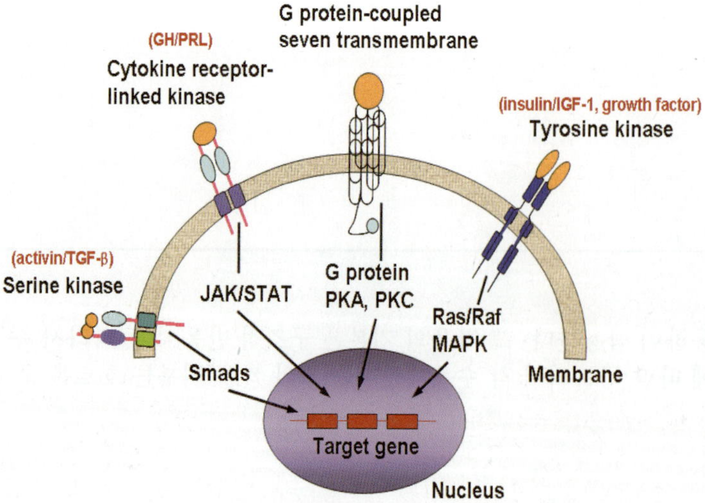

Figure 1-1 Membrane receptor hormones.
(1) G protein-coupled seven transmembrane receptor
(2) Receptor tyrosine kinase
(3) Cytokine receptor-linked kinase
(4) Serine kinase

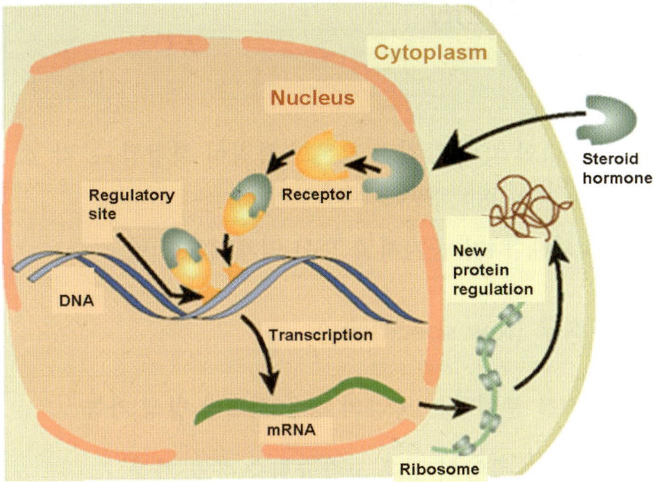

Figure 1-2 Nuclear receptor hormones.
핵수용체에 결합하는 호르몬은 세포 내로 확산되어 들어 간 후 수용체와 결합하여 핵 내로 이동하여 유전자의 전사를 조절한다.

2. 핵수용체 (Figure 1-2)

- 지용성인 호르몬은 세포막과 핵막을 가로질러 핵 안의 수용체와 결합한다. 호르몬과 결합한 핵수용체는 DNA와 결합한 후 유전자 전사를 시작한다. DNA와의 결합 위치에 따라 다음과 같이 구분한다.

(1) Type 1 receptor : steroids가 결합

(2) Type 2 receptor : 갑상선호르몬, 비타민D, retinoic acid가 결합

- Glucagon, somatostatin, catecholamine 과 일부 mineral

B. 호르몬 작용의 조직 특이성

1. 호르몬의 특이성(specificity)

(1) 각각의 호르몬은 혈류를 타고 전신을 순환하지만, 특정 조직(target organ)에만 작용한다.

(2) 이러한 호르몬의 specificity는 조직간의 수용체 분포의 차이로 결정된다.

예) ACTH의 수용체는 대부분 부신에만 발현되기 때문에 cortisol을 합성하도록 자극하는 ACTH의 작용은 주로 부신에서만 나타난다.

2. Glycoprotein hormone family의 specificity

(1) TSH, LH, FSH, hCG가 속함

(2) α-subunit은 모두 동일, β-subunit의 차이로 각 호르몬의 특징이 결정됨 ⇒ 각 호르몬 간의 cross-reactivity 매우 낮음 (high specificity)

(3) 그러나 임신 초기 증가된 hCG에 의해 T4가 증가하고 TSH 억제되기도 함

3. Cross-reactivity가 비교적 높은 경우 (low specificity)

(1) Insulin ↔ IGF-I, IGF-II ⇒ IGF-II를 분비하는 종양의 경우 저혈당 발생 가능

(2) PTH ↔ PTHrP ⇒ PTHrP를 분비하는 종양의 경우 고칼슘혈증 유발 가능

(3) Glucocorticoid ↔ mineralocorticoid ⇒ Cushing 증후군의 경우 sodium retention, potassium depletion 가능

(4) Estrogen receptor에 다소 상이한 구조의 물질들이 잘 결합함 ⇒ 환경 호르몬의 남성화 저하 작용, SERM(selective estrogen receptor modulator)등의 약제 적용

호르몬의 합성, 분비, 대사 및 운반

1. 호르몬 합성의 조절

(1) 유전자 전사 단계에서의 조절 (transcription level)

① 다른 호르몬이 결합하여 유전자 전사를 조절.

② TSH 유전자의 전사에 thyroid hormone이 영향

③ Steroid 유전자의 전사에는 자극 호르몬(ACTH, GnRH 등)과 특정 전사인자 (steroidogenic factor-1)이 영향

(2) 유전자 번역 단계에서의 조절 (translation level)

① 인슐린 : 혈중 포도당이나 아미노산의 농도에 의해 유전자 번역의 속도가 조절됨

(3) 번역 후 단계에서의 조절 (posttranslational processing)

① 비활성형인 전구체가 활성형으로 전환

② Cleavage, glycosylation 및 phosphorylation

예) POMC → ACTH, proinsulin → insulin 등

2. 호르몬 분비의 조절

(1) 과립(granule)의 형태로 호르몬이 세포막을 통과하여 분비되는 경우

① Releasing factor나 neural signal이 자극이 되어 혈류로 분비됨

② Peptide hormones (수용성)

(2) 확산을 통해 호르몬이 세포막을 통과하여 분비되는 경우

① 합성과 동시에 혈류로 분비됨

② Steroids (지용성)

3. 호르몬의 대사

(1) 호르몬의 혈중 농도를 결정하는 것은 합성/분비 속도뿐만 아니라 대사되는 속도, 즉 반감기도 포함된다.

(2) 호르몬의 반감기에 대한 이해는 호르몬 보충요법의 용법 결정에 중요하다. 예를 들어 T4는 반감기가 7일이므로 항정상태에 도달하기 위해서는 1개월 이상의 기간이 필요하지만 하루 한 번 용법으로 일정 농도를 유지할 수 있는 반면, T3는 반감기가 1일이므로 하루에 2~3회 투여가 필요하다.

(3) 대부분의 단백 호르몬은 반감기가 짧고 일중 혈중 농도의 변화가 심하므로, 1회의 혈액 채취로는 정확한 농도 결정이 어렵다.

4. 호르몬 결합단백

(1) 대부분의 호르몬은 혈중에서 결합단백과 결합한 상태로 존재, 운반되나 실제 호르몬의 작용을 나타낼 수 있는 것은 결합단백과 분리된 유리형 호르몬이다.

(2) 결합단백의 종류 : thyroid hormone ↔ TBG, albumin, TBPA; cortisol ↔ CBG; sex hormone ↔ SHBG 등

(3) 결합단백의 기능

① Hormone reservoir : 유리 호르몬의 손쉬운 분해를 억제

② 유리 호르몬의 농도 조절 : 일종의 buffer 역할

③ 특정 부위로 호르몬이 접근하지 못하게 하는 기능

(4) 실제 활성 호르몬의 농도(즉, 유리 호르몬의 농도)는 정상인데, 다른 조건에 의하여 결합단백이 증가 혹은 감소하면, 마치 호르몬 증가 혹은 감소 상태로 오진 가능

호르몬의 기능

· 크게 세 가지로 구분된다 : **성장과 분화, 항상성의 유지, 생식**

1. 성장과 분화 (growth and differentiation)

(1) 성장 유발 : GH, IGF-1, thyroid hormone

(2) 성장 억제 : 성호르몬, cortisol

2. 항상성의 유지 (maintenance of homeostasis)

· 각 대사의 조절이 하나의 호르몬에 의해 이루어지는 것은 아니지만, 가장 주된 역할을 하는 호르몬은 다음과 같다.

(1) 기초대사량의 조절 : thyroid hormone

(2) 전해질, 체액량 조절 : vasopressin, mineralocorticoid

(3) 칼슘/인 조절 : PTH

(4) 혈당 조절 : insulin

(5) Cortisol : 직접적 효과 외에도 다른 호르몬들의 작용을 원활히 하도록 함 (permissive effects)

3. 생식 (reproduction)

(1) 생식기의 분화

(2) 생식기의 성숙 (2차 성징)

(3) 임신, 수유, 육아

(4) 폐경

호르몬의 조절

1. 호르몬의 되먹이기 작용 (feedback system): 내분비기관 조절의 기본

(1) 음성 되먹이기 작용 (negative feedback)

① 호르몬의 일정한 혈중 농도를 유지하기 위하여 이 호르몬을 자극하는 호르몬의 억제 정도를 조절

eg, Hypothalamus-pituitary-target organ axis (**Figure 1-3**)

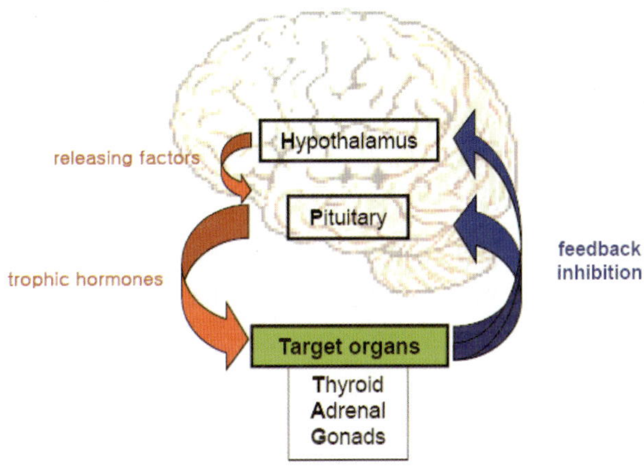

Figure 1-3 Feedback regulation of hormone secretion.
시상하부는 분비인자를 내어 뇌하수체를 자극하고, 뇌하수체는 목표장기를 자극한다. 목표장기에서 분비되는 호르몬은 뇌하수체와 시상하부의 호르몬합성을 억제한다.

(2) 양성 되먹이기 작용 (positive feedback)

예) 배란기 직전 estrogen이 증가하면 LH를 더욱 증가시켜 LH surge를 유도.

2. Paracrine and autocrine action

(1) Paracrine action : 호르몬 분비세포 주변의 세포에 작용

(2) Autocrine action : 호르몬 분비세포 자신에게 작용

3. Hormonal rhythm

(1) 호르몬의 분비는 환경에 따라 일정한 리듬을 가지는 경우가 많다.

예) 계절별 변동, 월경주기, 일중 변동, 수분에서 수시간 간격의 pulsatile secretion

내분비질환의 병리

· 내분비질환은 호르몬이 너무 많거나 혹은 너무 적거나 혹은 호르몬 내성이 생기는 경우 발생한다.

1. Hormone excess의 원인

· 내분비세포의 과증식, 호르몬분비 종양, 내분비세포 수용체가 자가면역기전으로 지속적 활성화 (Graves' disease), 호르몬 수용체의 돌연변이에 의한 지속적 활성화

2. Hormone deficiency의 원인

· 수술, 자가면역, 감염, 출혈 등에 의한 내분비세포의 파괴

3. Hormone resistance의 원인

· 수용체 혹은 그 신호전달경로의 돌연변이(매우 드물다), 수용체의 탈감작 (functional defects이므로 대부분 가역적, 제2형 당뇨병, 비만 등)

내분비 환자에의 접근법

· 내분비 기관 자체의 검진뿐만 아니라, 호르몬 과량 혹은 부족에 의한 임상상과 가족력, 약물력 등이 중요하다.

· 호르몬의 정량이 가능해지면서, 검사실 결과는 내분비 환자의 진단에 필수적 요소가 되었으며, 영상 검사는 생화학적으로 호르몬 이상이 확인된 후 시행하는 것이 원칙이다.

1. 호르몬 측정법의 종류

(1) Radioimmunoassay : IRMA가 대표적. (호르몬이 고기이고 항체가 빵인) 샌드위치를 만들듯이, 호르몬에 대한 특이항체가 붙어 있는 용기에 검체를 넣어 호르몬이 항체에 결합하게 한 후 방사성 동위원소가 결합된 또다른 특이 항체를 결합시켜 호르몬 농도를 측정. Sensitivity와 specificity가 매우 높다.

(2) Mass spectroscopy

(3) Chromatography

(4) Enzymatic method

2. 검사 방법

(1) 대부분의 호르몬은 연령과 성별에 따른 기준치가 다르기 때문에 결과의 해석에 참고

(2) 일중 변동이 심한 호르몬의 경우 24시간 소변 검체가 유용

(3) 비교적 넓은 범위의 정상 기저치를 갖는 호르몬의 경우, 정상적으로 자극이 되는가 혹은 정상적으로 억제가 되는가를 확인할 수 있는 약동적 검사(dynamic test)는 보다 많은 정보 제공

2

Disorders of the Anterior Pituitary and Hypothalamus

뇌하수체 전엽과 시상하부 질환

서론 (introduction)

- 뇌하수체는 600 mg의 작은 기관이지만, 시상하부와 함께 전신의 내분비 계통을 지휘하기 때문에 "master gland"라고도 불린다.

A. 뇌하수체의 구조와 발생

- Figure 2-1 참조.

1. 구성

(1) 전엽 : 내분비 기관 중 하나로서 조직학적으로는 구강에서 기원된 **상피 조직**으로 구성되어 있다.

(2) 후엽 : 시상하부로부터 연결된 뇌의 일부로서 조직학적으로는 **신경 조직**으로 구성되어 있다.

2. 발달

(1) 뇌하수체 전엽은 Rathke's pouch의 줄기세포에서 기원하며 일련의 전사인자와 성장인자에 의해 분화된다.

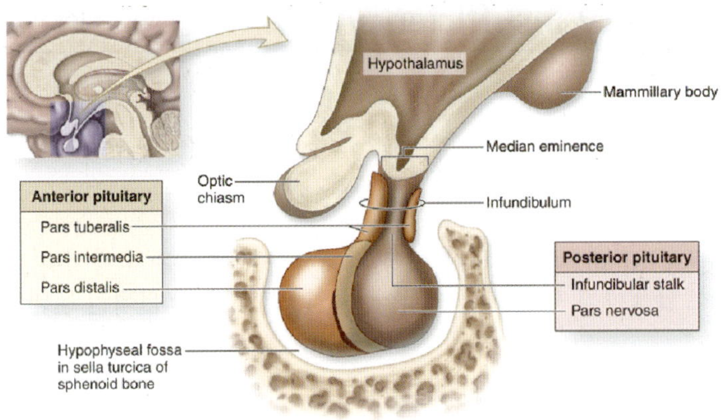

Figure 2-1
뇌하수체와 시상하부.

(2) 각 전사인자에 의한 세포 분화는 다음과 같으며, 이들의 이상은 특정 호르몬의 결핍을 초래한다.

① Pit-1, Prop-1 : somatotropes, lactotropes, thyrotropes

② SF-1, DAX-1 : gonadotropes

③ CUTE, PTX-1 : corticotropes

B. 뇌하수체 전엽 호르몬

(1) 뇌하수체 전엽 호르몬은 **시상하부에서 분비되는 specific releasing factor에 의해 대개 pulsatile하게 분비**되며, 각각의 특이 표적 장기에 작용한다.

(2) 반대로 표적장기로부터의 호르몬은 시상하부와 뇌하수체에 negative feedback을 보인다(**Table 2-1**).

Table 2-1 Anterior pituitary hormones and the related hormones

Hypothalamus	CRH	TRH	GnRH	GHRH	Dopamine*
Pituitary cell	Corticotropes	Thyrotropes	Gonadotropes	Somatotropes	Lactotropes
Trophic hormone	ACTH	TSH	LH, FSH	GH	Prolactin
Target organ	Adrenal glands	Thyroid gland	Testes, ovaries	Liver, cartilage	Breast
Target hormone	Corticosteroids	Thyroxine, triiodothyronine	Testosterone, estrogen	IGF-1	
Action	Stress response and cell homeostasis	Thermogenesis and protein synthesis	Spermatogenesis, ovulation, secondary sex characteristics	Linear and organ growth	Lactation

*Dopamine은 prolactin의 분비를 억제한다.

뇌하수체 기능부전 (pituitary insufficiency)

A. 원인 (etiology)

- 뇌하수체기능저하증(hypopituitarism)은 하나 이상의 뇌하수체 호르몬의 생성이 감소하여 발생하며, 유전적, 발생학적 원인보다는 **외상, 종양, 염증 등 후천적인 원인이 더 많다**.
- Table 2-2 참조.

Table 2-2 Causes of pituitary insufficiency.

Developmental/ structural	Transcription factor defect Pituitary dysplasia/aplasia Congenital CNS mass, encephalocele **Primary empty sella** Congenital hypothalamic disorders 예) **Kallmann syndrome**
Traumatic	**Surgical resection** **Radiation damage** Head injuries
Neoplastic	**Pituitary adenoma** Parasellar mass (meningioma, germinoma, ependymoma, glioma) Rathke's cyst **Craniopharyngioma** Hypothalamic hamartoma, gangliocytoma Pituitary metastases (breast, lung, colon cancer) Lymphoma, leukemia Meningioma
Infiltrative/ inflammatory	Hemochromatosis Lymphocytic hypophysitis Sarcoidosis Histiocytosis X Granulomatous hypophysitis
Vascular	**Pituitary apoplexy** Pregnancy-related (infarction with diabetes : postpartum necrosis)-**Sheehan syndrome** Sickle cell disease Arteritis
Infections	Fungal Parasitic Tuberculosis

B. 임상양상 (clinical manifestations)

※ 호르몬 부족의 양과 종류에 따라 결정된다.

1. 일반적 증상 및 징후

(1) 피부 긴장도 감소, 밀랍양 (waxy) 피부, 눈 및 입 주위 주름살 증가

(2) 빈혈 : 갑상선 호르몬 및 남성 호르몬 부족과 관련

(3) 신경정신 증세 : 정신작용 지연, 무감각, 망상

(4) 저혈당 경향

2. 호르몬 부족에 따른 증상 및 징후

※ 일반적으로 **GH → LH/FSH → TSH → ACTH → PRL 순**으로 호르몬 부족 현상이 나타난다.

(1) GH : 소아에서 발육 장애, **성인에서는 abnormal body composition**을 가져 온다.

(2) LH, FSH

① 남성 : 고환 위축, 성욕 감퇴, 음모소실, 근력저하

② 여성 : 무월경, 불임, 유방위축, 건성 피부, 질분비물 감소, 성욕감퇴

(3) TSH

① 추위 불내성, 건성피부, 창백, 정신작용 지연, 서맥, 쉰목소리, 변비, 성장장애

② **원발성 갑상선 기능 저하증 보다 증상이 덜하고, 갑상선종이 없다.**

(4) ACTH : 허약, 무력, 탈수, 기립성 저혈압, 오심, 구토, 저체온, **피부 탈색**

(5) Prolactin : 수유가 불가능

3. 원인 질환별 임상 특징

(1) Adult GH deficiency

① 원인 : 대개 hypothalamic 또는 pituitary somatotrope damage가 원인

② 임상양상 : ↓lean body mass, ↑visceral fat, ↑waist-to-hip ratio, hyperlipidemia, LV dysfunction, hypertension, ↓bone mineral content, ↑fracture, ↑심혈관계 사망률

③ 진단 : insulin tolerance test에서 subnormal GH response (〈3 ㎍/L)

④ 치료 : GH 투여

⑤ **GH 투여의 금기** : active neoplasm, intracranial hypertension, uncontrolled HTN, retinopathy

(2) Kallmann syndrome

① *KAL* gene defect로 발생한 **GnRH 합성의 결함**을 보이는 시상하부 질환이다.

② 임상양상 : delayed puberty, micropenis, amenorrhea 등의 **이차성징 지연**을 비롯하여, color blindness, optic atrophy, nerve deafness, anosmia, cleft palate, renal abnormality, cryptorchidism, neurologic abnormality가 동반될 수 있다.

③ 치료 : repetitive GnRH 투여

→ **뇌하수체의 발달은 정상이므로 사춘기 발달뿐만 아니라 fertility 회복도 가능**

(3) **Sheehan syndrome**

① **산후 출혈에 의한 뇌하수체의 허혈성 괴사**를 말한다.

② 임상양상 : 괴사에 의한 급성 뇌하수체기능저하에 빠지는 경우 vascular collapse가 올 수 있으나, 대개는 만성적으로 수유 불능, 무월경, 부신피질기능부전의 임상상이 나타남.

(4) **Pituitary apoplexy : "endocrine emergency"**

① **급성 뇌하수체 출혈**로 발생 : pituitary adenoma가 있는 경우 저절로 출혈하는 경우도 있고, DM, HTN, shock, postpartum (Sheehan's syndrome) 등과 연관되어 나타나는 경우도 있다.

② 임상양상 : headache, meningeal irritation d/t SAH, visual change, ophthalmoplegia

→ cardiovascular collapse, severe hypoglycemia, CNS hemorrhage

→ mental change → death

③ Pituitary CT, MRI 소견 : intratumoral/sellar hemorrhage, deviation of pituitary stalk, compression of pituitary tissue

④ **치료 : urgent surgical decompression & high-dose corticosteroid**

⑤ Sequelae : hypopituitarism이 흔하다.

(5) Empty sella syndrome

① 원인 : defects in diaphragma sellae → dural herniation → CSF filling

- 일차성 : spontaneously with/without pituitary infarction
- 이차성 : pituitary surgery 또는 방사선 치료 후 발생

② 임상양상 : 대개 정상 뇌하수체 기능을 보이나 hypopituitarism이나 두통이 발생할 수 있다.

③ 진단 : sellar MRI에서 대개 우연히 발견되며, enlarged sella turcica without pituitary gland 소견을 보인다.

C. 진단적 검사 (laboratory evaluation)

- Trophic hormone이 target hormone과 함께 저하되어 있거나, **provocative test**로 trophic hormone의 분비가 유도되지 않음을 보임으로써 뇌하수체기능저하를 진단할 수 있다.

(1) GH : insulin tolerance test (ITT), GHRH test, L-dopa test, L-arginine test

(2) Prolactin : TRH test

(3) ACTH : ITT, rapid ACTH stimulation test, CRH test, metyrapone test

(4) TSH : basal TFT, TRH test

(5) LH/FSH : basal LH, FSH, testosterone, estrogen, GnRH test

※ **Combined anterior pituitary test (일명 cocktail test) : GHRH, CRH, GnRH, TRH를 투여 (국내에서 주로 사용하는 방법은 insulin + TRH + GnRH)**

- Insulin으로 adrenal gland와 GH axis를 모두 평가할 수 있고 비용이 저렴하기 때문에 국내에서는 대부분 insulin을 사용.

D. 치료 (treatment)

(1) **Target hormone replacement** with monitoring of the levels

(2) 예외 : GH의 경우 somatotropin으로 투여, 임신을 목적으로 할 경우 sex hormone 대신 gonadotropin (hCG, menopausal gonadotropin 등)

뇌하수체 종양 (pituitary tumors)

A. 서론 (introduction)

(1) 뇌하수체 종양은 전체 두개내 종양의 10%를 차지하며, 가장 많은 조직형은 선종(adenoma)이다.

(2) 뇌하수체 호르몬 분비 종양의 빈도 :

- Lactotrope(PRL) 〉 Gonadotrope(FSH,LH) 〉 Somatotrope(GH) 〉 Corticotrope(ACTH)

(3) 대부분의 선종은 **호르몬 분비 능력이 있으며**, feedback mechanism**에 영향을 받지 않는다**.

(4) 뇌하수체 종양의 증상

① **종양 자체의 국소 압박에 의한 신경학적 증상 및 징후**

② **종양의 호르몬 분비 과다 혹은 부족으로 인한 증상**

B. 분류 (classification)

(1) Pituitary adenoma : 크기에 따라

① **직경 1 cm 미만은** microadenoma

② **직경 1 cm 이상은** macroadenoma

(2) Craniopharyngioma : 선천성, 낭포성이며 50%에서 석회화 동반

(3) 터키안 주변 종양 : optic nerve glioma, meningioma, sphenoid wing sarcoma, metastatic cancer, suprasellar germinoma

C. 증상 및 징후 (symptoms and signs)

1. 신경학적 증상 및 징후

(1) 두통은 가장 흔한 mass effect이다.

(2) Visual field defect : 시야검사 초기에는 superior temporal quadrantaopsia가 발생하고, 진행하면 양측부 반맹(**bitemporal hemianopsia**)가 발생한다.

(3) Cavernous sinus 침범시 **3,4,6번 뇌신경 장애 유발**

(4) Stalk section : PRL 분비 종양이 아니라고 하더라도 뇌하수체 종양은 pituitary stalk을 압박하여 시상하부의 PRL 억제기능을 차단한다. 따라서 **고프로락틴혈증을 유발할 수 있다**.

(5) 뇌압 상승, papilledema : rare

2. 호르몬 분비 과다에 의한 증상 및 징후

※ 해당 호르몬 part 참조

D. 진단 (diagnosis)

1. 방사선학적 검사

(1) 터키안의 측면 촬영 (**Figure 2-2, left**)

① 터키안의 직경이 1 cm 이상이면 의심

② 뇌하수체 종양은 주로 suprasellar extension을 하지만, 터키안에 장기간 압박이 가면 bone remodeling 발생

(2) Sellar MRI (**Figure 2-2, right**)

① Coronal, sagittal view with gadolinium enhancement

② 터키안 주변으로의 침범 정도 및 주변의 해부학직 구조 평가.

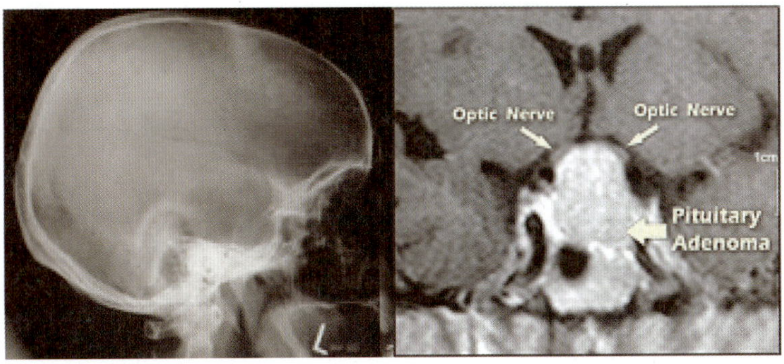

Figure 2-2
Pituitary macroadenoma.
터키안 확장의 단순 측면사진(왼쪽)과 optic nerve를 압박하고 있는 pituitary adenoma가 관찰되는 sella MRI(오른쪽)

2. 뇌하수체 기능 검사

- 기능성 종양을 시사하는 임상상이 없다고 하더라도, 뇌하수체 종양이 발견되면 호르몬 과잉 여부에 대한 선별검사를 실시하는 것이 치료 방침의 결정에 도움이 된다 (Table 2-3).

Table 2-3 Screening tests for functional pituitary adenoma.

	검사	비고
Acromegaly	Serum IGF-1	Age, gender를 matching하여 해석한다.
	Oral glucose tolerance test with GH(0, 30, 60분에 sampling)	정상인의 경우 GH이 〈1 ㎍/L로 억제되어야 한다.
Prolactinoma	원인이 될만한 약물을 배제. Serum prolactin	Prolactin level이 상승되었으면 sellar MRI 시행
Cushing's disease	24시간 소변 free cortisol	소변 수집이 정확히 되었는지 확인
	Dexamethasone(1 mg) at 11pm and fasting plasma cortisol measured at 8am	정상인은 〈5 ㎍/dL로 억제
	ACTH 측정	adrenal adenoma와 감별을 위해

E. 치료 (treatment)

1. 수술적 치료

(1) **Transsphenoidal adenomectomy (TSA)**

① 종양 제거효과가 우수하면서 개두술보다 안전하고 간편함

② 부작용

- Diabetes insipidus, hypopituitarism : 20%
- Cranial nerve damage, nasal septal perforation, visual disturbance 등

(2) Transfrontal resection : invasive suprasellar mass에서 사용

2. 방사선 치료

(1) 수술이나 약물치료의 adjuvant treatment로 주로 사용

(2) 10년 이내에 절반 이상에서 뇌하수체기능저하증 발생

3. 약물치료

(1) 분비호르몬의 종류에 따른 약물 치료

① Prolactinoma : bromocriptine

② Acromegaly : octreotide, bromocriptine

Prolactinoma

A. Prolactin의 분비 (secretion)

(1) 혈중 농도 : 10~25 μg/L

(2) 시상하부는 지속적으로 dopamine을 분비하여 PRL 분비를 억제한다.

(3) TRH는 PRL분비를 유발, thyroxine, glucocorticoid는 PRL 분비를 억제한다.

(4) 임신, 수유, 급성 스트레스 등의 자극이 PRL 분비를 유도한다.

B. 고프로락틴혈증 (hyperprolactinemia)

(1) 원인 : Table 2-4 참조.

(2) 진단

① 임상상

· 여자 : 무월경, 유루(galactorrhea), infertility

· 남자 : 성욕감퇴, visual loss

② Fasting morning PRL levels ↑ (hypothyroidism을 배제한다)

Table 2-4 Hyperprolactinemia의 원인.

Physiologic hypersecretion	**Pregnancy** **Lactation** Chest wall stimulation Sleep Stress	**Systemic disorders**	**Chronic renal failure** **Hypothyroidism** **Cirrhosis** Pseudocyesis Epileptic seizures
Hypothalamic-pituitary stalk damage	Craniopharyngioma Suprasellar mass extension Meningioma Dysgerminoma Metastasis Empty sella Lymphocytic hypophysitis **Stalk compression** Granuloma Rathke's cyst Irradiation Trauma Pituitary stalk section	**Drug-induced hypersecretion** Dopamine Rc blocker	Chlorpromazine perphenazine Haloperidol **Thioxanthenes** **Metoclopramide**
		Dopamine synthesis inhibitors	α-Methyldopa
		Catecholamine depletors	Reserpine
		Opiates	
Pituitary secretion	**Prolactinoma** **Acromegaly**	H_2 antagonists	**Cimetidine, ranitidine**
		Imipramine	**Amitriptyline**, amoxa-pine
		Serotonin-reuptake inhibitors	Fluoxetine
		Calcium channel blockers	**Verapamil**
		Hormones	**Estrogen**, antiandrogens

C. 치료 (treatment)

※ **Medical treatment가 choice.**

1. 미세선종

(1) 약 5% 정도에서만 거대선종으로 진행하므로, 증상이 심하지 않고 임신을 원하지 않는 경우는 주기적인 F/U만 하면 된다.

(2) 약물치료

① **Bromocriptine** : 70%의 환자에서 PRL level이 정상화되고, 규칙적인 월경 회복, 40%의 환자에서 50% 이상의 종양 크기 감소

② Cabergoline : bromocriptine 저항성을 보이는 경우에 이용될 수 있다.

(3) 수술적 치료(TSA) : 약물치료에 intolerable할 경우 시행, 80%에서 완치

2. 거대선종

(1) 약물 치료 : 시야 장애, 두통 등의 mass effect가 있어도 **initial treatment는 약물 치료**로 한다.

(2) **수술적 치료**

① **적응증 (transsphenoidal surgery 혹은 craniotomy)**

- Bromocriptine 치료 후에도 serum prolactin 농도가 감소하지 않거나 hyperprolactinemia 또는 adenoma에 의한 증상(eg, visual defect)이 지속되는 경우
- Bromocriptine에 반응이 있지만 임신을 원하는 경우 : bromocriptine을 중단하면 임신 기간 중 adenoma의 크기가 커진다.
- Bromocriptine에 intolerant한 경우
- Large cystic or hemorrhagic component를 가지는 tumor

② 수술 후에도 장기간 bromocriptine 치료를 요한다. 완전 절제가 어렵기 때문.

(3) 방사선 치료 : 약물이나 수술에 반응하지 않는 aggressive tumor에서만 시행

Acromegaly

A. Growth hormone

(1) Growth hormone의 분비

① Pulsatile secretion, half life는 약 20~30분 → single GH 측정은 임상적 의미가 없다. 자극 검사 혹은 억제 검사로 병적 상태 진단

② 생리적 증가 요인 : 수면, 운동, 스트레스, 외상, sepsis (잠 잘자고 운동해야 키 큰다는 어른들 말씀이 맞습니다..)

③ 분비 억제 요인 : 고령, 고혈당, 지방산, somatostatin, dopamine blocker

(2) Growth hormone의 작용

① Induces protein synthesis, nitrogen retention

② Impairs glucose tolerance by antagonizing insulin action

③ Stimulates lipolysis

④ ↑ Lean body mass

⑤ ↑ Na, K, water, inorganic phosphate

⑥ Linear bone growth

B. 임상양상 (clinical manifestations)

(1) 75% 이상이 **거대선종**이다.

(2) Pituitary adenoma 중 **2번째로 흔하다**.

(3) Growth hormone-producing tumor**로 인한 뼈, 연조직의 과성장**을 특징으로 하는 만성 질환

① **Acral bony overgrowth** : ↑hand, foot size, frontal bossing, prognathism

② **Soft tissue swelling** : ↑heel pad thickness, large flashy nose, carpal tunnel syndrome

③ **Skin tag**

④ **Colon polyp, colonic malignancy risk↑**

(4) GH에 의한 대사적 이상으로 인하여 (인슐린 저항성, 고혈압 등) 심혈관 질환의 위험 증가 : coronary artery disease, LV dysfunction

(5) 기타 : 과도한 발한, 성욕감퇴, 생리불순, 관절염, 요통, 시야변화 등이 동반된다.

C. 검사실 소견 (laboratory findings)

(1) **당대사 이상** : 80%에서 인슐린 저항성을 보이며, 25%에서 당뇨병 발생

(2) 혈청 인의 상승 : 신세관에서 인의 재흡수 증가

(3) 고칼슘혈증

① 1,25-$(OH)_2D$의 증가에 의함

② **MEN type I (pituitary tumor, hyperparathyroidism, pancreatic islet cell tumor)을 의심해야 한다.**

(4) 고프로락틴혈증

① 약 1/4에서 동반.

② Pituitary stalk이 눌려서 증가. 하지만 종양 자체에서 분비되는 경우도 있음.

D. 영상 소견 (imaging studies)

(1) **터키안의 확장, pituitary tumor on sella MRI**

(2) **전두동, 상악동 확장, 하악증대 (Figure 2-3, left)**

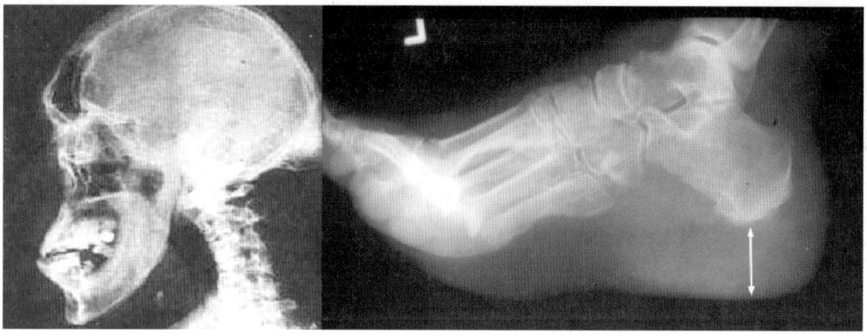

Figure 2-3 Left : **acromegaly 환자의 skull X-ray.** Frontal bossing, prognathism등 전형적인 소견을 보인다.
Right : **acromegaly 환자에서의 heel pad 증가 소견**(화살표).

(3) **Distal phalanx의 arrowhead tufting**

(4) **발꿈치 연조직 두께 증가** (정상 < 22 mm) (**Figure 2-3, right**)

E. 진단 (diagnosis)

(1) 선별검사 : 공복시 기저 혈청 성장호르몬의 반복적 상승, **insulin-like growth factor-1(IGF-1, somatomedin-C)**의 상승

(2) **확진검사 : 경구당부하검사 (75 g oral glucose tolerance test)**

- 2시간 이내에 1 ㎍/L 미만으로 억제되지 않으면 진단

(3) **Paradoxical response** : paradoxical increase of GH by **glucose, TRH or GnRH**

F. 치료 (treatment)

(1) **수술적 제거 : 일차적 치료법**

① **수술방법 - transsphenoidal adenomectomy (TSA)가 표준적 치료**

② 완치율

- Microadenoma (70%), macroadenoma (<50%)
- Macroadenoma는 대개 adjuvant medical treatment가 필요하다.

③ GH level은 수술 1시간 내에 정상화되고, IGF-1 level은 3~4일내에 정상화된다.

④ 부작용 : hypopituitarism

(2) 약물치료

① Octreotide (somatostatin analogue)

· **적응증**

(a) 수술전 종양 크기 감소를 위해

(b) 수술 후 잔여 종양에 대한 adjuvant therapy

(c) 증상의 즉각 호전을 위해

(d) 수술을 거부하거나 실패한 경우

· 효과

- GH, IGF-1는 60~70%에서 정상화

- 수일~수주 내에 soft tissue swelling, 두통이 호전됨

- 40%에서 종양 크기↓

· Long-acting somatostatin : sandostatin-LAR, lanreotide

② Dopamine agonist (bromocriptine, cabergoline) : 중등도의 치료 효과를 보임

③ GH antagonist : GH analogue인 pegvisomant은 GH Rc. blocker로서 GH의 작용을 억제

(3) 방사선 치료

① 거대 선종으로 수술 후 재발한 환자에서 내과적 치료를 받을 수 없거나 반응하지 않는 환자에서 adjuvant treatment로 사용됨.

② GH level과 종양 크기의 감소 효과가 있다.

③ 대부분 hypopituitarism을 초래한다.

G. 예후 (prognosis)

(1) 사망률 : **일반인에 비하여 약 3배 증가.**

(2) 주요 사인 : **cardiovascular, cerebrovascular disorder, malignancy, respiratory disease**

기타 뇌하수체 전엽 호르몬 분비 종양

(1) ACTH-producing tumor (Cushing's disease) : Chapter 4. Adrenal gland 참조

(2) TSH-producing tumor : Chapter 5. Thyroid gland 참조

(3) Gonadotropin-producing tumor : 대부분 non-functioning tumor로 발현

비기능성 뇌하수체 종양

1. 임상양상 (clinical manifestations)

(1) **뇌하수체 종양 중 가장 흔하다.**

(2) 호르몬 상승에 의한 증상이 없기 때문에 진단이 늦고, 따라서 진단 당시 대부분 macroadenoma이다.

(3) 일반적으로는 다른 이유로 brain MRI를 찍다가 우연히 발견되거나, tumor의 mass effect (optic chiasm compression, headache 등)에 의한 증상으로 발견된다.

(4) 병리학적으로는 대부분 gonadotropes임에도 불구하고, Gonadotropin의 hypersecretion에 의한 증상보다는 오히려 종양의 주변 부위 압박 및 PRL의 상승에 의한 hypo-gonadism이 더 흔히 나타난다.

2. 검사실 소견 (laboratory findings)

(1) 검사 목적

① 임상적으로 발현되지 않은 호르몬 과분비 여부를 진단하기 위해

② 뇌하수체 기능저하증 여부를 진단하기 위해

(2) 단순히 gonadotropin이 증가한 소견만으로는 normal aging, menopause 등과 감별이 어렵다. TRH 자극에 의해 LH β-subunit이 증가하기도 하지만, 비기능성 종양의 세포학적 진단은 면역조직화학염색이 가장 확실함.

3. 치료 (treatment)

(1) **증상(local tumor effects)이 없거나 생길 가능성이 적으면 MRI F/U only**

(2) 증상이 있으면 TSA

(3) 뇌하수체 기능저하증이 동반되었을 경우 target hormone replacement

3

Disorders of the Neurohypophysis

신경뇌하수체 질환

서론 (introduction)

A. 신경 뇌하수체 (neurohypophysis)

1. 정의

(1) Posterior pituitary gland와 동의어

(2) 시상하부의 **supraoptic, paraventricular nuclei**에서 기원하는 axon에 의해 형성

2. 분비 호르몬

(1) **Arginine vasopressin (AVP)**

① **Antidiuretic hormone (ADH)**와 동의어

② Renal tubule에 작용하여 소변을 농축시키는 역할을 한다.

③ **분비/작용 감소** : 희석뇨가 다량 나오는 **요붕증** 발생

④ **과분비** : 수분 흡수를 촉진시켜 **hyponatremia** 발생

(2) **Oxytocin** : 유두의 sucking에 반응하여 분비되어 출산후 모유 분비를 자극한다.

B. Arginine vasopressin (AVP)

1. 구조와 작용 (structure and action)

(1) 구조 : disulfide ring과 tripeptide로 구성된 nonapeptide

(2) 기능

① **신장의 수분 재흡수** : distal tubule과 medullary collecting duct의 수분 투과성을 촉진.

② **요농축** : 혈중 vasopressin 농도에 비례해서 1200 mOsm/kg까지 농축 가능

2. 합성과 분비 (synthesis and secretion)

(1) 합성

① AVP, neurophysin, copeptin을 포함한 polypeptide precursor에서 processing, folding을 거쳐, neurosecretory vesicle을 형성한다.

② Vesicle이 axon으로 이동되면서 AVP로 만들어지고, 저장된다.

(2) 분비

① 체액의 **effective osmotic pressure**에 의해 결정된다.

· Through osmoreceptor

· **Urea, glucose는 osmoreceptor를 자극하지 못한다.**

· Set point

- Osmolality : 280 mOsm/kg, sodium : 135 mEq/L
- 약 2~4%만 변화해도 민감하게 반응한다.
- 임신, 월경주기, blood volume의 변화에 따라 변할 수 있다.

② Acute changes in blood volume or pressure

③ 기타 (nonosmotic stimuli)

· **Nausea**

· Acute hypoglycemia

· **Glucocorticoid deficiency**

· Smoking

· Hyperangiotensinemia

3. 대사 (metabolism)

(1) 빠른 시간 내에 extracellular fluid로 확산된다.

(2) 반감기는 10~30분 정도로 간과 신장에서 분해되며, 임신시에는 분해능이 증가한다.

C. 갈증 (thirst)

(1) Osmoreceptor와 같이 sodium, other effective solute의 농도에 반응하여 작동하지만, threshold가 5% 정도 높다.

(2) 즉, 체액의 osmolality가 증가하면, AVP 분비 증가가 먼저 일어나고 그 한계를 넘어서면 갈증에 의한 수분 섭취가 일어난다.

Vasopressin 분비/작용의 결핍

A. 요붕증 (diabetes insipidus, DI)

1. 정의

(1) AVP의 분비 또는 작용이 감소하여 **다량의 희석뇨와 hypernatremia**를 특징으로 하는 질환이다.

(2) 대개 **24시간 소변량 〉50 mL/kg BWt**이고, **plasma osmolality는 300 mOsm/kg 이상**이다.

2. 원인

(1) Primary DI (=neurohypophyseal DI, pituitary DI, central DI)

① 신경뇌하수체의 비가역적 파괴에 의해 발생함.

② 뇌하수체 및 주변의 병변, 외상, 선천성 기형, 유전적 결함 등의 여러 원인이 있으나 반 정도가 원인 미상이다.

(2) Secondary DI (=primary polydipsia)

① Excessive fluid intake에 따른 이차적인 AVP secretion 감소를 말한다

② Dipsogenic : thirst mechanism의 이상으로 thirst를 느끼는 set point가 낮게 유지되는 경우를 말한다. 원인 미상인 경우도 많으나, neurosarcoid, tuberculous meningitis, multiple sclerosis등에서 발생할 수 있다.

③ Psychogenic : 갈증과 상관없이 psychosis의 특징으로 물을 많이 먹는 것

④ Iatrogenic : 의사나 대중매체의 권고에 의해 물을 의도적으로 많이 먹는 경우

(3) Nephrogenic DI

① AVP의 신장에서의 작용이 저해되는 경우로 genetic, acquired, drug 등에 의해 발생한다.

② 원인

(a) **Drugs : lithium, demeclocycline**

(b) **Metabolic : hypercalcemia, hypokalemia**

(c) **Urinary tract obstruction**

(d) **Genetic** : AVP receptor-2 gene (XR), aquaporin-2 gene (AD or AR)

(e) **Polyuria 자체** : 신수질의 osmolality gradient의 감소를 초래

3. 병태생리 (pathophysiology)

(1) AVP의 분비 또는 작용이 80~85% 미만으로 감소하면 요농축이 정지되고 요량이 증가한다.

(2) Primary DI

① Body water가 약 1~2% 감소하고 plasma osmolality와 plasma sodium이 상승

② Osmolality와 plasma sodium이 상승하면 갈증에 의하여 물을 마시게 된다.

(3) 따라서, **갈증 기전에 이상이 있거나 물을 마실 수 없는 다른 원인이 있지 않는 한 dehydration은 뚜렷하게 나타나지 않는다.**

4. 증상과 진단

(1) 증상 : **polyuria, polydipsia without dehydration**

(2) 검사실 소견 : **24시간 소변량 〉 50 mL/kg, plasma Osm 〉 300 mmol/kg H_2O**

(3) 감별진단 : 상기 증상과 검사실 소견으로 DI가 의심되면 fluid deprivation test를 시행한다.

(4) **Fluid deprivation test**

① 방법 : 아침부터 수분 섭취를 제한하면서 plasma Osm/Na, urine volume/Osm, body weight를 측정한다.

② 해석 (Table 3-1)

- **Plasma osmolality가 정상 이상으로 증가하거나 체중이 5% 이상 감소하는데도, urine concentration (Uosm〉300 mOsm/kg, SG〉1.010)이 발생하지 않으면 pituitary or nephrogenic DI이다.**
- **DDAVP(desmopressin)을 투여하여 urine Osm이 50% 이상 증가하면 AVP 부족, 즉 pituitary DI이며 DDAVP에 반응 없으면 nephrogenic DI이다.**

③ 금기 : dehydrated patients 이외에는 시행 가능

5. 치료

(1) **Pituitary DI : DDAVP, chlorpropamide**

(2) **Nephrogenic DI : adequate hydration, low-salt diet, thiazide**, amiloride, PG inhibitor (indomethacin 등)

(3) Primary polydipsia : no effective treatment

Table 3-1 요붕증의 감별진단.

	Urine Osm	Water deprivation 시 urine Osm	Pitressin 투여 시 urine Osm
Normal	Normal	↑	≤ 5%↑
Primary polydipsia	↓	↑	〈 9%↑
Complete central DI	↓	No change	↑ (50% 이상)
Partial central DI	↓	No change	↑ (9~50%)
Nephrogenic DI	↓	No change	No change

B. Adipsic hypernatremia (osmoreceptor dysfunction)

(1) 정의 : **osmotic stimulus에 대한 AVP 반응의 부족**으로 인한 만성, 반복적 탈수

(2) 원인

① **Hypothalamic osmoreceptor의 무형성 또는 파괴** : hyperosmolar state에서도 **갈증과 AVP 상승이 없다.**

② 다른 자극에 의한 AVP 분비는 정상

③ Brain MR : normal bright spot of posterior pituitary (뇌하수체 자체는 정상)

(3) 임상양상

① Hypernatremia/hypovolemia의 정도는 다양하며, 그 정도에 따라 tachycardia, postural hypotension, azotemia, hyperuricemia, hypokalemia 등이 발생한다 (**dehydration이 발생한다는 점이 DI와 다른 점이다**).

② Muscle weakness, pain, rhabdomyolysis, hyperglycemia, hyperlipidemia, and acute renal failure 등이 발생할 수 있다.

(4) 치료

① Oral hydration or half saline IV if drowsy

② Rehydration 도중에 DI가 생기면 DDAVP를 함께 투여한다.

Vasopressin 분비/작용의 과잉 : hyponatremia

A. 서론 (introduction)

(1) **비정상적인 AVP의 과다 분비 또는 활성 → urine volume 감소, highly concentrated urine**

(2) 동반되는 fluid 섭취의 감소가 없으면, **plasma Na와 osmolality의 감소** 발생.

B. Syndrome of inappropriate ADH secretion (SIADH)

1. 임상양상 (Type IIIB)

(1) **Euvolemia(no edema) 상태. Serum osmolality & [Na^+] 모두 감소**

(2) 수일 이상에 걸쳐 발생한 hyponatremia는 증상을 잘 일으키지 않는다.

(3) Acute hyponatremia는 water intoxication을 일으켜 mild headache, confusion, anorexia, nausea, vomiting, coma, convulsion 등을 일으킬 수 있다.

(4) **심질환, 간질환, 갑상선 기능저하증, 저코르티솔혈증, 신부전이 없어야 한다.**

(5) **요삼투압 〉 혈장삼투압**

(6) **혈장 AVP는 Posm에 비해 부적절하게 상승되어 있다.**

(7) 수분 부하 검사 결과 : 정상 수분 배설보다 낮은 수치를 보이고 Uosm은 100 mOsm/kg 이상

2. SIADH의 원인 (etiology)

· Table 3-2 참조.

3. SIADH의 치료 (treatment)

※ 신장학 Chapter 3 참조.

(1) **Water restriction : water intake 〈 insensible loss + urinary output**

(2) **Hypertonic saline (3%) : 신경학적 증상이 있을 때**

Table 3-2 Causes of Syndrome of Inappropriate Antidiuretic Hormone (SIADH).

Carcinomas	**Lung (SCLC)** Duodenum Pancreas Ovary Bladder, ureter	**Infections**	**Pneumonia**, bacterial or viral Abscess, lung or brain Cavitation (aspergillosis) TB, lung or brain Meningitis, bacterial or viral Encephalitis AIDS
Other neoplasms	Thymoma Mesothelioma Bronchial adenoma Carcinoid Gangliocytoma Ewing's sarcoma	**Neurologic**	Guillain-Barre syndrome Multiple sclerosis Delirium tremens Amyotrophic lateral sclerosis Hydrocephalus Psychosis Peripheral neuropathy Congenital malformation Agenesis corpus callosum Cleft lip/palate
Head trauma		**Vascular**	Cerebrovascular occlusions, hemorrhage Cavernous sinus thrombosis
Metabolic	Acute intermittent porphyria Asthma Pneumothorax Positive-pressure respiration	**Drugs**	vasopressin, **chlorpropamide** oxytocin, carbamazepine tricyclic antidepressants serotonin reuptake inhibitors

* 주의 : **너무 빨리 교정하면 central pontine myelinolysis의 위험**

(3) Chronic SIADH : demeclocycline, fludrocortisone

C. Other types of hyponatremia

(1) Type I (CHF, LC, nephrotic syndrome) : hypervolemic

(2) Type II (renal and extrarenal volume loss) : hypovolemic

(3) **Type IIIA (adrenal insufficiency, hypothyroidism) : euvolemic**

⇒ euvolemic hyponatremia때에는 먼저 adrenal insufficiency와 hypothyroidism을 배제한 후 SIADH를 진단한다. 즉 **rapid ACTH test, TFT 시행**

4

Disorders of the Adrenal Gland

부신 질환

서론 (introduction)

A. 해부학 (anatomy)

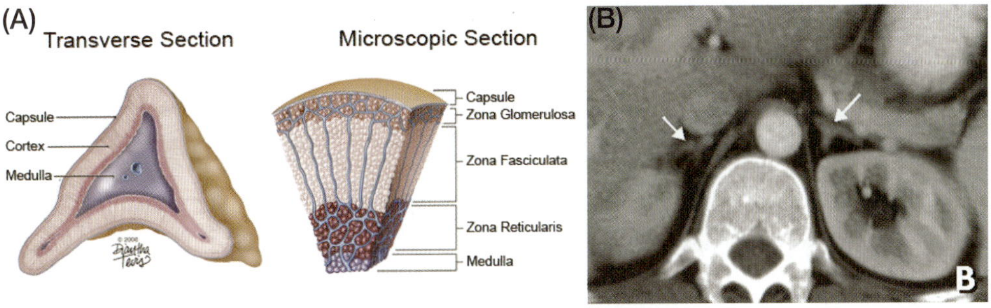

Figure 4-1 Adrenal gland. A. 부신은 피질 (cortex)과 수질(medulla)로 이루어져 있다. 피질은 다시 zona glomerulosa, zona fasciculata, zona reticularis로 구분된다. B. CT에서 adrenal gland는 Y자를 뒤집어 놓은 모양으로 paravertebral retroperitoneum 바로 앞, kidney 바로 위에서 관찰된다 (화살표).

B. 부신 분비 호르몬

1. 피질 : 3가지 종류의 steroid

- Table 4-1, Figure 4-2 참조.

2. 수질 : catecholamines

Table 4-1 부신 피질에서 생성되는 스테로이드 호르몬.

Steroids	생성장소	최종산물	Endocrine axis
Mineralocorticoid	zona glomerulosa	Aldosterone	R-A-A
Glucocorticoid	zona fasciculata	Cortisol	H-P-A
Androgen	zona reticularis	Testosterone	H-P-A

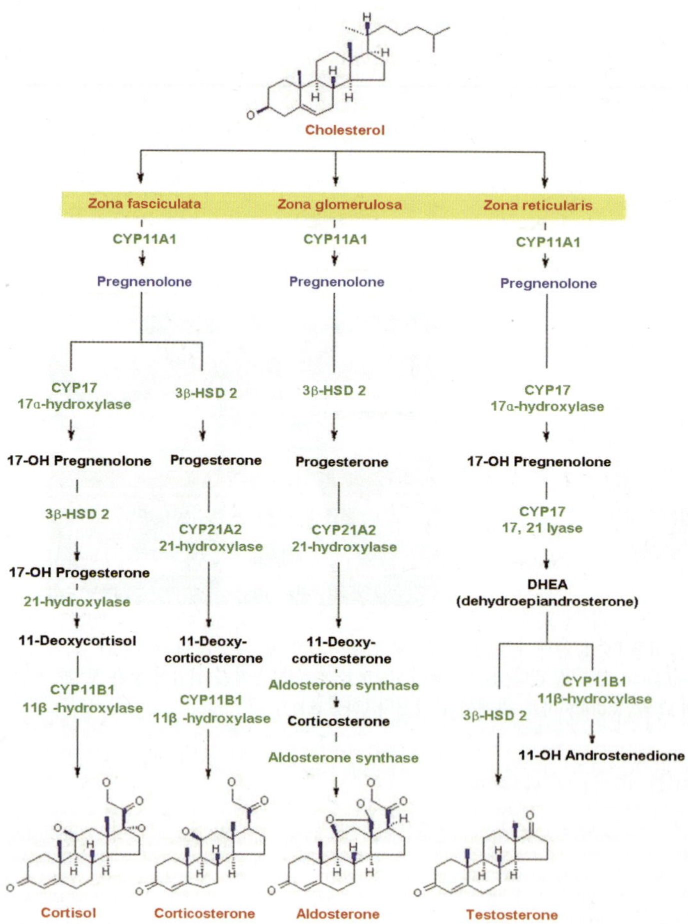

Figure 4-2
Biosynthesis of adrenal steroids.

C. Cortisol 생성과 H-P-A axis의 feedback

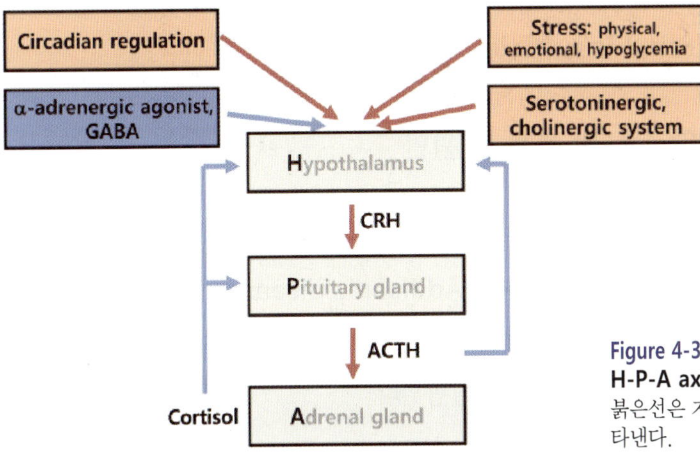

Figure 4-3
H-P-A axis와 cortisol 생성.
붉은선은 자극 효과를, 파란선은 억제효과를 나타낸다.

D. Aldosterone 생성과 R-A-A axis의 feedback

1. Aldosterone이 다른 부신피질 호르몬과 다른 점

- Aldosterone은 cortisol, androgen과 마찬가지로 부신 피질에서 생성되지만, 그 조절은 뇌하수체가 아닌 angiotensin II가 주로 담당한다. 그러나 ACTH에 의해서도 영향을 받는다.

2. R-A-A axis

(1) **R**enin : 신장의 juxtaglomerular cell에서 분비되며, 자극인자는 다음과 같다.

① Glomerular afferent arteriole의 flow 감소가 가장 중요, 즉 effective circulating volume이 감소하면 이에 대한 보상기전으로 renin이 분비됨

② 기타: catecholamines, ANP, low [Na^+] in distal convoluted tubule

(2) **A**ngiotensin I & II

① 생성 : angiotensinogen은 renin에 의해 angiotensin I으로, angiotensin I은 ACE에 의해 angiotensin II로 변환됨

② Angiotensin II : 강력한 vasoconstrictor인 동시에 aldosterone의 생성을 자극

(3) **A**ldosterone : 신장의 ENaC channel에 작용하여 sodium reabsorption을 촉진

Cortisol 기능 이상

A. 부신기능 저하증 (adrenal insufficiency)

1. Chronic adrenal insufficiency의 분류 및 원인

※ Table 4-2 참조.

(1) **Primary adrenocortical insufficiency (Addison's disease)**

① **Adrenal gland 자체의 손상**으로 인한 부신피질의 hypofunction

② 부신피질에서 생성되는 호르몬이 모두 결핍된다.

③ Feedback 기전으로 ACTH는 증가

④ Autoimmune destruction, 부신결핵, 악성종양 침윤, 부신 출혈 등이 원인

(2) **Secondary adrenocortical insufficiency**

① **ACTH 감소**로 인한 부신피질의 hypofunction (2개월 이상 ACTH가 감소하면 부신피질의 위축 초래)

② Aldosterone, androgen의 분비는 유지된다.

③ **가장 흔한 원인은 steroid 사용**으로 인한 negative feedback으로 ACTH 분비 감소 (=의인성 쿠싱증후군, iatrogenic Cushing's syndrome)

④ **임상에서 접하는 대부분의 부신기능저하증은 이차성 기능저하증이다.**

Table 4-2 Primary vs. Secondary Adrenocortical Insufficiency.

Type of adrenal insufficiency	Primary	Secondary
Cortisol	↓	↓
Aldosterone	↓	정상 (R-A-A axis는 보존)
ACTH	↑	↓
Hyperpigmentation	+ (ACTH 때문)	−
Adrenal gland 변화	파괴 혹은 hypertrophy (ACTH 때문)	Atrophy
Common causes	Autoimmune, Tb, CAH, etc.	Exogenous steroid (m/c)

2. Acute adrenal insufficiency의 원인

(1) **장기간 steroid 복용하다 갑자기 중단 (m/c)**

(2) **Adrenal crisis** : chronic adrenal insufficiency가 심하게 악화되는 것.

※ **유발인자** : infection, surgery, trauma, G-I upsets 등 각종 stress

(3) **Bilateral hemorrhagic destruction**

· *Pseudomonas* infection, meningococcemia (Waterhouse-Friderichsen syndrome)

(4) Drugs

① Steroid 생합성을 억제 : mitotane, ketoconazole

② Steroid 대사를 항진 : phenytoin, rifampin

3. 임상양상 (clinical manifestations)

(1) 증상 (symptoms)

① **Asthenia (weakness)** : "cardinal symptom" ... 쉽게 피로

② **Weight loss**

③ Salt craving('짠 것을 찾음') : primary insufficiency의 경우 mineralocorticoid 부족으로 체액 감소

④ **G-I symptoms** : anorexia, **nausea, vomiting**, abdominal pain, diarrhea, constipation

⑤ Adrenal crisis의 경우 기존의 증상이 심해질 뿐만 아니라 발열, 의식 악화도 동반될 수 있다.

⑥ Cushingoid feature : 외부의 steroid 투여에 의한 secondary insufficiency의 경우, 임상 양상은 오히려 쿠싱증후군처럼 나타날 수 있다.

(2) 징후 (signs)

① Arterial **hypotension** : primary insufficiency의 경우, 체액감소에 기인함

② **Hyperpigmentation**

· 팔꿈치, 손바닥, 유두, 구강 점막 등에 갈색 색소 침착이 관찰됨

· ACTH 증가에 의한 현상이므로 **primary adrenal insufficiency에서만 나타남**

(3) 검사소견 (laboratory findings)

① **Mineralocorticoid hypofunction에 따른 소견 (primary insufficiency)**

- **Hyponatremia** : salt losing
- **Metabolic acidosis**
- **Hyperkalemia** → acidosis에 의한 영향도

② 기타

- **Hypoglycemia** ∵ cortisol : glucose level을 상승시키는 counter-regulatory hormone
- Anemia : normocytic
- Relative lymphocytosis, eosinophilia

4. 진단 (diagnosis)

(1) **Rapid ACTH stimulation test**

① 방법 : **ACTH** (cosyntropin 250 ㎍) IV/IM 직전과 **30, 60분 후 혈중 cortisol level 측정**

② 원리 : ACTH 자극에 의해 부신이 cortisol을 분비할 능력이 남아 있는가를 보기 위한 것

→ **'adrenal gland reservoir'를 측정하는 검사법**

③ 정상 반응 : **측정한 cortisol 값 중 어느 하나라도 18 ㎍/dL 이상이면 정상반응으로 간주.**

- 과거에는 기저값에 비한 증가치도 기준의 하나로 삼았으나 현재는 이용되지 않는다.
- 정상반응의 기준은 검사의 민감도와 특이도의 수준에 따라 차이가 날 수 있다.

④ **Primary insufficiency의 경우에는 aldosterone의 반응도 소실되나, secondary insufficiency의 경우에는 최소 140 pmol/L까지 증가, 즉 정상반응한다.**

⑤ 제한점

- Secondary insufficiency는 발생 2개월 이내는 부신이 atrophy에 빠지지 않아서, 정상으로 결과가 나올 수 있다.
- **결국 부신의 reservoir 뿐만 아니라 H-P-A axis를 제대로 평가하려면 insulin-induced hypoglycemic test로 확인해야 한다.**

(2) **Insulin-induced hypoglycemic test**

① 방법 : insulin (0.1u/kg) IV로 저혈당을 유발했을 때 혈중 cortisol level 측정

② 원리 : 저혈당이라는 stress 상황에서 H-P-A axis가 온전하게 작동하는지, 즉 정상적으로 ACTH가 자극되며 이에 대해 적절하게 부신에서 cortisol이 분비되는지를 보기 위한 것

③ 해석 : **정상이 아니면 "H-P-A axis 중 어딘가 이상이 있다"**는 의미

5. 치료 (treatment)

(1) Primary adrenal insufficiency **: glucocorticoid + mineralocorticoid 보충**

(2) Secondary adrenal insufficiency **: glucocorticoid 보충** (mineralocorticoid function은 정상)

(3) Acute adrenal insufficiency 치료

① **N/S + 5% glucose infusion** (D_5S라는 제제가 있다) : 체액 결핍과 저혈당 교정

② **Hydrocortisone IV** - rapid acting glucocorticoid

③ **유발 인자 교정**

④ **혈압 유지**

B. 쿠싱증후군 (Cushing's syndrome)

· Glucocorticoid excess로 인한 truncal obesity, hypertension, fatigability, weakness, sexual dysfunction 등의 임상상을 보이는 임상증후군.

1. 분류 (classification, Figure 4-4)

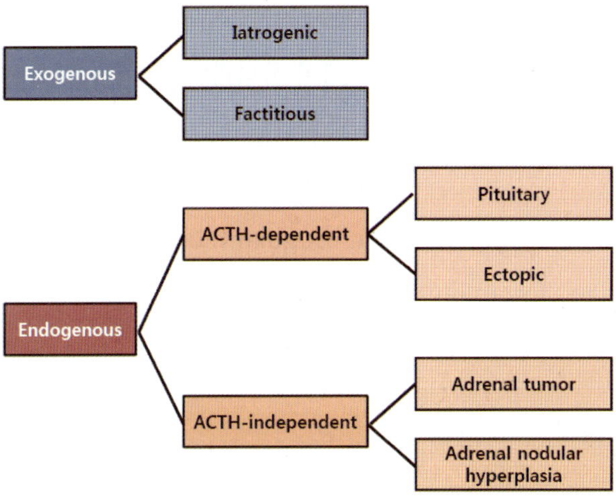

Figure 4-4
Classification of Cushing's Syndrome.

2. 원인 (etiology)

(1) **Exogenous, iatrogenic cause**

① **장기간의 steroid 사용이 가장 흔한 원인**

② 임상상은 쿠싱증후군이지만 실제 physiology는 **부신피질 기능저하증의 상태**라고 할 수 있다.

(2) Endogenous

① Adrenal hyperplasia : 만성적인 ACTH의 증가에 기인

- Pituitary adenoma (Cushing's disease)
- Ectopic ACTH/CRH-producing tumor : lung cancer(SCLC), thymic carcinoid, pancreatic cancer, bronchial adenoma 등

② Adrenal neoplasm (20~25%) : adrenal adenoma, adrenal carcinoma

③ Adrenal nodular hyperplasia : macronodular hyperplasia, micronodular hyperplasia

3. 임상양상 (clinical manifestations)

(1) 증상 및 징후 (symptoms & signs)

① **Truncal (centripetal) obesity** (Figure 4-5)

- **Weight gain**
- **몸통은 비대해지고 팔다리는 가늘어짐**
- **비정상적인 adipose tissue deposition : "moon face", "buffalo hump"**
- **자주색 선조 (striae) 동반**

cf. 임신이나 단순 비만에서 보이는 striae는 자주색이 아니라 살색임.

② **Fatigability, weakness**

③ **Hypertension**

④ **Sexual abnormalities** : hirsutism, amenorrhea, irregular menstruation

⑤ Personality/emotional change : irritability, depression, confusion, psychosis

⑥ **Easy bruisability**, ecchymoses

⑦ Edema

⑧ Proximal myopathy

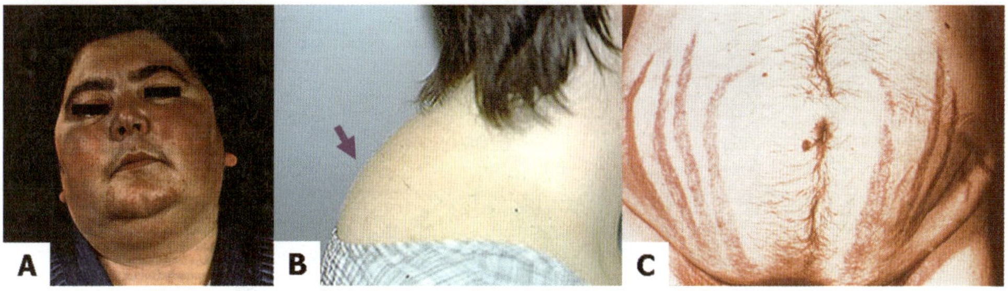

Figure 4-5 **Cushing's syndrome.**
(A) Moon face (B) Buffalo hump (C) Abdominal striae

(2) 검사소견 (laboratory findings)

① **Hyperglycemia** : hepatic gluconeogenesis↑, insulin resistance↑, insulin secretion ↓

② **Osteoporosis, pathological fracture**

③ **Lymphopenia with neutrophilia**

④ **Metabolic alkalosis + hypokalemia** : ectopic ACTH syndrome에서 두드러진다.

4. 진단 (diagnosis)

※ Table 4-4, Figure 4-6 참조.

(1) 선별 검사 (initial screening test) → (+) 이면 "Cushing's syndrome **시사**"

① **Overnight dexamethasone suppression test**

- 방법 : dexamethasone 1 mg을 midnight에 투여
- 양성 기준 : 8시간 뒤 (8am) plasma cortisol 〉 5 ㎍/dL

② **24h urine cortisol 〉 50 ㎍/day**

(2) **확진 검사** (definitive diagnosis) → (+) 이면 "Cushing's syndrome **진단**"

: **Low-dose dexamethasone suppression test**

- 방법 : **dexamethasone 0.5 mg**씩 6 h마다 48 h 동안 투여
- 양성 기준 : 투약 24 h째부터 모은 24 h urinary cortisol 〉10 ㎍/day 혹은 48 h째 측정한 plasma cortisol 〉5 ㎍/dL

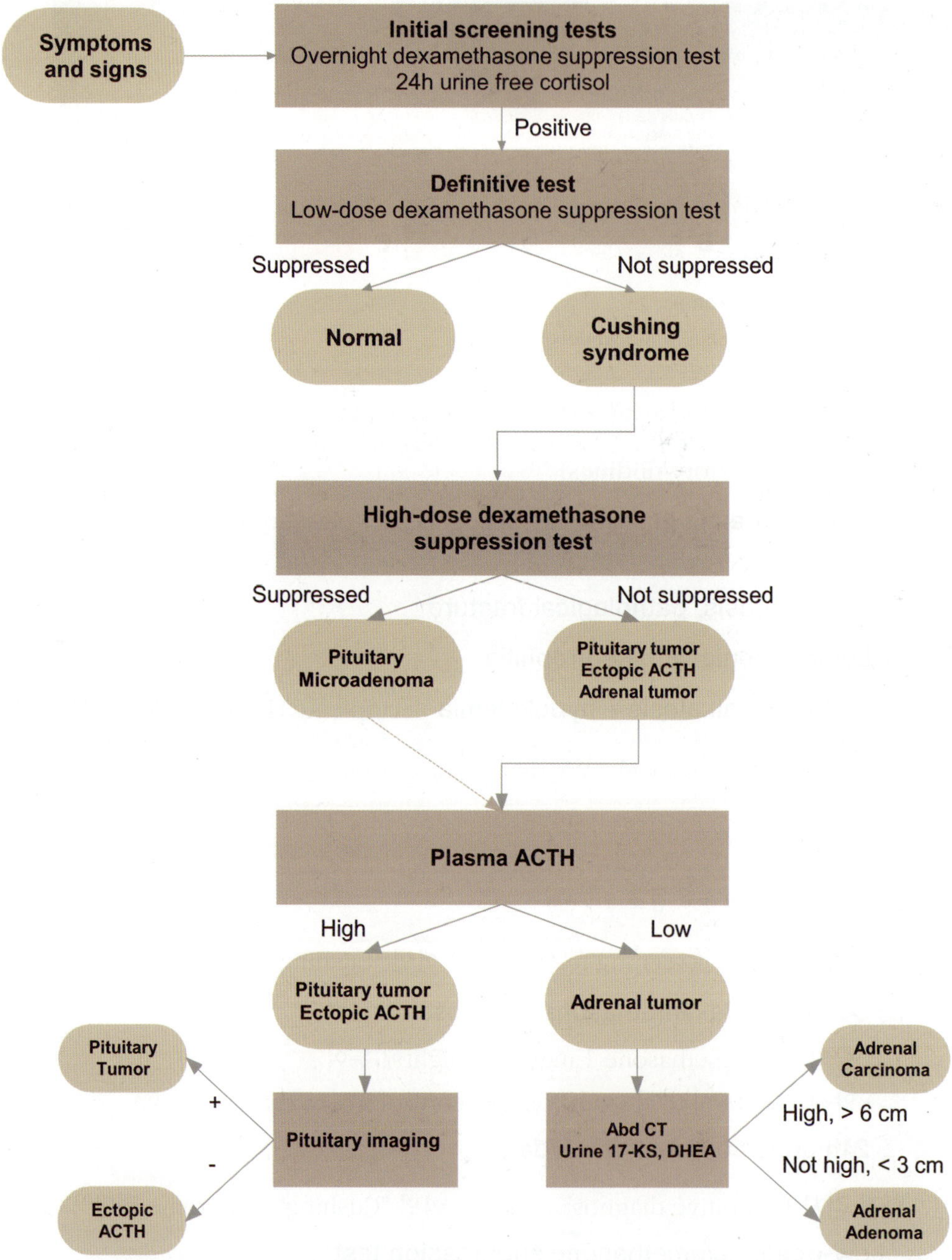

Figure 4-6 Cushing syndrome의 진단 방법.

(3) 원인 질환 감별(Table 4-4) → "Cushing's syndrome 중 어떤 **원인**에 의한 것인가?"

※ 어떤 검사법도 95% 이상의 특이도를 보이지 않아 감별 진단이 어렵기 때문에 여러 검사를 통해 종합적으로 판단

① **High-dose dexamethasone suppression test**

- **방법 : dexamethasone 2 mg씩 q6h마다 48h 동안 투여 or 8 mg을 자정에 1회 투여**
- 양성 기준 : 투약 24h째부터 모은 24h urinary cortisol 이 기저치의 90% 이상 감소 (specificity 100%)
- HPA axis의 문제인지를 감별하는 검사이지만 pituitary macroadenoma 의 경우 잘 suppression되지 않고, 반대로 ectopic ACTH/CRH production인 경우도 suppression될 수 있다.

② **Plasma ACTH**

- 정상값 : 〈 60 pg/mL
- **Adrenal tumor : 〈 10 pg/mL 으로 억제됨**
- Ectopic ACTH syndrome : 대부분 〉 200 pg/mL
- Pituitary adenoma 에서는 증가하기도 하지만 정상일 수도 있으므로, adrenal tumor 이외에는 큰 도움이 되지 않는다.

③ **CRH *or* metyrapone stimulation test** : 잘 쓰지 않음

④ **Imaging tests**

- **Pituitary MRI/ CT : pituitary tumor 확인**
- **Abdominal CT : adrenal tumor/hyperplasia 확인**
- **Chest CT : ectopic tumor 확인**

  ∵ Ectopic syndrome의 흔한 원인은 lung cancer, thymic carcinoid, bronchial adenoma 등 chest에 존재하는 것들.

⑤ **Selective inferior petrosal sinus sampling (IPSS)**

- **Image에서 확인되지 않는 뇌하수체 종양 진단 및 lateralization을 위해 시행**
- 양성 기준 : Basal ACTH of IPSS/ peripheral blood 2 이상 혹은 CRH-induced ACTH of IPSS/ peripheral blood 3 이상

⑥ Urinary 17-KS, DHEA sulfate : adrenal carcinoma에서 상승

Table 4-4 Cushing's syndrome 원인 감별을 위한 검사법.

	Pituitary macroadenoma	Pituitary microadenoma	Ectopic ACTH syndrome	Adrenal tumor
Plasma ACTH	↑~↑↑	N~↑	↑~↑↑↑	↓
Cortisol suppression by high dose dexa-methasone	<10%	95% 이상 억제됨	<10%	<10%
Cortisol stimulation by CRH test	90% 이상 자극됨	90% 이상 자극됨	<10%	<10%

5. 치료 (treatment)

(1) Adrenal adenoma : laparoscopic adrenalectomy

(2) Adrenal cancer

① Resectable → surgical excision

② Metastatic/unresectable disease → mitotane

(3) Ectopic ACTH syndrome

① Resectable → surgical excision

② Unresectable → supportive care (전해질 교정), metyrapone, ketoconazole, mitotane, bilateral adrenalectomy, aminoglutethimide

(4) Cushing's disease (with adrenal hyperplasia)

① TSA (transsphenoidal approach) : treatment of choice

· 수술 후 합병증으로 adrenal insufficiency 발생 가능 ⇒ 수술 전 hydrocortisone 투여

② Bilateral adrenalectomy

· TSA 어렵거나 증상이 너무 심한 경우

· 합병증 (complications)

- Adrenal insufficiency
- **Nelson's syndrome** (15~30%) : adrenalectomy로 adrenal cortisol 생성이 감소하면서 숨어있던 ACTH-producing pituitary adenoma가 갑자기

expansion하면서 optic chiasm을 눌러 visual field defect가 발생하고 plasma ACTH level이 상승하면서 skin hyperpigmentation이 나타나는 것.

③ Radiation therapy

- 수술 후 재발 또는 완치되지 않은 경우
- Bilateral adrenalectomy 후 Nelson syndrome 예방 위해

④ Medical treatment

- Adrenal cortex에 직접 작용하여 steroid 생성을 억제하는 약물 : mitotane, metyrapone, aminoglutethimide, ketoconazole, mifepristone
- ACTH 분비를 감소시키는 약물 : cyproheptadine, bromocriptine, sodium valproate

Endocrinology

※ Steroid therapy의 원리

(1) Steroid preparations (Table 4-3)

Table 4-3 스테로이드의 종류와 작용 능력.

Steroids	Potency, estimated	
	Glucocorticoid	Mineralocorticoid
Short-acting		
Hydrocortisone	**1**	**1**
Cortisone	0.8	0.8
Intermediate-acting		
Prednisone	4	0.25
Prednisolone	**4**	**0.25**
Methylprednisolone	**5**	**〈0.01**
Triamcinolone	5	〈0.01
Long-acting		
Paramethasone	10	〈0.01
Bethamethasone	25	〈0.01
Dexamethasone	**30~40**	**〈0.01**

· 아래쪽으로 갈수록 glucocorticoid potency가 강해진다. 예를 들어 prednisolone 5 mg은 hydrocortisone 20 mg과 potency가 맞먹는다. Brain metastasis나 cord compression같은 심각한 상황에서는 potency가 큰 dexamethasone을 많이 쓴다.
· 아래쪽으로 갈수록 mineralocorticoid potency는 약해진다. Hydrocortisone이 mineralocorticoid potency가 가장 크며, methylPd와 dexamethasone은 mineralocorticoid potency가 거의 없다.
· 아래쪽으로 갈수록 half life가 길다.

(2) Steroid 사용에 따른 부작용 : dose, duration에 비례

① H-P-A axis 억제

*** H-P-A axis 억제를 최소화하기 위한 방법 : 'alternate-day therapy' … steroid 치료 간격을 늘리면 axis 억제가 최소화된다.**

② Opportunistic infection 위험 증가

③ Cushingoid features : truncal obesity, moon face, buffalo hump

④ Osteopenia, osteoporosis

⑤ DM

⑥ Lymphopenia with neutrophilia

(3) Steroid tapering 방법

· Prednisolone 기준 20 mg/day 이상의 고용량인 경우 점진적으로 투약횟수를 하루 1회 (아침) 로 줄이고 용량을 20 mg 이하로 낮춘다.

· 20 mg 이하로 용량을 줄이면 alternate-day schedule로 변경하고 용량을 줄인다.

· 용량을 줄이다가 adrenal insufficiency가 의심되는 증상이 나타날 경우 plasma cortisol level을 측정 → cortisol 〈 5 ㎍이면 H-P-A axis suppression상태를 의미하며 보다 주의깊은 tapering이 필요하다.

· 5~7.5 mg까지 줄이면 중단할 수 있다.

· Short-term (1~2주 이내) 사용한 경우 바로 중단이 가능하다.

Aldosterone 기능 이상

A. Hypoaldosteronism

1. Primary adrenal insufficiency

· 앞 절의 adrenal insufficiency 참조.

2. Isolated aldosterone deficiency

(1) 원인

① Hyporeninemic hypoaldosteronism (대부분임)

· Renin 생성 장애 : 선천성, DM, renal failure

· 기타 : aldosterone-producing adenoma 제거 수술 직후, 장기간 heparin 사용, severe postural hypotension 등.

② Hyperreninemic hypoaldosteronism : in severely ill patients (mortality rate 80%)

(2) 임상상

① **Hyperkalemia (TTKG 〈 5) + metabolic acidosis**

② Cortisol 생성은 정상

B. (Hyper)aldosteronism

1. 분류

(1) **Primary aldosteronism**

· Adrenal cortex 자체적으로 기능 항진

· Renin ↓, Aldosterone ↑ : **"hyporeninemic hyperaldosteronism"**

(2) **Secondary aldosteronism**

· **R-A-A system의 activation에 의한 것**

· Renin ↑, Aldosterone ↑ : **"hyperreninemic hyperaldosteronism"**

Table 4-5 Primary vs. Secondary Aldosteronism.

	병태생리	주요 원인
Primary aldosteronism	Aldosterone ↑ → Volume ↑ → **Renin ↓**	Adrenal adenoma
Secondary aldosteronism	Volume ↓ → **Renin ↑** → Aldosterone ↑	Volume depletion

2. Primary aldosteronism

(1) 역학 (epidemiology)

① 유병률 (prevalence) : 고혈압 환자의 ~1% 에서 전체인구중 ~5%까지

② F : M = 2 : 1

③ 대개 30~50세에 발생 ... "젊은 여성"

(2) 원인 (etiology)

① **Aldosterone-producing adrenal adenoma (Conn's syndrome) : m/c**

② Adrenal carcinoma

③ Bilateral cortical nodular hyperplasia (idiopathic hyperaldosteronism)

(3) 증상과 징후 (symptoms & signs)

① **Muscle weakness, fatigue ← K^+ depletion** 때문

② **Polyuria** ← hypokalemia에 의한 acquired nephrogenic DI 상태

③ Headache ← hypertension

④ **Diastolic hypertension** ← sodium reabsorption ↑, volume expansion

⑤ **No edema : 'escape phenomenon'** cf. renal failure 진행하면 부종 발생

(4) 검사소견 (laboratory findings)

① **Hypokalemia (TTKG 〉 4) + metabolic alkalosis : CCD의 ENaC 기능 항진에 기인함**

② Hypernatremia : mild (143~147 mEq/L)

③ ECG : LVH (∵ hypertension), U wave (∵ hypokalemia)

④ Proteinuria : 50%, Renal failure : 15%

(5) 진단 (diagnosis)

① 특징적인 임상상 : **diastolic hypertension & hypokalemia without edema**

- **K^+-losing diuretics(eg, thiazide)를 쓰고 있다면 끊고 10일간 KCl를 보충한 뒤 재검**
- Mineralocorticoid 효과를 항진시키는 약물의 복용력 확인 (**licorice**, carbenoxolone)

② **Renin hyposecretion**

- Renin 분비를 자극하는 **upright position**, salt restriction, 이뇨제 투여 등에도 renin이 적절하게 증가하지 않음
- 단순한 plasma renin activity (PRA)는 특이성이 떨어진다.
- 따라서 aldosterone/PRA ratio를 구함 (**hyporeninemic hyperaldosteronism 확인**)
  - **Aldosterone (ng/dL) / PRA (ng/mL) 〉 30**
  - **동시에 aldosterone 〉 15 ng/dL**

③ **Aldosterone hypersecretion** : **saline (volume) loading** 또는 fludrocortisone 투여에도 aldosterone이 억제되지 않음

(6) 원인 감별 (nodular hyperplasia vs. tumor)

① Adrenal CT

② Percutaneous femoral bilateral adrenal v. catheterization

(7) 치료 (treatment)

① Adrenal adenoma

- Laparoscopic excision
- 수술 전 **hypertension, hypokalemia, metabolic alkalosis를 조절해야 한다 : dietary sodium restriction, spironolactone**

② Bilateral hyperplasia : intractable significant hypokalemia 때만 수술 시도

3. Secondary aldosteronism : R-A-A system의 activation에 의한 것

(1) 원인

① With accelerated hypertension

- **Primary reninism** : renin-producing tumor etc.
- Secondary reninism : d/t renal hypoperfusion eg, **renal a. stenosis**

② With edema

- 기전 : **effective circulating volume ↓** → renal hypoperfusion → renin ↑
- **질환 : CHF, liver cirrhosis, nephrotic syndrome**

③ In pregnancy : estrogen에 의해 circulating renin level 상승

(2) Primary aldosteronism과의 비교 : Table 4-5 참조.

부신피질의 혼합된 기능 이상

A. Congenital adrenal hyperplasia (CAH)

- 유전적 결함에 의한 부신피질 스테로이드 생성 효소의 일부가 결핍됨으로 인하여 여러 종류의 steroid synthesis 중 일부 pathway는 차단되고 반대로 bypass하게 되는 다른 pathway는 항진되어 서로 다른 호르몬의 결핍과 과다가 동시에 나타내는 임상 증후군 (Figure 4-2 참조)

1. 병태생리 (pathophysiology)

: Enzyme defect ⇒ 대개 cortisol 생성 ↓ ⇒ ACTH ↑ ⇒ adrenal hyperplasia

⇒ **Androgen ↑ ± mineralocorticoid ↑**

2. 역학 (epidemiology)

: 소아의 m/c adrenal disorder

3. 분류 (classification)

Table 4-6 CAH에서 나타나는 효소 결핍 양상에 따른 androgen, mineralocorticoid의 변화.

Enzyme deficiency	Androgen	Mineralocorticoid
21-Hydroxylase deficiency (m/c)	↑	↓
17α-Hydroxylase deficiency	↓	↑
11β-Hydroxylase deficiency	↑	↑
3 β-HSD2 deficiency	↑ (DHEA)	↓

4. 임상양상 (clinical manifestations)

: 스테로이드 호르몬의 변화에 의한 증상들

(1) Glucocorticoid ↓ → "adrenal insufficiency"

(2) Androgen ↑일 경우 → hirsutism, 성장 속도 빠르고 trunk는 잘 발육하나 short stature

(3) Androgen ↓일 경우 → 성적 미성숙, 남성의 여성화

(4) Mineralocorticoid ↑일 경우 → hypertension, hypokalemia

(5) Mineralocorticoid ↓일 경우 → salt-losing

5. 진단 (diagnosis)

- **Clinical manifestations + precursor** ↑ (enzyme deficiency로 인한 pathway 차단의 결과)

6. 치료 (treatment)

(1) Glucocorticoid treatment ⇒ "ACTH suppression"으로 adrenal stimulation 차단

(2) Follow-up lab

① Urinary 17-KS, plasma DHEA sulfate

② Precursors

부신우연종 (adrenal incidentaloma)

A. 정의 (definition)

(1) 부신기능의 이상과 무관하게 영상의학적 진단 검사로 우연히 발견된 직경 1 cm 이상의 부신 종양을 의미한다.

(2) Harrison 17th edition에는 그 비중이 매우 작지만, 실제 임상에서는 복부 영상 검사의 일반화로 빈도가 급증하였기 때문에 많은 관심을 받고 있다.

B. 역학 (epidemiology)

(1) 부검하면 10~20%에서 adrenal tumor 발견

(2) Non-functioning : 90%

(3) **Metastasis 〉 primary adrenal tumor**

C. 감별진단 (differential diagnostic W/U)

1. Functioning tumor인지 확인

(1) **24h-urine catecholamines, metabolites** : to R/O pheochromocytoma

(2) **Serum K^+** : to R/O primary aldosteronism (대부분은 hypertension 동반)

(3) **1 mg overnight dexamethasone test** : to R/O Cushing's syndrome

2. Non-functioning tumor이면 malignancy 여부 확인

(1) If extramedullary primary tumor (+)

- Adrenal tumor가 metastasis일 확률 : 30~50%
- 다른 곳에 전이가 없거나 adrenal metastasis가 향후 치료 방침에 영향을 주게 될 경우 ⇒ FNA로 양성 여부 확인

(2) If extramedullary primary tumor (-)

- Primary adrenal tumor가 malignancy일 가능성은 매우 낮음 (〈 0.01%)
- 세포흡인검사만으로는 adrenal adenoma와 carcinoma의 감별이 어려움
- 따라서 이 경우 FNA가 필요한지에 대해서는 확립되지 않음

(3) **Malignancy 가능성 높은 경우**

① Size 〉 4~6 cm (특히 〉 6 cm)

② Irregular margins & inhomogeneity

③ Soft tissue calcifications (+)

D. 치료 (treatment)

(1) Functioning tumor → 각 질환의 치료법대로 : laparoscopic adrenalectomy 선호

(2) Non-functioning tumor → malignancy 가능성 있으면 수술적 제거

① Size 〉 6 cm → Op.

② Size 〈 4 cm → F/U q 3~6 mo.

③ Size 4~6 cm → 다른 malignancy 가능성 고려하여 판단

갈색세포종 (pheochromocytoma)

A. 서론 (introduction)

1. Pheochromocytoma란?

· Catecholamine을 생성, 저장, 분비하는 chromaffin cell 기원 종양으로 주로 부신 수질에서 발생하나 일부 sympathetic ganglion의 chromaffin cell에서도 기원한다.

2. 역학 (epidemiology)

(1) **"10% tumor"**

① **Bilateral in 10%**

② **Extraadrenal origin in 10%**

· 크기는 대개 5 cm 미만으로 adrenal origin보다 작으며, 주로 abdomen의 celiac, superior/inferior mesenteric ganglion에서 발견.

③ **Malignant in 10%** : local invasion, distant metastasis (bone, lung이 m/c)

(2) 청장년에 흔하며 여자가 좀 더 많다.

3. Catecholamine 생성, 저장, 분비

(1) 대부분 norepinephrine(NE)과 epinephrine(Epi)을 함께 분비 : NE 〉 Epi

(2) Extraadrenal tumor는 거의 대부분 NE 분비

(3) Epi만 분비하는 경우는 MEN (multiple endocrine neoplasia) 과 연관

(4) Dopamine과 homovanilic acid를 분비하는 경우는 대개 악성

4. Familial pheochromocytoma (5%)

(1) MEN IIa, IIb와 연관되어 있으며, 절반은 양측성

(2) Epinephrine 분비

B. 임상양상 (clinical manifestations)

1. Hypertension (m/c)

(1) 60% : hypertension이 지속되다가 paroxysm 발생

(2) 40% : paroxysm 동안에만 hypertension 발생

2. Paroxysm (crisis)

(1) **Symptom triad : sudden-onset headache, sweating, palpitation**

(2) Paroxysm이 반복될수록 빈도, 기간, 강도가 증가

(3) 대개는 paroxysm 때문에 병원 방문

3. 기타

(1) **Profuse sweating, weight loss** : common ∵ metabolic rate ↑

(2) **Cardiac manifestations** : sinus tachycardia, sinus bradycardia, supraventricular arrhythmia, VPC, angina, AMI, cardiomyopathy

(3) **Glucose intolerance** : catecholamine에 의한 insulin suppression과 hepatic glucose output 증가에 의함.

(4) Hct ↑, hypercalcemia, polyuria, fever etc.

C. 진단 (diagnosis)

1. Biochemical tests

(1) **Urinary catecholamines/metabolites (24h)**

① **Metanephrine** 〉 1.3 mg/day : sensitivity, specificity 가장 좋음

② **VMA** 〉 7 mg/day

③ Free catecholamine (normal : 100~150 μg/day)

④ Epinephrine (normal : 〈50 μg/day)

(2) Plasma free catecholamine : urine lab만큼 신뢰성은 없다. 보조적으로 사용 가능

(3) False positive if

① Exogenous catecholamine

② Drugs : methyldopa, levodopa, labetalol, sympathetic amines

③ Stimulation of sympathoadrenal system : stress, exercise, coffee, tea...

2. Imaging : localization

(1) Adrenal tumor : **abdominal CT**/ MRI

(2) Extraadrenal : adrenal MRI, simple chest x-ray, chest CT

(3) **^{131}I MIBG scan : functional image**

① Extraadrenal, recurrent or metastatic disease

② CT에서 병변 있으나 biochemical test에서 indeterminate인 경우

(4) Abdominal aortography, venous sampling at IVC, SVC

※ **PCNA & biopsy : 금기 ("함부로 찌르지 않는다")**

D. 치료 (treatment)

1. Surgical resection : treatment of choice

2. Malignant pheochromocytoma

(1) Medical management

① α -adrenergic blocker

② Metyrapone

③ ^{131}I-MIBG ablation : metastasis to soft tissue, lung

(2) Resection

3. In pregnancy

(1) 임신 초기에 phenoxybenzamine으로 전처치하고 가능한 빨리 수술

(2) 임신중절을 할 필요는 없으나 수술 자체가 자연유산 유발 가능

(3) 3rd trimester : 먼저 phenoxybenzamine으로 치료하고 태아가 충분히 자라면 제왕절개술 후 종양을 제거

4. Preoperative management

(1) **Pheochromocytoma paroxysm이 의심될 때 BP 낮추기 위해 쓸 수 있는 약제**

① **IV phentolamine/ PO prazosin**

② **IV nitroprusside**

③ **Calcium channel blocker**

④ **ACE inhibitor**

(2) **Liberal salt intake + adequate fluid replacement**

① **혈압은 높지만 교감신경계의 흥분에 의한 것이므로 체액은 결핍되어 있는 상태.**

② **따라서 체액교정을 하지 않고 수술로 종양을 제거하면 catecholamine이 감소하면서 수술 중 저혈압을 유발할 수 있다.**

(3) **α-adrenergic blocker : 수술 전 적어도 10~14일 동안 사용**

① **Phenoxybenzamine**

② Phentolamine

③ Prazosin

(4) **β-adrenergic blocker : 반드시 α-blocker를 쓰고 있는 가운데 투약해야**

∵ **β-blocker부터 쓰면 β-adrenergic mediated vasodilation이 풀려 BP가 급상승하여 paroxysm 유발할 수 있다.**

5. Intraoperative management

(1) Hypotension → volume replacement

(2) Hypertension → IV phentolamine, IV nitroprusside

(3) Tachycardia, ventricular ectopy → propranolol

6. Postoperative management

(1) **Postoperative hypotension** → volume expansion

(2) 수술 후 5년 생존율 〉 95%, 재발률 〈 10%

(3) 악성일 경우 5년 생존율 〈 50%

5

Disorders of the Thyroid Gland

갑상선 질환

서론 (introduction)

A. 갑상선 호르몬의 합성 및 생리

- 갑상선 호르몬은 **요오드**와 **thyroglobulin**을 재료로 하여 **thyroid peroxidase**의 촉매로 합성된다.

1. 갑상선 호르몬의 합성

(1) **갑상선으로의 요오드 운반** : 혈중의 요오드는 **sodium iodide symporter (Na^+/I^- symporter, NIS)**라는 운반체를 통해 갑상선 여포세포 안으로 능동적으로 운반된 후, 다시 갑상선 여포(follicle) 내의 colloid 속으로 방출된다.

(2) **요오드의 유기화를 통한 요오드티로신(iodotyrosine)의 생성** : thyroglobulin 의 티로신 (tyrosine)기에 요오드가 결합하여 무기 요오드는 유기화된다(즉 요오드티로신 형성).

(3) **요오드티로신끼리의 연결로 요오드티로닌 생성** : 요오드티로신끼리 연결되어 요오드티로닌이 되며, 요오드 3 분자짜리는 T3 (triiodo-thyronine), 4 분자짜리는 T4(tetraiodothyronine)라고 부른다.

(4) **Thyroglobulin의 분해** : 요오드티로신과 요오드티로닌을 포함한 thyroglobulin은 colloid에서 여포세포로 이동한 후 thyroglobulin이 분해된다.

(5) **갑상선호르몬 방출** : 분해된 thyroglobulin 내의 T3, T4는 혈액으로 방출되며, 요오드티로신은 호르몬 생산에 재사용된다.

2. 갑상선 호르몬의 운반

(1) 갑상선 호르몬은 비수용성이기 때문에 혈중의 대부분은 결합단백과 결합한 상태로 존재한다.

① 대표적인 결합단백 : thyroxine-binding globulin (TBG), thyroxine-binding prealbumin (TBPA), albumin

② 이중 갑상선 호르몬과 친화력이 가장 강한 것은 TBG이다.

(2) 결합단백의 혈중 농도 혹은 호르몬에 대한 친화력에 따라 총갑상선 호르몬 농도가 달라질 수 있지만, 실제로 조직에서 갑상선 호르몬의 기능을 작용시키는 것은 유리 호르몬이다.

(3) TBG의 농도에 영향을 줄 수 있는 요인 : **Table 5-1** 참조.

Table 5-1 혈중 TBG 농도에 영향을 주는 인자

TBG가 증가하는 조건	TBG가 감소하는 조건
Hypothyroidism	Hyperthyroidism
Pregnancy	Cushing syndrome
Hydatidiform mole	Acromegaly
Active hepatitis, liver cancer	Chronic renal failure, nephrotic syndrome
Lymphoma	Diabetic ketoacidosis
AIDS	Nutrient deficiency
피임약, estrogen	Androgen
헤로인	Glucocorticoids

3. 갑상선 호르몬의 대사

(1) **T4는 반감기가 7일**, T3는 1일이다.

(2) 갑상선 호르몬은 연속적인 탈요오드화를 거친 후 담도 또는 신장으로 배설된다.

(3) T4의 일부는 T3로, 일부는 rT3로 탈요오드화되며 말초조직 T3의 대부분은 T4로부터 대사된 것이다.

(4) 갑상선의 호르몬 생성기능을 대변하는 것은 반감기가 길고 전량이 갑상선에서 합성되는 T4라고 할 수 있지만, T3는 T4에 비하여 생물학적 활성도가 크고 TBG와의 결합 친화력이 약하기 때문에 **조직에서 직접 갑상선호르몬기능을 발현시키는 데에 중요한 역할을 하는 것은 T3이다**.

B. 갑상선 자가항체

※ 자가면역성 갑상선 질환의 자가항체 중 임상적으로 중요한 것은 3가지가 있다.

1. Anti-thyroglobulin Ab

(1) Thyroglobulin은 갑상선 호르몬 생성에 중요한 단백질이며, 이 thyroglobulin에 대한 항체가 바로 antithyroglobulin Ab이다.

(2) 여러 갑상선 질환에서 나타나기는 하지만 병인이나 예후와 관련되어 있다는 증거는 없으며 감별진단에도 도움이 되지 않는다.

(3) 다만 **갑상선암의 추적관찰 시 사용될 수 있다**. 이에 대하여는 갑상선 결절을 참조.

2. Anti-TPO Ab (anti-thyroid peroxidase Ab, anti-microsomal Ab)

(1) 갑상선호르몬 생산에 관여하는 TPO (thyroid peroxidase)에 대한 auto-Ab이며, 체내에서의 역할에 대해서는 확실하지 않다.

(2) 주로 **하시모토 갑상선염에서 강양성으로 나온다.**

3. Anti-TSH receptor Ab

- **갑상선에 존재하는 TSH receptor에 대한 Ab이다.**
- **이를 측정 방법에 따라 다음과 같이 구분한다.**

(1) TBII (TSH binding inhibitor immunoglobulin)

① TSH receptor에 결합하여 환자의 TSH가 결합하는 것을 막는 환자의 IgG이다.

② TSH receptor에 결합하는 항체임을 나타낼 뿐 갑상선 세포를 자극하는지 억제하는지의 여부는 알 수 없다.

(2) TSAb (Thyroid stimulating Ab)

① TSH처럼 TSH receptor에 binding 후 갑상선 세포를 자극하여 갑상선 기능을 항진시키는 항체로서, Graves' disease의 원인이 된다.

② IgG이며, **Graves' disease의 90~95%에서 발견된다.**

(3) TSBAb (thyroid stimulation blocking Ab)

① TSH receptor에 결합하지만 갑상선 세포를 자극하지 못하고, 오히려 TSH의 결합을 방해함으로써 갑상선 기능을 억제한다.

② **일차성 점액부종에서 발견되는 항체**이다.

③ 태반을 통과하여 신생아에서 일과성의 hypothyroidism을 유발한다.

갑상선 기능저하증 (hypothyroidism)

A. 원인 (etiology)

Table 5-2 갑상선 기능저하증의 원인에 따른 분류

일차성 갑상선 기능저하증 (Primary hypothyroidism)
자가면역 갑상선 기능저하증 : 하시모토 갑상선염, 위축성 갑상선염 의인성 : ^{131}I치료, 갑상선 아절제 또는 완전절제, 치료를 위한 외부방사선 약물 : 요오드 과잉, 리튬, 항갑상선제 선천성 갑상선기능저하증 요오드 결핍 침윤성 질환(infiltrative disease) : amyloidosis, sarcoidosis, hemochromatosis
이차성 갑상선 기능저하증 (Secondary hypothyroidism)
TSH 단독 결핍증 시상하부 질환
일시적 갑상선 기능저하증 (Transient hypothyroidism)
무통성 갑상선염 (silent thyroiditis) 아급성 갑상선염 (subacute thyroiditis) Graves' disease 환자에서 ^{131}I 치료 또는 갑상선 아절제 후

B. 임상양상 (clinical manifestations)

Table 5-3 갑상선 기능저하증의 임상양상.

증상(Symptoms)	징후(Signs)
피곤함, 위약감	건조하고 거친 피부
건조한 피부	점액부종(얼굴, 손, 발)
추위에 불내성	미만성 탈모
탈모	서맥
집중력 저하, 기억 저하	말초 부종(peripheral edema)
변비	건반사 지연
식욕저하에도 불구하고 체중증가	Carpal tunnel syndrome
호흡곤란	Serous cavity effusion
애성	
월경과다(뒤에는 희발월경 또는 무월경)	
감각이상	
청각장애	

1. 증상 및 징후 (symptoms and signs)

· Table 5-3 참조.

(1) **점액부종(myxedema)**

① 피부에 glycosaminoglycan 증가 → 수분 저류 → 함요(pitting)가 없는 부종

② 부은 얼굴과 눈꺼풀의 부종, 전경골부의 비함요부종(nonpitting pretibial edema)

(2) 변비와 체중증가, 체액저류, 성욕 감소 및 불임

(3) 심혈관계

① 심장 수축력과 맥박수 감소

② 심낭삼출 : 30%의 환자에서 관찰. 심기능에는 거의 영향을 미치지 않음

(4) 근골격계 : carpal tunnel syndrome 등

2. 검사소견 (laboratory findings)

(1) 하시모토 갑상선염 등 **자가면역 갑상선 기능저하증에서는 TPO 항체가 90~95%에서 관찰됨**

(2) 콜레스테롤↑, 중성지방(triglyceride)↑, 빈혈 등

C. 진단 (diagnosis)

· Figure 5-1 참조.

D. 치료 (treatment)

1. 현성 갑상선기능저하증(clinical hypothyroidism, overt hypothyroidism)

(1) 잔존 갑상선 기능이 전혀 없을 때 필요량 : levothyroxine 1.6 ㎍/kg(통상 100~150 ㎍)

(2) 목표 : **TSH 정상**이 목표 (이상적으로는 참고치 범위의 중간 아래로)

(3) 60세 미만 심장질환이 없으면

① Levothyroxine(T4)를 50~100 ㎍/d로 시작, 12.5~25 ㎍씩 용량 조정

② 치료반응은 대개 천천히 나타나고 TSH가 정상화되고 3~6개월 후에도 증상이 완전히 호전되지 않을 수도 있다.

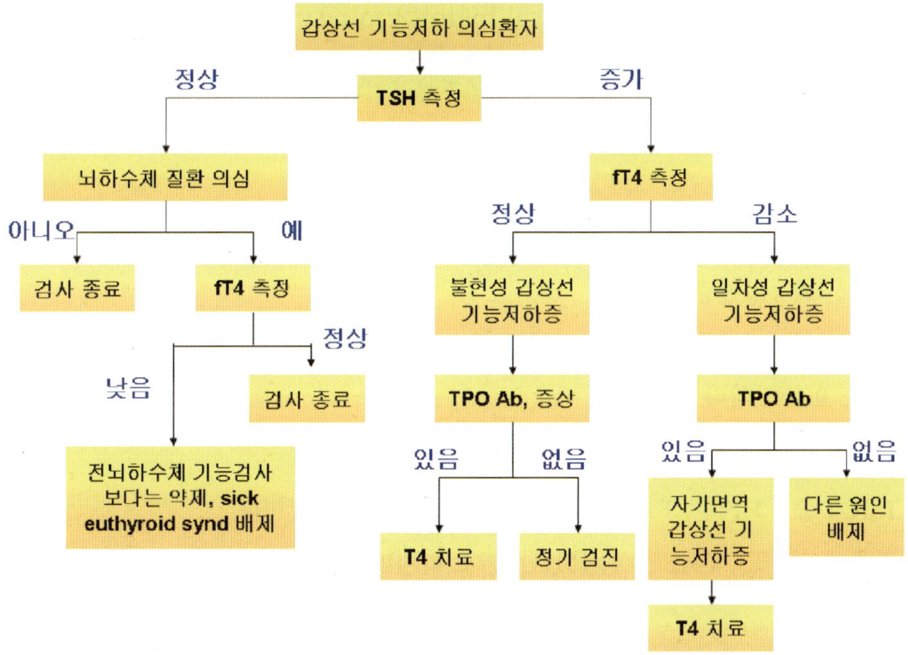

Figure 5-1 갑상선 기능저하증 환자의 진단 흐름도.
갑상선 기능저하 의심환자가 내원하면 **제일 먼저 TSH를 측정한다**. 이후 TSH가 증가되어 있으면 fT4를 측정한다. fT4가 감소되어 있으면 일차성 갑상선 기능저하증으로 진단하며 정상인 경우 불현성 갑상선 기능저하증이다. TSH가 정상이면 뇌하수체 질환을 의심하여 fT4를 측정한다.

(4) 갑상선 호르몬제

① Levothyroxine(T4)과 liothyronine(T3)의 복합제제는 T4 단독에 비해 환자들에게 좋은 기분을 느끼게 하나 장기 효과는 확립되지 않았다.

② 현재 국내에서 이용 가능한 갑상선 호르몬제는 신지로이드(Synthyroid)와 콤지로이드(Comthyroid) 2종류가 있음

- 신지로이드 : T4(levothyroxine) 함량이 99.1~102.5%. 일차적 약제로 사용.
- 콤지로이드 : T4와 T3 비율이 4 : 1로 혼합된 제제 → T3 농도 증가의 문제가 있음.

(5) 경과관찰

① TSH level 정상화되면 매년 검사 시행

② 수년간 TSH level이 정상이면 추적경과 관찰 간격을 2~3년으로 늘릴 수 있다.

2. 불현성 갑상선 기능저하증(subclinical hypothyroidism)

(1) **TSH는 증가되었으나 T4는 정상**이어서 무증상이거나 또는 가벼운 증상을 가지고 있는 상태

(2) 원인

① 가장 흔한 원인 : 하시모토 갑상선염과 같은 자가면역 갑상선 기능저하증

② 갑상선 기능항진증 치료 후

③ 갑상선 기능저하증이 있지만 적절한 치료를 하지 않은 경우

④ 리튬, 요오드 과다 등 약제

(3) 진단

① TSH가 증가되지만, T4, T3, free T4, free T3 등은 정상이다.

② 경증에서는 T3, T4는 정상, TSH만 높다. 하지만, 진행하면 T3, T4의 감소가 발생

(4) 자연경과

① 지속적으로 일정 비율의 환자가 현성 갑상선 기능저하증으로 이행한다.

② **Overt hypothyroidism으로의 이행률이 높은 경우 : 여자, 갑상선 자가항체 양성, 기저 TSH가 높은 경우, 고령**

③ 소아나 청소년기의 불현성 갑상선 기능저하증 : 현성 갑상선 기능저하증으로의 이행률은 매우 낮으므로 경과 관찰하는 것이 필요

(5) 불현성 갑상선 기능저하증에서 치료 적응증은 아직 논란 중에 있다. 하지만 아래에 해당하는 경우 치료를 고려한다.

① **현성 갑상선 기능저하증으로의 이행 위험이 높은 경우** : TPO(thyroid peroxidase) Ab 양성

② **TSH level 〉 6 mIU/L**

(6) 치료 : TSH 정상화를 목표로 저용량 T4 (25~50 ㎍/d) 투여

(7) 예후 : TPO Ab 양성이면 매년 현성 갑상선 기능저하증으로의 이행은 4%에서 발생

3. 특수 상황에서의 갑상선 기능저하증의 치료

(1) 임신 (pregnancy)

① **산모의 갑상선 기능저하 → 태아 신경발달에 영향**

② **임신이 확진되면 갑상선 기능을 평가하고 제2,3 임신기 시작때도 평가**

③ 임신 기간 중에는 T4 용량을 50% 이상 증량, 출산 후에는 이전 용량으로 환원.

(2) 노인, 특히 관상동맥질환이 있을 때는 T4를 12.5~25 ㎍/d으로 시작, 2~3 개월 마다 증량

(3) **점액부종 혼수 (myxedema coma)**

① 집중적인 치료에도 높은 사망률을 나타낸다.

② 임상양상 : 갑상선 기능저하증 때 나타나는 다른 증상과 더불어 의식저하가 있고, seizure가 동반될 수 있음

③ 악화요인 : 노인, 이전에 진단되지 않은 환자, 진정제 복용자, 폐렴, 울혈성 심부전, 심근경색, 위장관계 출혈, 추위에의 노출 등

④ 병인론 : hypoventilation → hypoxia 및 hypercapnia

⑤ 치료

- 우선적으로 levothyroxine을 정맥으로 500 ㎍ 투여. 이후 50~100 ㎍/day로 유지
- IV levothyroxine이 없을 경우(현재 국내에는 없음), IV와 똑같은 용량을 L-tube로 투여
- Liothyronine(T3)도 사용 가능하다. 특히 점액부종 혼수 환자가 T4 →T3 전환능이 저하된 것을 고려하면 좋은 치료이다. 다만, 과용량은 심부정맥을 유발하므로 주의해야 한다.
- 대사이상 교정, 체온 교정 등 보존적 치료(supportive care)가 병행되어야 한다.

갑상선기능항진증 (hyperthyroidism)

※ **갑상선기능항진증 (hyperthyroidism)과 갑상선중독증 (thyrotoxicosis)의 구별**

① 갑상선 기능항진증 (hyperthyroidism) : 갑상선 호르몬의 생성이 증가한 상태

② 갑상선 중독증 (thyrotoxicosis) : 혈액 중 호르몬의 농도가 높아 이에 의한 증상이 있는 상태

· **전자가 있으면 후자가 따라오지만 후자의 원인이 언제나 전자인 것은 아니다.**

Table 5-4 갑상선 중독증의 원인별 분류.

갑상선기능항진증을 수반하는 경우		갑상선기능항진증을 수반하지 않는 경우	
TSH 과다 분비	TSH-secreting pituitary tumor Thyroid hormone resistance syndrome (뇌하수체의 저항성)	**갑상선호르몬의 누출**	**Thyroiditis**
갑상선 자극 물질	**그레이브스병** hCG 증가 상황* (**임신**, hydatidiform mole, chorionic gonadotropin-secreting tumor)	**기타**	갑상선호르몬 과다 섭취 **요오드 중독**
갑상선자율성	Toxic adenoma Toxic multinodular goiter		

* TSH는 α와 β subunit으로 구성되어 있다. α subunit은 TSH 이외에 hCG, LH, FSH의 공통된 요소이고 β subunit만 TSH에 특이하다. 따라서 hCG가 증가되면 구조가 비슷한 TSH의 역할을 하게 되어 hyperthyroidism이 나타날 수 있고 이 경우 TSH는 낮게 측정된다.

A. 그레이브스병 (Graves' disease)

1. 역학 (epidemiology)

(1) Thyrotoxicosis의 60~80%를 차지

(2) 여성에서 흔하고 20~50대 호발

2. 발병기전 (pathogenesis)

(1) 위험요인

① 유전적 요인(HLA-DR, CTLA-4 polymorphism)과 환경적 요인의 복합적 작용

② 스트레스, 흡연, 요오드 과다 섭취

(2) **Thyroid-stimulating immunoglobulins (TSI)**

① TSH 수용체를 자극하는 thyroid-stimulating immunoglobulins(TSI)가 원인

② TSI의 측정 : **TBII(TSH binding inhibitor Ig)의 측정을 통해 간접적으로 추정**

- TBII는 자극항체인지 억제항체인지 알 수 없지만, 항체의 생물학적 기능을 알기 위한 검사는 너무 복잡하고 객관화하기 쉽지 않기 때문에, 임상에서는 TSI를 직접 측정하지 않는다.

③ 갑상선 기능에 영향을 미치는 것은 T-세포 매개 세포독성이기 때문에, TSI와 thyroid hormone 사이에는 직접적인 연관성이 없다.

(3) 사이토카인 (cytokines)

① **갑상선 연관 안병증(thyroid-associated ophthalmopathy) 발생과 연관** : activated T cell의 extraocular muscle 침범

② 관련 사이토카인 : IFN-γ TNF 및 IL-1

3. 임상양상 (clinical manifestations)

· Table 5-5, Figure 5-2 참조.

(1) **그레이브스 안구병증 (Graves' ophthalmopathy)**

① 그레이브스 안구병증과 감별해야 하는 것은 원인에 상관없이 모든 thyrotoxicosis에 나타나는 lid lag, lid retraction이다. 이것은 adrenergic hyperactivity에 의한 것이며, thyrotoxicosis가 호전되면 종종 사라진다. 그러나 안구병증은 thyrotoxicosis 호전 여부와 무관하다.

② 안구병증이 임상적으로 발견되는 경우는 Graves' disease의 20~40%, 적극적인 치료를 요하는 심한 경우는 매우 소수이다.

③ 안구병증은 10%에서 Graves' disease 없이도 발생 가능하며 이들 환자 대부분은 갑상선 자가 항체를 가지고 있다.

④ 안구 내용물의 침범과 부종에 의한 것이므로 안구돌출증 없이도 안쪽으로 시신경을 압박할 수 있다.

Table 5-5 그레이브스병의 임상 양상.

전신적	**미만성 갑상선 비후**(diffuse goiter) **체중감소, 활동성 증가**(hyperactivity), **불안증**(irritability), **열관용 감소**(heat intolerance)
심혈관계	**심계항진**(palpitation), **동성빈맥**(sinus tachycardia), **넓은 맥압**(wide pulse pressure), **심박출량의 증가**, **심방세동**(atrial fibrillation)
피부	**피부가 따뜻하고 축축함** 모발 : **가늘고 미만성 탈모**가 발생 갑상선 피부병증(thyroid dermopathy): 이전에 pretibial myxedema로 불리던 것으로 5% 미만에서 발생
비뇨생식계	여성 : **희발월경**(oligomenorrhea), 무월경(amenorrhea) 남성 : **성욕의 감소**
안구	Lid retraction (← sympathetic overactivity) **갑상선 안구병증 (Graves'ophthalmopathy)** · 10%에서는 Graves'disease 없이 발병 · Activated T 세포의 extraocular muscle의 침범으로 발생 · 임상적으로 안구병증이 없더라도 초음파 또는 CT를 시행하면 거의 전 환자에서 관찰 · 1/3의 환자에서 안구돌출증 발생→악화 시 각막손상 가능 · 안신경의 압박→papilledema 발생, 주변부 시야 결손

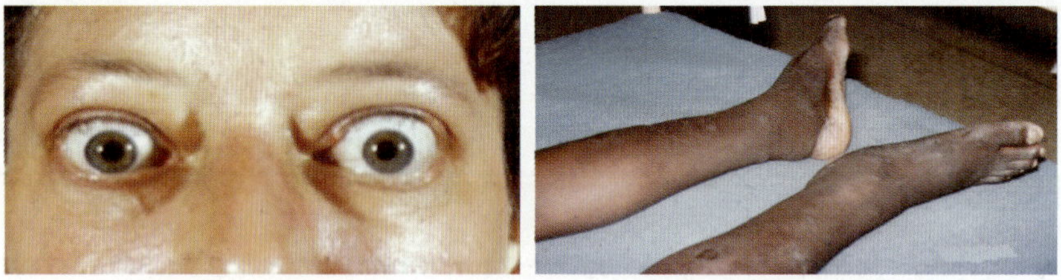

Figure 5-2 **갑상선 안구병증(thyroid ophthalmopathy)와 갑상선 피부병증(pretibial edema).**
좌측의 사진은 갑상선 안구병증의 환자로 안구돌출증(proptosis) 및 안구주위 부종(periorbital edema)가 관찰이 된다. 우측의 사진은 전경골부(pretibia)에 갑상선 피부병증이 있는 환자로 분홍색의 경화된 반점(indurated pink plaque)이 관찰된다.

4. 검사 소견 (laboratory evaluation)

(1) **TSH 감소와 free T4의 증가**가 특징적

(2) 2~5%에서는 T3만 증가되어 있다(T3 toxicosis).

(3) 자가항체

① Anti-TPO Ab와 anti-thyroglobulin Ab : 그레이브스병의 진단에는 도움이 되지 않지만 자가면역질환이라는 근거는 제공한다.

② **TSH receptor antibody** : 진단에 도움이 됨.

5. 진단 (diagnosis)

(1) **갑상선중독증상**

(2) **미만성 갑상선 비후**

(3) **혈중 갑상선 호르몬 증가** (1차성 기능항진, 즉 TSH 감소와 free T4의 증가)

(4) **TBII의 증가**

(5) **갑상선 기능항진증의 존재** (갑상선 스캔에서 요오드 섭취 증가)

① Radionuclide (^{99m}Tc, ^{123}I, ^{131}I)을 이용하여 스캔을 시행

② **그레이브스병의 특징적 소견이 없을 때 가장 도움이 되는 검사**

③ 그레이브스병에서는 **미만성 고섭취 (diffuse high uptake)**로 나타남

④ 이는 nodular thyroid disease, destructive thyroiditis, ectopic thyroid tissue, factitious thyrotoxicosis와의 감별점이 된다.

6. 임상경과 (clinical course)

(1) 치료 안하면 일반적으로 악화됨.

(2) 항갑상선제로 관해가 온 환자 중 15%는 10~15년 후 hypothyroidism이 발생.

(3) 안구병증 경과

① **갑상선 질환의 경과를 따르지 않는다**.

② 처음 3~6개월에 걸쳐 악화 → 12~18개월에 걸쳐 안정기를 이룬 후 자연 호전

③ 5%는 시신경 압박, 각막 미란으로 급성기에 치료를 필요로 한다.

④ 복시(diplopia)는 안구외 근육의 섬유화로 질환 말기에 나타난다.

⑤ 항갑상선제 또는 수술은 안구병증의 임상적 경과를 되돌리지 못한다.

7. 치료 (treatment)

(1) **치료원칙 : 3가지 치료 방법**

① **항갑상선제를 이용한 갑상선 호르몬 생성의 감소**

② **요오드 방사성 동위원소를 이용한 갑상선 조직의 파괴**

③ **수술을 이용한 갑상선 조직의 절제**

(2) **항갑상선제**

① 종류 : **propylthiouracil (PTU), methimazole (MTZ)**

② 작용기전

a. 요오드의 산화, 유기화를 감소시켜 TPO function을 억제, 갑상선 항체 레벨↓

b. PTU : T4 → T3 deiodination 작용의 억제 효과도 있음

③ 용량

· MTZ : 초기용량 10~20 mg q 8~12hr → 2.5~10 mg/day로 유지

· PTU : 100~200 mg q 6~8hr로 시작 → 50~100 mg/day로 유지

④ 평가

· 치료 시작 3~4주 후 **free T4 level**에 근거하여 용량 조절

· **TSH는 수개월동안 억제된 상태로 유지되므로 초기 치료 반응 평가의 민감한 지표는 못됨**. TSH 억제가 완화되면 그 때부터 치료 평가의 기준으로 사용가능.

· 최대 관해 : 치료 시작 후 18~24개월에 도달

· 치료 후 1년 동안 추적경과 관찰, 최소한 1년마다 추적 관찰 필요

⑤ 부작용

(a) 흔하지만 경미한 부작용

· 발진, 두드러기, 발열, 관절통 등으로 1-5%에서 발생.

· 경과관찰 또는 다른 항갑상선제로 변경한다.

(b) 드물지만 주요 부작용

· **간염**, **SLE 유사 증후군(SLE-like syndrome)**, **무과립증(agranulocytosis)**

· 1% 미만에서 발생.

· **발생 즉시 중단하며 증상이 호전된 뒤에도 재투여 금지**

⑥ **항갑상선제에 의한 무과립증(agranulocytosis)**

(a) 증상 : 발열, 인후통, 구강내 궤양 등. 대개 투여 3개월 이내에 **고열**로 발현됨.

(b) 0.1% 정도에서 발생하며 투여기간, 용량, 나이와는 무관하다.

(c) 확진 : CBC (ANC 〈 500/uL)

(d) 자가면역반응으로 생각됨. **Idiosyncratic reaction**이므로 갑작스럽게 발생

(e) **CBC monitoring으로 예측할 수 없다.**

(f) 치료

· **항갑상선제를 끊고 광범위 항생제 투여하며 보존적 치료 시행**

· 갑상선 기능항진증에 대해서는 **RAI therapy나 수술을 고려**한다.

· **교차반응(cross reactivity)이 있으므로 다른 항갑상선제로 바꾸지 않는다.**

(3) 베타차단제 : adrenergic symptom 조절 (특히 항갑상선제 효과 발현 전 초기 단계)

(4) **요오드 방사선 동위원소** (^{131}I 5~15 mCi)

① 적응증 : 초치료 또는 항갑상선제 치료 후 재발되었을 때 시행

② 치료 후 thyrotoxic crisis의 위험이 있으므로 예방을 위해 치료 전 최소 1개월 동안 항갑상선제로 전처치를 해야 한다.

③ 적절한 요오드 섭취를 위해 방사선 동위원소 투여 3~5일 전 항갑상선제 중단

④ 완전한 효과를 위해서는 2~3개월 지나야 (이 동안 베타차단제, 항갑상선제 필요)

⑤ **갑상선 기능저하증의 발생** : 첫 해 10~20%, 그 후 매년 5%

⑥ **절대적 금기증은 임신 및 수유** : 치료 후 6~12개월 후에는 안전하게 임신 가능

(5) **수술 (subtotal thyroidectomy)**

① 항갑상선제 치료 후 재발하는 환자, 큰 갑상선 비후를 가진 젊은 환자에서 선택

② 수술 전 thyrotoxic crisis 피하고 갑상선의 혈관을 감소시키기 위해 **수술 전 항갑상선제 투여가 필요함**

③ 부작용 : 출혈, 인후부종, **부갑상선 기능저하증**, **회귀인후신경의 손상** → 숙련된 외과의에게 수술을 받을 경우 드물게 발생

8. 특수한 경우의 치료

(1) **임신 시 그레이브스병의 치료**

① 정상임신 중 갑상선 호르몬의 변화

- 임신 초기 hCG분비로 transient gestational hyperthyroidism 유발
- 소변으로의 iodine 배출 증가로 갑상선 호르몬 생산 장애를 초래

② 그레이브스병 환자의 임신 시 선택약제 : **PTU**

- 태반을 통한 태아로의 이동이 상대적으로 적음
- T4 → T3 전환을 차단
- 최소 양의 PTU만을 사용
- 임신 말기에는 TSH-R 항체가 감소하므로 항갑상선제를 감량 혹은 중단 가능
- 심한 갑상선 기능항진일 때는 수술도 고려

③ 태아 갑상선 기능항진증 (fetal thyrotoxicosis)

- TSH-R Ab가 태반을 통과하여 발생
- 자궁 내 발육부전, 태아 맥박수 〉 160회/분, 임신 말기 산모의 TSH-R Ab가 높을 때 의심
- 산모의 항체가 사라질 때까지 출산 후 1~3개월 간 항갑상선제 투여

(2) **Thyroid storm (= thyrotoxic crisis)**

① 사망가능한 갑상선 기능항진증 악화로서, 드물게 발생

② 주요 증상 : **발열, 섬망, 간질, 혼수**, 구토/설사, 황달

③ 사망률 : 30%로 심부전, 부정맥, 고체온증이 주된 사망원인

④ 악화요인 : 뇌졸중, 감염, DKA 등 급성 질환, 수술(특히 갑상선 절제술), 충분한 전처치를 하지 않은 요오드 방사선 동위원소 치료 등

⑤ 치료

(a) 집중적인 모니터링, 보존적 치료, 유발인자의 발견 및 교정

(b) 갑상선 호르몬 과분비의 교정 → 갑상선 호르몬 생성의 감소

(c) **과용량의 PTU** (600 mg → 200~300 mg q6hrs) 투여

· T4 → T3 전환도 억제하므로 약제들 중 제일 먼저 선택

(d) PTU 투여 1시간 후 **potassium iodine** (Lugol's solution) 투여 (Wolff-Chaikoff effect)

(e) Propranolol의 투여 : 빈맥을 비롯한 교감신경 항진 증상 감소

(f) **Glucocorticoid 투여**

(g) 필요시 항생제, 산소, 수액, 냉각 등을 시킬 수 있다.

(3) 그레이브스 안구병증의 치료

① 경증~중등도 : 특별한 치료 없이 자가 회복된다.

② **금연**

③ 세심한 갑상선 호르몬 농도의 조절

④ 안구 보호를 위한 인공누액과 선글라스 착용

⑤ 각막손상 또는 시신경 압박은 응급상황으로 안과전문의와의 협진이 필요

⑥ **스테로이드** : 단기적 효과를 얻을 수 있다.

⑦ 안구감압을 위한 수술

B. 중독성 선종 (toxic adenoma) 및 중독성 다결절성 갑상선종 (toxic multinodular goiter)

1. 임상양상 (clinical manifestations)

(1) 뇌하수체-갑상선 축의 조절을 받지 않는 **자율기능성 갑상선 결절**에서 갑상선 호르몬이 과다하게 분비되는 질환이다.

(2) 갑상선호르몬 과다에 의해 TSH는 억제되므로, **결절 이외의 정상 갑상선조직은 위축될 수 있다**.

(3) 요오드 결핍지역인 유럽의 일부 지역은 갑상선중독증 환자의 10% 내외가 갑상선자율기능성 결절이라는 보고가 있지만, 우리나라와 같이 요오드 섭취가 풍부한 지역은 대부분이 그레이브스병이며 자율기능성결절에 의한 갑상선중독증은 매우 드물다.

(4) 중독성 다결절성 갑상선종은 아주 서서히 나타나며 대개 오랫동안 다결절성 갑상선종을 가지고 있던 **노인**에게서 발생

(5) 증상은 대부분 경미한 편임. 따라서 대부분 결절로 내원하는 경우가 많다.

2. 진단 (diagnosis)

· 갑상선 스캔 상 **열결절**로 나타남

3. 치료 (treatment)

(1) 갑상선중독증이 없는 경우 경과 관찰

(2) 증상이 있는 경우 **수술적 결절 제거 혹은 방사성 요오드 치료** (15~25 mCi)

(3) 경피적 알코올 주입법 시도 중이나 아직은 경험 부족

갑상선염 (thyroiditis)

A. 서론 (introduction)

1. 갑상선의 자가면역성

(1) **하시모토 갑상선염**, **무통성 갑상선염**은 대표적인 자가면역성 갑상선염

(2) 기전

① 갑상선 항체 특이 helper T-cell 활성 → B cell의 갑상선 특이 항체 분비 유도

② 이러한 helper T-cell의 활성은 바이러스 감염에 의해 이루어진다는 가설이 있으나 아직까지 바이러스가 원인이라는 명확한 증거는 없음

(3) 대표적인 갑상선 자가면역 항체

① **Anti-thyroid peroxidase (TPO) Ab** : 현성 갑상선 기능이상(overt thyroid dysfunction)과 관련하여 갑상선 손상과 림프구의 염증반응에 관여

② Thyroglobulin Ab : 적은 빈도로 발견됨. 역할은 잘 모른다.

2. 갑상선염의 임상적 경과

※ **Figure 5-3** 참조.

(1) **갑상선 기능항진 (thyrotoxicosis)**

① **무통성 갑상선염**(painless thyroiditis), **아급성 갑상선염**(subacute thyroiditis)에서 갑상선의 파괴가 이루어질 경우 저장된 갑상선 호르몬의 갑작스런 분비로 일시적인 갑상선 기능항진증상이 발생하나, 증상은 대체로 심하지 않음

② 저장된 갑상선 호르몬이 고갈될 경우 정상 갑상선 기능(euthyroid)을 거쳐 갑상선 기능저하가 됨

③ 생화학적 지표의 변화

- 제일 먼저 thyroglobulin의 수치 증가
- 갑상선 호르몬(T4, T3)의 증가 → 음성 되먹임 작용으로 TSH 감소

(2) **갑상선 기능저하 (hypothyroidism)**

① 갑상선 기능저하로의 이행은 저장된 **갑상선 호르몬의 점차적인 고갈때문**

② 영구적인 갑상선 기능저하로 이환되는 경우
- 갑상선 항체(thyroid antibody) 농도가 높은 경우
- 심한 갑상선 기능 저하기를 가질수록

③ 생화학적 지표의 변화
- T3, T4의 감소
- 음성 되먹임 작용으로 TSH 증가

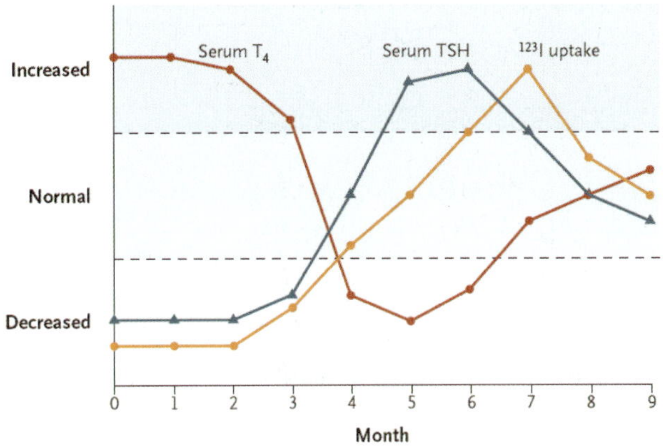

Figure 5-3 갑상선염의 임상적 경과. 첫 3개월은 갑상선 항진시기이나 갑상선 기능정상 시기를 거쳐 갑상선 기능저하 시기가 오며 이는 약 3개월 정도 지속이 된다. 이후 갑상선 기능이 회복되어 정상 갑상선 기능시기가 오게 된다.

Table 5-6 갑상선염의 용어정의.

형태	동의어
Hashimoto's thyroiditis	Chronic lymphocytic thyroiditis Chronic autoimmune thyroiditis Lymphadenoid goiter
Painless postpartum thyroiditis	Postpartum thyroiditis Subacute lymphocytic thyroiditis
Painless sporadic thyroiditis	Silent sporadic thyroiditis Subacute lymphocytic thyroiditis
Painful subacute thyroiditis	Subacute thyroiditis de Quervain's thyroiditis Giant-cell thyroiditis Subacute granulomatous thyroiditis Pseudogranulomatous thyroiditis
Suppurative thyroiditis	Infectious thyroiditis Acute suppurative thyroiditis Pyrogenic thyroiditis Bacterial thyroiditis

B. 급성 갑상선염 (acute thyroiditis)

1. 원인 및 병인

(1) **갑상선은 혈관 분포가 풍부하고 림프배출이 잘 되며 피막으로 싸여있고 살균효과가 있는 요오드와 과산화수소가 다량 함유된 기관이다. 이러한 갑상선의 구조적 특성으로 인하여, 급성 (화농성) 갑상선염 혹은 세균성 갑상선염은 매우 드물다.**

(2) 대부분의 급성 갑상선염은 **외상 후 감염 혹은 면역결핍증 환자**에게서 발생한다.

2. 임상양상

(1) 증상

① **전경부 동통, 압통**

② **발열**

③ 피부 발적

④ 연하곤란

⑤ 갑상선의 일측성 종괴, 물렁물렁한 촉감, 간혹 양측성 종대

(2) 검사소견

① 백혈구 수 증가와 좌방이동

② Normal TFT, 간혹 T4 증가

③ 갑상선 스캔 : 병소가 냉소로 나타남

3. 치료 및 경과

(1) 항생제 정주

(2) 배농 혹은 수술적 제거

(3) 염증이 광범위할 경우 갑상선기능저하증 발생 가능

(4) 재발이 잦을 경우 갑상설관이나 주변과의 누관(fistula) 등의 구조적 이상을 감별

C. 아급성 갑상선염 (subacute thyroiditis)

1. 역학 및 병태생리 (epidemiology and pathophysiology)

(1) **자가 회복되는 염증성 질환으로 갑상선 통증의 가장 많은 원인**

(2) 동의어 : de Quervain's thyroiditis, granulomatous thyroiditis 또는 viral thyroiditis

(3) 원인 바이러스 : mumps, coxsackie, influenza, adenovirus, echovirus 등

(4) **여자가 남자의 3배, 30~50대에 최정점을 이룬다.**

(5) 특징적 소견 (**Figure 5-4**)

① 갑상선 여포의 파괴를 동반한 염증 침윤

② 몇몇 여포 안에 **다핵거대세포(multinucleated giant cell)**

③ 섬유화를 동반한 여포의 육아종화

④ 수개월에 걸쳐 갑상선의 정상화

(6) 갑상선 호르몬의 변화

① 초기 : 갑상선 여포의 파괴 → thyroglobulin과 갑상선 호르몬의 과다 분비→ TSH의 억제

② 중기 : 갑상선 호르몬의 고갈

2. 임상 양상 (clinical manifestations)

(1) **전구증상 : 전신 근육통, 인후통, 발열, 피로, 상기도 감염증**

(2) **전구 증상 후 심한 경부 통증, 부종**이 나타남

(3) 50%에서는 갑상선 기능항진에 따른 증상을 경험

(4) **임상경과 : 갑상선 항진(수 주) → 정상화 → 갑상선 기능저하(4~6개월) → 6~12개월 후 정상화**

(5) 예후

① 95%에서 갑상선 기능 회복이 이루어지고 5% 정도만 항구적인 갑상선 기능저하증을 겪음.

② 재발은 단지 2%의 환자에서 발생

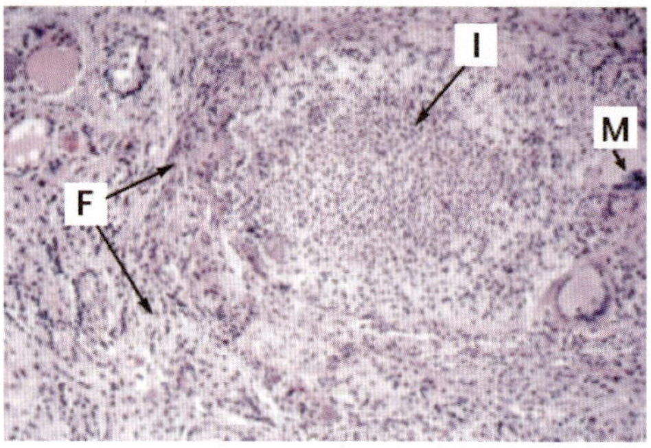

Figure 5-4 Subacute thyroiditis의 병리소견.
섬유화 띠(fibrotic band, F), 염증의 침윤(inflammation, I), 다핵거대세포 (multinucleated giant cell, M) 이 관찰된다.

3. 검사실 소견 (laboratory findings)

(1) 갑상선 검사 소견

① 갑상선 기능항진 시기 : T3, fT4 증가, TSH는 억제되어 감소

② **갑상선 자가항체(TPO) : 대개 정상**

(2) **방사선 요오드 갑상선 스캔**

① **확진검사**

② **24-hour ^{123}I 섭취는 낮음(〈5%) : 그레이브스병과의 감별점**

(3) **ESR의 증가**

4. 치료 (treatment)

(1) 증상완화를 위한 **대증적인 치료**로도 충분하다.

(2) 갑상선 통증의 조절 : NSAID 또는 salicylate의 적절한 투여

(3) 만약 통증이 조절되지 않거나 심할 경우 : glucocorticoid를 투여하면 도움이 됨

(4) Beta-blocker : 갑상선 기능항진에 따른 증상을 조절하는데 유용

(5) 기능항진 시기에 항갑상선제의 투여 : **효과 없다**(생성이 증가한 것이 아니므로)

(6) 갑상선 기능저하 시기의 levothyroxine 투여

① 일시적이고 증상이 심하지 않으므로 일반적으로 levothyroxine의 투여는 불필요

② 하지만, 증상이 심한 경우 투여할 수 있다.

(7) 갑상선 기능의 평가 : free T4와 TSH를 2~4주마다 추적경과 관찰

D. 무통성 갑상선염 (painless thyroiditis)

1. 병태생리 (pathophysiology)

(1) 동의어 : silent thyroiditis, postpartum thyroiditis, subacute lymphocytic thyroiditis, thyroiditis with transient hyperthyroidism

(2) 병리소견 : 림프구 침윤 소견이 두드러짐(Figure 5-5)

(3) 위험인자

① 임신 초기 또는 출산 직후 TPO 항체가 높은 경우

② 다른 자가면역 질환이 있는 경우(eg, 제1형 당뇨병)

③ 자가면역성 갑상선 질환의 가족력

2. 임상경과 (clinical course)

(1) **출산 후 3~6개월 사이에 주로 발생**

(2) 전형적인 3기(triphasic)의 갑상선 호르몬 변화를 겪음(Figure 5-3)

(3) 하나의 병기만 겪는 경우도 흔하다.

(4) 일부에서는 영구적인 기능저하증으로 발전

3. 검사 (laboratory evaluation)

(1) **Anti-TPO 항체**, anti-thyroglobulin 항체의 증가 → 아급성 갑상선염과의 감별점

(2) **ESR은 정상** : 아급성 갑상선염과의 감별점

(3) **Radioactive iodine uptake의 감소 (<5%)** : Graves' disease와의 감별점임

4. 치료 (treatment)

(1) 스테로이드는 치료로 사용하지 않는다.

(2) 갑상선 기능항진 시기 (thyrotoxicosis)

① 짧은 기간 beta-blocker (eg, propranolol) 사용을 통해 증상을 완화

② **항갑상선제는 사용하지 않는다.**

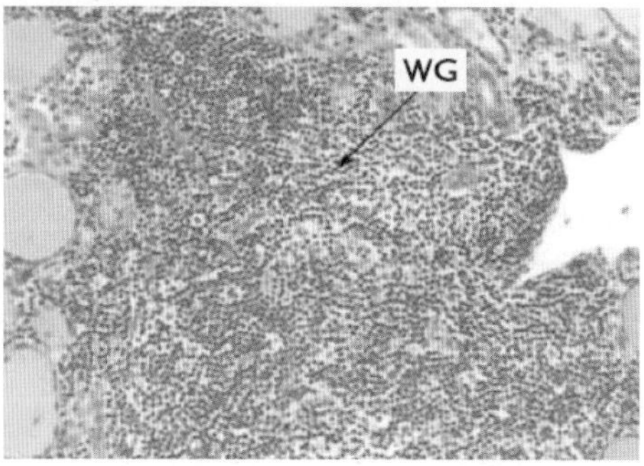

Figure 5-5 Painless thyroiditis의 병리소견.
Follicle은 정상이며 경도의 Hurthle-cell metaplasia가 관찰된다. 또한 germinal center 형성이 없는 림프구의 침윤(WG)이 관찰된다.

(3) 갑상선 기능저하 시기 (hypothyroid phase)

① Levothyroxine의 보충은 필요로 하지 않는다.

② 다만, **증상이 있는 경우 갑상선 호르몬의 보충이 필요할 수 있으며** 대개 6~9개월 후 갑상선 기능이 정상화 되면 중단

(4) 추적경과 관찰 : 영구적인 갑상선 기능저하증으로 진행하는 경우가 있으므로 매년 추적경과 관찰하는 것이 권장된다.

E. 만성 림프구성 갑상선염 (하시모토 갑상선염)

1. 병리 (pathology)

(1) 하시모토 갑상선염(Hashimoto's thyroiditis, **Figure 5-6**)

① 갑상선 조직에 **림프구 침범** → germinal center 형성

② 갑상선 여포의 위축

③ 콜로이드(colloid) 소실

④ 경증-중등도의 **섬유화**

(2) 위축성 갑상선염 (atrophic thyroiditis)

① 보다 **광범위한 섬유화**가 특징이며, 갑상선 여포는 거의 존재하지 않는다.

② 하시모토 갑상선염의 말기 상태라 여겨지고 있다.

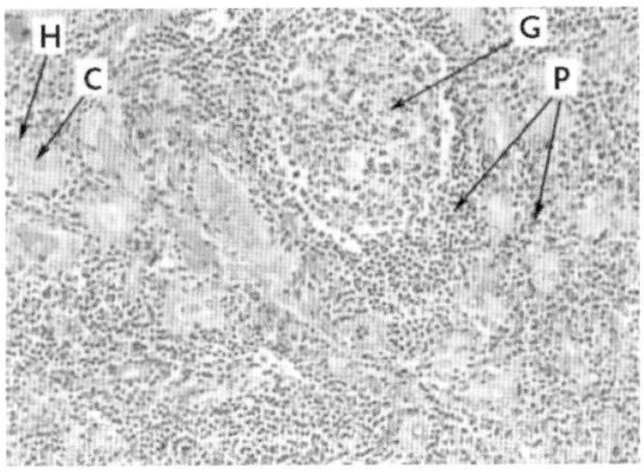

Figure 5-6 하시모토 갑상선염의 병리.
Germinal center의 림프구 여포(G), 소림프구와 형질세포(plasma cell, P), minimal colloid material(C)가 관찰된다.

2. 병인론 (pathogenesis)

(1) 유전적 요인

① HLA-DR polymorphism (**HLA-DR3, -DR4, -DR5**) : 가장 잘 알려진 위험요인

② CTLA-4의 polymorphism 등도 연관이 있다.

(2) 환경적 요인

① 확실히 밝혀진 것이 없지만 흡연, 요오드의 과량섭취가 연관이 있을 것으로 추정

② 바이러스성 갑상선염이 자가면역 갑상선염을 유도하지는 않는다.

(3) 림프구 및 사이토카인 (lymphocytes and cytokines)

① CD4+, CD8+ T cell 및 B cell이 중요.

② 특히 CD8+ cytotoxic T cell이 갑상선 세포파괴에 관여

③ 사이토카인(TNF, IL-1, INF-r)

- Fas 등에 의해 매개되는 apoptosis에 갑상선 세포가 취약하게 만든다.
- 치료목적의 고용량 사이토카인(특히 INF-α) 투여시 자가면역 갑상선 질환의 발생이 흔한데 이는 위와 같은 기전과 유사한 것이라 여겨진다.

(4) 갑상선 자극 호르몬 수용체 항체 (TSH receptor antibodies)

① 자가면역 갑상선 기능저하증 환자에서 발견되는 TSH-R Ab의 경우 TSI와 반대로 작용하여 수용체 자극이 아닌 TSH의 수용체 결합을 저해할 것으로 생각

② 이 **TSH-R Ab는 태반을 통과**하여 **일시적인 신생아 갑상선 기능저하증(transient neonatal hypothyroidism)**의 한 원인이 된다.

3. 임상양상 (clinical manifestations)

(1) **갑상선종(goiter)** : 대부분의 하시모토 갑상선염은 갑상선 기능저하증 보다는 무증상 갑상선종으로 발현된다.

(2) **갑상선기능저하증** : 임상상은 갑상선 기능저하증의 임상소견 참조

(3) **다른 자가면역 질환의 동반** : 백반증(vitiligo), 악성빈혈(pernicious anemia), 애디슨씨병(Addison's disease), 탈모, 제1형 당뇨병 등이 나타날 수 있음

4. 검사 (laboratory evaluation)

(1) 갑상선 자가 항체 (thyroid autoantibodies)

① **TPO 항체**가 90~95%에서 관찰됨

② TBII는 10~20%에서만 관찰

(2) 갑상선스캔 및 요오드 섭취율 : 다양하게 나타나지만 **미만성 종대를 동반한 불규칙한 방사능 분포**가 전형적임

5. 치료 (treatment)

(1) 갑상선기능저하증이 동반된 경우 : 갑상선 기능저하증의 치료 참조

(2) Normal TFT이더라도 갑상선종이 큰 경우 TSH 농도를 억제하기 위하여 thyroxine의 투여가 필요한 경우 있음

Sick euthyroid syndrome

1. 서론 (introduction)

(1) **갑상선의 기저질환 없이 급성 중증 질환에 의해 TSH 및 갑상선 호르몬 농도에 변화가 생기는 것**

(2) 원인 : cytokine의 분비로 발생

2. 임상양상 (clinical manifestations)

(1) **Low T3 syndrome**

① **가장 흔한 형태**로 total T3 및 free T3는 감소되어 있으나 T4와 TSH는 정상

② **T3 감소 정도는 질환의 중증도와 비례**

(2) **Low T4 syndrome**

① **중증 환자에서 발생**

② Lab : total T4와 T3는 감소, free T4는 대개 정상, TSH는 다양

③ **불량한 예후 (T4가 낮을수록)**

3. 진단 (diagnosis)

(1) 환자들은 심각한 대사성 장애를 가지고 있는 경우가 많으므로 병력청취에 어려움이 많음

(2) 이전의 갑상선 병력 및 약물 복용력, 현재의 급성질환에 대한 확인이 필수적

(3) Free T3, free T4, rT3, TSH 측정

(4) Sick euthyroid syndrome의 진단은 추정하는 경우가 많음 → 질환이 회복된 후 갑상선 기능이 정상이 되면 이것이 바로 진단

4. 치료 (treatment)

(1) 갑상선호르몬의 투여 : 아직 논란

(2) 대개는 명백한 갑상선 기능저하증의 증거가 있지 않은 이상 호르몬 보충 없이 갑상선 기능검사로 추적경과 관찰

(3) 갑상선 검사 소견은 기저질환의 호전에 따라 나아진다.

갑상선 양성 결절 (thyroid nodule)

A. 서론 (introduction)

(1) 성인의 5%에서 촉진 가능한 갑상선 결절 관찰

(2) **주로 여성에서 발견되며, 나이가 들어감에 따라 증가**

(3) **악성종양과의 감별이 가장 중요하다.**

(4) 원인 : 70~80%는 양성결절이며, 10~15%는 양성 소포상 종양(benign follicular neoplasm), 5% 내외가 악성종양이다.

B. 진단 (diagnosis)

1. 방사선요오드 스캔 (radionuclide scanning)

(1) 기능성 결절(functioning nodule, hot spot) : 대부분 양성. 그러나 **악성을 배제할 수 있는 소견은 아님**

(2) 비기능성 결절(nonfunctioning nodule, cold spot) : 5%에서 악성 가능성 있음

(3) TSH 감소된 기능성 결절일 경우 양성일 가능성이 높으므로 FNA 필요 없음

2. 갑상선 초음파 (thyroid ultrasonography)

· **Figure 5-7** 참조.

(1) 초음파를 이용하면 촉진되지 않는 결절(nonpalpable nodule)의 발견이 가능하고 결절의 크기 측정, 갑상선종의 부피, 단순 낭종의 구별 등이 가능하다.

(2) 촉진되지 않는 결절에 대해서 FNA등의 진단이 가능하며, 낭종 흡입(cyst aspiration), 에탄올 주입 등 치료적 목적에도 사용할 수 있다.

(3) **악성을 시사하는 소견 : hypoechogenicity, 좌우 반경보다 상하반경이 더 길 경우, microcalcification, irregular margin, Doppler 상 nodular flow의 증가, 주위 조직 침윤**

(4) **초음파 단독으로는 양성종양과 악성종양을 감별할 수 없다.**

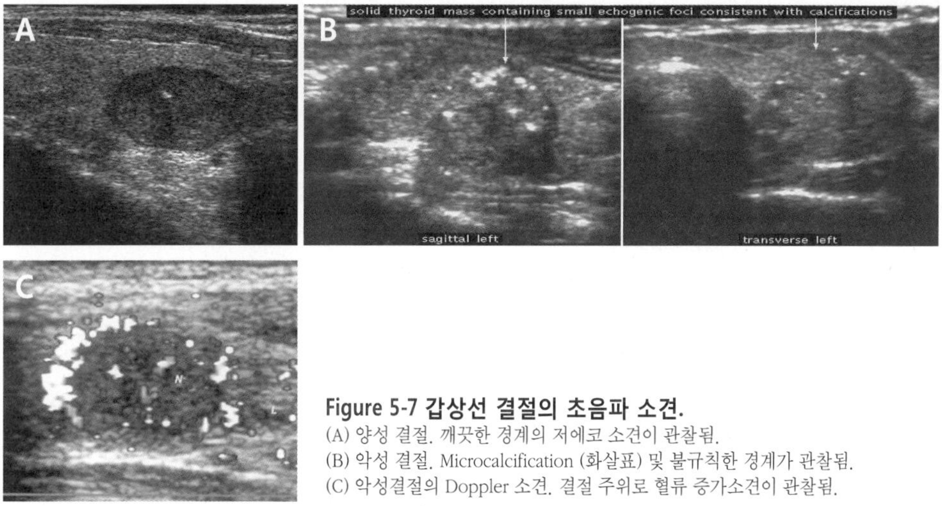

Figure 5-7 갑상선 결절의 초음파 소견.
(A) 양성 결절. 깨끗한 경계의 저에코 소견이 관찰됨.
(B) 악성 결절. Microcalcification (화살표) 및 불규칙한 경계가 관찰됨.
(C) 악성결절의 Doppler 소견. 결절 주위로 혈류 증가소견이 관찰됨.

3. 미세침흡인 검사 (fine-needle aspiration)

(1) **진단에 있어 첫번째 단계의 검사**

(2) **직접적이고 특이적인 갑상선 결절에 대한 정보를 제공해 줌**

(3) 미세침흡인은 불필요한 수술을 감소시킨다.

(4) **미세침흡인 후 세포검사에서 소포상 종양(follicular neoplasm)이 나올 경우 세포검사만으로는 양성종양과 악성종양과의 감별이 불가능하므로 수술적 진단방법이 필요함**

4. 접근 방법 및 치료 (approach to the patients and management)

(1) 먼저, **TSH를 측정**한다. TSH가 감소된 경우 갑상선 스캔을 시행한 후 기능성결절(functioning nodule)로 확인되면 악성종양의 가능성이 떨어지므로 FNA를 할 필요는 없다. **Figure 5-8** 참조.

(2) **TSH가 증가 또는 정상인 경우 FNA를 시행한다.**

(3) FNA 결과에 따라 양성종양, 낭성종양, 악성종양으로 나뉘며 각각에 맞는 치료를 시행한다.

① 양성종양 : 압박증상이 있거나 미용 목적 이외에는 치료가 불필요하며, 정기적 추적관찰로 충분함. **크기가 크고 TSH가 증가되어 있을 경우 T4 suppression을 시행하기도 한다.**

② 악성종양 : 갑상선 악성종양의 치료 참조.

(4) 2007년 대한내분비학회에서 갑상선 결절에 대한 진료권고안이 나와 여기에 소개하면 다음과 같다. 이는 현재 우리나라의 실정에 보다 부합하는 진단 flow라고 할 수 있다(Figure 5-9).

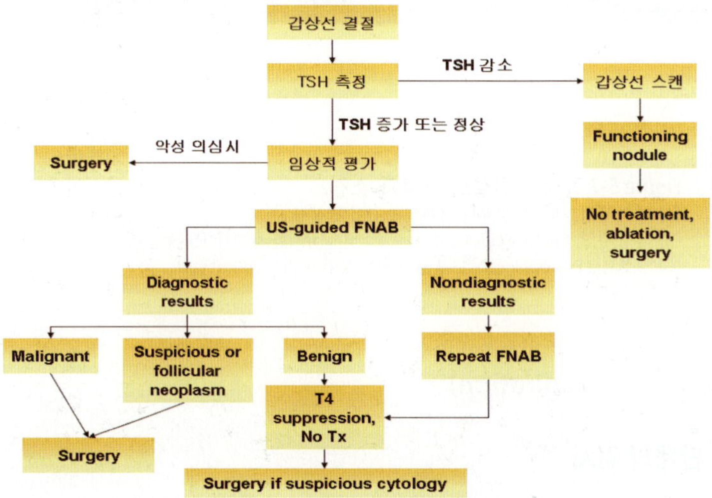

Figure 5-8 갑상선 결절 환자의 접근 흐름도.
갑상선 결절 환자가 내원하면 제일 먼저 TSH를 측정한다. TSH가 낮을 경우 갑상선 스캔을 시행하며 TSH가 정상 또는 증가되어 있는 경우에는 FNA를 시행하고 그 결과에 따라 환자를 치료한다.

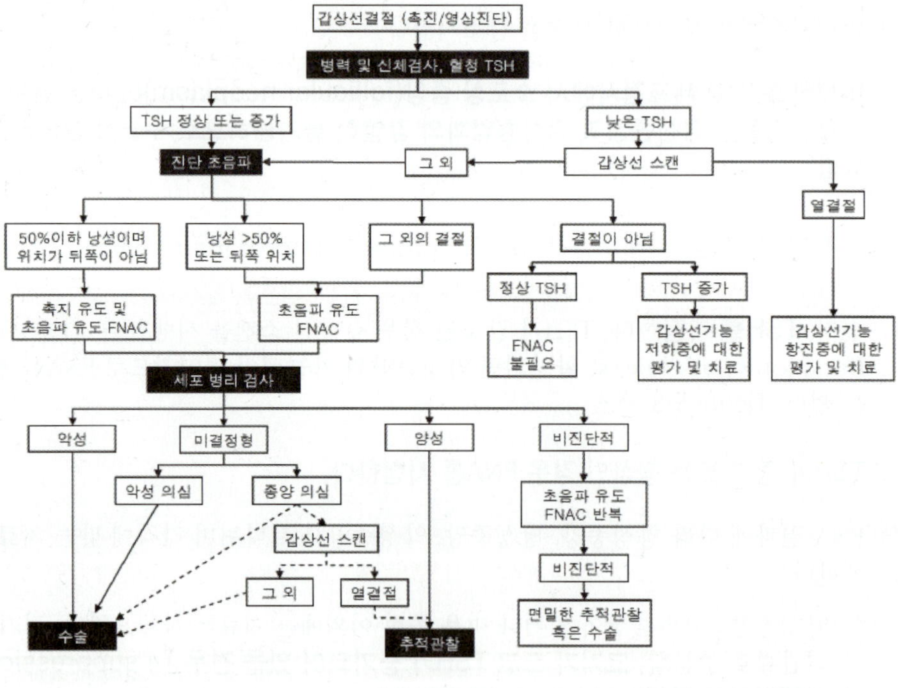

Figure 5-9 대한내분비학회의 진료권고안.

갑상선 악성 종양 (thyroid cancers)

A. 서론 (introduction)

1. 분류 (classification)

(1) 갑상선 유두암 (papillary thyroid cancer) - 예후가 가장 좋음

(2) 갑상선 여포암 (follicular thyroid cancer)

(3) 갑상선 수질암 (medullary thyroid carcinoma)

(4) 역형성 갑상선암 (anaplastic thyroid cancer) - 예후가 가장 불량

(5) 갑상선 림프종 (thyroid lymphoma)

※ 이들 중 분화가 잘 된 갑상선 유두암과 여포암은 예후가 비교적 좋은 편이다.

2. 역학 (epidemiology)

(1) 연간 발생률 : 지역에 따라 차이가 있지만, 0.5~10명/100,000

(2) 나이가 들어감에 따라 증가

(3) 남성에 비해 여성이 2~4배 더 많음

(4) 위험인자 (매우 중요) - 시험에 자주 출제되니 잘 알아두자.

① 두경부 방사선 조사력 (history of head & neck irradiation)

② 나이 〈 20 또는 〉 70

③ 결절의 크기가 4 cm 초과

④ 새롭게 발생하거나 커진 경부 종괴

⑤ 남성

⑥ 갑상선 암 또는 MEN-2의 가족력

⑦ 성대마비(vocal cord paralysis), 애성

⑧ 주위 조직과 유착된 결절

⑨ 림프절 침범 의심

⑩ Iodine 결핍(갑상선 여포암)

3. 병인론 (pathogenesis)

(1) 방사선 노출

(2) 종양유전자 (oncogenes)

① 갑상선암에서 여러 유전적 변화가 발견되나 발생단계에 대한 명확한 역할은 모름

② 갑상선 유두암 : *RET* rearrangement(20~40%)와 *TRK* gene rearrangement가 관찰됨

③ 갑상선 수질암 : *RET* gene의 point mutation

B. 분화가 좋은 갑상선암 (well-differentiated thyroid cancers)

1. 분류 (classification) 및 진단

(1) 갑상선 유두암 (papillary thyroid cancer)

① 분화가 잘된 갑상선암의 70~80%를 차지

② 세침흡인(fine needle aspiration, FNA)을 통한 세포검사(cytology)가 진단에 매우 유용 (Figure 5-10, Figure 5-11)

- **유두상 모양 (papillary structure)**
- **Psammoma body**
- **Orphan Annie's eye 모양을 가지는 분할된 핵**
- **Nuclear groove**
- **Inclusion body**

③ **림프계를 통한 전이**를 하나 뼈나 폐로의 혈행성 전이도 가능

④ 20~80% 환자에서 다중심적 발생, 1/3의 환자는 반대 엽(contralateral lobe)에도 존재

⑤ 대부분 예후가 양호하여 제1,2병기(stage I, II)의 경우 건강한 사람의 예상수명과 거의 유사

(2) 갑상선 여포암 (follicular thyroid cancer, **Figure 5-12**)

① 지역에 따라 다양하며 요오드 결핍 지역에서 흔하다.

② **FNA로 진단이 어려움** → 악성과 양성의 구별에 혈관, 신경, 주위 조직으로의 침범 유무가 매우 중요하나 FNA를 통한 세포검사에서는 이를 알기가 어려움

③ 전이 : 주로 혈행성으로 하며 뼈, 폐, 중추신경계로 잘 전이

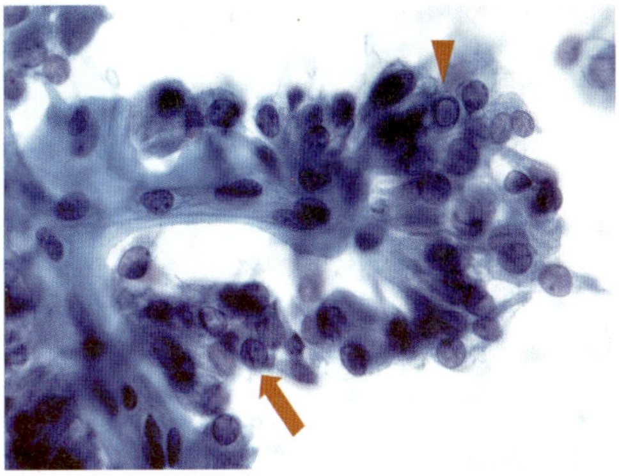

Figure 5-10 **갑상선유두암의 미세침흡인검사 소견.**
Coffee bean-shape의 nuclear groove와 (arrow) inclusion body (arrowhead)가 관찰된다.

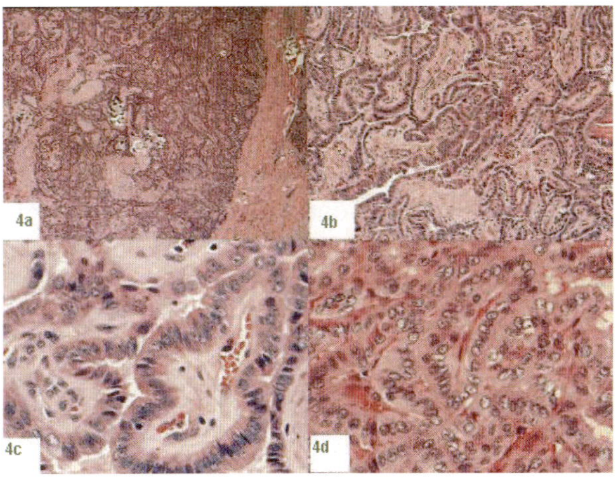

Figure 5-11 **갑상선 유두암.**
저배율(4a)에서 focal psammoma bodies (laminated calcification)를 관찰할 수 있다. 유두상으로 배열된 구조와 각 세포의 nuclear grooving, cellular crowding, nuclear inclusions 등이 특징적이다.

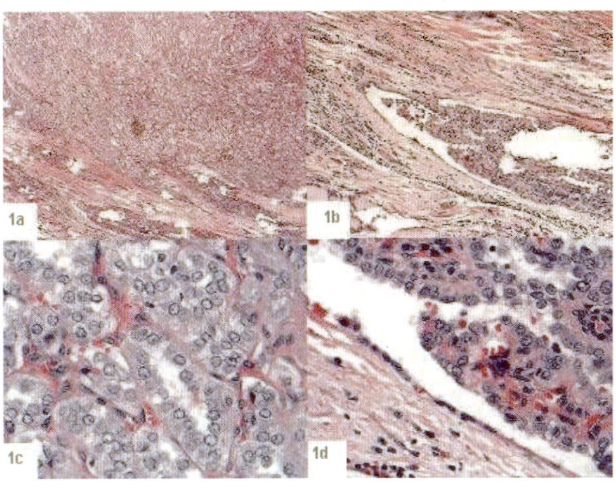

Figure 5-12 **갑상선 여포암.**
(1a) 저배율 소견에서 여포들로 구성되고 두꺼운 피막으로 싸인 종양이관찰된다. 피막의 경계는 불규칙하고 세포의 침윤 소견이 있다. (1b) ,(1d) 종양세포가 혈관을 침범하고 있다. (1c) 특징적인 여포의 모양. 정상적인 갑상선 여포세포에 비하여 세포의 크기가 크다.

④ 제4병기의 비율이 높아 예후는 유두상 갑상선암에 비해 나쁜 편이다.

⑤ 불량한 예후인자

- 종양 크기 〉 4 cm
- 50세 이상
- 원격전이(distant metastasis)가 있는 경우
- Hurthle cell histology
- 현저한 혈관 침범이 있을 경우

2. 치료 (treatment)

(1) 수술 (surgery)

① 잘 분화된 갑상선암의 경우 반드시 수술적 제거가 시행되어야 한다.

② **갑상선 전절제**(total thyroidectomy) **또는 유사-전절제**(near-total thyroidectomy)가 선호된다. 그 이유는 아래와 같다.

- **부분절제시 재발이 많음**(∵ 다중심적 발생, 반대 엽에도 있는 경우↑)
- **경과 관찰을 thyroglobulin(Tg) 또는 ^{131}I body scan을 통해서 하는데 갑상선 조직이 남아 있을 경우 이들을 통한 모니터링이 불가능**
- **남아 있는 갑상선 조직이 적어야 ^{131}I ablation이 효과적**

③ 갑상선 전절제 또는 유사-전절제의 합병증

- 갑상선기능저하증
- Recurrent laryngeal nerve의 손상

(2) **TSH 억제 치료 (TSH suppression therapy)**

① 거의 대부분의 갑상선 종양이 TSH에 반응하므로 TSH를 최대한 억제하는 것이 치료의 근간

② 방법 : levothyroxine의 투여

③ 억제 목표

- 호르몬과잉에 의한 심방세동, 골다공증 및 기타 갑상선 기능항진증 증세가 나타나기 직전까지 TSH를 가능한 많이 낮추는 것이 좋다.
- 억제 치료 3개월 후 TSH, fT4 측정→ TSH〈 0.1 IU/L, fT4는 정상범위가 되게

(3) Radioiodine-131 treatment

① **수술 후 ^{131}I ablation을 시행하는 이유**

- **남아있는 정상 갑상선 조직 제거** : 정상 갑상선 조직이 있는 경우 추적 관찰 과정에서 ^{131}I body scan과 thyroglobulin 해석에 방해를 받는다.

· **미세하게 남아있는 갑상선암을 제거** → 재발율을 낮추고 장기 생존을 기대
· 대량의 ^{131}I 투여 → 적은 양을 통해 찾아낼 수 없는 미세 갑상선암을 추후 전신 스캔을 통해 찾아낼 수 있다.

② **적응증 (indication) : 다음 중 한가지라도 해당되면 시행함**

· 크기가 큰 유두상 갑상선암 (일반적으로 45세 이상일 경우 2 cm 이상, 45세 미만일 경우 4.5 cm 이상이면 적응이 됨)
· 다중심성 종양
· 주변조직 침윤
· 인접 림프절로 전이된 경우
· 원격전이가 있는 경우

③ 방법

· 수술 후 2~3주 동안 T3(25 ㎍ bid or tid) 투여 후 2~3 주 동안 중단
· 중단하면 TSH가 증가하며, 이상적으로 3~4 주 이상 동안 TSH 〉30 IU/L 이어야 한다 (TSH가 충분히 높아야 갑상선 잔여 조직이 iodide를 잘 섭취한다)
· 용량 : 30~100 mCi

④ **추가경과 관찰 : 수술 및 ablation 후 6개월 뒤에 갑상선 스캔과 thyroglobulin를 측정**

⑤ 흉부전이의 진단을 위한 X-선 촬영, 골전이가 의심될 때 ^{99m}Tc-MDP bone scan 등도 이용.

C. 갑상선 수질암 (medullary thyroid carcinoma)

(1) 가족형과 산발형이 있으며 가족형의 경우 multiple endocrine neoplasia (MEN) 2A, MEN2B, 다른 MEN 특징이 없는 형태 3가지가 있다.

(2) **잔존 종양 또는 재발의 지표 : 혈청 칼시토닌(calcitonin)의 증가 (매우 중요)**

(3) ***RET* point mutation**과 연관됨

(4) 치료

① **수술**이 일차적인 치료 방법

② 진행된 질환 : 고식적 치료(palliation)로 체외 방사선 조사와 항암화학요법 사용

D. 역형성 갑상선암 (anaplastic thyroid cancer)

(1) 매우 분화가 나쁘며, 침습적인 종양

(2) **예후가 불량**하여 대부분의 환자가 진단 후 6개월 이내에 사망.

(3) 분화가 나빠 radioiodine의 섭취가 미미함.

(4) 복합약제를 이용한 항암화학요법이 시도되나 효과가 미미

6

Diabetes Mellitus

당뇨병

서론 (introduction)

A. 인슐린 (insulin)

1. 생합성 (biosynthesis)

(1) 췌장 내분비세포인 islet cell 중 β-**cell**에서 preproinsulin 생성

① Preproinsulin → proinsulin → insulin 으로의 processing을 거쳐 최종적으로 insulin 생성

② **C-peptide**

· Proinsulin이 insulin으로 만들어질 때 절제되는 부분

· 체내에서 생성한 (endogenous) insulin의 양을 반영

— 간에서 잘 분해되지 않고

— 외부에서 insulin을 줄 경우에는 존재하지 않으므로

2. 분비 (secretion)

(1) **인슐린의 분비를 자극하는 것 : 혈중 포도당 농도, glucagon, arginine, GLP-1 등**

(2) 포도당에 의한 인슐린 분비 기전 : **Figure 6-1** 참조.

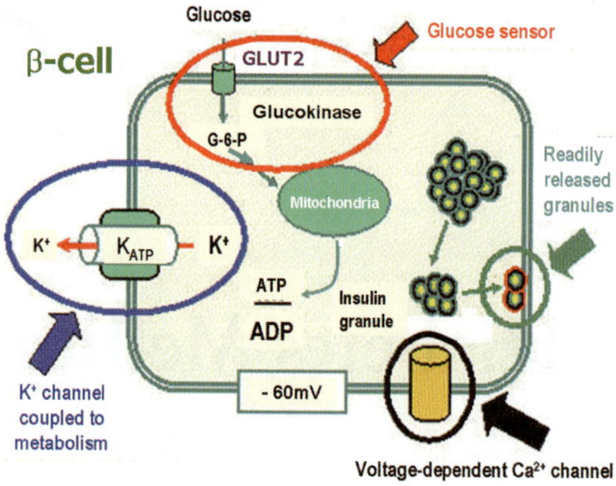

Figure 6-1 Insulin secretion.
- 혈중 glucose 농도 ≥ 70 mg/dL → insulin 합성과 분비가 자극됨
- Glucose → GLUT2 glucose transporter 통해 β-cell로 유입 → 미토콘드리아에서 TCA cycle을 거쳐 ATP를 생성 → ATP-sensitive K channel 억제 → β-cell membrane depolarization → Voltage-dependent Ca channel 열어 Ca 유입되면서 insulin 분비 유도 (10분 주기로 pulsatile하게 분비되며 2~3 시간 유지)

3. 작용 (action)

(1) 기전 (mechanism)

- β-cell에서 분비된 인슐린은 혈류를 타고 전신을 순환하다가, target organ의 insulin receptor에 결합

  → Receptor activation (autophosphorylation)

  → Intracellular signal transduction (eg, **IRS**, PI3 kinase, AKT 등)

  → **GLUT4 transporter**가 target cell membrane으로 이동

  → GLUT4를 통해 혈중 포도당이 target cell 내부로 유입

  → 에너지원으로 쓰이거나 각종 영양형태로 저장됨 (glycogen, protein, lipogenesis)

(2) Glucose homeostasis : **인슐린의 주요 target tissue는 간, 골격근, 지방**이다. 이들 조직에서의 인슐린 작용에 따라 혈중 포도당 농도가 결정된다(**Figure 6-2**).

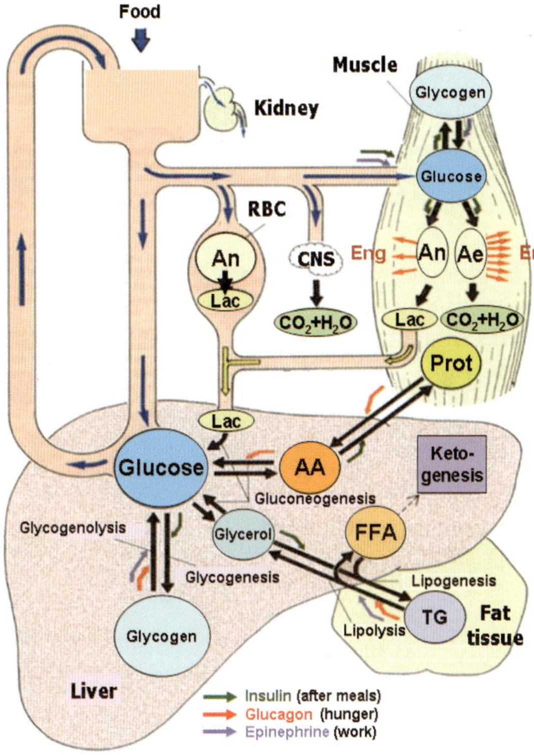

Figure 6-2 Glucose homeostasis.
간이 담당하는 주요 당대사작용은 포도당 생성 (glycogenolysis + gluconeogenesis)이며 골격근과 지방은 포도당 섭취 (glucose utilization)이다. 이 과정에 insulin, glucagon, neural input (epinephrine)이 관여한다.
① Glucose production의 source : Glycogen, amino acids, fat (fatty acid가 아님)
② Peripheral glucose utilization : energy를 만들고 남는 것은 glycogen, fat으로 저장
※ An : anaerobic metabolism
Ae : aerobic metabolism
Lac : lactate
AA : amino acid

B. 당뇨병의 분류 (classification)

· 발병 기전에 따라 다음과 같이 분류한다.

1. Type 1 DM : insulin deficiency

(1) Type 1A DM : autoimmune β-cell destruction

(2) Type 1B DM : unknown cause β-cell destruction

2. Type 2 DM : insulin resistance + insulin deficiency

(1) Insulin resistance/ secretion의 이상/ glucose 생성 증가 등이 복합적으로 작용

(2) DM 발생 이전에 공복 혈당 이상(impaired fasting glucose, IFG) 또는 내당능 장애 (impaired glucose tolerance, IGT)가 선행

3. Gestational DM

(1) 임신 중 대사 이상의 일환으로 insulin resistance, IGT 발생

(2) 전체 임신 중 4% 정도에서 발생

(3) 출산 후 정상화 되지만 30~60%에서는 훗날 DM 발생

4. 기타 (특정 원인에 의한 당뇨병)

(1) **Maturity-onset diabetes of the young (MODY)**

① 인슐린 합성과 분비에 관여하는 유전자들 중 single gene defect에 의한 당뇨병 (우성 유전)

② Insulin secretion 장애가 발생 : 혈당이 보다 높이 올라가야만 insulin 분비

· MODY1 : HNF(hepatic nuclear factor) 4α

· **MODY2 (m/c) : Glucokinase**

· MODY3 : HNF 1α

· MODY4 : IPF(insulin promoter factor) 1

· MODY5 : HNF 1β

· MODY6 : NeuroD1

③ 임상양상 : mild hyperglycemia ... DKA는 드물다.

④ 진단
- 진단연령 〈 25세
- 부모 중 1명과 형제 반 이상이 insulin deficient-DM
- 3세대에 걸친 insulin deficient-DM

(2) Insulin 유전적 작용 결핍

(3) 췌장 질환(췌장의 80% 이상 파괴될 경우) : pancreatitis, pancreatectomy, neoplasm, cystic fibrosis, hemochromatosis, fibrocalculous pancreatopathy

(4) **당뇨병 유발하는 내분비 질환**

① **Acromegaly : GH**
② **Cushing's syndrome : cortisol**
③ **Glucagonoma : glucagon**
④ **Pheochromocytoma : catecholamine**
⑤ **Hyperthyroidism**
⑥ **Somatostatinoma**
⑦ **Aldosteronism**

(5) 약물(drug)로 인한 당뇨병

① **Glucocorticoid**

② Thyroid hormone

③ 기타 : β-agonists, β-blocker, thiazide, vacor, pentamidine, nicotinic acid, diazoxide, phenytoin, α-interferon, protease inhibitors, clozapine

(6) 감염 (infection) : congenital rubella, CMV, coxsackie

(7) Immune-mediated : "stiff-man" syndrome, anti-insulin receptor antibodies

(8) 유전 증후군 : Down' syndrome, Klinefelter's syndrome, Turner's syndrome, Wolfram's syndrome, Friedreich's ataxia, Huntington's chorea, myotonic dystrophy, porphyria, Prader-Willi syndrome

C. 역학 (epidemiology)

(1) 전세계적으로 당뇨병 증가 추세 (비만↑, 신체 활동↓)

(2) **나이**가 들수록 증가

(3) 지역적, 인종적 차이

① 지역 : type 1 DM은 Scandinavia가 최고, type 2 DM은 인도와 미국에서 많음

② 인종 : American Indian 〉 African American 〉 Hispanic American 〉 non-Hispanic whites

(4) **한국인 당뇨병의 특징**

① **전형적인 type 1 DM 발생률은 매우 낮다.** (0.6명/10만명, 전체 당뇨 환자의 1% 미만)

② **비만형 type 2 DM 환자가 적다.** 그러나 일단 비만해질 경우, 서구인보다 DM 발생할 가능성이 높다.

③ 서양인에 비해 **인슐린 분비능이 낮다.**

④ Type 2 DM 유병률이 서양보다 높다(발병 빈도 19%).

⑤ **Type이 모호한 비전형적인 당뇨병(1.5형 당뇨병)이 있다.**

⑥ Nephropathy가 많다.

⑦ 대혈관 합병증(macrovascular complications)이 적다.

(5) **Type 2 DM 위험인자 (risk factors)**

① **가족력**

② **비만 (BMI ≥ 25 kg/m²)**

③ **신체 활동이 적은 사람**

④ **IGT, IFG**

⑤ **Gestational DM, 또는 4 kg 이상 아이를 출산한 과거력**

⑥ **Hypertension (BP ≥ 140/90 mmHg)**

⑦ **HDL cholesterol level ≤ 35 mg/dL, triglyceride level ≥ 250 mg/dL**

⑧ **Polycystic ovarian syndrome, acanthosis nigricans, vascular disease 병력 등**

※ 흡연은 아님.

D. 진단 기준 (diagnostic criteria)

1. 당뇨병 (DM)

(1) **전형적인 당뇨병 증상 + random blood glucose ≥ 200 mg/dL (11.1 mmol/L)**

- **당뇨병 증상 : polyuria, polydipsia, weight loss**

(2) **Fasting plasma glucose (FPG) ≥ 126 mg/dL (7.0mmol/L)**

- **Fasting (공복) : no calorie intake ≥ 8h**

(3) **75 g 당부하 검사 2시간 후 plasma glucose ≥ 200 mg/dL**

- 연구용 이외에 임상에서는 잘 쓰이지 않는다.

→ 서로 다른 날 (서로 다른 검사) 2가지에서 양성인 경우 진단

eg, 10월1일 random glucose 210 mg/dL + 10월3일 FPG 140 mg/dL → DM

- 이 같은 당뇨 진단 기준은 미국에서 당뇨병성 망막병증(diabetic retinopathy)의 발생률이 증가하기 시작하는 혈당 수치를 근거로 제정되었다.

2. Impaired fasting glucose (IFG)

: 100 mg/dL ≤ fasting plasma glucose (FPG) 〈 126 mg/dL

3. Impaired glucose tolerance (IGT)

: 140 mg/dL ≤ 75 g 당부하 검사 2시간 후 plasma glucose 〈 200 mg/dL

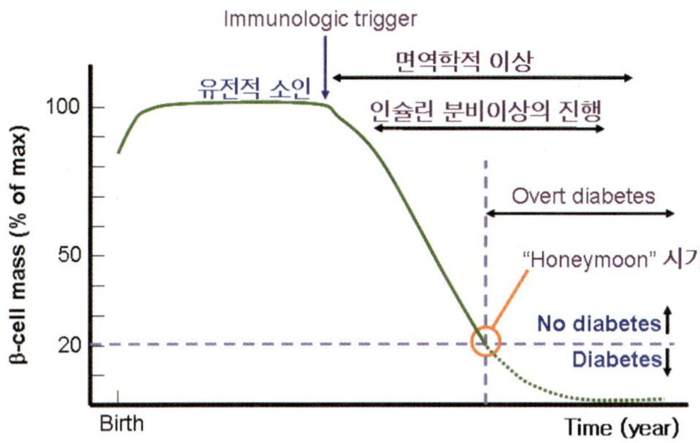

Figure 6-3
시간에 따른 type 1A DM의 진행. 생후 β-cell mass는 곧 최대값에 이른다. 유전적 소인이 있는 환자에게 자가면역이 발생하고 이후 면역학적 이상에 의해 β-cell이 파괴되면서 인슐린 분비 이상이 진행된다. β-cell이 약 80% 파괴되면 stress 상황에서 insulin 평형이 깨지고 첫 번째 당뇨 합병증이 발생한다. 합병증 회복 후 잠깐 동안 인슐린 평형이 유지되는 honeymoon period가 있고 이후 영구적으로 insulin 분비가 부족한 type 1A DM이 지속된다.

E. 발병기전 (pathogenesis)

1. Type 1 DM

(1) Pancreatic β-cell 파괴 ← genetic, environmental, immunologic factors

(2) Type 1A DM의 시간 경과에 따른 발병 : **Figure 6-3** 참조.

(3) 유전적 소인 (genetic factors)

① **일란성 쌍생아 30~70%**에서 동시에 발생

② **Susceptible gene (type 1A DM에 취약한 유전자)** : chromosome 6 HLA region

· Class II MHC molecule의 차이 → T cell 감작 → autoimmune reaction

· **HLA DR3, DR4** 관련 : DQA1*0301, DQB1*0302, DQA1*501, DQB1*0201

③ Protective gene (Type 1A DM 잘 안 생기는 유전자) : DQA1*0102, DQB1*0602

(4) 자가면역반응 (autoimmune factors)

a. 관련 면역체계

① Islet cell autoantibodies

② Islet, 주위 림프절, 전신 순환계에 존재하는 activated T cell

③ Islet protein에 의해 증식이 촉진되는 T cell

④ Cytokine의 분비 (TNF-α, IL-1)

b. Autoimmune process에 관여하는 것으로 알려진 항원들 (**ICA, islet cell antigens**)

① Insulin

② **Glutamic acid decarboxylase (GAD)**

③ ICA512/IA-2

④ Phogrin (insulin secretory granule protein)

⑤ 기타 : islet ganglioside, carboxypeptidase H 등

· 이러한 항원들에 대한 항체는 immunologic marker로서 당뇨병 분류에 이용되고, type 1A DM이 발생할 위험이 있는 사람을 선별하는 데에도 쓰인다.

· 현재까지의 동물 실험에서는 면역억제를 통한 type 1A DM의 예방 효과가 알려져 있으나, 사람에서의 효과는 확립되어 있지 않다.

(5) 환경 요인 (environment factors)

① Immunologic trigger의 역할을 하는 것들 : viruses (Coxsackie, rubella), bovine milk proteins, nitrosourea compounds etc.

2. Type 2 DM

(1) 유전적 소인 (genetic consideration)

① 'Polygenic & multifactorial disease' : 특정 유전자나 특정 요인이라기보다 복합적 원인으로 발병

② 유전적 요인 관련 증거

- **일란성 쌍생아는 70~90%** 동시에 발병
- **가족력** : 양 부모가 type 2 DM이 있으면 40% 정도에서 발병
- 후보유전자 및 single nucleotide polymorphism(SNP) 규명 : *TCF7L2* gene

(2) 병태생리 (pathophysiology, **Figure 6-4**, **Figure 6-5**)

① **Insulin resistance**

a. 말초 조직에서 인슐린 효과의 감소

〈1〉**근육에서 이상** : glucose utilization(이용)의 장애 → **식후 혈당**↑

〈2〉**간에서 이상** : 공복시 glucose output↑ → **공복 혈당**↑

b. 기전 (mechanism) : postreceptor defect (insulin receptor 이후 단계 문제)

〈1〉**IRS-1 polymorphism** : glucose intolerance와 연관

〈2〉**PI3K signaling defect** : GLUT4 glucose transporter가 cell membrane으로 이동이 줄어 들면서 glucose uptake가 줄고 insulin resistance가 생긴다는 것이 가장 잘 알려짐.

〈3〉기타 : 비만과 관련하여 free fatty acid가 관여한다는 것이 밝혀지고 있다.

c. 평가 방법

〈1〉Hyperinsulinemic euglycemic clamp technique : gold standard

〈2〉HOMA (homeostasis model assessment)

〈3〉Fasting serum insulin

〈4〉Bergman's minimal method

〈5〉FSIVGTT (frequently sampled intravenous glucose tolerance test)

② **Insulin secretion 이상**

a. 초기엔 경미하나 점차 분비 장애 진행 ... 정확한 기전 모름

b. **Glucose toxicity 가설 : 장기간의 고혈당이 islet function을 저해.** 혈당을 조절하면 islet function이 좋아지는 것을 볼 수 있다.

c. Lipotoxicity 가설 : free fatty acid가 islet function을 저해

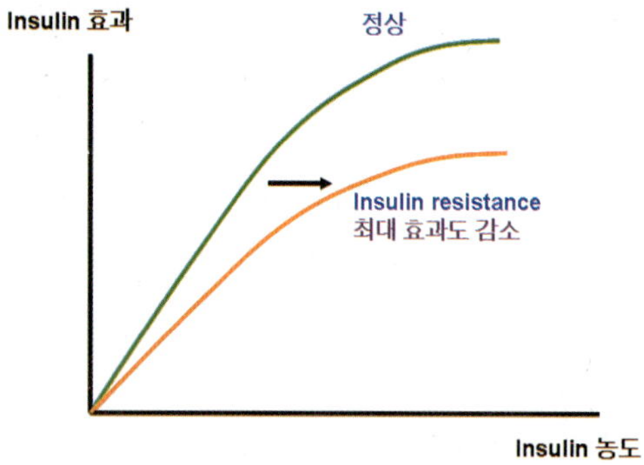

Figure 6-4 Insulin resistance.
Insulin 농도가 상승해도 정상에 비해 효과가 떨어지는 현상. 근육에서 glucose utilization 감소로 인한 식후 혈당 상승, 간에서 공복시 glucose production 및 secretion의 증가로 인한 공복 혈당 상승이 나타난다.

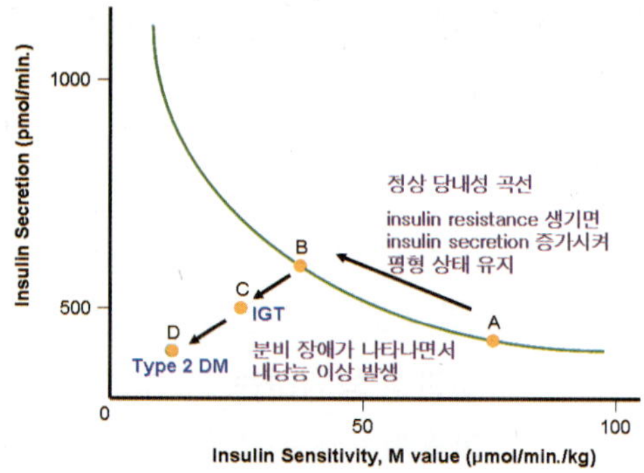

Figure 6-5 Type 2 DM의 발병 과정.
Insulin resistance의 발생과 hyperinsulinemia가 유지되다가 secretion의 장애가 겹치면서 IGT → overt type 2 DM등으로 진행하는 양상을 보인다.

③ **Hepatic glucose production ↑**

a. 간에서 공복시 gluconeogenesis ↑, 식후 glycogen synthesis ↓

b. Insulin resistance, insulin secretion 이상에 기인한다.

(3) **대사증후군** (metabolic syndrome, insulin resistance syndrome, syndrome X)

① Insulin resistance

② Hypertension

③ Dyslipidemia : HDL ↓, TG ↑

④ Central/ visceral obesity

⑤ Type 2 DM/ IGT/ IFG

→ 제2형 당뇨병 환자는 이러한 임상상을 특징으로 하는 대사증후군에 이환될 가능성이 많으며, 이 경우 cardiovascular disease가 조기에 발생

(4) 당뇨병의 예방 (prevention)

a. 대상

① IFG나 IGT가 있는 사람

② 가족이 대대로 당뇨가 있는 사람

③ 당뇨가 발생할 위험이 높은 사람

b. 방법

① Life style modification : diet/weight control, exercise

② **약물 : metformin, thiazolidinediones 등이 임상시험에서 효과가 있음.**

환자에 대한 접근 (approach to patients)

A. 병력 청취 (history)

(1) 체중, 당뇨병의 가족력, 당뇨병 합병증 여부

(2) 심혈관 질환 위험 인자

(3) 운동, 흡연, 음주

(4) Hyperglycemia 증상

① **Polyuria, polydipsia, weight loss**

② 기타 : fatigue, weakness, blurred vision, frequent superficial infections (vaginitis, fungal skin infection), 상처 치유의 지연 등

(5) 만성 합병증 초기 증상

① Retinopathy : visual acuity ↓

② Nephropathy : nocturia (d/t urine concentrating ability ↓)

③ Neuropathy : peripheral tingling sense in both extremities

(6) 당뇨 진단 받았던 환자

① 이전 당뇨 치료법

② 이전 HbA1C, 자가 혈당 검사값

③ Hypoglycemia 발생 빈도, 당뇨병 합병증 여부 등

B. 신체검진 (physical examination)

(1) 체중, BMI, 허리 둘레, 엉덩이 둘레 측정

(2) Retinal examination

(3) Blood pressure, orthostatic blood pressure

(4) 하지 진찰 : peripheral neuropathy, calluses, foot deformity, skin ulcer 존재 여부, 위험 요인

(5) Neuropathy의 평가

① Vibration sense : 128-MHz tuning fork 이용

② Touch sense : 5.07, 10-g monofilament 이용(Figure 6-6)

(6) 치아, 잇몸 확인

C. 개개인의 환자에 대한 당뇨의 분류

1. 임상적인 특징에 의한 분류

(1) **Type 1 DM**

① 대개 30세 이전 발생

② 마른 체형

③ 처음 치료부터 insulin이 필요

④ Ketoacidosis에 잘 빠짐

⑤ 다른 autoimmune disorder가 동반되어 있는 경우가 흔함

(2) **Type 2 DM**

① 대개 30세 이후에 발생

② 80% 이상 비만 : 나이가 많을수록 마른 체형에서도 발생

③ 초기 치료는 대개 인슐린 불필요

④ Insulin resistance syndrome이 동반되어 있는 경우가 흔함

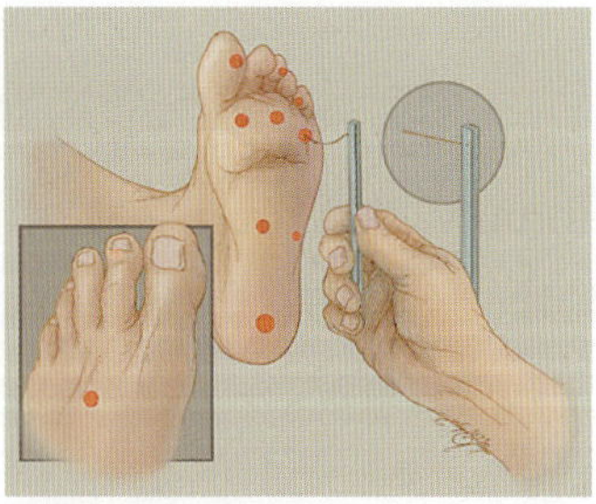

Figure 6-6 Monofilament를 이용한 발의 감각 평가.
10-g의 힘이 가해지면 구부러지는 monofilament로 여러 지점을 눌러보고 감각이 있는지 확인해 본다.

2. Autoimmune marker : ICA (islet cell antibodies)

(1) Type 1 DM에서 75% (+)

→ if ICA(+)이고 인슐린 분비 장애가 있으면, 5년 내 50% 에서 type 1 DM 발생

(2) 위의 임상적 기준으로 type이 정확히 분류 가능하지 않은 경우가 있고, 이럴 경우 autoimmune marker가 분류에 도움

D. 검사소견 (laboratory findings)

(1) **Blood glucose** : 진단 기준에 맞는지 확인

(2) **HbA1c** : glycemic control 상태 확인

(3) 당뇨병 합병증 screening

① **Microalbuminuria**

- U/A : protein - 또는 ± → 24h urine microalbumin 검사 혹은 spot urine의 albumin/creatinine ratio
- U/A : protein 1+ 이상 → 24h urine protein 검사

② **Retinopathy** : 망막전문의의 fundus examination

③ 기타 : dyslipidemia, thyroid function

(4) **C-peptide level** : endogenous insulin 분비능력 반영 → insulin 치료 여부 판단에 유용

치료 (long-term treatment)

A. 서론 (introduction)

1. 치료의 원리 (overall principles)

(1) **치료 목적**

① Hyperglycemia 증상 제거

② Long-term microvascular/macrovascular complication 예방

③ 정상 생활을 영위할 수 있도록 도와줌

(2) **Comprehensive diabetes care**

① **Multidisciplinary team** : 당뇨병과 관계된 다방면의 전문가들이 팀을 이루어 치료

② 환자의 적극적인 참여를 유도하는 것이 무엇보다 중요

③ 적극적인 치료 : intensive insulin therapy, intensive glycemic control/ tight control 시도

④ 혈당 조절과 동시에 당뇨 합병증 및 합병증과 관계된 위험인자 조절 필요

2. 환자 교육 (patient education)

(1) **당뇨병 교육** : 당뇨병 전반에 걸친 교육을 지속적으로 시행 → 결국 환자를 당뇨병 전문가로 만드는 것이 필요

(2) **영양 (nutrition)**

① Medical nutrition therapy (MNT) : '당뇨병에서 nutrition은 치료의 중요한 부분'

② Type 1 DM : calorie intake와 insulin 투여량을 적절히 조화시키는 것이 목표

③ Type 2 DM

- 비만한 사람일 경우 weight loss 중요
- Cardiovascular risk factor 조절을 위한 식단 중요
- Total calorie intake↓, fat intake↓, 수용성 식이섬유 섭취량↑

(3) **운동 (exercise)**

a. **운동의 효과**

① Cardiovascular risk↓ : 체중 감량과 무관하게

② 혈압↓

③ Muscle mass 유지, 체지방↓

④ 체중↓

⑤ 혈당↓, insulin sensitivity↑

b. Type 1 DM : **insulin과 counter-regulatory hormone 사이의 평형 기능이 손상**되었기 때문에 운동 중 포도당 소모에 의한 저혈당이나 catecholamine에 의한 고혈당이 유발되기 쉽다. 따라서, 다음 사항에 유의하여 운동을 한다.

① 운동 전, 운동 중, 운동 후 혈당을 확인

② 혈당 ≥ 250 mg/dL 또는 ≤ 100 mg/dL 이면 운동 연기

③ 운동 중 혈당을 감시하면서 carbohydrate 섭취

④ 운동전에는 insulin 양 감량

⑤ 운동의 종류에 따른 혈당의 변화를 각자 숙지하고 운동 후 24시간까지는 음식을 늘림

c. Type 2 DM : Type 1 DM만큼 혈당 변화가 심하지는 않으나 **무증상의 심혈관계 질환에 대한 사전 검사와 합병증 확인이 필요**

※ **운동부하 검사가 필요한 경우**

① Age 〉 35 세

② 장기간 당뇨병 병력 : type 1 DM ≥ 15년, type 2 DM ≥ 10년

③ Microvascular complication : retinopathy, microalbuminuria, nephropathy

④ Peripheral arterial disease

⑤ Autonomic neuropathy

⑥ 기타 심혈관계 질환의 위험 인자 있는 경우

※ **격한 운동에 대한 상대적 금기 : 치료받지 않은 proliferative retinopathy**

(4) **Stop smoking !**

3. 혈당 조절상태의 평가

(1) 자가 혈당 측정 (self-monitoring of blood glucose, SMBG)

a. 방법

① Capillary blood glucose level : 손끝에서 채혈

② 최근에는 실시간 연속측정장치 (continuous glucose monitoring) 개발로 임상 이용 중임

b. 빈도

① Type 1 : 하루 4~8회 ∵ insulin 투여량, 식사량 조절을 위해 자주 측정해야

② Type 2 : 하루 1~2회면 충분

(2) Ketone 측정

a. Ketone : β-hydroxybutyrate, acetoacetate, acetone

b. Ketone (+) : ketoacidosis로 진행할 가능성 시사

c. 방법

① Blood β-hydroxybutyrate 측정 : 선호되는 검사법

② Urine acetoacetate, acetone 측정

d. 측정해야 할 때 : 혈당 ≥ 300 mg/dL 지속될 때

(3) Glycated hemoglobin (HbA1C)

a. 의의 : **지난 2~3개월 간의 혈당 조절 상태를 평가할 수 있다.**

b. 임상적 유용성

① SMBG와 상호보완적으로 혈당 상태 평가

eg, 병원 오기 직전에만 당조절을 열심히 하는 환자 : HbA1c는 높다.

② 특히 최근 다른 병에 의해 당 조절이 조절되지 않을 때, 식후 고혈당, 야간 고혈당 등이 있을 때 유용하게 사용.

③ **평균 혈당값 추정** : **Table 6-1** 참조.

Table 6-1 HbA1c vs. 평균 혈당값 (최근 2,3개월).

HbA1c	평균 혈당값
6%	135 mg/dL
7%	170 mg/dL
8%	205 mg/dL

4. 심혈관질환 위험 인자 교정 : Hypertension, Dyslipidemia

5. 당뇨병 치료의 목표

Table 6-2 당뇨병 치료의 목표.

HbA1c	〈 7% (일부 학회에서는 6.5% 제안)
Preprandial plasma glucose	90~130 mg/dL
Postprandial peak plasma glucose	〈 180 mg/dL
Blood pressure	〈 130/ 80 mmHg
LDL-C	〈 100 mg/dL
TG	〈 150 mg/dL
HDL-C	〉 40 mg/dL

※ Plasma level은 whole blood level보다 10~15% 높게 측정된다. 따라서 preprandial "WHOLE BLOOD" glucose는 80~120 mg/dL 정도가 목표가 되어야 한다.

B. Type 1 DM의 치료

1. 일반적인 사항 : basal insulin + premeal insulin

(1) Basal insulin : 환자 자신의 endogenous insulin 생성이 없으므로, glycogenolysis, gluco-neogenesis, lipolysis, ketogenesis 등을 조절할 basal exogenous insulin이 필수적

(2) Premeal insulin : 식후 혈당 조절을 위해 식사 전 insulin 보충 필요

2. Intensive management

(1) 정의 : 정상 혈당 또는 그에 가까운 혈당을 유지하기 위한 적극적인 치료

(2) 효과

① **Microvascular complication ↓**

② Macrovascular complication 발생 늦추거나 예방

(3) 적응증 (indications)

① 건강에 다른 이상이 없는 type 1 또는 type 2 DM (청소년, 소아)

② Microvascular complication 예방 목적

③ **임신 중이거나 임신을 계획중인 모든 당뇨병 있는 여성**

④ Labile DM : 혈당이 급격히 오르내리는 unstable DM

⑤ 전문가의 자문을 항상 받을 수 있는 환자

⑥ DM nephropathy로 신장 이식을 받은 환자

3. Insulin의 제형

(1) Insulin의 종류에 따른 제형 : **Table 6-3** 참조.

(2) Insulin의 mixing 원칙 (자가혼합)

① 사용 직전 혼합한다.

② 혼합 상태로 보관해 두지 않는다(혼합되어 출시된 제품 제외).

③ 혼합과 투여를 항상 동일한 과정을 통해 투여한다.

Table 6-3 인슐린 제형.

Preparations	Onset	Peak	지속	비고
Lispro, Aspart, Glulisine[1]	5~15 min	45~75 min	2~4 h	[1]RI에 비해 빠르고 짧은 작용시간 → 저혈당 위험이 적고 식사 직전에 투여 가능하므로 사용이 편리
Regular (RI)	30 min	2-4 h	5~8 h	
NPH	2 h	6~10 h	18-28 h	
Glargine[2]	2h	no peak[2]	20~24h	[2]저혈당의 위험이 적다.
Detemir[2]	2h	no peak[2]	6~24 h	
Premixed insulins : NPH + one of (RI, Lispro or Aspart)	Varies directly with the proportion of regular/rapid-acting insulin			**상용 premixed insulin은 type 1 DM의 치료에 절대 권장되지 않는다.**

* 과거 Lente (intermediate-acting) , Ultralente (long-acting)등이 사용되었으나 현재는 거의 사용되지 않음.
* Intensive management를 위해서는 주로 long-acting과 각 식사 전의 rapid-acting insulin으로 multiple injection)

4. Insulin 용법

(1) Insulin 적용

① Basal insulin : intermediate-/long-acting insulin 사용

② Premeal insulin : short-acting (RI) /rapid-acting insulin 사용. 최근에는 대부분 rapid-acting이 사용되고 있다.

(2) Insulin 투여 방법

① 피하 주사 (SC injection) : 복부, 대퇴부, 상완, 둔부 등에 피하 주사 (**Figure 6-7**)

② 인슐린 펌프 : 인슐린이 연속적으로 주입되는 장치로, 주로 복부의 피하조직에 cannula를 거치한다.

(3) Insulin regimen

a. 처음 시작시 - 1일 요구량 (Type 1 DM의 경우 : 0.5~1.0 U/kg)의 40~50%를 여러 번 나누어 투여 → 점차 증량

b. 하루 2회 용법 (twice-daily injection, **Figure 6-8**)

① 아침 식전 (하루 총량의 2/3) : intermediate 2/3, premeal 1/3

② 저녁 식전 (하루 총량의 1/3) : intermediate 1/2, premeal 1/2

③ Insulin 용량의 조절

〈1〉아침 공복 혈당 ← 저녁 intermediate-acting insulin 용량 조절

〈2〉아침 식후, 점심 식전 혈당 ← 아침 premeal insulin 용량 조절

〈3〉저녁 식전 혈당 ← 아침 intermediate-acting insulin 용량 조절

〈4〉저녁 식후, 취침 전 혈당 ← 저녁 premeal insulin 용량 조절

〈5〉새벽 혈당 ← 저녁 intermediate insulin 용량 조절. 취침 중 저혈당이 잦을 경우 저녁 식전 intermediate insulin을 취침 전으로 옮긴다.

c. 하루 여러번 투약법 (multiple component insulin regimen, **Figure 6-9**)

① Basal insulin : NPH를 하루 1~2회 투여하거나 Glargine, Detemir를 1회 투여

② Premeal insulin : RI or rapid-acting insulin을 매 식전 투여

d. 지속 주입법 (CSII, continuous subcutaneous insulin infusion)

① Infusion device 사용하여 인슐린을 투여 : 인슐린 펌프

② Basal insulin양을 낮시간, 밤시간에 변화를 주며 투여할 수 있고, 운동 중 투여량을 변화시킬 수도 있고, 식사 때는 bolus를 투여하는 등 정교한 인슐린 투여가 가능하다.

③ 감염, 기기 이상에 따른 고혈당, ketoacidosis 등의 부작용 발생이 가능

④ 전문가의 조언을 받을 수 있는 숙련된 환자에게서 그 효과를 기대할 수 있다.

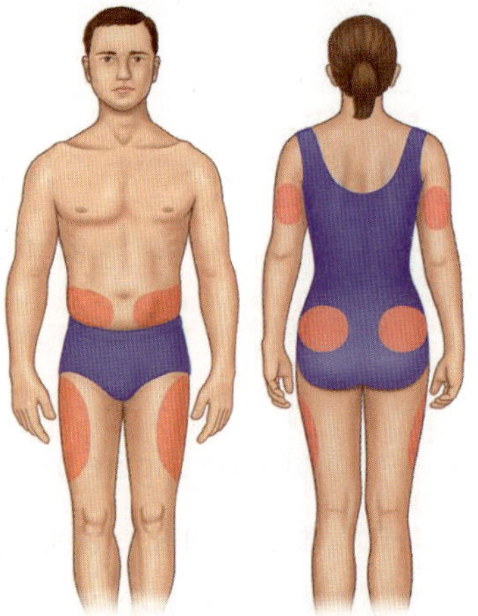

Figure 6-7 인슐린 주사 부위.

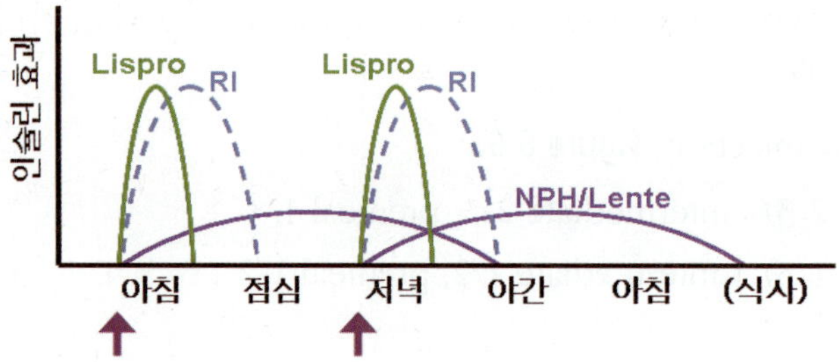

Figure 6-8 하루 2회 인슐린 용법.

아침 식전 Lispro → 아침 식후 혈당 조절

아침 식전 RI → 점심 식전 혈당 조절

아침 식전 NPH → 저녁 식전 혈당 조절

저녁 식전 Lispro → 저녁 식후 혈당 조절

저녁 식전 RI → 취침 전 혈당 조절

저녁 식전 NPH* → 아침 식전 (공복) 혈당 조절

* NPH의 peak은 6~10h으로 저녁 식전 투여시 peak가 한밤중(3am)경에 걸릴 수 있다. 자는 동안 hypoglycemia는 위험할 수 있어 많은 센터에서는 저녁 식전 대신 취침전에 NPH를 투여하기도 한다.

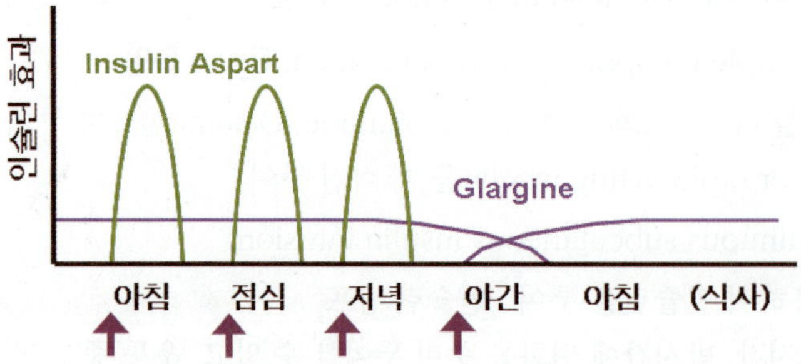

Figure 6-9 하루 여러번 인슐린 투약법.

하루 여러 번 용법의 한 예. Glargine이 basal insulin, Insulin aspart가 premeal insulin의 역할을 한다. 이 외에도 인슐린의 종류나 투여 시간, 특히 intermediate-/ long-acting insulin의 변화를 주는 다양한 용법들이 있다.

5. 인슐린 치료 중 유독 아침 혈당이 높은 경우 감별진단 → 3am 혈당 확인 !

(1) Somogyi phenomenon

① 발생기전 : insulin 과용량 → 새벽 저혈당 → counter-regulatory hormone release → rebound hyperglycemia (소아에서 더 흔하다)

② 3am glucose ≤ 45~50 mg/dL

③ 치료 : 저녁 식전 insulin 감량

④ 예방

- 취침 전 가벼운 간식
- Insulin 과용량 의심 : 고혈당이 나빠지는 상황에서 나타나는 과도한 공복감과 체중증가

(2) Dawn phenomenon

① 수면 중 growth hormone surge와 연관

② 3am glucose ↑

③ 치료 : 인슐린 용량 증가

C. Type 2 DM의 치료

1. 일반적인 사항

(1) **혈당 조절 뿐만 아니라 전반적인 접근이 필요 : 당조절 + 동반질환 치료 + 합병증 검사 및 관리**

(2) **식이요법과 운동을 우선 시행** : 규칙적인 운동은 인슐린 저항성을 개선시키고 전반적인 건강향상에 도움이 되어 혈당 저하를 유도할 수 있으나, 순응도가 낮고 장기지속이 쉽지 않다.

(3) **지속적인 추적 관찰 필요** : 혈당 조절 후 islet cell 기능이 좋아질 수도 있는 반면, type 2 DM은 점차적으로 진행할 수 있다는 점을 감안

2. 경구 혈당 강하제 (OHA, oral hypoglycemic agents)

※ Table 6-4 **참조.**

※ **경구 혈당 강하제의 금기 : 신장질환, 간질환, 기타 급성 질환, 임신, 기타 인슐린이 반드시 요구되는 상황**

(1) **Insulin secretagogues** (Table 6-5)

① 기전 : **ATP-sensitive K^+ channel에 작용 → 인슐린 분비 촉진**

② **적응증**

〈1〉**최근 발병 (5년 이내)**

〈2〉**정상 체중 혹은 과체중 (이는 인슐린 분비능이 남아 있음을 뜻함)**

③ Meglitinides

· 작용 시간이 짧아 식후혈당 개선에 유용하다.

· Repaglinide는 신기능에 영향을 받지 않으므로 CKD가 있는 환자에서 안전

④ 부작용

〈1〉 **Hypoglycemia**

〈2〉 Hyperinsulinemia + **체중 증가**

〈3〉 Drug interaction : alcohol, warfarin, aspirin, ketoconazole, acarbose 등

(2) **Biguanides**

① 기전 : 잘 밝혀지지 않음. **인슐린 저항성 개선으로 체중↓, 간에서 포도당 생성↓**

② Metformin 500 mg qd ~ 1,000 mg bid (2~3주 마다 서서히 증량)

③ 부작용 : **lactic acidosis**, diarrhea, nausea

④ **금기 : 산증, 신부전, 심부전, 간질환, hypoxia, 조영제 사용 전**

Table 6-4 경구 혈당 강하제의 작용기전별 분류 및 장단점.

	작용 기전	A1c↓	장점	단점
Insulin secretagogues	베타 세포의 인슐린 분비 촉진 (인슐린 저항성 개선 효과도 있음)	1 ~ 2	공복 혈당↓ 식후 혈당↓	**저혈당**, 체중↑, 고인슐린혈증
Insulin sensitizers				
Biguanides Metformin	**인슐린 저항성↓** (당합성↓ 기능도 있음)	1 ~ 2	**↓체중**, 지질 개선 **저혈당(-)** 인슐린이나 sulfonylurea 감량 효과	**젖산혈증**, 오심/설사
Thiazolidinediones Rosiglitazone Pioglitazone	**인슐린 저항성↓**	1 ~ 2		**Idiosyncratic hepatic injury** **Heart failure/MI**
α-glucosidase inhibitors Acarbose Miglitol	**소장의 포도당 흡수↓**	0.5 ~ 1.0	저혈당(-)	**GI flatulence↑**, LFT↑
DPP-IV inhibitors Sitagliptin Vildagliptin Saxagliptin	**GLP-1의 분해 억제**	1 내외	저혈당(-)	GI discomfort

Table 6-5 Insulin secretagogues.

종류	작용 시간 (h)	1일 투여 횟수	대사 경로
1세대 sulfonylureas			
Chlorpropamide	24~72	**1**	신장
Tolbutamide	14~16	**1~2**	간
2세대 sulfonylureas			
Glipizide	14~16	**1~2**	간
Glyburide (국내 : glibenclamide)	20~24	**1~2**	간, 신장
Glimepiride	24+	**1**	간, 신장
Meglitinides			
Repaglinide	4~6	**3**	간
Nateglinide	2~4	**3**	신장

(3) **Alpha-glucosidase inhibitor**

① 기전 : 장에서 포도당 흡수 억제 → **식후 혈당 조절에 효과**

② **금기 : 신장질환, 간질환, 흡수장애**

(4) **Thiazolidinediones**

① 기전 : 주로 지방세포에 분포하는 PPAR-γ nuclear receptor에 결합 → 지방세포 분화, fatty acid uptake, storage ↑ → insulin resistance ↓

② 부작용 : idiosyncratic hepatocellular injury, 체액 저류로 인한 부종 및 심부전의 악화, 최근 rosiglitazone의 경우 심근경색의 유발 가능성도 제기됨

③ **금기 : 간질환, 심부전**

(5) **DPP-IV inhibitors**

① 기전

· Dipeptidyl peptidase IV (DPP-IV)는 GIP, GLP-1과 같은 gut hormone을 분해하는 효소로서, **이 중 GLP-1은 인슐린 분비 촉진 및 체중 감소, 식욕 억제 등의 효과가 있다.**

· 따라서 DPP-IV inhibitor는 GLP-1의 효과를 증강시켜 혈당을 개선시키고, 동물실험에서는 췌장의 베타세포 재생에도 기여하는 것으로 알려져 있다.

② 부작용 : **오심, 구토**. GLP-1 이외에도 다른 펩타이드가 억제될 수 있으며 이에 의한 예기치 못한 부작용 초래 가능

③ DPP-IV inhibitors 중 sitagliptin만이 2006년 미국 FDA 승인을 얻은 신약이다(국내에서는 2008년부터 판매).

3. 경구용 약물의 선택 및 사용법

(1) 혈당에 따른 선택

· 200~250 mg/dL : 한 가지 경구용 약제

· 〉250 mg/dL : 한 가지 약물로는 조절되기 힘들어 ('glucose toxicity')

→ 병합 요법 또는 insulin으로 혈당 조절 후 경구용 약물 시도

(2) 약제 선택 순서

① 전통적으로 sulfonylurea 또는 metformin이 초기 약물로 선택

② 당뇨병이 진행하면 병합 요법이 필요

〈1〉Insulin secretagogues + metformin/thiazolidinedione

〈2〉Sulfonylurea + α-glucosidase inhibitors

〈3〉Insulin + metformin/thiazolidinedione

③ 두 가지 약물에도 실패하면 bedtime insulin이나 세 번째 약물을 시도

4. Insulin therapy in type 2 DM

(1) **적응증 (indications)**

① 마르거나 심한 체중 감소가 있었던 환자의 초기 치료

② 신장질환, 간질환

③ 입원 환자나 급성 중증 환자

④ 진행된 type 2 DM (insulin secretion 장애 발생한 경우)

(2) 용법 및 용량

① Intermediate-/long-acting insulin 0.3~0.4 U/kg 아침 식전에 한 번 또는 취침 전 한 번

② 이후 혈당 검사 결과에 따라 10% 씩 증량

③ 경구용 약물과 병합하여 사용하기도 함 : metformin, thiazolidinedione

④ 당뇨가 진행하면 식후 고혈당의 해결을 위해 short-acting insulin도 사용 → multiple injection (type 1 DM의 치료 방법과 유사하게)

5. 새로운 치료법 (emerging therapies)

(1) 이식 : whole-pancreas transplantation, pancreatic islet transplantation

(2) Glucagon-like peptide-1(GLP-1) analogues/DPP-IV inhibitors

① GLP-1은 소장의 L-cell에서 합성, 분비되는 펩다이드로서, 섭식에 의하여 분비되어 베타세포의 인슐린 분비를 자극한다. 또한 위배출 지연, 글루카곤 분비 억제, 체중감소 등의 효과도 있고 동물실험에서는 췌장 베타세포의 재생 (regeneration)을 유발하기도 하였다. **제2형 당뇨병 환자에서는 GLP-1 결핍이 동반됨**

② GLP-1은 DPP-IV 라는 효소에 의하여 혈중에서 수 분 내로 분해되는데, 현재 DPP-IV의 작용에 resistance가 있는 GLP-1 analogue (exenatide, liraglutide) 혹은 DPP-IV의 작용을 억제하는 제제(sitagliptin, vildagliptin)가 개발되어 사용 중이거나 3상 임상시험 중이다.

③ 부작용 : 오심

(3) Amylin analogues : 상용화되어 있는 amylin analogue인 pramlintide는 식전 피하주사로 위배출 지연, 포만감 유발, 식후 글루카곤 분비의 억제 등을 통해 식후 혈당을 개선시키는 제제로서, type 1, type 2 DM 모두에서 사용될 수 있다.

6. 당뇨환자의 지속적인 관리 내용

(1) **자가 혈당 측정**

(2) **HbA1c 측정** (2~4회/년)

(3) 매년 당뇨 치료에 대한 환자 교육

(4) 매년 medical nutrition therapy 시행 및 교육

(5) 합병증에 대한 검진

① 매년 **안과 검진**

② 매년 1~2회 의사에 의한 **발 검진**, 매일 환자 자신이 검사

③ 매년 nephropathy screening : **microalbuminuria 측정**

④ 분기별로 **혈압** 측정

⑤ 매년 **지질** 검사

(6) 기타 : vaccination(influenza, pneumococcal), antiplatelet therapy 고려 등

특수한 상황의 당뇨병

A. 입원 환자 치료

1. 일반적인 내용

(1) **고혈당은 환자의 나쁜 예후와 연관**

(2) 마취, 수술, 동반 질환, 감염 등의 스트레스는 혈당을 상승시킴

(3) 인슐린의 흡수 및 대사 과정에 변화가 있어 저혈당이 유발될 가능성이 높음

2. 주의 사항

(1) 혈당 감시를 철저히 하고 optimal glycemic control : 식전 ≤ 100 mg/dL, 식후 ≤ 180 mg/dL

(2) 전해질, 신장기능, intravascular volume 평가 : 약물 선택 시 고려

(3) Preoperative cardiovascular evaluation

(4) **Type 1 DM은 금식일지라도 DKA 예방을 위해 insulin을 지속적으로 투여한다.**

3. Perioperative management

(1) 금식 기간 중 영양의 공급과 insulin의 지속적인 투여가 필요

(2) 방법 : **Alberti regimen**

① D5W (또는 D10W) + insulin 0.5~5 U/h : D5W 라인 외에 IV 라인을 하나 더 확보하여 K^+ replacement

② **K^+ replacement : 포도당과 인슐린을 투여하면 혈중 K^+ 농도가 감소**

∴ 일정 간격으로 K^+을 검사하면서 필요하면 보충해 주어야 함

③ 혈당 매시간 확인하며 IV infusion 속도 조정

(3) 검사나 수술이 짧을 경우 : insulin을 평소 용량의 30~40%만 주고 포도당 수액을 투여하며 시술

4. Total parenteral nutrition

· Insulin 요구량↑ → TPN과 별도의 IV line으로 insulin infusion

B. Steroid-induced DM

1. 임상양상

(1) Glucose utilization ↓, hepatic glucose production ↑, insulin secretion ↓

(2) Dose-related, reversible

(3) Postprandial period에 더 현저

2. 치료

(1) FPG 정상 범위 근처 : 경구 혈당 강하제로 충분

(2) FPG ≥ 200 mg/dL : 보통 경구 혈당 강하제로 불충분하므로 인슐린 치료 필요

C. 임신성 당뇨병 (GDM, gestational DM)

1. 정의 및 위험 인자 (definition & risk factors)

(1) 정의 : **임신 중에 처음으로 진단된 당뇨병**

(2) 위험 인자 : Table 6-6 참조.

Table 6-6 임신성 당뇨병의 위험 인자.

A family history of diabetes
Prepregnancy weight ≥110 percent of ideal body weight or significant weight gain in early adulthood
Age greater than 25 years
Previous delivery of a baby greater than 4.1 kg
Personal history of abnormal glucose tolerance
Member of an ethnic group with higher than the background rate of type 2 diabetes
Previous unexplained perinatal loss or birth of a malformed child
Maternal birthweight greater than 4.1 kg or less than 2.7 kg
Glycosuria at the first prenatal visit
Polycystic ovary syndrome
Current use of glucocorticoids
Essential hypertension or pregnancy-related hypertension

2. 진단 기준 (diagnostic criteria)

(1) 선별검사 (screening) : **임신 24~28주**에 **50 g OGTT** (oral glucose tolerance test)

→ 이 검사에서 **1h plasma glucose ≥ 140 mg/dL이면 확진검사 시행**

(2) **확진검사 : 100 g 3h OGTT**

① **진단 기준 : 아래 4가지 중 2가지 이상**

〈1〉Fasting ≥ 95 mg/dL

〈2〉1h PG ≥ 180 mg/dL

〈3〉2h PG ≥ 155 mg/dL

〈4〉3h PG ≥ 140 mg/dL

② 검사 전 준비 : 3일 동안 식사(≥ 150 g CHO/day)와 신체활동에 제한을 두지 않고 8~14시간 overnight fast 후 아침에 시행

3. 치료 (treatment)

(1) **식사 조절 및 운동**

(2) **인슐린** 사용 적응증 : 식사 조절과 운동으로 **Table 6-7의 목표를 달성하지 못할 때**

(3) **OHA는 금기** : 태아에게 미치는 영향에 대해 밝혀진 바가 없으므로 산모에게는 사용하지 않는다.

Table 6-7 GDM의 치료 목표.

	Fasting	1h	2h
Whole blood glucose (Harrison's 16th)	≤105		≤120
Plasma glucose (미국당뇨병학회)	≤105	≤155	≤130

당뇨병의 급성 합병증 (acute complications of DM)

※ 당뇨 합병증은 고혈당에 의한 대사 이상으로 나타나는 **급성 합병증**과 고혈당이 지속되면서 혈관 및 기타 장기의 병리학적 이상이 누적되어 나타나는 **만성 합병증**으로 크게 나누어 볼 수 있다. 급성 합병증의 하나라고 할 수 있는 저혈당에 대해서는 Chapter 7 참조.

A. Diabetic ketoacidosis (DKA)

1. 병태생리 (pathophysiology)

(1) **Insulin결핍이 triggering factor, glucagon은 상대적으로 증가 →**

① Hepatic gluconeogenesis, peripheral glycogenolysis는 증가, glucose utilization은 감소 → **hyperglycemia** → osmotic diuresis → **volume depletion**

② 생체는 인슐린과 상관 없는 대사작용을 통하여 에너지를 공급하려고 함

→ FFA (free fatty acid) oxidation → ketone body formation ↑ → ketosis

· 정상적으로는 FFA는 liver에서 TG, VLDL로 전환되지만 DKA에서는 hyperglucagonemia → carnitine palmitoyltransferase I activation → mitochondria로 FFA 이동 ↑ → β-oxidation ↑ → ketone body ↑ → **high AG metabolic acidosis (ketoacidosis)**

(2) **Ketone body**

① Acetone (Ac), acetoacetate (AcAc), β-hydroxybutyrate (BHBA)이 있다.

② Acetoacetate, acetone : nitroprusside reaction으로 측정 → 위양성 ↑

i.e. nitroprusside법 측정: BHBA는 acetoacetate로 전환돼 ketosis 호전돼도 (+)

∴ **혈중 BHBA를 측정 : 보다 정확하게 체내 ketone body 양 반영**

(3) **DKA 중증도 : ketone body 생성량에 비례 → pH ↓ , AG ↑ 가 중요**

(4) **악화 인자 (aggravating factors)**

① **부적절한 인슐린 투여**

② **감염**

③ **심근 경색**, 뇌경색

④ 기타 : 약물(cocaine), 임신

2. 임상양상 (clinical manifestations)

(1) 증상 (symptoms)

① **구역/ 구토**

② **갈증/ 다뇨** ← water loss, volume depletion d/t osmotic diuresis

③ **복통**

④ 호흡곤란

(2) 징후 (signs)

① **빈맥, 탈수**, 점막 건조, 저혈압 ← volume depletion

② 빈호흡/ **Kussmaul respiration*** ← metabolic acidosis

* 비정상적인 빠르고 깊고 노작성 (rapid, deep, labored) 흡기

③ 복부 압통/ 반발통 : 급성 췌장염 또는 surgical abdomen과 유사한 양상

④ **의식 변화** : 의식 흐려지고 coma도 가능 ... cerebral edema

(3) 검사소견 (laboratory findings)

① **Hyperglycemia : HHS에 비하면 혈당이 심하게 상승되어 있지는 않다.**

② **Metabolic acidosis : bicarbonate 〈 10 mmol/L, pH 6.8~7.3**

③ **Total body K^+ ↓↓**

← unreabsorbable anion(ketone body)에 의한 renal distal tubular flow ↑

· Serum K^+ : **초기는 약간 상승할수도** (extracellular shift d/t acidosis) → **치료 시삭과 함께 hypokalemia 진행**

· Hypokalemia의 원인

〈1〉 Insulin therapy로 intracellular shifting

〈2〉 Acidosis 해소되면서 intracellular shifting

〈3〉 Osmotic diuresis와 함께 renal K^+ excretion ↑

④ Na^+ 농도

〈1〉 **Hyponatremia (m/c)** ← hyperglycemia로 인한 dilutional hyponatremia (혈당 100 mg/dL ↑ 때마다 Na^+ 1.6 mEq/L ↓)

〈2〉 정상 또는 높은 Na^+ 농도 : severe water deficit 의미 (osmotic diuresis)

⑤ **BUN/Cr** ↑ ← volume depletion

⑥ Serum osmolality ↑ ← water loss ... HHS 보다는 덜 심함

⑦ **Amylase** ↑ : 대개 salivary gland 기원이나, pancreatitis 의심시 lipase 검사

⑧ 기타 : **leukocytosis**, TG ↑, VLDL ↑

3. 치료 (treatment)

※ 주의 깊게 환자를 monitoring + 재평가 → **대사이상(ketoacidosis) 교정**

(1) 치료 개요

① 치료 시작 후 **악화 인자를 규명해 내고 치료**한다.

② **Flow sheet 작성** : V/S, fluid intake/output, 검사결과, 치료 사항

③ 주요 치료

〈1〉**Fluid, K^+ replacement** : fluid deficit은 3~5 L, K^+ deficit은 3~5 mEq/kg

〈2〉**Insulin therapy → ketosis 교정 (이 과정에서 혈당도 떨어짐)**

- **시작** 용량 : **RI** 0.1 U/kg IV loading 후 0.1 U/kg/h continuous IV
- 2~4시간경까지 반응 없으면 2~10배 증량
- 고혈당 교정되면 감량하여 0.05~0.1 U/kg/h로 줄이고
- 환자가 식사를 시작하면 intermediate-/long-acting insulin SC으로 바꾼다.
- 환자가 안정되고 glucose 〈 150~250 mg/dL, acidosis 해소될 때까지 치료 지속

④ 호전되는 순서 : 고혈당↓ → ketone body↓ → bicarbonate↑ → pH↑

⑤ **Bicarbonate 보충 : 대개 하지 않는다.**

∵ Acidosis를 급격히 교정하면

〈1〉Heart function↓

〈2〉조직으로 산소공급↓

〈3〉Hypokalemia 조장

〈4〉Cerebral edema 발생 위험↑

- Bicarbonate 보충의 적응증 : 초기 수액공급에도 불구하고 pH 〈 7.1 일 경우

⑥ Hypophosphatemia : Phosphate 〈 1 mg/dL 경우 보충 고려

⑦ Hypomagnesemia : 교정 필요

(2) 예후 (prognosis) : 적절히 치료하면 mortality 〈 5%

(3) **합병증 (complications)**

① Cerebral edema

② Venous thrombosis

③ Upper GI bleeding

④ ARDS (acute respiratory distress syndrome)

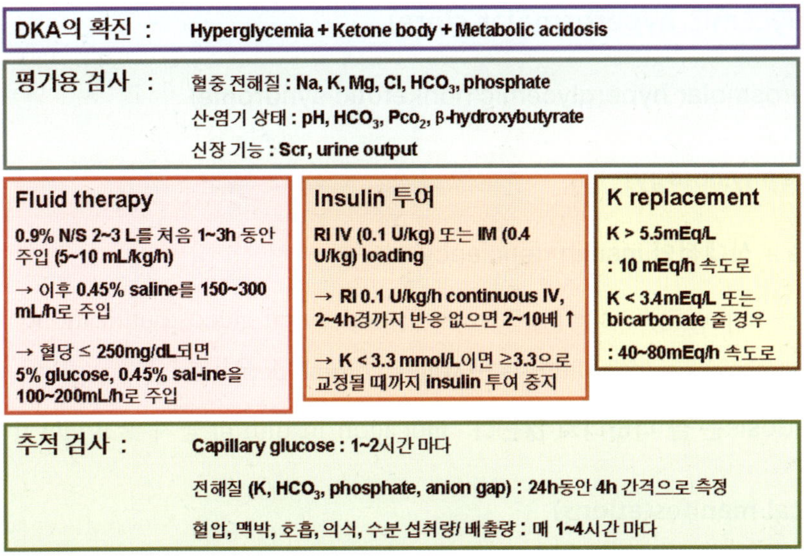

Figure 6-10 Management of diabetic ketoacidosis.

4. 예방 (prevention)

(1) 자주 혈당을 측정

(2) 혈당 ≥ 300 mg/dL → urine ketone을 monitoring

(3) 수분을 충분히 보충

(4) Insulin 치료를 지속하거나 증량

(5) 상태가 악화될 경우 바로 병원 방문

B. HHS (hyperglycemic hyperosmolar state)

= HHNS (hyperosmolar hyperglycemic nonketotic syndrome)

1. 병태생리 (pathophysiology)

· Hypovolemia + 상대적인 insulin deficiency

(1) Insulin 부족 → hepatic glucose production ↑, peripheral glucose utilization ↓
→ hyperglycemia → osmotic diuresis → water/volume depletion

(2) **Ketosis/ acidosis는 잘 나타나지 않는다** : glucagon/insulin 비 높지 않고 FFA ↓

2. 임상양상 (clinical manifestations)

(1) 증상과 징후 (symptoms & signs)

① Type 2 DM 노인 환자

② **악화 인자 : MI, stroke 등 severe illness, infection 등**

③ 몇 주간의 다뇨, 체중감소, 경구 섭취 감소 병력 선행

④ **심한 탈수**, hyperosmolality, 저혈압, 빈맥, 의식 변화

⑤ DKA와 달리 **구역, 구토, 복통, Kussmaul respiration, ketogenesis는 없다.**

(2) 검사소견 (laboratory findings)

① **심한 고혈당 (흔히 〉 1,000 mg/dL), 높은 삼투압 (〉 350 mosm/kg)**

② **Prerenal azotemia**

③ Na^+ 농도

〈1〉 Measured Na^+ : N/↓ ← dilutional hyponatremia

〈2〉 Corrected Na^+ : ↑ ← water deficit d/t osmotic diuresis

3. 치료 (treatment)

(1) **수액 보충 + insulin 투여 → 고혈당 조절**

a. **수액 보충**

〈1〉 먼저 혈역학적 안정을 위해 : 2~3 h 동안 1~3 L의 0.9% N/S 투여

... serum Na^+ 〉 150 mEq/L 경우는 0.45% 식염수 사용

〈2〉 이후 : 0.45% 식염수 → 이어서 5% dextrose 200~300 mL/h로 1~2일간 투여

* 평균적으로 총 **9~10 L의 free water deficit**가 있다.

* 장기간 높아진 삼투압을 너무 빨리 교정하면 신경학적인 기능의 악화 위험

〈3〉K, Mg, P replacement

b. **Insulin 보충**

〈1〉Initial bolus : 5~10 units → 이후 IV continuous infusion : 3~7 U/h

〈2〉Glucose ≤ 250 mg/dL로 떨어지면 glucose 함께 투여, 투여 속도 1~2 U/h로 줄인다.

〈3〉식사를 하면 subcutaneous insulin을 투여하고 insulin 치료를 퇴원 후에도 지속하거나 경구용 혈당강하제를 복용할 수도 있다.

(2) 예후 : **mortality 15%.** 고령, 의식변화를 수반하는 경우도 많아 **DKA보다 불량**

C. DKA vs. HHS

1. 공통점

(1) 인슐린 분비량의 절대적 또는 상대적 부족 → 고혈당

(2) 체액량 감소 (volume depletion)

2. DKA와 HHS의 비교

Table 6-8 DKA vs. HHS.

	DKA	HHS
주된 DM type	Type 1 DM	Type 2 DM
Glucagon/ Insulin ratio	↑↑↑	↑ 또는 →
Ketogenesis 및 acidosis	심함	경미함
Glucose (mg/dL)	250~600	600~1200
Na^+ (mEq/L)	125~135	135~145
Osmolality (mOsm/kg)	300~320	330~380
Arterial pH	6.8~7.3	〉7.3
$PaCO_2$ (mmHg)	20~30, Kussmaul resp. (+)	정상, Kussmaul resp. (-)
Anion gap	↑↑	↑ 또는 →

당뇨병의 만성 합병증 (chronic complications of DM)

A. 서론 (introduction)

1. 만성 합병증의 분류

(1) **미세혈관 합병증 (microvascular complications)**

① Eye disease

〈1〉**망막증 (diabetic retinopathy : nonproliferative/proliferative)**

〈2〉Macular edema

② **신경병증 (diabetic neuropathy)**

〈1〉Sensory & motor (mono-/polyneuropathy)

〈2〉Autonomic

③ **신증 (diabetic nephropathy)**

(2) **대혈관 합병증 (macrovascular complications)**

① **관상동맥 질환 (coronary artery disease)**

② **말초동맥 질환 (peripheral vascular disease)**

③ **뇌혈관 질환 (cerebrovascular disease)**

(3) 기타 (non-vascular complications)

① Gastrointestinal : gastroparesis, diarrhea

② Genitourinary : uropathy, sexual dysfunction

③ 기타 : 피부 합병증, 감염, cataracts, glaucoma

2. 합병증 발생 시기

(1) **Type 1 DM : 발병 후 약 10년 이후부터**

(2) **Type 2 DM : 무증상 기간이 길기 때문에 진단 당시부터 있는 경우가 흔함.**

3. 합병증 발생 원인 : 장기간의 고혈당 (hyperglycemia)

(1) 장기간의 고혈당 → 합병증 발생↑

① **혈당 조절 → 합병증 발생↓**

② 특히 **microvascular complication은 이러한 인과 관계가 확실**하고 macrovascular complication은 확실하지 않지만 개연성이 높다.

(2) 관련된 주요 연구 성과

① **DCCT** (Diabetes Control and Complication Trial)

· Type 1 DM에서 적극적인 혈당 조절 → microvascular complication↓, 수명↑

· "정상에 가까운 HbA1C를 유지하는 치료가 필요"

② **UKPDS** (United Kingdom Prospective Diabetes Study)

· Type 2 DM에서 역시 철저한 혈당조절 → microvascular complication 예방할 수 있음

· 또한, 당뇨환자에서 혈압 조절 → microvascular/ macrovascular complication↓

4. 합병증 발생 기전

(1) 고혈당이 문제가 되는 것은 분명하지만 합병증 발생까지 과정은 아직 명확히 밝혀지지 않았다.

(2) 고혈당과 연결 고리를 이어보려는 4가지 가설

① **AGE (advanced glycation end products)** ↑ : 여러 단백질들의 non-enzymatic glycosylation에 의한 기능 변화

② **Sorbitol** ↑ : aldose reductase에 의해 증가된 sorbitol이 산화-환원 반응에 영향을 미쳐 합병증이 발생한다는 가설

③ **DAG (diacylglycerol)** ↑ → 신호 전달 물질인 **PKC (protein kinase C) 활성화** : gene expression 변화시켜 합병증이 발생한다는 가설

④ **Fructose-6-phosphate (Fruc-6-P)** ↑ : hexosamine pathway가 활성화 되면서 TGF-β, PAI-1등의 발현을 변화시켜 합병증 발생

B. 눈 합병증 (ophthalmologic complications)

1. 서론 (introduction)

(1) 당뇨병은 **실명의 가장 흔한 원인**

(2) **위험인자 (risk factors)**

① **DM 이환 기간 (duration)** : 5년 25%, 15년 80%, 20년 이상 거의 100%

② **혈당 조절 정도**

③ **고혈압**

2. Diabetic retinopathy

· **두 단계로 진행됨(Figure 6-11).**

(1) **비증식성 망막증 (NPDR, non-proliferative diabetic retinopathy)**

① 병태생리 (pathophysiology)

· Retinal pericyte 소실

· Retinal vascular permeability ↑

· Retinal blood flow 변화

· Retinal microvasculature 이상

· Retinal ischemia 유발

② 병리 (pathology)

· Retinal vascular **microaneurysm**

· Blot hemorrhage

· **Cotton wool spot** : microinfarct에 의한 retina degeneration. 초기에도 나타날 수 있지만, 망막병증이 심해지는 후기에 현저히 나타난다.

(2) **증식성 망막증 (PDR, proliferative diabetic retinopathy)**

① 병태생리 : **retinal hypoxia → neo-vascularization (신생혈관 증식)**

... optic nerve, macula 근처에 발생, 쉽게 터짐

② 병리 (pathology)

· **Vitreous hemorrhage**

· Fibrosis

· Retinal detachment

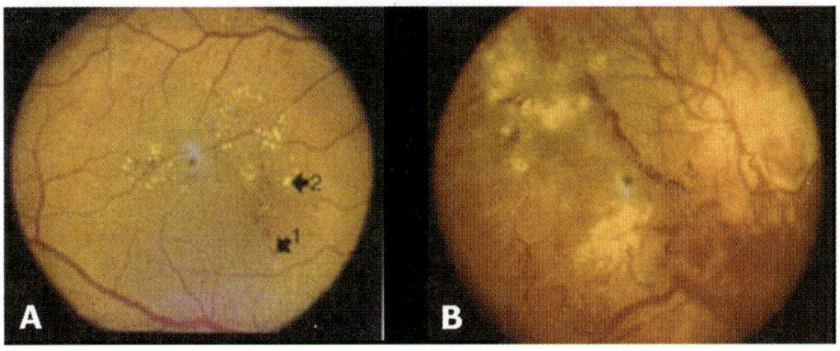

Figure 6-11 Diabetic retinopathy.
(A) NPDR : (1) microaneurysm, (2) cotton wool spot
(B) PDR : Neovascularization과 vitreous hemorrhage가 보인다.

3. Clinically significant macular edema

(1) NPDR 있을 경우에만 발생

(2) Fluorescein angiography로 진단

(3) 발병하면 향후 3년 내에 25%에서 중등도의 시력 소실 발생

4. 치료 (treatment)

(1) 예방 (prevention)

① **철저한 혈당 조절**

② **혈압 조절**

③ Prophylactic photocoagulation

· 이미 retinopathy 있는 환자는 철저한 혈당 조절을 하면 처음 6개월에서 1년간 악화가 될 수 있는데 이후는 호전된다. 초기 악화를 예방하기 위해 photocoagulation을 하기도 한다.

· 원리 : photocoagulation으로 ischemia 발생 가능한 retina를 제거하여 oxygen demand를 줄인다. Demand ↓ → ischemia ↓ → PDR ↓

(2) 정기적으로 안과의사의 철저한 망막 검사 필요

(3) Laser photocoagulation

① Proliferative retinopathy : panretinal laser photocoagulation

② Macular edema : focal laser photocoagulation

(4) 진행된 retinopathy가 있는 경우는 Valsalva maneuver를 수반하는 운동은 하지 말아야 함. (혈관이 터질 수 있다)

C. 신장 합병증 (renal complications) → 신장학 참조

D. 신경 합병증 (neurologic complications)

1. 서론 (introduction)

(1) 당뇨의 이환 기간과 혈당조절 정도와 관련되어 발생

(2) 다른 원인에 의한 neuropathy를 배제해야 함

2. Polyneuropathy/mononeuropathy

(1) **Distal symmetric polyneuropathy (m/c)**

① 증상 (symptoms)

- 손끝, 발끝부터 시작해서 근위부로 진행(**"gloving-stocking distribution"**)
- Sensory loss (numbness), hyperesthesia, paresthesia, dysesthesia : '느낌이 없다', '저리다', '찌르는 것 같다', '타는 것 같다'
- Neuropathic pain : 혈당 조절이 되면서 발생 ...하지에 발생, 휴식시나 밤에 ↑
- Neuropathy 진행되면 통증은 사라지고 감각 소실만 남는다.

② 징후 (signs) : sensory loss, ankle reflex 소실, 위치 감각 이상

(2) Diabetic polyradiculopathy

① Nerve root 범위를 따라 통증이 발생, 근력 약화도 동반

② 보통 6~12개월 후 저절로 호전됨

(3) Mononeuropathy

① Cranial nerve 또는 peripheral nerve 단독 이상

② 1개 신경 지배 부위의 통증과 근력 약화

③ CN III 침범 (m/c) : diplopia 유발

3. Autonomic neuropathy

- Cholinergic, adrenergic, peptidergic* system을 침범 → 다양한 장기 및 대사 이상 초래

  * pancreatic polypeptide, substance P 등

(1) Cardiovascular system : resting tachycardia, orthostatic hypotension , sudden death

(2) Gastroparesis

(3) Bladder emptying abnormality

(4) Sympathetic nervous system 이상 : 상지 hyperhidrosis, 하지 anhidrosis

(5) **Hypoglycemia unawareness** : counterregulatory hormone 분비 이상 → 심한 저혈당

E. 심혈관계 합병증 (cardiovascular complications)

1. 서론 (introduction)

(1) **DM은 심혈관질환의 주요 위험 인자 (major risk factor)**

① Coronary artery disease (CAD) : MI

② Peripheral arterial disease

③ CHF : diabetic cardiomyopathy

④ Sudden death

(2) **DM : coronary disease equivalent**

... 이전에 CAD가 있었던 환자와 동일한 수준으로 심혈관질환 위험 높아

2. 관상동맥질환 (CAD, coronary artery disease)

(1) **DM 환자의 CAD의 특징**

① **Silent ischemia 흔하다** ∴ major surgery 전에 cardiac evaluation 꼭 필요

② **CAD 또는 MI 환자의 예후가 당뇨 없는 환자보다 좋지 않다.**

③ **CAD는 multiple vessel 침범하는 경우 흔하다.**

(2) DM 환자에서 대혈관 합병증 위험인자 (macrovascular risk factors)

a. 일반적인 위험인자 (general risk factors)

① Dyslipidemia

② Hypertension

③ Obesity

④ Reduced physical activity

⑤ 흡연

b. DM-specific risk factors

① Microalbuminuria

② Gross proteinuria

③ Serum Cr 상승

④ Abnormal platelet function

⑤ Endothelial, vascular smooth muscle dysfunction

(3) 혈당 조절과 CAD

① 철저한 혈당 조절이 macrovascular complication을 줄인다는 직접적인 증거는 없다.

② 혈당 수준보다는 insulin resistance가 중요 : 정상 혈당이지만 혈중 insulin level이 높은 군, 즉 insulin resistance (+) 있는 군도 CAD가 증가

③ 다만, 혈당 조절을 하면 LDL, TG 감소 → CAD에도 좋은 영향을 줄 것으로 추정

(4) 치료 (treatment)

① β-blocker

② ACE inhibitor (특히 risk factor 있는 환자들)

③ PCI와 CABG

· 당뇨 없는 환자에 비해 결과 좋지 않다 : restenosis ↑, long-term patency ↓, survival ↓

· 당뇨환자는 CABG가 PCI보다 우선적으로 추천 ∵ 예후 더 좋아

④ Antiplatelet therapy (aspirin)

· Secondary prevention (CAD 발생시 이후 event 예방) : 반드시 해야 하고

· Primary prevention (CAD 없던 환자에서 첫 event 예방) : 적극 고려하는 것이 좋다.

3. Dyslipidemia

(1) **DM 환자에서 lipid profile (m/c) : TG↑, HDL↓** → 혈당 조절하면 TG↓, HDL↑

(2) **Lipid target**

① **LDL 〈 100 mg/dL (일부 고위험 환자에서는 〈 70 mg/dL)**

② **HDL 〉 40 mg/dL (남자), 〉50 mg/dL (in 여자)**

③ **TG 〈 150 mg/dL**

(3) 치료 전략 : ① LDL 우선 ↓ ② HDL↑ ③ TG↓

(4) 치료 방법

① Dietary change

② Life-style modification

③ Glycemic control

④ **HMG-CoA reductase inhibitors (statins)** : LDL을 낮추기 위한 약

* 최근 data에 의하면 40세 이상 + 총 콜레스테롤 〉 135 mg/dL → statin 사용 이득 (+)

⑤ Fibric acid derivatives (fibrates) : HDL↑

⑥ Statin + fibrates : 효과↑ ... *but* myositis 위험도↑

⑦ Nicotinic acid : HDL↑ ... *but* 2 g/d 이상 사용하면 혈당조절 악화

4. Hypertension

(1) Life-style modification 반드시 선행되어야

① Weight reduction

② Exercise

③ Stress management

④ Sodium restriction

(2) 항고혈압약 처방에서 고려해야 할 점

① 항고혈압약이 혈당과 lipid profile에 미치는 영향

· Neutral 또는 protective : ACE inhibitor, α-adrenergic blocker

· Negative impact : β-blocker, thiazide → 그러나 이들의 대사적 부작용보다는 혈압 자체를 내리는 것으로 인한 이점이 크기 때문에, 금기는 아니다. 오히려 미국당뇨병학회의 권고안에 의하면, cost-benefit을 고려할 때 thiazide가 높은 우선순위를 가진다.

- Neutral : calcium channel blocker, central adrenergic antagonist, vasodilator

② α-adrenergic blocker : 자율신경병증에 의한 기립성 저혈압(+) 시 금기

③ Cardioprotective effect 있는 항고혈압약제 : MI↓

- Thiazide
- β-blocker
- ACEI
- ARBs

cf. central adrenergic antagonist, α-adrenergic blocker는 불분명

④ Renoprotective effect

- ACEI
- ARB
- CCB : nondihydropyridine (verapamil, diltiazem) 〉 DHP (amlodipine, nifedipine)

(3) 실전 처방

① 1st-line drugs

- ACEI 먼저 처방
- Low-dose thiazide, β-blocker, ARB 등도 initial로 처방 가능

② 혈압 목표(〈 130/80 mmHg) 도달 위해서는 combination도 적극 고려

F. 위장관계 및 요로 합병증 (gastrointestinal/genitourinary dysfunction)

1. GI tract

(1) Gastroparesis

a. 증상 : anorexia, nausea, vomiting, early satiety, bloating

b. Delayed gastric emptying : nuclear medicine scintigraphy로 증명

c. 치료

① 혈당 조절

② 소량 섭취, liquid 섭취, 저지방, 저섬유소 식이

③ 식전 metoclopramide 5~10 mg 또는 domperidone 10~20 mg, bethanechol 10~20 mg 등 복용

④ Erythromycin : motilin receptor 작용 → 위 배출(gastric emptying) 촉진

(2) Nocturnal diarrhea, constipation

a. DM-related autonomic neuropathy때문

b. 치료 : loperamide, clonidine (0.6 mg tid), octreotide (50~70 ㎍ SC tid), bacterial overgrowth 있는 경우는 antibiotics

(3) Esophageal dysfunction

2. Genitourinary dysfunction

(1) Cystopathy

a. 방광이 찬 걸 느끼지 못하고, 배뇨시에도 완전히 비우지 못함

b. 방광 수축력↓, 용적↑

c. 증상 : urinary hesitancy, incontinence, voiding frequency↓

d. 진단 : cystometry, urodynamic study

e. 치료 : timed voiding 또는 self catheterization

(2) Erectile dysfunction, retrograde ejaculation

a. Diabetic neuropathy의 초기 징후

b. 치료 : sildenafil (Viagra®) 등 PDE5 inhibitor

(3) Female sexual dysfunction

a. Sexual desire, dyspareunia↓, vaginal lubrication↓

b. 치료 : vaginal lubricant, vaginal infection 치료, systemic/ local estrogen 투여

G. 당뇨 족부질환 (DM foot, lower extremity complications)

1. 개요

(1) **DM : trauma를 제외하면 하지 절단의 가장 흔한 원인**

(2) Foot ulcer, infection : 흔한 당뇨의 합병증

(3) 당뇨 환자의 15% 정도가 족부 궤양 발생 → 이중 14~24% amputation

2. 원인

(1) **Neuropathy**로 통각 소실 → 반복적인 외상

(2) **Foot biomechanics 이상** : foot muscle mechanics 이상, structural change

... hammer toe, claw toe, prominent metatarsal head, Charcot joint → callus, ulcer

(3) **Peripheral arterial disease** : blood flow 감소 → dry skin, fissure

(4) Poor wound healing : 혈류 감소에 의한 치유 지연과 감염 발생

3. 위험인자 (risk factors)

(1) **남자**

(2) **10년 이상의 당뇨 병력**

(3) **Peripheral neuropathy**

(4) **발의 구조 이상**

(5) **Peripheral arterial disease**

(6) **Smoking**

(7) **이전의 하지 궤양이나 amputation 병력**

(8) **Poor glycemic control**

4. 치료 (treatment)

(1) **예방**이 중요

① **편안한 신발**

② **매일 자신의 발을 관찰 (신경병증 동반 시 통증을 느끼지 못하기 때문에 상처나 이상을 발견하기 위해서는 눈으로 확인하는 것이 필요)**

③ **매일 발 위생 관리**

④ **발 이상을 혼자 치료하려거나, 맨발로 걷는 등 위험한 행동 삼가**

⑤ **발의 이상이 있으면 즉시 전문가와 상담**

(2) 족부 궤양 (foot ulcer) 치료

a. **Multidisciplinary management** 필요 : orthopedics, vascular surgery, endocrinology, podiatry, infectious disease 등 다방면으로 접근하여 치료

b. Ulcer의 깊이를 보기 위해 육안 관찰과 함께 probing 필요하기도 함

c. 효과 있는 치료

① **발의 부하 감소 (off-loading)** : 즉 궤양이 있는 쪽의 발을 쉬게 한다.

② Debridement

③ Wound dressing : moist dressing이면 충분 ... anti-septic 또는 topical agent는 사용×

④ 적절한 항생제 사용

d. 치료 지침

① 경미한 감염 : 항생제만 사용(다음 중 1가지)

- Cephalosporin
- Clindamycin
- Amoxicillin/clavulanate
- Fluoroquinolone

② 중등도 감염 : IV 항생제 (다음중 1가지) + surgical debridement

- Cefotetan
- Ampicillin/sulbactam
- Clindamycin + fluoroquinolone

③ 중증 감염 : Vancomycin + *P. aeruginosa* coverage(+) 항생제 +

- Revascularization
- Limited amputation

(3) 동반된 cellulitis

① Broad-spectrum antibiotics ... anaerobes coverage 포함

② 임상적으로 진단(clinical diagnosis)

· Superficial culture 큰 효용 없어

· Debrided ulcer base, purulent drainage에서 culture된 균은 도움

(4) 동반된 osteomyelitis

a. 감별 : 매우 중요

① Simple x-ray

② Bone scan

③ Indium-labeled WBC scan

④ **MRI**

⑤ Bone biopsy & culture : surgical debridement 필요한 경우

b. 치료

① 장기간 항생제 치료 : IV → oral로 변경하여 지속

② 감염된 뼈를 debridement

③ 동반된 혈관질환이 있을 경우 peripheral arterial bypass procedure가 도움

④ 최신 치료법 : bFGF, PDGF, hyperbaric oxygen therapy 등

H. 감염 (infections)

1. 당뇨환자가 감염에 취약한 이유

(1) Cell-mediated immunity ↓

(2) Phagocyte function의 이상

(3) Vascular insufficiency

2. 당뇨환자에서 특이적으로 발생하는 감염들

(1) **Rhinocerebral mucormycosis**

(2) **Emphysematous cholecystitis/pyelonephritis/cystitis**

(3) **Malignant otitis externa**

① 주변 조직의 ***P. aeruginosa***가 원인

② Pain과 discharge

③ 급속히 osteomyelitis 또는 meningitis로 진행

3. 흔한 감염 중 당뇨환자에게서 고려해야 할 점

(1) Pneumonia : Gram-negative organism, *S. aureus*, *M. tuberculosis* 흔히 발생

(2) UTI : *E. coli* 외에 *Candida*도 호발

(3) Postoperative wound infection도 더 흔히 발생하므로 주의

I. Diabetic dermopathy

· Pigmented pretibial papules (=diabetic skin spots), bullous disease, acanthosis nigricans, xerosis, pruritus, lipoatrophy, lipohypertrophy 등이 있음

7

Hypoglycemia

저혈당

서론 (introduction)

A. 정의

(1) 저혈당이란 일반적으로 혈중 포도당 농도가 45~50 mg/dL 미만을 의미

(2) 하지만, 저혈당 증상을 일으키는 혈중 포도당 농도는 개인차가 심해 임상양상을 바탕으로 진단해야 함. 이를 위해 Whipple's triad가 사용

(3) **Whipple's triad**

① **저혈당에 합당한 증상**

② **낮은 혈중 포도당 농도**

③ **혈중 포도당 농도 상승 시 증상의 호전**

B. 원인

(1) **제일 흔한 원인은 당뇨병 치료 중 약제(또는 인슐린) 사용에 의해 발생하는 것**

(2) 그 외 간부전, 신부전, 심부전, 패혈증, 인슐린종(insulinoma)

포도당 대사 (glucose metabolism)

A. 혈중 포도당 조절

1. 혈중 포도당 농도 유지

(1) 혈중 포도당 농도 : 60~150 mg/dL의 좁은 범위 내에서 유지되도록 조절

(2) 공복시 또는 식사 사이 혈당유지 : glycogen 분해와 gluconeogenesis에 의해 유지

2. 혈중 포도당 농도 감소 시

(1) 간의 glycogen 이용 : 8~12 시간 혈당 유지 가능

(2) Glycogen 고갈되면 gluconeogenesis에 의해 포도당이 생성된다.

3. 포도당 생산 (gluconeogenesis)

· Figure 7-1 참조.

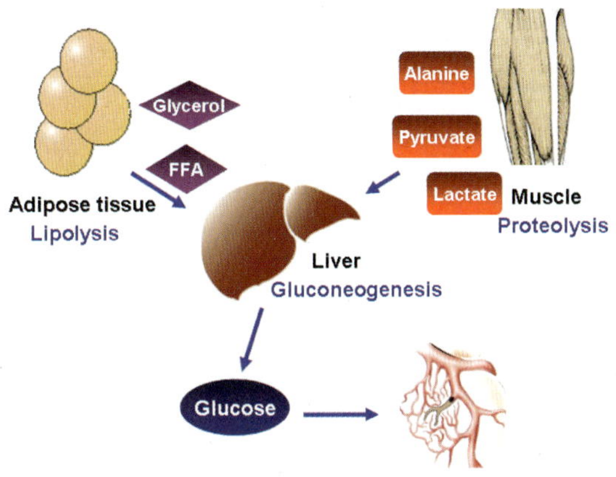

Figure 7-1 저혈당 발생 시 포도당 대사.
Glycogen 소실 후 gluconeogenesis를 위해서는 근육, 지방조직에서 precursor의 공급이 중요하다. 근육에서는 proteolysis가 일어나 alanine, pyruvate 등의 precursor를 제공하며, 지방조직에서는 lipolysis가 발생하여 FFA(free fatty acid), glycerol을 제공한다.

B. 혈당 조절과 호르몬

1. 인슐린 (insulin)

(1) 혈당을 조절하는데 있어 다른 호르몬보다 우선적이고 중요한 역할을 함

(2) 혈중 인슐린 감소 → lipolysis 및 proteolysis를 통해 gluconeogenesis에 필요한 precursor를 제공

(3) 혈중 인슐린 증가 → glycogenolysis와 gluconeogenesis를 억제 → 간과 신장에서 포도당 생산 감소, 포도당 흡수 감소, lipolysis와 proteolysis 억제

2. Counterregulatory hormone response

(1) **Glucagon**

① 혈당을 상승시키는 반응 중 **제일 우선적이고 가장 중요한 호르몬**

② Glycogenolysis와 gluconeogenesis를 촉진

(2) **Epinephrine** : 글루카곤 부족 시 저혈당에 대한 급성반응에 중요한 역할

(3) 저혈당 지속 시 → **성장호르몬(growth hormone)**과 **코티솔**이 분비

임상양상 (clinical manifestations)

A. Neuroglycopenic response

(1) **중추신경계 포도당 결핍**이 직접적인 원인

(2) 증상 : 행동의 변화, 착란(confusion), 경련, 의식소실

(3) 저혈당이 심하게 지속시 → 사망

B. 자율신경계의 반응

(1) Adrenergic symptoms : 심계항진, 진전(tremor), 불안

(2) Cholinergic symptoms : 발한, 배고픔, 저림

당뇨병에서의 저혈당 (hypoglycemia in diabetes)

A. 역학 (epidemiology)

1. 당뇨병 치료와 저혈당

- 당뇨병의 경우 혈당을 정상범위까지 낮추기 위해 충분한 인슐린 또는 혈당강하제를 투여해야 하므로 저혈당이 발생할 위험성이 있다.

2. 제1형 당뇨병

(1) 혈당을 거의 정상으로 유지하는 제1형 당뇨병 환자의 경우 일주일에 수 차례 유증상 또는 무증상의 저혈당을 경험

(2) 사망원인 중 2~4%는 저혈당에 의한 것으로 추정

3. 제2형 당뇨병

(1) 제2형 당뇨병에서는 제1형 당뇨병보다는 드물게 나타남

(2) 유발 약물 : insulin secretagogues (sulfonylureas, meglitinides)

B. 위험요인

(1) 잘못된 투여 시간 또는 잘못된 인슐린 종류에 의한 인슐린 과다

(2) 식사를 거르거나 금식에 따른 외부 포도당 유입 감소

(3) 인슐린 비의존적 포도당 사용 증가 (예 : 운동)

(4) 인슐린 민감도 증가 (예 : 인슐린 집중치료, 체중감소 등)

(5) 체내 포도당 생성 감소 (예 : 알코올 섭취 등)

(6) 인슐린의 대사 감소 (예 : 만성신부전)

C. Hypoglycemia-associated autonomic failure

1. Defective glucose counterregulation

(1) 제1형 당뇨환자에서 counterregulatory hormone 반응의 변화가 있음

(2) **인슐린 반응의 변화** : 혈중 포도당 농도가 감소해도 인슐린 농도 감소가 없음

(3) **글루카곤 반응의 변화** : 혈중 포도당 농도 감소해도 글루카곤 증가가 없음

(4) 저혈당에 따른 **에피네프린 반응이 떨어져 있음**

2. Hypoglycemia unawareness

(1) **Hypoglycemia unawareness** : **저혈당 존재를 알려 주는 경고 증상(즉 자율신경계 반응)이 결여된 상태**

(2) Hypoglycemia unawareness가 있으면 첫번째 증상이 바로 neuroglycopenia가 될 수 있고 환자 스스로 치료하기가 어렵다.

D. 저혈당 위험요인의 교정

(1) 철저한 환자 교육

(2) 자가혈당 측정

(3) 유연한 인슐린 용법

(4) 합리적인 혈당 목표

(5) 지속적인 전문가의 조언과 지지

공복시 저혈당 (fasting hypoglycemia)

A. 약제

1. 경구혈당 강하제

(1) 인슐린 분비 자극 제제 : 단독으로 저혈당 유발 가능

(2) 인슐린 분비 자극이 없는 당뇨약제도 (thiazolidinediones, metformin, acarbose 등) 인슐린 또는 인슐린 분비 약제와의 복합 요법에 의해 저혈당 발생시킴.

2. 에탄올

(1) Gluconeogenesis만 억제 (glycogenolysis는 억제 안됨)

(2) 따라서 에탄올만 섭취하고 수일간 식사를 안할 경우 glycogen의 결핍이 초래되어 저혈당이 발생함.

(3) 이러한 저혈당 양상은 심각할 수 있으며 사망률이 최고 10%에 이름.

3. Pentamidine

(1) *Pneumocystis jirovecii* pneumonia의 치료에 사용되는 약제로 pancreatic β-cell에 독성이 있음

(2) 초기에는 인슐린을 분비하여 치료 환자의 10%에서 저혈당이 발생하며 추후 당뇨병에 잘 이환되게 함

B. 중증의 질환

(1) 간부전(hepatic failure) : 간은 endogenous glucose production의 역할 수행

(2) 심부전(heart failure) : hepatic congestion과 연관있을 것이라 생각됨.

(3) 신부전 (renal failure) : 신장의 포도당 합성 저하, 인슐린 분해 감소

(4) 패혈증 (sepsis) : 간으로의 혈류장애로 endogenous glucose production의 장애 및 여러 사이토카인에 의한 포도당 이용 증가로 생각됨.

C. 호르몬 결핍

(1) **코티솔, 성장호르몬** : 급성 저혈당의 예방에 필수적인 호르몬은 아니나 일차성 부신피질 기능부전(Addison's disease) 또는 뇌하수체 기능저하증이 있는 환자에서 장시간 공복이 지속되면 저혈당이 발생 가능

(2) **에피네프린** : 양측 부신절제술이 시행되어도 glucocorticoid의 투여만 잘 이루어지면 저혈당이 잘 나타나지 않음

D. Endogenous hyperinsulinism

1. 원인

· 내인성 인슐린 분비의 과다로 발생하는 것으로 아래와 같은 원인들이 있다.

(1) **Insulinoma**

(2) **Factitious hypoglycemia (sulfonylurea overdose)**

(3) **Autoimmune hypoglycemia**

2. 진단 (diagnosis)

(1) Endogenous hyperinsulinism의 가장 중요한 병태생리는 **저혈당이 있음에도 불구하고 인슐린 분비 감소가 이루어지지 않는 것이다.**

(2) Critical diagnosis (아래 3가지를 모두 만족)

① Plasma insulin concentration ≥ 36 pmol/L(≥6 μU/mL) and

② Plasma C-peptide ≥0.6 ng/mL(0.2 mmol/L) and

③ 공복시 plasma glucose ≤ 45 mg/dL (2.5 mmol/L)이면서 저혈당 증상(+) 경우

※ **C-peptide, proinsulin은 exogenous insulin에 의한 hypoglycemia에서는 증가되지 않는다.** 따라서 저혈당 환자에서 C-peptide가 증가되었다면 내인성 인슐린 분비가 증가된 것이므로 위의 세가지 원인을 먼저 고려해야 한다.

3. Insulinoma

(1) 개요

① 드물고 약 90%가 양성이며, 치명적인 저혈당 원인 중 치료 가능한 질환

② 1년 발생률이 250,000명 당 1명으로 추정되며 60%가 여성

③ 99%가 pancreas에 존재하며 보통 크기가 작음(1~2 cm)

(2) 진단

① Mass effect보다는 저혈당에 의해 발견됨

② Octreotide scan : 절반에서 국소화 가능

③ CT, MRI : 45~75%에서 발견 가능

반응성 저혈당 (reactive hypoglycemia)

(1) 식후 저혈당(postprandial hypoglycemia)이 특징이며 대부분 저절로 회복

(2) 원인

- 소아의 경우 탄수화물 대사에 필요한 효소의 결핍
- **위절제수술 시행** (alimentary hypoglycemia) : 식후 빠른 혈당 상승에 따른 인슐린 반응의 증가로 저혈당 초래

(3) 진단 : typical mixed meal을 먹은 후 Whipple's triad를 증명

(4) 치료: acarbose 등으로 식후 흡수 속도를 저하시켜 효과를 볼 수 있다.

환자에 대한 접근 (approach to the patient)

A. 진단 (diagnosis)

(1) 저혈당 환자는 응급치료가 필요하나 진단을 위해서는 포도당 투여 전 혈액 채취가 이루어져야 한다.

(2) 이상적인 채혈시기는 저혈당 증상이 나타날 때이다.

(3) 증상이 없을 때 시행한 혈당이 정상이라도 저혈당을 배제하지 못하며, 이러한 경우 48~72시간 공복 시행 후 저혈당 유발 여부를 판정하는 것도 진단에 도움이 된다 **(이러한 진단 방법을 사용할 경우 반드시 입원해서 시행해야 함).**

(4) 진단적 접근 : **Figure 7-2** 참조.

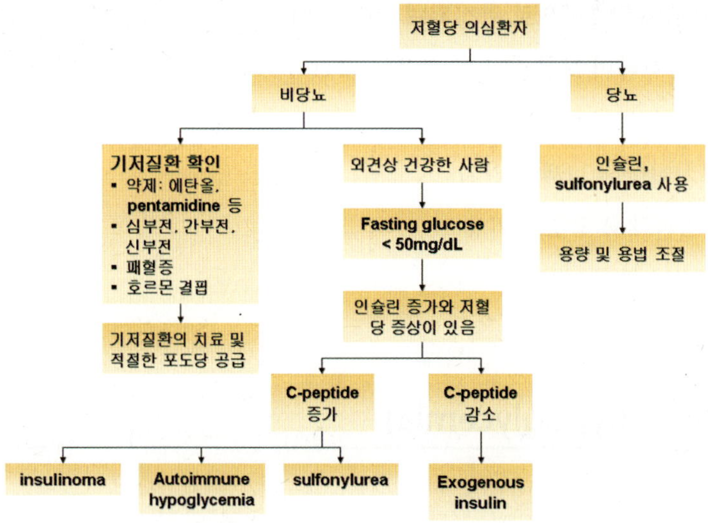

Figure 7-2
저혈당 의심 환자에 대한 접근 흐름도.
증상에 대한 철저한 문진과 혈중 포도당 농도의 감소를 증명하는 것이 필요하다. 당뇨병이 있는 환자의 경우 인슐린 및 약제 과다를 먼저 살펴야 하며, 당뇨가 없는 환자는 기저질환 유무를 먼저 살피고, 기저질환이 없는 경우 C-peptide를 측정하여 endogenous hyperinsulinism 여부를 감별해야 한다.

B. 치료 (treatment)

(1) 경구 포도당 제제, 포도당 함유 수액, 사탕 또는 음식으로 충분함

(2) 초기 용량은 포도당 20 g이 적절

(3) Neuroglycopenia의 경우 정맥을 통한 포도당 주입이 필요

C. 재발 예방 (prevention)

(1) 재발에 대한 예방은 저혈당 기전에 따라 이루어져야 함

(2) 약물에 의한 저혈당 : 사용 약제의 용량 조절이 필요

(3) 중증의 전신질환 : 기저 질환의 치료가 중요

(4) 부족한 호르몬의 보충 (예 : 코티솔, 성장호르몬)

(5) Insulinoma의 경우 수술적 치료가 이루어져야 함

8

Disorders of Lipoprotein Metabolism

지단백 대사질환

서론 (introduction)

(1) **지단백(lipoprotein) : lipid와 운반단백질 (apolipoprotein)의 결합체**

① 지용성인 lipid가 혈류 속에 존재할 수 있도록 한다.

② Cholesterol, triglyceride, 지용성 비타민의 운반에 필수적

(2) 임상적 중요성

① 식습관 및 생활습관의 변화가 고지혈증 환자의 수를 증가시켰다.

② Lipid-lowering therapy : atherosclerotic cardiovascular disease를 감소시킨다.

지단백 대사 (lipoprotein metabolism)

A. Lipoprotein의 분류와 구성

1. Lipoprotein의 역할 : "transporter"

(1) 음식 내의 **cholesterol, long-chain fatty acid, 지용성 비타민을 체내로 흡수**

(2) 이들을 **간으로부터 말초 조직으로 운반**

(3) **Cholesterol을 말초 조직으로부터 간으로 운반**

2. Lipoprotein의 구조

(1) Core : hydrophobic lipid(TG, cholesteryl ester)

(2) Core 주위를 hydrophilic lipid(phospholipid, free cholesterol)가 둘러싸고 있다.

(3) Protein : lipid를 둘러싸고 있으며 체액에 직접 접촉하는 부분이다.

3. Lipoprotein의 6가지 종류

(1) Chylomicron (CM)

(2) Very low density Lipoprotein (VLDL)

(3) Intermediate density Lipoprotein (IDL)

(4) Low density lipoprotein (LDL)

(5) High density lipoprotein (HDL)

(6) Lipoprotein(a) (Lp(a))

4. Apolipoproteins

(1) 역할

① **지단백 입자의 구조적 안정성 제공**

② **지단백 입자의 대사 경로 결정** : cofactor나 receptor의 ligand로 작용

(2) **ApoB : B100, B48**

① **B100**

· Major apolipoprotein of VLDL(30%), IDL(60%), LDL(95%)

· Liver에서 합성

· **LDL receptor에 의한 LDL removal에 필요한 ligand**

② **B48** : **chylomicron의 assembly & secretion에 필수적**

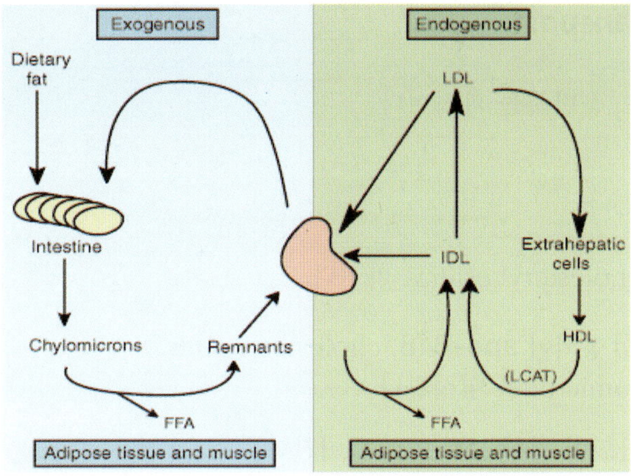

Figure 8-1 지단백 대사의 외인성 경로와 내인성 경로.
외인성 경로는 장관에서의 지질 흡수에서부터 말초 조직으로의 운반을 보여준다. 내인성 경로는 간에 있는 콜레스테롤 및 중성지방이 말초 조직으로 운반되는 경로와, 말초 조직으로부터 간으로의 콜레스테롤 운반 경로를 보여준다.

(3) **ApoE**

① 주로 liver에서 합성

② 3 major alleles : E2, E3, E4

③ 기능

- CM, VLDL의 receptor-mediated clearance에 중요 (즉, LDL에서 apoB100과 같은 역할)
- 조직 내에서 세포간의 lipid 재분배가 필요한 경우 과잉 분포된 세포로부터 부족한 세포로 lipid가 이동하는데, 여기에 ApoE가 관여

④ ApoE 결핍시 chylomicron & VLDL remnant↑ ⇒ early atherosclerosis 유발

⑤ ApoE2 : LDL receptor에의 결합력이 E3, E4에 비해 상대적으로 약함

- **ApoE2 homozygosity → severe hyperlipidemia** 유발 (type III hyperlipoproteinemia)

(4) C-I, -II, -III : 과발현시킬 경우 hyperTG 유발

(5) **A-I, A-II** : HDL의 주요 apolipoprotein

① 특히 **A-I은 HDL 구성성분일 뿐만 아니라 lecithin:cholesterol acyltransferase (LCAT)를 활성화하기 때문에 "anti-atherogenic"**

② 반면 A-II는 "pro-atherogenic"

(6) Apoprotein(a)

① Plasminogen과 상당한 정도의 sequence homology

② Hepatocyte에서 만들어져 plasma로 방출 → ApoB100과 공유결합을 하여 **lipoprotein(a) 형성 → atherosclerosis risk↑**

B. Exogenous (dietary) lipid transport

· 장관으로부터 간으로 지질을 흡수, 운반하는 과정이다.

1. 장 → 전신순환

(1) 콜레스테롤은 장 상피세포에서 cholesteryl ester로 바뀐다.

(2) Long-chain fatty acid는 TG로 합성되어 **apo-B48**, cholesteryl ester, phospholipid 등과 합쳐져 chylomicron을 형성한다.

(3) Chylomicron은 림프관으로 분비되어 전신 순환으로 들어간다.

(4) Chylomicron은 간에 도달하기 전 말초 조직에 먼저 도달하여 광범위하게 대사됨.

2. 전신순환 → 말초조직, 간

(1) Chylomicron 안에 들어 있는 TG는 혈관 내피세포, 심장, 골격근 세포 등의 표면에 있는 **lipoprotein lipase (LPL)**에 의해 가수분해되어 free fatty acid가 유리된다. 이 과정에서 **apoC-II**가 cofactor로 작용한다.

(2) Chylomicron에 들어있는 hydrophobic lipid는 가수분해되고, hydrophilic lipid는 HDL로 옮겨져 입자는 점점 작아진다. 마지막으로 남는 chylomicron remnant에는 cholesteryl ester가 풍부하다.

(3) Chylomicron remnant는 **apoE**를 매개로 하는 과정에 의해 간에서 제거된다.

C. Endogenous lipid transport

(1) **간에 의한 VLDL의 분비와 대사 과정 (간 → 말초조직)**

(2) **HDL 입자에 의한 간으로의 콜레스테롤 운반 과정 (말초조직 → 간)**

1. ApoB-100-containing lipoprotein system : VLDL, IDL, and LDL

(1) Chylomicron과 유사하나 **apoB-100**이 들어있고 콜레스테롤 : TG 비가 높다.

(2) 간에서 분비된 후 VLDL 입자는 혈장에서 많은 **apoE, apoC**를 획득한다.

(3) VLDL 입자의 TG는 근육과 지방조직의 LPL에 의해 분해된다. VLDL 입자는 점점 작아져 IDL을 거쳐 LDL이 되는데, **LDL에는 cholesterol과 apoB-100만 남게 된다.**

(4) VLDL remnant와 IDL의 40~60%는 LDL receptor를 통해 간으로 흡수되고, IDL의 나머지는 hepatic lipase에 의해 LDL로 바뀐다.

(5) LDL 입자의 70%는 간의 LDL receptor를 통해 간에서 제거되고, 나머지는 말초 조직에 축적된다.

2. ApoA-I-containing lipoprotein system = antiatherogenic

(1) HDL

① **Reverse cholesterol transport**에 관여

② 모든 세포가 콜레스테롤을 합성할 수 있지만, 콜레스테롤을 대사하고 분비할 수 있는 세포는 간세포뿐이다. 따라서, 콜레스테롤을 간으로 보낼 수 있는 경로가 필요하다.

(3) HDL은 장과 간에서 합성되어 혈장내로 분비된다.

(4) 새로 만들어진 HDL에는 **apoA-I**과 phospholipid가 많지만, 말초 조직으로부터 unesterified cholesterol을 계속 받아들인다. 콜레스테롤은 **ABCA1**이라는 운반체를 통하여 HDL 입자 내로 운반된다.

(5) HDL 입자 내로 들어간 콜레스테롤은 **lecithin:cholesterol acyltransferase (LCAT)**에 의해 에스터화된다.

(6) HDL의 운반 경로

① **Cholesteryl ester transfer protein(CETP)**에 의해 apoB-containing lipoprotein으로 옮겨진 후 LDL receptor에 의해 혈장으로부터 제거된다.

② 일부는 간세포에 의해 직접 제거된다(SR-BI을 통한 매개작용).

지단백 대사 이상 (disorders of lipoprotein metabolism)

↑ Cholesterol : FH, familial defective apoB-100, polygenic hypercholesterolemia

↑ TG : familial hypertriglyceridemia, familial LPL deficiency, familial apoCII deficiency

↑ Chol + ↑ TG : familial combined hyperlipidemia, familial dysbetalipoproteinemia

A. ApoB 지단백 농도 저하 (낮은 콜레스테롤)

· Abetalipoproteinemia, familial hypobetalipoproteinemia

B. ApoB 지단백 증가에 의한 LDL 상승

1. Familial hypercholesterolemia (FH)

(1) 유전

① **Autosomal co-dominant disorder**

② **LDL receptor 유전자의 돌연변이 → LDL receptor 감소**

(2) 임상상

① **Plasma LDL-C 상승, TG 정상**

② **Tendon xanthoma**

· Intracellular or extracellular cholesterol deposit

· M/C : Achilles' tendon, extensor tendon of the knuckles

③ **Premature coronary atherosclerosis**

(3) 병태생리 : **LDL 대사 지연, LDL 합성 증가**

① LDL receptor gene mutation → LDL receptor 감소

② LDL apoB의 fractional clearance 감소

③ LDL production 증가

(4) **Heterozygous form (1/500)**

① 출생시부터 증가하여 평생 높다(275~500 mg/dL).

② Early or middle age에 severe atherosclerosis 발생

- 남자에서 30대 혹은 그이전에 CHD 발생 : 60세 이전에 심근경색을 앓을 확률 50%
- Lipoprotein(a)가 높은 경우 위험도가 더 증가한다.

③ **Tendon xanthoma (75%, Figure 8-2) 이외에도 tuberous xanthoma, xanthelasma** (eyelid)

④ 진단 시 2차성 원인 배제가 중요

⑤ 치료

- HMG-CoA reductase inhibitor ± bile acid sequestrant or nicotinic acid
- 약으로 조절안되면 LDL apheresis

(5) **Homozygous form (1/1,000,000)**

① Total cholesterol level이 매우 높다(〉500 mg/dL, 〉1000 mg/dL도 가능).

② Large xanthoma, prominent tendon & palmar xanthoma

③ 아동기에 severe, premature CHD발생

④ 치료 (treatment)

- HMG-CoA reductase inhibitor + bile acid sequestrant : 중등도의 LDL 감소
- Treatment of choice : LDL apheresis

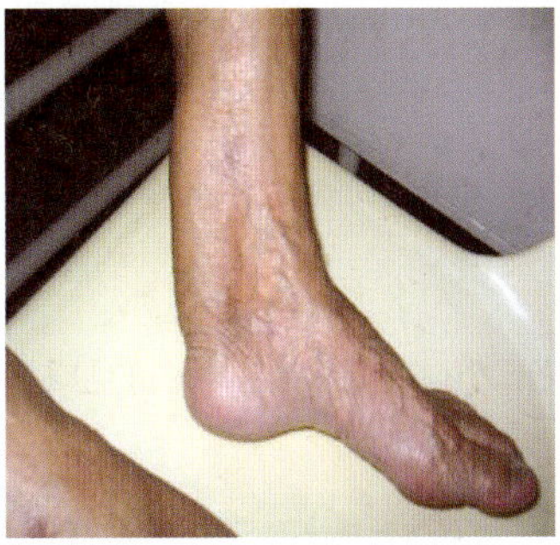

Figure 8-2 **Tendon xanthoma.**

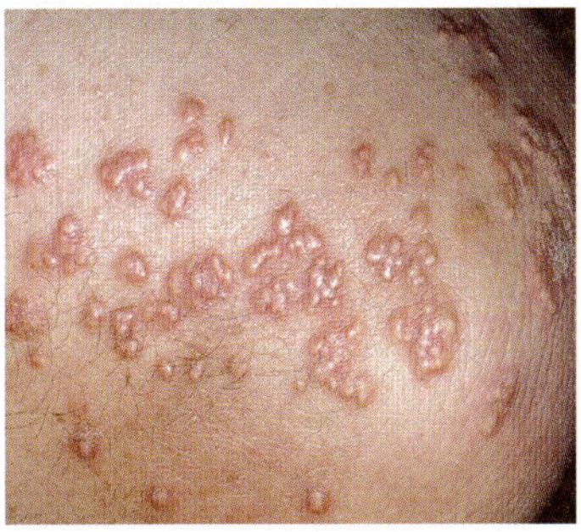

Figure 8-3 **Eruptive xanthomas.**

C. ApoB 지단백 증가에 의한 TG 상승

1. Lipoprotein lipase and Apo-CII deficiency (Familial chylomicronemia syndrome; Type I hyperlipoproteinemia)

(1) 원인 : **LPL 또는 ApoC-II의 autosomal recessive 유전적 결핍에 의한 TG hydrolysis 감소 → chylomicron 축적**

(2) 임상양상 (clinical manifestations)

① 소아기에 acute pancreatitis에 의한 심한 복통으로 발현

② Fundus : lipemia retinalis

③ Skin : **eruptive xanthomas** (등, 엉덩이, 팔다리의 extensor surface, **Figure 8-3**)

④ Hepatosplenomegaly : chylomicron이 reticuloendothelial system에 의해 uptake됨.

⑤ Premature CVD : 늘 나타나지는 않는다.

(3) 진단 : post-heparin plasma에서 LPL activity 측정

(4) 치료 : fat restriction + 지용성 비타민 보충

2. Hepatic lipase deficiency : rare

3. Familial dysbetalipoproteinemia (Type III hyperlipoproteinemia)

(1) 원인 : **apoE2 homozygosity** 때문

① ApoE2 : LDL receptor에 대한 친화도가 낮다.

② 따라서 apoE2 homozygote일 경우 chylomicron, VLDL remnant가 혈중에 증가

(2) 2가지 전형적인 xanthoma가 보인다(**Figure 8-4**).

① **Tuberoeruptive xanthoma** : 팔꿈치, 무릎, 엉덩이에 생김.

② **Palmar xanthoma** : 손금 색이 황색으로 변화

(3) Premature atherosclerotic CVD ↑, peripheral vascular disease 빈도가 FH보다 더 높다.

(4) 진단

① Lipoprotein electrophoresis → **broad β band**에 lipoprotein 축적

② VLDL-C vs. plasma TG ratio 측정 : 〉 0.30

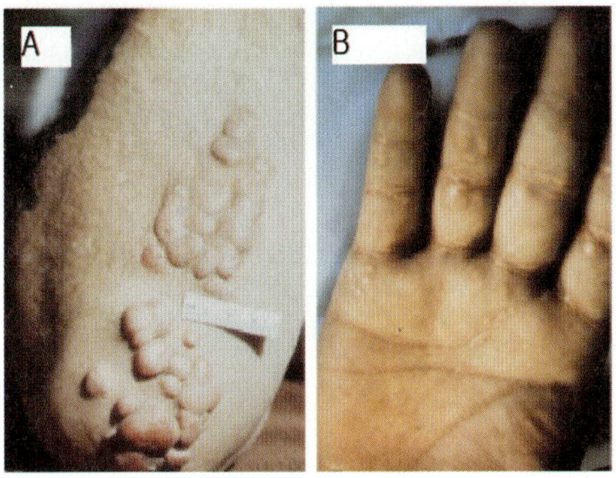

Figure 8-4
A. Tuberous xanthomas at elbow
B. Palmar xanthomas

(5) 치료

① 적극적인 low-lipid diet, 체중감량

② 약물 : statins, fibrates, niacin 모두 효과

4. Familial hypertriglyceridemia (Type IV, type V hyperlipoproteinemia)

(1) Unknown gene, autosomal dominant

(2) 비교적 흔하다 (1/500)

(3) 진단

① High TG (250~1000 mg/dL)

② Near-normal cholesterol (< 250 mg/dL)

③ Low HDL

(4) 치료 : lifestyle modification에도 TG > 500 mg/dL이면 약물 치료 (fibrates, fish oil)

5. 기타: familial combined hyperlipidemia (FCHL), polygenic hypercholesterolemia

D. HDL 대사 이상

(1) Low HDL : ApoA-I deficiency, ABCA1 deficiency (Tangier disease), LCAT deficiency 등

(2) High HDL : CETP deficiency, familial hyperalphalipoproteinemia

E. Secondary disorders of lipoprotein metabolism

· Table 8-1 참조.

(1) **인슐린 저항성이 특징인 obesity, type 2 DM, renal failure에서는 공통적으로 high TG, low HDL이 관찰된다.** 따라서 Type 1 DM에서는 혈당 조절이 잘 되고 있다면 secondary lipid abnormality는 나타나지 않는다.

(2) 음주는 TG, HDL의 동시 상승을 야기한다.

(3) Hepatitis/cholestasis가 있을 경우 각각 TG/cholesterol 상승이 관찰되지만 liver failure가 되면 모두 감소한다.

(4) High LDL에서 thyroid function test가 필수적이며, 갑상선 기능저하증이 있다면 갑상선 호르몬 투여로 LDL이 호전될 수 있다.

Table 8-1 Secondary forms of hyperlipidemia.

LDL	HDL	TG	Lp(a)
증가	증가	증가	증가
갑상선 기능저하증	음주	**Type 2 DM**	Renal insufficiency
Nephrotic syndrome	운동	**비만**	폐경
Cholestasis	**Estrogen**	**음주**	염증
Anorexia nervosa		임신	갑상선 기능저하증
Thiazide		Hepatitis	
		Renal failure	
감소	감소	Sepsis	
Hepatic failure	**Type 2 DM**	Cushing syndrome	
Malabsorption	흡연	Acromegaly	
영양결핍	**비만**	**Steroids**	
만성질환	영양결핍	Glycogen storage disease	
갑상선 기능항진증		Autoimmune disease	

지단백 대사 이상 환자의 접근 (approach to the patient)

A. 진단 (diagnosis)

1. 지질대사 이상 유무의 확인 : NCEP-ATPIII in 2001

(1) 12시간 overnight fasting 후 혈장에서 측정

(2) **LDL cholesterol**

- TG 〈 400 mg/dL일 때는 수식으로 계산 (LDL)

  Estimated LDL = Total cholesterol - HDL - TG/5

- TG 〉 400 mg/dL 일때는 직접 측정해야 한다.

2. Secondary cause 조사

- Table 8-1 참조.

3. Primary cause 조사

(1) TG 〉 1000 mg/dL → R/O type I, type V

(2) LDL 〉 95th percentile, with tendon xanthomas, AD의 가족력 → R/O genetic form

(3) TG, LDL 모두 높을 경우는,

- High TG/cholesterol ratio → type IV
- Beta quantification, LDL의 직접 측정 → R/O type IIB, III

※ Electrophoresis에 의한 type 분류는 임상적으로 큰 의미가 없음.

B. 치료 (treatment)

1. 관상동맥질환 위험에 대한 임상적 근거

- 순환기학 Chapter 17 참조

2. 비약물적 치료 (nonpharmacologic treatment)

(1) 식이요법

① **콜레스테롤 높을 경우 포화지방, 콜레스테롤 섭취 제한**

② **TG가 높을 경우 당분 섭취도 같이 제한**

(2) 음식, 첨가제

① 식물성 stanol, sterol esters : 콜레스테롤 흡수를 억제 → LDL을 10~15% 감소

② Psyllium, 콩단백질, Chinese red yeast rice

(3) 운동과 체중감량

3. 약물치료 (pharmacologic treatment)

(1) **HMG-CoA reductase inhibitors (statins)**

① 기전 : **콜레스테롤 합성의 중요 효소인 HMG-CoA reductase 억제**

② LDL 감소, 일부에서는 HDL 상승 효과

③ 부작용 : myalgia, myositis, hepatitis

(2) **Cholesterol absorption inhibitor (ezetimibe)**

① **기전 : 소장에서의 콜레스테롤 흡수에 관여하는 효소(NPC1L1)를 억제** → 콜레스테롤 pool 감소 → 간세포의 LDL receptor 발현 증가 → LDL uptake 증가 → LDL 감소

② LDL 감소, statin과 함께 사용 시 additive effect

③ Statin과 함께 쓸 때는 AST/ALT monitor 요망

(3) **Bile acid sequestrants (resins)**

① 기전 : 소장에서 bile acid와 결합하여 **enterohepatic circulation 방해** → 콜레스테롤 pool 감소 → 이후의 기전은 (2)와 같음

② 다른 약물과도 결합하여 흡수를 방해하므로 동시에 복용하지 않는다.

③ 적응증 : **소아, 가임기 여성, 수유 여성에서 drug of choice**

④ 부작용 : constipation, bloating

(4) **Nicotinic acid (niacin)**

① **LDL 감소, HDL 상승**

② **Plasma Lp(a)를 감소시키는 유일한 약제**이다.

③ Combined hyperlipidemia에 유용하며, statin과 병용하면 효과적

④ 부작용 : hepatitis, warfarin과의 약물상호작용, 혈청요산 상승(통풍발작 조장), 공복시 혈당 상승

⑤ 금기 : peptic ulcer, GERD 환자

(5) **Fibrates**

① LPL activity 자극, apoC-III 합성 감소 → TG 분해 증가, remnant 청소 증가

② 적응증 : 중등도 또는 심한 hypertriglyceridemia

③ 부작용 : dyspepsia, 담석 발생 증가, warfarin과 경구 혈당 강하제 효과 강화, 다른 지질강하제와 병용할 경우 myositis, hepatitis 위험도 증가

(6) **Omega-3 fatty acids (fish oils)**

4. Low HDL의 치료

(1) **High TG : secondary cause 찾아 교정**.

(2) Low TG : R/O genetic disorders

(3) 약물 : **statin, niacin (HDL 상승에 가장 효과적), fibrate**

9

Disorders of Bone and Mineral Metabolism

골대사질환

뼈의 구조와 대사

- **뼈는 일생에 걸쳐 remodeling을 반복하는 dynamic tissue이다.**
- 이러한 특징은 뼈의 골격 역할 및 내장기관의 보호 기능 뿐 아니라 칼슘, 인, 마그네슘 등 무기질 대사의 항상성을 조절하는 기능을 가능하게 한다.

A. 뼈의 구조

(1) Extracellular components

① Mineral phase : calcium + phosphate -> crystalline hydroxyapatite

② Organic matrix : 95% type I collagen

(2) Cellular components

① Osteoblast (조골세포) : organic matrix를 생성하여 분비. new bone이 형성되는 곳에서 발견됨.

② Osteocyte (골세포) : 새로 형성된 organic matrix에 무기질이 침착하여 bone이 되면, osteoblast는 osteocyte가 된다. osteocyte는 뼈를 이루는 가장 대표적인 세포이다.

③ Osteoclast (파골세포) : multinucleated fusion cells

B. Bone remodeling

- **Figure 9-1** 참조.

(1) BMU (basic multicellular unit) : bone remodeling이 이루어지는 단위로서, osteoblasts + osteoclasts로 이루어짐

(2) Recruitment of osteoclasts → bone resorption

(3) Osteoblast가 osteoclast의 자리를 대치 → osteoid를 분비하여 새 뼈를 형성 시작

(4) Mineralization of osteoid : osteoblast에서 분비되는 alkaline phosphatase에 의해 조절됨

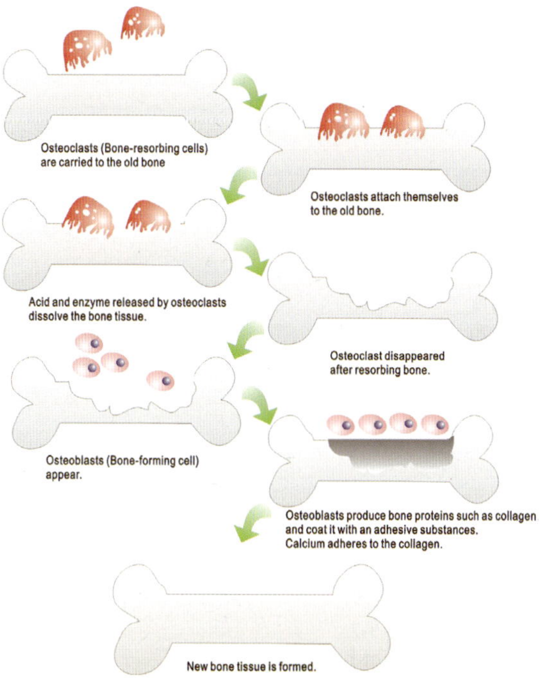

Figure 9-1 Remodeling of bone.
조골세포는 기질의 생성을, 파골세포는 기질의 흡수를 담당한다.

칼슘 대사 (calcium metabolism)

A. 칼슘의 섭취와 배설 (calcium intake and excretion)

(1) **Figure 9-2** 참조.

(2) 하루에 골격계로 들어오고 나가는 칼슘은 250~500 mg이다.

B. 혈액 중 칼슘 농도 (calcium in blood)

(1) **ECF 내 ionized calcium의 농도는 매우 좁은 범위 내에서 일정하게 유지된다.**

① Blood 내 total calcium : 8.5~10.5 mg/dL

② Blood 내 ionized calcium : 1.1~1.3 mmol/L

③ Intracellular ionized calcium : 100 nmol/L

(2) 혈청 단백질의 농도는 칼슘의 농도에 직접적인 영향을 준다.

· **Corrected calcium = measure calcium + 0.8 × (4.0 - albumin (g/dL)) (Calcium의 단위 : mg/dL)**

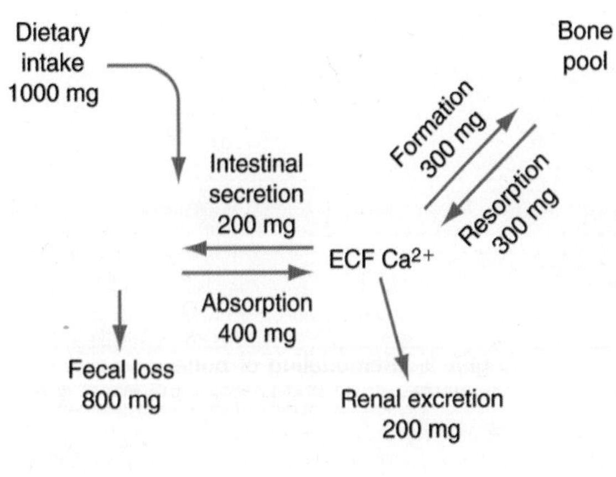

Figure 9-2
Calcium homeostasis.

C. 칼슘 농도의 조절

1. Overview

(1) 칼슘 농도 조절에 관여하는 인자 : **PTH, 1,25$(OH)_2$D, calcitonin, ECF Ca^{2+} 자체**

① 이들은 intestinal tract, kidney, bone에 작용하여 칼슘 농도를 조절한다.

② Ionized calcium은 **calcium-sensing receptor (CaSR)**을 통해 PTH를 직접 억제하거나 1,25$(OH)_2$D의 생성을 통해 PTH를 간접적으로 조절할 수 있다.

(2) ECF Ca^{2+} 농도 감소 (hypocalcemia)

① 부갑상선에서 PTH 분비 증가, PTH gene 발현 증가 → 만성적으로 지속되면 parathyroid gland hyperplasia 발생

② PTH는 ECF Ca^{2+} 농도를 상승시킨다(Figure 9-3).

- Bone으로부터 Ca^{2+} release ↑
- Kidney의 distal tubule에서 Ca^{2+} reabsorption ↑
- Kidney의 proximal tubule에서 1α-hydroxylase 활성화 → 1,25-(OH)2D3 합성 증가 → 장에서의 calcium 흡수 증가

(3) ECF Ca^{2+} 농도 상승 (hypercalcemia)

① ECF Ca^{2+} 이 CaSR에 작용하여 PTH 분비 억제, renal calcium reabsorption ↓

② Calcitonin : normal Ca^{2+} homeostasis에서의 역할은 크지 않음. Hypercalcemia에서는 분비 증가

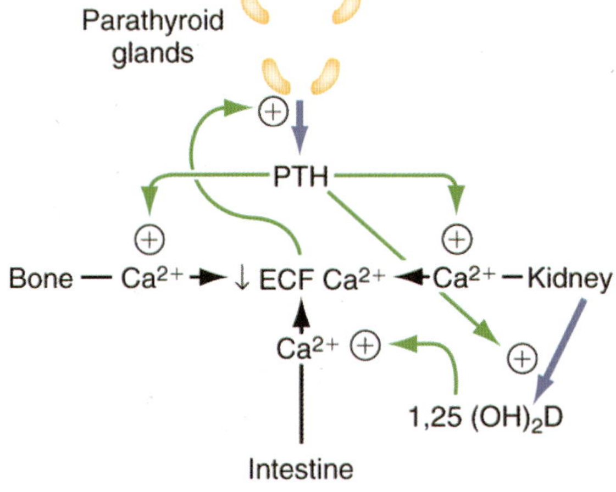

Figure 9-3
Calcium homeostasis의 조절.
ECF의 ionized calcium의 농도가 감소하면 parathyroid hormone(PTH)의 분비가 증가한다. PTH는 kidney에서의 calcium reabsorption을 증가시키고 bone resorption을 증가시켜 ECF Ca2+를 증가시킨다. 또, PTH는 1,25$(OH)_2$D의 합성을 증가시켜 장에서의 calcium absorption을 증가시킨다.

2. Intestinal epithelia

(1) 하루에 흡수되는 칼슘의 양은 200~400 mg/d로 비교적 일정

(2) Passive (paracellular) absorption 및 active (transcellular) absorption에 의해 일어나며, 모두 **1,25(OH)$_2$D에 의해 조절된다.**

(3) 칼슘이 잘 흡수되려면 **위산이 필요**하다.

3. Renal transport

※ **Figure 9-4** 참조.

(1) 사구체에서 여과되는 칼슘의 양 : 8~10 g/day

(2) 여과된 양의 65%는 proximal tubule에서 재흡수된다.

(3) 20%는 thick ascending limb (TAL)을 통해 paracellular pathway로 흡수

① Claudin-16(paracellin-1)을 통해 calcium이 흡수된다.

② TAL의 basolateral membrane에는 CaSR이 있어 calcium 농도가 상승하면 calcium의 흡수가 억제된다.

(4) 나머지 10~15% : distal convoluted tubule (DCT)에서 흡수

① Luminal membrane : epithelial calcium channel (TRPV5)을 통해 흡수

② Cytoplasm : calcium-binding protein (calbindin-D_{28K})이 대량으로 흡수된 calcium에 대해 완충 작용을 한다.

③ Basolateral membrane : sodium-calcium exchanger (NCX)과 plasma membrane calcium pump (PMCA) 를 통해 calcium이 cytoplasm에서 interstitium으로 이동한다.

④ DCT의 모든 칼슘 흡수 과정은 PTH에 의해 직접적 또는 간접적으로 조절된다.

⑤ Thiazide diuretics는 NaCl cotransporter를 차단하여 칼슘의 흡수를 촉진한다.

⑥ 반대로 염분 섭취가 많거나, loop diuretics/saline infusion 등으로 distal tubule에 sodium delivery가 많아지면 DCT의 칼슘의 흡수가 감소하여 요중 칼슘 배설이 증가한다.

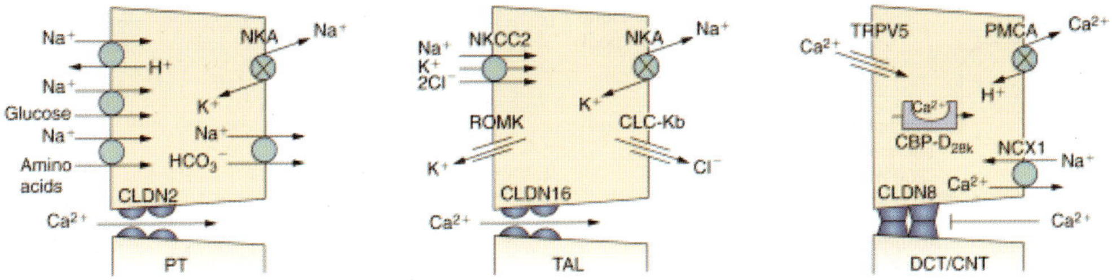

Figure 9-4 Renal calcium reabsorption.
(Left) Proximal tubule에서는 주로 paracellular pathway를 통한 passive reabsorption이 일어난다. Paracellular pathway를 이루는 tight junction의 단백질은 claudin-2(CLDN2)이다. **(Center)** Thick ascending limb에서는 NKCC2와 ROMK의 작용에 의해 lumen이 상대적으로 양전하를 띠게 되고, 전기적 반발에 의해 Ca^{2+}이 paracellular pathway를 통해 흡수된다. Tight junction에 있는 단백질은 claudin-16(CLDN16)이다. Basolateral membrane에 있는 calcium-sensing receptor(CaSR, 그림에는 표시되어 있지 않음)에 Ca^{2+}이 결합하면 NKCC2의 발현이 억제되고, 이로 인해 lumen의 양전하가 형성되지 않아 Ca^{2+}의 흡수가 감소한다. **(Right)** Distal convoluted tubule/connecting tubule의 luminal membrane에는 TRPV5라는 calcium channel이 있어 이를 통해 Ca^{2+}이 흡수된다. 흡수된 Ca^{2+}은 cytoplasm에는 calcium-binding protein(CBP-D28k)과 결합한다. Ca^{2+}은 PMCA 또는 NCX1을 통해 interstitium으로 빠져나간다. DCT/CNT의 tight junction을 이루는 claudin-8(CLDN8)은 Ca^{2+}에 대하여 투과성이 없다.

인 대사 (phosphate metabolism)

A. 인의 섭취와 배설 (phosphate intake and excretion)

(1) 중요한 세포내 구성 성분으로, 단백질, 효소, transcription factor, 탄수화물 및 지질 대사의 중간산물, 핵산, ATP 등에 존재함.

(2) 섭취와 배설 : Figure 9-5 참조.

B. 혈액 중 인 (phosphate in blood)

(1) Serum phosphate level은 하루 중에도 50%까지 변할 수 있다.

(2) 이는 음식물 섭취의 영향뿐만 아니라 circadian rhythm에 따른 변화에 의한 것이다. 하루 중 7AM~10AM에 가장 낮다.

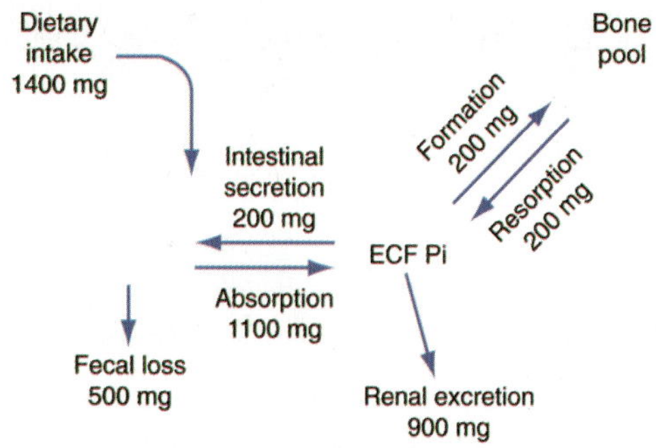

Figure 9-5 Phosphate homeostasis.

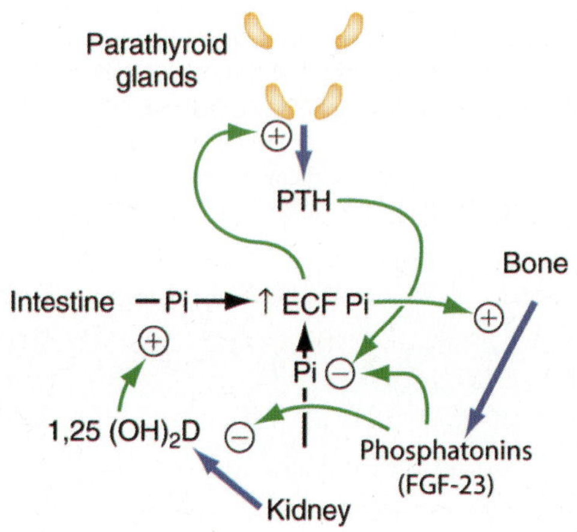

Figure 9-6 Regulation of phosphate homeostasis.

C. 인의 조절 (regulation of phosphate)

(1) Phosphate의 조절 인자 (Figure 9-6) : **1,25(OH)$_2$D, PTH, phosphatonins**

① ECF Pi (inorganic phosphorus) 상승 → PTH 분비 증가 → renal Pi 재흡수 감소

② ECF Pi 상승 → bone에서 phosphatonins 분비 증가

· Phosphatonins : phosphaturia를 일으키는 humoral factor의 총칭으로, 가장 잘 알려진 것은 **fibroblast growth factor 23 (FGF-23)**이다.

· Phosphatonin은 renal tubule에 직접 작용하거나 1,25-(OH)$_2$D의 합성을 감소시켜 장에서의 phosphate 흡수를 감소시킨다.

(2) Renal handling of phosphate

① Proximal tubule에서 sodium-phosphate cotransporter(NaPi-II)에 의해 재흡수가 일어난다.

② **PTH, FGF-23** : NaPi-II의 발현을 감소시켜 인의 재흡수를 감소시킨다.

칼슘/인 대사의 조절 인자 (regulators of Ca/P homeostasis)

A. Parathyroid hormone (PTH)

1. 합성

(1) 84개의 아미노산으로 이루어진 peptide hormone

(2) Intact peptide 또는 fragment로 분비된다.

(3) 생물학적 활성을 가지려면 1~34 아미노산으로 이루어진 N-terminal 부위가 필요.

2. 작용

(1) PTH receptor

① 7개의 transmembrane domain을 갖는 G-protein-coupled receptor

② PTH가 결합 → cAMP를 secondary messenger로 하는 signal transduction

(2)(3) Bone

① **Osteoclast와 osteoblast를 모두 자극**

② Osteoclast에는 PTH receptor가 없으므로, osteoblast를 통해 간접적으로 자극

(3) Kidney

① Proximal tubule에서 1α-hydroxylase를 활성화시켜 **$1,25(OH)_2D$의 합성 촉진**

② Distal tubule에서 calcium의 재흡수를 촉진

③ Phosphate의 재흡수를 억제

(4) Intestine : $1,25(OH)_2D$를 통해 간접적으로 칼슘 흡수 촉진

B. Calcitonin

1. 합성

(1) 32개의 아미노산으로 이루어진 peptide hormone

(2) 갑상선의 parafollicular cell에서 합성된다.

2. 작용

(1) 정상 상태에서는 중요한 작용이 없다.

(2) 중요성

① **Medullary thyroid cancer에서의 tumor marker**

② Hypercalcemia 및 Paget's disease 등에서의 치료제 역할

C. Vitamin D

1. 합성

· **Figure 9-7** 참조.

(1) 피부에서 일광에 의해 vitamin D가 합성된다.

(2) 합성된 vitamin D는 간으로 운반되어 CYP27A1의 작용에 의해 25-(OH)D로 변환된다. 이 과정은 조절되지 않는다.

(3) 25-(OH)D는 신장에서 1α-hydroxylase (CYP27B1)의 작용에 의해 1,25-$(OH)_2$D로 변환된다.

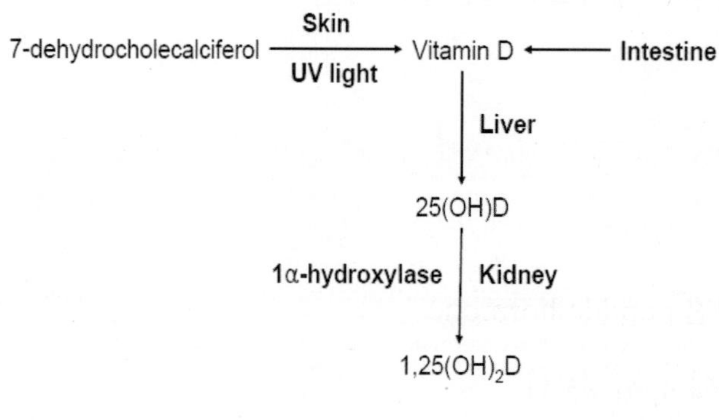

Figure 9-7
Vitamin D의 합성 경로.

2. 작용 기전

(1) Nuclear receptor의 하나인 vitamin D receptor (VDR)을 통해 작용한다.

(2) VDR은 retinoid X receptor와 heterodimer를 이루어 target DNA에 결합하여 유전자의 발현 또는억제를 일으킨다.

3. 각 장기에서의 작용

(1) **Bone : osteoblast의 유전자 조절**

① Bone matrix protein, osteocalcin, osteopontin 발현 증가

② Type I collagen의 합성을 억제

③ RANK ligand의 발현 증가 : osteoclast의 분화, 활성 증가

(2) **Intestine : 칼슘의 흡수 증가**

① 장 상피 세포내의 calbindin-9K와 상피세포막의 칼슘 운반체인 ECaC, ICaC의 발현 모두 증가

(3) **Parathyroid gland : 부갑상선 억제**

① Antiproliferative effects on parathyroid cells

② Suppression of PTH gene transcription

저인산혈증 (hypophosphatemia)

A. 원인 (etiology)

(1) PTH-dependent : **hyperparathyroidism**, familial hypocalciuric hypercalcemia

(2) PTHrP-dependent : **hypercalcemia of malignancy**

(3) PTH-independent : genetic disorders, **oncogenic osteomalacia**, systemic diseases and drugs

(4) Impaired intestinal phosphate absorption : **aluminum 함유 제산제**

(5) Shift of ECF phosphate into cells

(6) Accelerated new bone formation

B. 임상양상 (clinical manifestations)

(1) Neuromuscular manifestations

· Rhabdomyolysis : 심한 hypophosphatemia에서 나타난다.

(2) Respiratory failure and cardiac dysfunction

(3) 신세관 이상 : RTA, glycosuria, 소디움 및 칼슘 흡수 장애

(4) 혈액 : RBC, WBC, platelet의 형태 및 기능 장애

C. 치료 (treatment)

1. Severe hypophosphatemia (< 2.0 mg/dL)

(1) 즉각적인 **intravenous therapy**가 필요하다.

(2) Sodium and potassium phosphate의 혼합물로 정주

① 0.2~0.8 mmol/kg (elemental phosphorus) over 6 hours

② Serum P 〈 1.5 mg/dL이고 신기능이 정상인 경우 〉 20 mmol/6h로 투여 가능

(3) 치료 도중에 calcium과 phosphorus 농도를 6~12시간 간격으로 측정해야 한다.

(4) **[Ca] × [P] 값이 55 mg^2/dL^2 이상 되지 않도록 주의하여야 한다.**

(5) Hypocalcemia가 있으면 IV phosphate 투여 전에 calcium부터 교정하여야 한다.

2. Less severe hypophosphatemia (1.5~2.5 mg/dL)

(1) Oral phosphate로 치료

(2) 용량 : 750~2000 mg/d in divided doses, as elemental phosphorus

3. Chronic hypophosphatemia

(1) 원인에 따른 치료가 필요하다.

① Vitamin D 부족 : vitamin D + calcium으로 충분

② XLHR, ADHR, TIO : oral phosphate + calcium + $1,25(OH)_2D$

(2) Nephrocalcinosis의 발생을 막기 위해 thiazide의 동시 투여가 필요할 수 있다.

(3) TIO : 원인이 되는 종양의 제거가 중요. Octreotide가 도움이 되는 경우도 있다.

고인산혈증 (hyperphosphatemia)

A. 원인 (etiology)

1. Impaired renal phosphate excretion

(1) **Renal failure**

(2) **Hypoparathyroidism/pseudohypoparathyroidism**

2. Massive ECF phosphate loads

(1) Rapid administration of phosphate

(2) **Excessive cellular injury or necrosis**

(3) Transcellular shift : acidosis

B. 임상양상 (clinical manifestations)

(1) 대부분 Ca-P 침전물 형성과 이에 의한 hypocalcemia의 증상

(2) Tetany, seizure, nephrocalcinosis, pulmonary/cardiac calcification

C. 치료 (treatment)

(1) **Volume expansion** : 신장 기능이 정상일 경우 phosphate clearance↑ 가능

(2) **Calcium carbonate, aluminum hydroxide, sevelamer, lanthanum carbonate** : phosphate 흡수 차단

· 신장학 chapter 8도 참조할 것.

(3) **Hemodialysis**

① 가장 효과적인 치료 수단이다.

② Renal failure 또는 symptomatic hypocalcemia가 있는 경우 고려해야 한다.

Vitamin D deficiency (rickets and osteomalacia)

A. 정의 (definition)

(1) Rickets : 소아에서의 bone/cartilage mineralization의 결손

(2) Osteomalacia : 성인에서의 bone mineralization 결손

B. 원인 및 병태생리 (etiology and pathophysiology)

(1) Bone mineralization은 다음 과정에 의존한다.

① ECF 내 충분한 calcium과 phosphorus

② Mineralization site에 chondrocyte 및 osteoblast가 적절히 기능하고 있어야 함.

③ 적절한 조성의 collagen 분자들이 배치되어야 한다.

④ 최적의 pH (7.6)가 유지되어야 한다.

⑤ Calcification을 방해하는 물질이 없어야 한다.

(2) **대부분은 vitamin D 대사의 이상에 의해 발생**

① Inadequate sunlight and nutritional deficiency

② Vitamin D malabsorption

③ Liver disease : 25-(OH)D의 합성 감소

④ Drug-induced disease : anticonvulsant

⑤ Genetic diseases : 1α-hydroxylase mutation, vitamin D receptor mutation

(3) 일부는 phosphate 대사 이상에 의해 발생

① X-linked hypophosphatemic rickets

② Oncogenic osteomalacia 등

C. 임상양상 (clinical manifestations)

1. Radiologic features

(1) 소아

① Widened, expanded growth plate

② Costochondral junction에서도 growth plate의 팽창이 보인다 : rachitic rosaries

(2) 성인

① Decrease in cortical thickness and **relative radiolucency of the skeleton**

② **Pseudofractures** (**Looser's zones**, **Figure 9-5**)

- Osteomalacia의 전형적인 소견
- 큰 동맥이 그 밑의 골격계와 접촉하는 부위에 발생하는 radiolucent line
- Scapula, pelvis, femoral neck에 주로 발생한다.

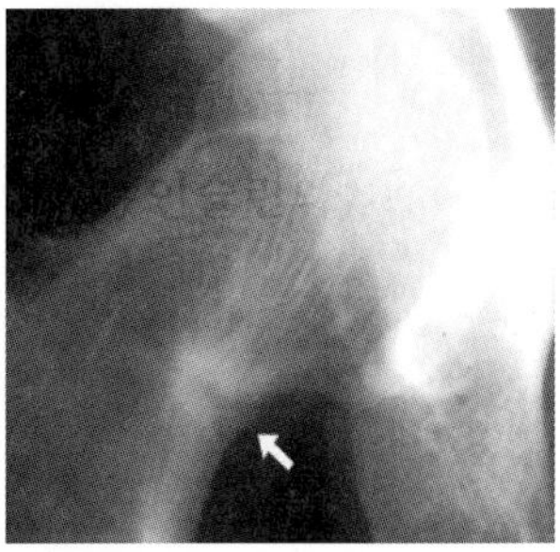

Figure 9-8 Looser's zone (arrow)

D. 치료 (treatment)

1. Vitamin D

(1) Vitamin D 보충

① **800 IU/d**가 적절한 용량

② Vitamin D 부족의 증상은 대부분 calcium 부족에 의해 나타나므로 **calcium을 보충해야**

③ Vitamin D toxicity : 〉 40,000 IU/d의 용량에서 발생

(2) 1α-hydroxylation 이상을 보이는 환자에서 투여 가능한 제제

① Dihydrotachysterol (DHT) : 0.2~ 1 mg/d

② 1,25$(OH)_2$D (calcitriol) : 0.25~0.5 ㎍/d

③ 1α-hydroxyvitamin D_2 (doxercalciferol) : 2.5~5 ㎍/d

(3) 치료 경과의 관찰 : serum and urinary calcium 측정

① Urinary calcium의 적정 범위 : 100~250 mg/24h

② 〉 250 mg/24h일 경우 nephrolithiasis의 위험성 증가

2. Calcium supplement

· 1.5~2.0 g/d of elemental calcium

3. Monitoring treatment

(1) Serum Ca

(2) Urine Ca : 100~250 mg/d

Hypocalcemia

A. 원인 (etiology)

Table 9-1 Hypocalcemia의 기능적 분류.

PTH absent : 부갑상선 호르몬의 결핍	
Hereditary hypoparathyroidism **Acquired hypoparathyroidism**	**Hypomagnesemia**
PTH ineffective : 부갑상선 작용에 대한 저항성	
Chronic renal failure **Active vitamin D lacking** Anticonvulsant therapy Vitamin D-dependent rickets type I	Active vitamin D ineffective Intestinal malabsorption Vitamin D-dependent rickets type II Pseudohypoparathyroidism
PTH overwhelmed : 부갑상선 기능으로 보상 불가능한 경우	
Severe acute hyperphosphatemia Tumor lysis **Acute renal failure** **Rhabdomyolysis**	Severe hypocalcemia in osteitis fibrosa after parathyroidectomy

B. 병태생리 (pathophysiology)

(1) PTH 자체의 결핍을 제외한 다른 원인에서는 **secondary hyperparathyroidism**을 초래함. PTH가 상승하여 serum calcium level을 올리는 대신 **bone resorption**이 일어남.

(2) PTH는 신장에서 Ca 배설 억제, P 배설 촉진 → **저인산혈증**이 발생 → bone mineralization ↓

(3) Osteoclast는 unmineralized osteoid를 흡수할 수 없으므로, 시간이 갈수록 골격계로부터 칼슘을 동원하기 어려워진다. 따라서 hypocalcemia가 심해진다.

C. 임상양상 (clinical manifestations)

· Chronic hypocalcemia는 흔히 증상이 있으며 치료를 필요로 한다.

(1) Neuromuscular and neurologic

① **Muscle spasm**, **carpopedal spasm**, facial grimacing, laryngeal spasm, convulsion

② IICP with long-standing hypocalcemia

(2) Mental : depression, irritability, psychosis

(3) ECG : QT prolongation, arrhythmia (digitalis의 효과 감소)

(4) GI : intestinal cramps, chronic malabsorption

(5) Latent tetany : **Chvostek's sign, Trousseau's sign (Figure 9-9, Figure 9-10)**

D. 치료 (treatment)

· 거의 모든 경우 vitamin D + calcium supplementation

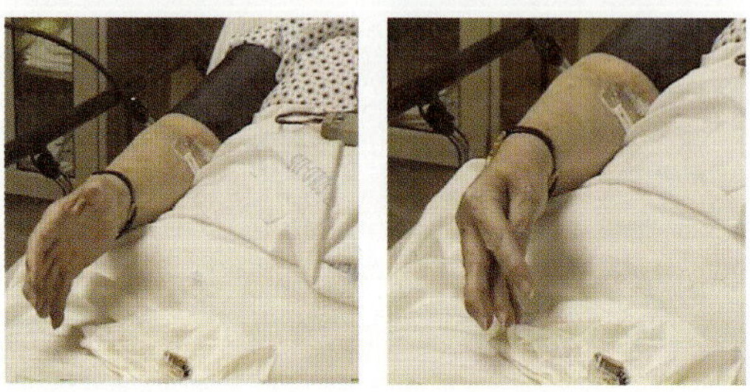

Figure 9-9 Trousseau's sign.
저칼슘혈증이 있는 경우 환자의 팔에 BP cuff를 감고 systolic BP보다 높이 압력을 가하고 수 분간 유지하면 손 근육의 수축으로 손목과 MCP joint는 flexion, 손가락은 hyperextension된다.

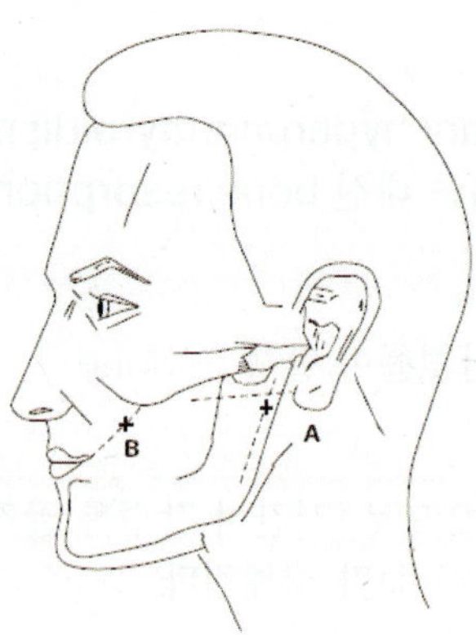

Figure 9-10 Chvostek's sign.
저칼슘혈증이 있는 경우 환자의 귀 바로 앞 얼굴부위(A) 또는 zygomatic process 직하부 얼굴부위(B)를 가볍게 손가락으로 두드리면 동측 얼굴의 경련이 일어난다.

E. Pseudohypoparathyroidism (PHP)

(1) 정의 : **PTH에 대한 저항성에 의해 발생하는 골격계 및 발생 이상 증후군**

(2) 원인 및 분류 (Table 9-2) : 다음의 4가지 기준에 의해 분류한다.

① **Ineffective PTH action : low calcium, high phosphate**

② **Urinary cAMP response to exogenous PTH**

③ **Albright's hereditary osteodystrophy (AHO) : short stature, round face, brachydactyly, heterotopic calcification**

④ **$G_s\alpha$ subunit deficiency**

(3) 임상상 및 진단

① 발달 결손의 가족력 + hypoparathyroidism

② **모든 경우에서 PTH가 상승되어 있다.**

③ PHP-I : 50%의 환자에서 basal ganglia의 Ca, P deposit

④ PHP-Ib는 AHO가 없으므로 PTH에 대한 urinary cAMP 반응 검사 필요

⑤ PHP-II : 진단이 어렵다. Vitamin D deficiency를 먼저 배제한다.

(4) 치료 : Hypoparathyroidism의 치료와 유사. Vitamin D와 calcium 요구량은 적다.

(5) Pseudopseudohypoparathyroidism (PPHP)

① **GNAS-1 유전자의 haploinsufficiency로 인한 질환으로서, PTH, 칼슘, 인 대사는 정상이나 골격 발달에는 이상이 생기는 증후군이다. 즉 AHO는 나타난다.**

② **이러한 현상은 유전 양상이 gene imprinting(부모로부터 받은 allele의 발현에 차이가 있는 경우)에 의하기 때문이다.**

Table 9-2 Pseudohypoparathyroidism의 분류.

Type	Low Ca, High P	Urinary cAMP to PTH	Serum PTH	AHO	$G_s\alpha$ Deficiency
PHP-Ia	Yes	↓	↑	Yes	Yes
PHP-Ib	Yes	↓	↑	No	No
PHP-II	Yes	Normal	↑	No	No
PPHP	No	Normal	Normal	Yes	Yes

Hypercalcemia

A. 고칼슘혈증 (hypercalcemia)

1. 원인 (etiology)

※ Hyperparathyroidism과 malignancy가 전체 원인의 90%.

(1) Parathyroid-related
  ① Hyperparathyroidism
  ② Familial hypocalciuric hypercalcemia
  ③ Others

(2) Malignancy-related

(3) Vitamin D-related

(4) High bone turnover

(5) Renal failure

2. 임상양상 (clinical features)

(1) Fatigue, depression, mental confusion

(2) Anorexia, nausea, vomiting, constipation

(3) Reversible renal tubular defect, increased urination

(4) Short QT interval, cardiac arrhythmias

3. 진단 (diagnosis)

(1) PTH immunoassay
  ① Parathyroid-related causes : PTH 값이 상승
  ② Malignancy-related causes : PTH가 매우 낮다
  ③ Vitamin D-related causes or high bone turnover : PTH가 매우 낮거나 정상

(2) 증상에 의한 접근

① 대부분의 환자는 증상이 없다.

② **Chronic hypercalcemia : hyperparathyroidism이 많다.**

③ **Malignancy-associated hypercalcemia : 증상 발현 및 병의 진행이 빠르다.**

4. 치료 (treatment)

(1) Calcium 수치에 다른 치료

① 〈 12 mg/dL : hydration만으로 충분

② 13~15 mg/dL : 적극적 치료가 필요

③ 〉 15 mg/dL : 응급 상황 (hypercalcemic crisis)

(2) Hydration, salt, and forced diuresis

① 대부분 구토, 다뇨 등으로 인한 ECF 감소가 관찰된다.

② ECF의 감소로 calcium 배설이 더욱 감소

③ **Volume expansion with isotonic saline : 가장 먼저 시행**

④ **Forced diuresis :** ECF volume이 정상으로 회복되면 saline을 계속 투여하면서 loop diuretics를 투여하여 신장의 calcium 배설을 증가시킨다. 이 때 hypokalemia, hypomagnesemia를 주의

(3) Bisphosphonates

① Pyrophosphate analogue로서, bone resorption을 방해

② Hypercalcemia의 치료에 사용되는 약제

- IV : pamidronate, zoledronate
- Oral : alendronate, risedronate

B. 일차성 부갑상선 기능항진증 (primary hyperparathyroidism)

1. 원인 (etiology)

(1) **Solitary adenoma (80%)**

(2) Parathyroid hyperplasia

① 대개는 hereditary form으로 나타남

② **Multiple endocrine neoplasia (MEN)이 가장 흔하다.**

- **MEN 1** : hyperparathyroidism + tumors of the pituitary + pancreatic islet cell tumor
- **MEN 2A** : hyperparathyroidism + pheochromocytoma + medullary carcinoma of the thyroid
- **MEN 2B** : hyperparathyroidism은 없다.

③ 기타: familial isolated hyperparathyroidism, hyperparathyroidism jaw tumor

2. 증상과 징후 (signs and symptoms)

(1) **50% 이상의 환자에서 증상이 없다**(우연히 발견).

(2) **Kidney involvement :** deposition of calcium in the renal parenchyma, recurrent stone ds.

(3) **Bone manifestation**

① **Osteitis fibrosa cystica** : 최근에는 매우 드물다.

② X-ray : **subperiosteal bone resorption, 'salt-and-pepper skull' (Figure 9-11)**

③ **Increased markers of bone turnover**

a. Bone formation markers : bone-specific alkaline phosphatase, osteocalcin, type I procollagen peptides

b. Bone resorption markers : hydroxypyridinium collagen cross-links, telopeptides of type I collagen

④ Bone densitometry : cortical bone density가 주로 감소

⑤ 증상이 있는 환자 : parathyroidectomy가 증상 호전에 도움이 되나, 증상이 parathyroid와 관련이 있는지 확실히 구별하기는 어렵다.

(4) CNS dysfunction

(5) Peripheral nerves and muscle : 근위부 근위약, 피로감, 근 위축

(6) GI tract : 복부 불편감, 위 및 췌장 기능 이상. MEN 1 환자에서는 duodenal ulcer

3. 진단 (diagnosis)

(1) PTH immunoassay : 대부분 증상이 없는 hypercalcemia 환자에서 intact PTH 상승이 발견됨.

(2) Serum : hypercalcemia, hyperphosphatemia

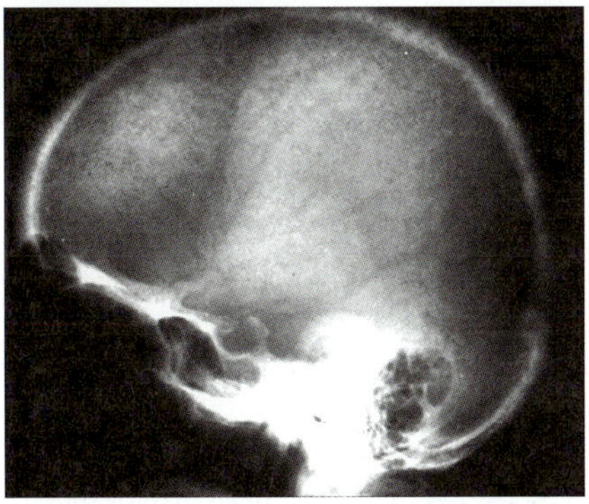

Figure 9-11 "Salt-and-pepper" skull in hyperparathyroidism.

4. 치료의 적응증 (indications for treatment)

(1) **무증상 primary hyperparathyroidism의 수술 적응증**

① Serum Ca이 정상치보다 1.0 mg/dL (0.3 mmol/L)를 초과

② 24시간 요 칼슘 〉 400 mg/d

③ Creatinine clearance 30% 이상 감소

④ 골밀도 : 부위에 관계없이 T-score 〈 -2.5

⑤ 50세 미만

(2) **수술 적응증이 없는 무증상 primary hyperparathyroidism 환자에서의 추적 관찰**

① Serum calcium : 1년에 2회 (biannually)

② Serum creatinine : 1년에 1회 측정

③ 골밀도 : 1년에 1회 (lumbar spine, hip, forearm)

**** 24-h urinary calcium, creatinine clearance, abdominal X-ray : 불필요**

5. 외과적 치료 (surgical treatment)

(1) 숙련된 외과의가 수술해야 한다.

(2) 일반적인 수술 방법

① 1개의 커진 부갑상선을 절제, 나머지 부갑상선을 모두 찾아내어 이상 여부를 확인

② 나머지 부갑상선이 모두 정상일 경우 1개의 커진 부갑상선 절제로 수술을 끝낸다.

(3) Minimally invasive approach

① Preoperative ^{99m}Tc-sestamibi SPECT : 부갑상선의 정확한 위치 확인 가능

② Intraoperative PTH : 이상 부갑상선 절제 전, 절제 후 5분 간격으로 PTH를 측정한다. PTH가 50% 이상 감소하면 adenoma가 존재하는 정확한 부갑상선을 절제한 것으로 판단할 수 있다.

③ Cervical block anesthesia

④ Minimal surgical excision

(4) Multiple gland hyperplasia의 경우

① 방법 1 : 3개의 부갑상선 절제 + 1개를 일부 절제

② 방법 2 : 부갑상선 모두 절제 후 일부 부갑상선을 팔 근육에 심는 방법. 이 방법은 부갑상선 기능항진증이 재발할 경우 수술이 용이하다는 장점이 있다.

(5) **Severe postoperative hypocalcemia**

① Osteitis fibrosa cystica가 있거나 정상 부갑상선에 손상이 있을 경우에만 발생함.

② 모든 부갑상선을 절제하거나 생검했을 경우에는 hypocalcemia가 심할 수 있다.

③ 부갑상선기능항진증 환자에서는 1,25$(OH)_2$D의 합성이 증가되어 있으므로 장에서의 Ca^{2+} 흡수가 증가되어 있다. 따라서 대부분의 환자는 high-calcium diet를 주거나 oral calcium 투여로 혈중 칼슘 농도를 정상으로 유지할 수 있다.

④ Calcium 〈 8 mg/dL 로 감소하거나 동시에 hyperphosphatemia가 발생할 경우, 부갑상선기능의 저하를 의심하여야 한다.

⑤ Hypocalcemia의 증상 : muscle twitching, anxiety, latent tetany

⑥ 증상이 있는 hypocalcemia의 경우 IV calcium을 투여하여야 한다.

- 0.5~2 mg/kg/h or 30~100 mL/h of 1 mg/mL solution
- 2~3일 이상 IV calcium의 투여가 필요할 경우 vitamin D (calcitriol 0.5~1 ㎍/d) + oral calcium 투여가 필요

⑦ Mg deficiency는 PTH 분비를 억제 ∴ hypomagnesemia는 반드시 치료한다.

C. Familial hypocalciuric hypercalcemia (FHH)

1. 정의

(1) **Autosomal dominant** trait 유전 질환

(2) **Asymptomatic hypercalcemia**가 있으며, 혈중 칼슘 농도에 비해 요 칼슘 배설량이 적다.

2. 원인 및 병태생리

(1) 3번 염색체 장완 (3q)에 위치하는 **calcium-sensing receptor (CaSR) 유전자의 돌연변이**

(2) CaSR의 돌연변이로 calcium 결합능이 감소하여, 혈중 calcium 농도가 낮은 것으로 감지하고 PTH의 분비를 억제하지 않는다. 따라서, 높은 calcium 농도에도 PTH가 억제되지 않고, hypercalciuria가 나타난다.

(3) **Primary hyperparathyroidism과의 차이점**

① **FHH 환자에서는 신장의 칼슘 재흡수가 99% 이상이다.** Primary hyperparathyroidism에서는 신장의 칼슘 재흡수가 99% 미만이다.

② **10세 이전에 hypercalcemia가 발견된다.** Primary hyper-parathyroidism에서는 10세 이전에 발견되는 경우가 드물다.

③ **FHH에서는 PTH 값이 약간 상승되어 있거나 정상이다.**

④ **FHH 환자에서는 부갑상선 절제 후에도 hypocalciuria가 지속된다.** 이는 신장의 calcium-sensing receptor의 이상에 의한 것이다.

3. 임상양상 (clinical manifestations)

· 증상이 거의 없다.

4. 치료 (treatment)

(1) Parathyroid surgery : 대부분 불필요하다. 그러나 homozygous mutation 또는 compound heterozygote일 경우에는 필요하다.

D. Malignancy-related hypercalcemia

1. 원인 및 병태생리 (etiology and pathophysiology)

(1) 대부분의 경우 종양세포가 **PTH-related peptide (PTHrP)**를 합성하여 발생

(2) 종양의 조직형이 중요하다.

eg, Lung cancer : **squamous cell carcinoma** 환자의 10%에서 고칼슘혈증이 발생한다. 반면, small cell carcinoma 또는 adenocarcinoma에서는 거의 발생하지 않는다.

(3) 발병 기전 및 원인 물질

① **Humoral hypercalcemia of malignancy : PTHrP**

② **Local osteolytic hypercalcemia**

③ **Increased production of 1,25(OH)$_2$D**

2. 임상양상 (clinical manifestations)

(1) Hyperparathyroidism과 유사한 임상상을 보인다.

(2) 급성으로 나타나기도 하며 (hypercalcemic crisis) 종종 나쁜 예후를 나타낸다.

3. 진단 (diagnosis)

(1) Malignancy의 다른 증상이 같이 있는 경우가 많다.

(2) PTH는 거의 측정되지 않는다.

4. 치료 (treatment)

(1) Control of tumor : 가장 중요하다.

(2) 종양의 치료 가능성이 있을 경우 적극적으로 hypercalcemia를 치료하여야 한다.

E. 이차성 부갑상선 기능항진증 (secondary hyperparathyroidism)

1. 원인 및 병태생리 (etiology and pathophysiology)

(1) PTH의 target organ에서의 부분적인 저항성으로 PTH의 생성이 증가 → 부갑상선의 증식 ∴ 이차성 기능항진증은 **PTH 작용 감소에 의한 adaptive process.**

(2) 이차성이라 할지라도 오랜 동안 교정하지 않고 내버려두면 자율적 성장을 하게 되며 이 경우 삼차성 기능항진증이라고 한다. **삼차성 부갑상선 기능항진증은 이차성과 달리 가역적이지 않기 때문에, 치료적 접근은 일차성과 같다.**

(3) 이차성 기능항진증이 발생하는 경우

① **Chronic renal failure (most common)**

② Osteomalacia due to vitamin D deficiency, PHP

2. 임상양상 (clinical features)

· Bone pain, pruritus, ectopic calcification, "renal osteodystrophy"

3. 치료 (treatment)

(1) Medical therapy - 혈중 인산 저하

① 저인산 식이

② 비흡수성 제신제 : calcium carbonate, sevelamer, lanthanum carbonate

③ 일부 환자에서는 calcitriol 필요

(2) Surgical therapy : medical therapy에 반응하지 않는 경우

F. Milk-alkali syndrome

(1) 우유 또는 $CaCO_3$와 같은 흡수 가능한 제산제를 과량으로 복용할 경우 나타난다.

(2) Hypercalcemia, metabolic alkalosis, renal failure 등이 발생할 수 있다.

(3) 정상인에 비해 섭취한 칼슘의 흡수율이 높다.

(4) Hypercalcemia 발생 → sodium 배설의 증가 및 total body water의 부족 → bicarbonate 재흡수의 증가 → alkalosis 발생 → alkalosis가 칼슘 재흡수를 증가시킴 → hypercalcemia

Endocrinology

골다공증 (osteoporosis)

A. 정의 (definition)

(1) **뼈의 강도가 약화되어 골절의 위험이 증가된 상태**

(2) **골조직의 손실과 미세구조의 파괴 (microarchitectural deterioration) 동반**

(3) WHO criteria

① **골다공증 (osteoporosis) : T-score ≤ -2.5**

② Low bone density : postmenopausal women with T-score ≤ -1 - osteoporosis의 위험 증가

* T-score : 같은 인종, 성별의 젊고 건강한 성인의 표준편차를 의미

B. 역학 (epidemiology)

1. 골다공증 (osteoporosis)의 발생

(1) 유병률 (prevalence, 미국) : 여 8백만명, 남 2백만명

(2) 나이가 증가함에 따라 증가

(3) 여성에서 폐경이 되면 급속히 골밀도 감소

2. 골절 (fracture)의 발생

(1) 연령에 따른 발생률이 골다공증과 유사한 경향

(2) 여성에서 흔하다.

(3) 발생률 : **Vertebral fracture 〉 Hip fracture** 〉 Wrist fracture

3. 골다공증 골절 (fracture)의 발생 및 위험 요인

※ Figure 9-12, Table 9-3 참조.

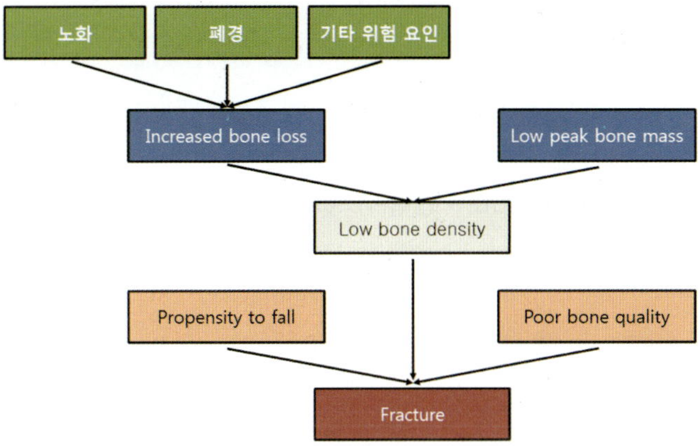

Figure 9-12 Factors leading to osteoporotic fracture.

Table 9-3 Risk Factors for Osteoporosis Fracture.

Nonmodifiable (교정할 수 없는 인자)	Potentially modifiable (교정 가능한 인자)
골절의 과거력 (personal history of fracture as an adult)	**현재 흡연** (current cigarette smoking)
직계 가족의 골절 병력 (history of fracture in first-degree relative)	**저체중** (low body weight 〈58 kg (127 lb))
여자 (female sex)	**Estrogen deficiency**
고령 (advanced age)	조기 폐경 (early menopause 〈45 years) 또는
백인 (Caucasian race)	양쪽 난소 절제술 (bilateral ovariectomy)
치매 (dementia)	장기간 무월경 (premenstrual amenorrhea 〉1 year)
	Low calcium intake
	Alcoholism
	Impaired eyesight despite adequate correction
	Recurrent falls
	Inadequate physical activity
	Poor health/ frailty

C. 병태생리 (pathophysiology)

1. Bone remodeling

※ 앞 절의 '뼈의 구조와 대사' 참조

(1) Normal bone remodeling

① 파골세포(osteoclast)에 의한 골흡수 (bone resorption) : 골모세포(osteoblast)에 의한 골생성 (bone formation) 균형

② **기능 :** 골의 정상적인 성장 및 손상의 회복, 칼슘 대사 조절

(2) Bone remodeling의 균형이 깨어져 골흡수가 증가하거나 골생성 감소하면서 osteoporosis 발생

2. Calcium nutrition

(1) Calcium 섭취가 부족하면,

- 성장기 - peak bone mass ↓
- 성인기 - secondary hypoparathyroidism → 골흡수 증가

3. Vitamin D

(1) 심한 결핍 → rickets, osteomalacia 발생

(2) 중등도 결핍 → secondary hyperparathyroidism으로 골흡수 증가

4. Estrogen deficiency

(1) Osteoclast ↑ : recruitment, survival & activity ↑

(2) Osteoblast ↓ : survival ↓

5. Physical inactivity → bone mass loss

6. Chronic disease

(1) **Hypogonadal state : Turner syndrome, anorexia nervosa, hyperprolactinemia**

(2) Endocrine disorders : **Cushing's syndrome**, **hyperparathyroidism**, **thyrotoxicosis**, adrenal insufficiency

(3) Malnutrition

(4) Rheumatologic disorders, malignancy, immobilization, COPD, pregnancy and lactation etc.

7. Drug-induced osteoporosis

(1) **Glucocorticoid (m/c)**

(2) Excessive thyroid hormone

(3) Anticonvulsant

(4) Immunosuppressant : cyclosporine, tacrolimus

8. 흡연 (cigarette)

(1) Osteoblast toxicity

(2) Estrogen metabolism의 변화

Table 9-4 **Secondary osteoporosis의 원인.**

Hypogonadal states	Hematooncologic diseases	Other disorders
Turner syndrome	Multiple myeloma	**Immobilization**
Klinefelter syndrome	Lymphoma	**COPD**
Anorexia nervosa	Leukemia	**Pregnancy**
Hypothalamic amenorrhea	**Paraneoplastic syndrome : PTHrP production**	**Lactation**
Hyperprolactinemia	Mastocytosis	Scoliosis
Other hypogonadal states	Hemophilia	Multiple sclerosis
	Thalassemia	Sarcoidosis
		Amyloidosis
Endocrine disorders	**Selected inherited disorders**	**Drugs**
Cushing's syndrome	Osteogenesis imperfecta	**Glucocorticoid**
Hyperparathyroidism	Marfan syndrome	Cyclosporine
Thyrotoxicosis	Hemochromatosis	Cytotoxic drugs
Type 1 DM	Hypophosphatasia	Anticonvulsants
Acromegaly	Glycogen storage diseases	Excessive alcohol
Adrenal insufficiency	Homocystinuria	Excessive thyroxine
Nutritional/ G-I disorders	Ehlers-Danlos syndrome	Aluminum
Malnutrition	Porphyria	GnRH agonists
Parenteral nutrition	Menkes' syndrome	Heparin
Malabsorption syndrome	Epidermolysis bullosa	Lithium
Gastrectomy		
Severe liver ds. (esp. biliary cirrhosis)	**Rheumatologic disorders**	
Pernicious anemia	Rheumatoid arthritis	
	Ankylosing spondylitis	

D. 진단 (diagnosis) - bone mass의 측정

1. DXA, SXA (dual-/single-energy x-ray absorptiometry)

(1) x-ray의 흡수정도를 이용하여 측정

(2) 매우 정확하지만 체구, bony spur에 따른 오차 (+)

(3) 2차원 영상 → 골밀도 (BMD, bone mineral density) 측정

(4) **측정 부위**

① **Lumbar vertebrae 1~4 평균** (압박골절이 있는 경우 골절된 척추골은 제외)

② **Femur neck**

③ **Total hip** * **femur ward 는 제외됨**

(5) 기준

① **Z-score** : 자신과 연령, 성별, 인종이 같은 인구 집단과 비교값 (age-matched control group)

② **T-score** : 자신과 성별, 인종이 같은 인구 집단의 건강한 젊은 성인과 비교값 (young control group)

2. Quantitative CT

(1) 3차원 영상 → true bone density (bone mass per unit volume) 측정 가능

(2) Trabecular bone과 cortical bone을 구분하여 분석 가능. 최근에 나온 high resolution CT는 골구조까지 분석 가능

(3) Radiation 정도가 크고 가격이 비싼 단점

3. Ultrasound

(1) 뼈에 의한 signal attenuation을 이용하여 측정. 스크리닝 목적으로 쓸 수 있다.

4. 골밀도 측정의 적응증 (indications for BMD tests)

(1) Estrogen-deficient women at clinical risk of osteoporosis

① 1개 이상의 기타 위험요인을 가지고 있는 폐경 후 여성

② 65세 이상의 모든 여성

(2) X-ray에서 골다공증을 시사하는 척추골 이상 소견이 있을 때

(3) Glucocorticoid를 Prednisolone equivalent 7.5mg 이상 사용하거나 3개월 이상 사용할 때

(4) Primary hyperparathyroidism

(5) FDA 승인을 받은 골다공증 치료제 사용 중 치료 반응 평가할 때

(6) 23개월 이상마다 반복, 의학적으로 필요하다면 보다 자주 가능

5. 진단적 접근법 (diagnostic approach)

(1) 병력과 신체검진

① perimenopausal transition 시기가 되면 골다공증의 위험요인을 평가하고 골밀도 측정을 할 것인지 여부를 결정

② low Z-score 인 경우 다른 원인에 의한 2차적 골다공증 의심 (**Table 9-4**)

③ 신장의 저하 (〉2.5 cm), kyphosis, 허리의 통증이 있을 경우 척추골절을 의심하고 X-ray를 촬영

④ 골절로 발견된 골다공증의 경우, 악성종양에 의한 골절이 아닌지 확인 필요

(2) 검사

① Routine lab, 24h urine calcium, serum 25(OH)-vitD (체내 vitamin D 양 반영)

② 임상적으로 의심될 경우 기타 원인 질환 배제를 위한 검사 시행

(3) 골생검 : tetracycline 표지 후 골생검은 bone remodeling의 속도를 평가하고 대사성 골질환 여부를 확인할 수 있으나, 최근 생화학적 표지자로 대체되고 있다.

(4) 생화학적 지표 (**Table 9-5**)

① Bone remodeling의 상태를 알 수 있으나 아직 임상적으로 일반화하기에는 biological, analytical variability가 큼

② 골흡수 억제제를 사용할 때 DXA보다 치료 반응을 빨리 평가할 수 있음.

Table 9-5 Bone metabolism의 biochemical markers.

Bone formation	Bone resorption
Serum bone-specific alkaline phosphatase	Urine and serum cross-linked **N-telopeptide**
Serum osteocalcin	Urine and serum cross-linked **C-telopeptide**
Serum propeptide of type I procollagen	Urine total free **deoxypyridinoline**

E. 치료 (treatment)

※ Harrison 17th edition : 과거 T-score에 준하여 설정되었던 치료 적응증이 삭제됨

1. 골다공증 골절의 치료

(1) 골절부위에 따른 치료

① Hip and long bone fracture : surgical repair

② 기타 fracture (vertebrate, rib, pelvic bone) : supportive care

(2) 통증 조절 (척추골절의 경우)

① 급성 통증 : 6~10주까지 지속

〈1〉 Analgesics : NSAID, acetaminophen, codeine, oxycodone

〈2〉 Vertebroplasty : percutaneous artificial cement injection

② 만성 통증 : 치료 어렵다

〈1〉 Analgesics

〈2〉 Frequent intermittent rest

〈3〉 Back strengthening exercise

〈4〉 Physical therapy

(3) 심리적 문제

① 다발성 척추골절이 생긴 경우 신체 변형과 통증 때문에 심리적인 문제가 동반

② 정신적인 지지 필요

2. 일반적 치료

*** 골 흡수 억제제 : Estrogen, SERM, Bisphosphonate, Calcitonin**
골 형성 촉진제 : PTH, Fluoride, Strontium

※ 위험요인 교정 + calcium + vitamin D +/- 골흡수억제제 혹은 골형성 촉진제

(1) 위험 요인 줄이기 : 알코올 및 신경계 부작용이 있는 약물 금지, 금연, 낙상 방지

(2) 영양 공급

① **Calcium**

- **일일 권장량 (51세 이상) : 1,200mg of elemental Ca**
- **유제품, 칼슘 강화 식품 섭취 *but* 이것만으로는 부족 ∴ + calcium 보충제**

② **Vitamin D**

· 일일 권장량 : 400 IU (50세 이상, 대략 multivitamin 1정에 포함된 양), 600 IU (70세 이상)

③ 기타

· Vitamin K : osteocalcin의 생성에 중요

· Magnesium

(3) 운동

① Weight-bearing exercise는 골손실 예방

② Coordination, balance, strength가 향상되므로 낙상 예방

(4) Protective pad (hip protector) 착용 : hip fracture 예방 효과 있음

3. 호르몬 제제 치료

(1) Estrogen +/- Progestin (HRT, hormone replacement therapy)

· WHI(Women's Health Initiative) study : HRT의 효과와 안정성에 대한 대규모 코호트 연구

- CEE (conjugated equine estrogens) + Progestin

〈1〉발생 위험↓ : hip fracture, colorectal cancer

〈2〉발생 위험↑ : coronary heart ds., stroke, breast cancer, pulmonary embolism

- CEE alone (hysterectomy 받은 여성 대상) : Hip fracture↓

· Menopausal symptom 없으면 다른 약제부터 먼저 고려

(2) **SERMs (selective estrogen response modulators) : raloxifene**

· Estrogenic effects (+) → Bone : Bone turnover ↓, Bone loss ↓

· Anti-estrogenic effects (+) → Breast, Uterus : cancer 위험 증가 (×)

· **Raloxifene 치료가 좋지 않은 대상** (∵ estrogen effect)

〈1〉Premenopausal 또는 postmenopausal 직후

〈2〉Severe menopausal symptom (+)

〈3〉DVT risk factors (+)

4. Bisphosphonates

(1) 종류

- **Alendronate (Fosamax®)**
- **Risedronate**
- **Etidronate**
- Zoledronate (1년에 1회 주사)
- Ibadronate (1개월에 1회 복용)

cf. Pamidronate는 osteoporosis 치료에 쓰지 않는다. (hypercalcemia 치료에 IV로 사용)

(2) 작용기전 (mechanism)

① 골기질에 포합 (침착) → osteoclast의 기능 억제

② Bone turnover ↓

(3) 효과

① **골절 예방 효과↑**

② 뼈에 오랫동안 남아있으므로 long-term effect를 보임

(4) 부작용

① 소화기계 부작용 : **esophagitis**

- 아침 공복에 물 한 컵과 함께 복용 후 적어도 30분간 눕지 말 것

② 악골 괴사(**bisphosphonate-related osteonecrosis of the jaw, BRONJ**)

- 최근 보고되기 시작한 부작용
- 장기간(경구 제제의 경우 3년 이상) 투여할 경우 발병 위험이 증가한다.
- 동반 질환이 있거나 스테로이드 등을 동시에 투여할 경우 짧은 기간 투여하여도 발병 위험이 증가할 수 있다.
- 예방 : 구강 위생 청결, 증상이 있을 경우 약물 중단

5. Calcitonin

(1) 제형 : injection, nasal spray

(2) 효과 : **Bone pain에 효과 있음.** 골절 예방 효과는 불확실

6. Parathyroid hormone

(1) 작용기전 (mechanism)

① Bone formation 촉진

② Bone resorption을 유발하기 전에 osteoblast activity에 직접 영향을 비치고 결국 bone remodeling을 활성화하지만 net effect로는 골 형성 쪽으로 작용함

(2) 단점 : 비싸고 주사형임.

7. 기타 골형성 촉진제

(1) Fluoride

(2) Testosterone derivatives

(3) Strontium - 골절 예방 효과 (+)

8. 치료 효과 판정

(1) BMD : 천천히 변화하므로 1~2년 이상의 간격을 두고 검사

(2) Biochemical markers : 약물 투여한 후 4~6개월 만에 변화가 나타나므로 조기 평가 가능

F. 스테로이드 유발 골다공증 (glucocorticoid-induced osteoporosis)

1. 역학 (epidemiology)

(1) **스테로이드 치료를 시작한지 수개월 내에 골밀도 급속히 감소 → 3개월 내에 골절 위험 증가**

(2) **사용한 glucocorticoid의 용량과 기간에 비례**

(3) **Inhaled/ intraarticular glucocorticoid의 경우에도 골밀도 감소**

2. 병태생리 (pathophysiology)

(1) Bone formation ↓ ← **osteoblast function ↓, apoptosis ↑**

(2) **Bone resorption ↑**

(3) **Calcium absorption** in intestine ↓

(4) Urinary calcium loss ↑

(5) Adrenal androgen ↓, **Sex hormone secretion ↓**

+ Glucocorticoid myopathy 유발 → 골절 위험 ↑

3. 진단 (evaluation)

(1) **6개월 이상 스테로이드를 사용하는 사람은 골밀도 측정을 권고**(미국 류마티스 학회)

(2) 위험요인 파악

(3) 신장과 근력 측정

(4) 24시간 소변 칼슘 측정

4. 치료 (treatment)

(1) Bisphosphonate

(2) Hormone therapy

(3) Calcitonin

(4) PTH

5. 예방 (prevention)

(1) Glucocorticoid 최소 용량만 사용

(2) 흡입제, 외용제 형태로 사용 ... PO, IV보다 osteoporosis 위험↓

(3) 위험요인 교정

(4) Calcium, vitamin D 보충

파제트병 (Paget disease)

A. 정의 (definition)

(1) **Bone remodeling의 증가**에 의해 나타나는 뼈의 국소적 또는 광범위한 질환

(2) 과도한 파골세포의 골 흡수와 이에 뒤따르는 보상성 골 형성에 의해 일어난다.

(3) 새로 만들어지는 뼈는 구조적으로 취약하여 변형 및 골절이 흔히 일어난다.

B. 원인 (etiology)

· 잘 모름

C. 병태생리 (pathophysiology)

(1) **Bone resorption + accelerated bone formation**

(2) Osteoclast의 숫자 및 활성의 증가에 의해 발생한다.

(3) 질병의 진행 단계

① 1st phase : osteolytic phase, bone resorption이 뚜렷

② 2nd phase : 골의 생성 및 흡수가 일어나며, 이 결과로 정상적인 골조직이 엉성한 골조직(woven bone, haphazard bone)으로 바뀐다.

③ 3rd phase : sclerotic phase로, bone resorption은 점차 감소하고 남은 골조직은 딱딱하고 혈관이 적은 mosaic bone으로 구성된다.

D. 임상양상 (clinical manifestations)

※ 골형성 표지자인 alkaline phosphatase의 상승이나 x-ray 이상으로 우연히 발견되는 경우도 있지만, presenting Sx으로 가장 흔한 것은 골통 (bone pain)이다.

※ 주로 침범하는 곳 : pelvis, vertebrae, skull, femur, tibia

(1) Extremities : pain, long bone bowing, gait abnormalities

(2) Skull involvement : headache, enlargement of the parietal and frontal bones, increased head size

(3) Neurologic manifestations

① 뇌신경 및 척수의 출구가 좁아져 발생

② Hearing loss, cranial nerve palsies

③ Brainstem compression

(4) Facial bone involvement : 안면 기형, 치아 상실, 기도 압박

(5) Fractures 증가 : 골밀도가 증가하지만 구조가 비정상으로 골강도는 약화됨. femoral shaft 및 subtrochanteric region에서 가장 흔하다.

(6) Neoplasms : osteosarcoma가 가장 많다. 과거에 비해 감소

(7) Cardiovascular complications

① 침범한 골 영역이 많고 중증인 환자에서 나타날 수 있다.

② Arteriovenous shunting, 뼈로 vascular supply 증가 → high-output state 유발, 심비대

③ 그러나 단독으로 심부전에 이르는 경우는 드물다.

④ Calcific aortic stenosis, diffuse vascular calcifications

E. 진단 (diagnosis)

1. 임상적 평가 (clinical examination)

· 상기 나열된 골격계 이상 및 신경학적 증상

2. 방사선사진 소견 (radiographic findings)

(1) 전형적인 소견들

① Enlargement or expansion of an entire bone area of a long bone

② Cortical thickening

③ Coarsening of trabecular markings

④ Typical lytic and sclerotic changes

(2) Skull

① **"Cotton wool"** regions (**osteoporosis circumscripta**)

② Thickening of diploic areas

③ Enlargement and sclerosis

(3) Pelvis : disruption or fusion of the sacroiliac joints

(4) Long bones

① Bowing deformity

② Cortical thickening and expansion

3. 생화학적 검사

(1) **Alkaline phosphatase 상승 (골형성 표지자)**

(2) Urinary hydroxyproline, deoxypyridinoline, N-telopeptide, C-telopeptide 상승 (골흡수 표지자) : 두 표지자의 동시 상승은 골형성과 골흡수의 동반 증가를 시사

(3) serum Ca, P : 일반적으로 정상

4. 기타 (others)

(1) **Bone scan** : active bone lesion을 더 잘 확인할 수 있다(**Figure 9-13**).

(2) CT/MRI : malignant transformation을 보이는 부분을 확인

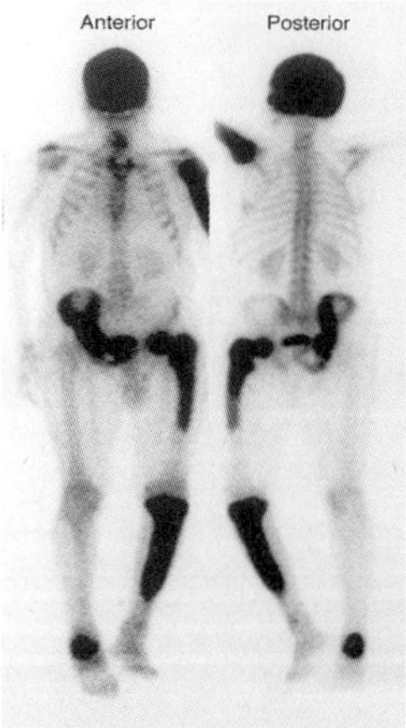

Figure 9-13 Bone scan of Paget disease.
침범 병변인 두개골과 우측 골반, 좌측 상하지의 강한 섭취를 관찰할 수 있다.

F. 치료 (treatment)

1. 약물 치료의 적응증

(1) Bone pain, fracture, headache, neurologic complications 등의 증상 조절

(2) 병변 부위에 대한 수술 예정인 환자에서 혈류를 감소시키기 위한 사전 치료

(3) Immobilization에 의한 hypercalcemia가 발생한 경우

(4) **ALP가 높거나 병변 부위가 중요한 곳** (weight-bearing region, 주요 관절 인접 부위, 척추, skull)**일 경우 합병증 발생을 예방하기 위한 치료**

2. 치료 약물

· 골흡수 억제제인 **bisphosphonate** 및 **calcitonin**이 사용된다.

10

Other Endocrine Disorders

기타 내분비 질환

비만 (obesity)

A. 정의 (definition)

(1) **'Excess adipose mass'**인 상태.

(2) Morbidity를 기준으로 정의할 때, 일반적으로 **BMI ≥ 30kg/m²**를 비만으로 정의

① **BMI 25~30 kg/m² : 'overweight'** - 다른 위험 요소가 동반되어 있을 때는 이 범위의 환자도 주의 요함

② 지방의 양 뿐만 아니라 분포 (distribution)도 morbidity에 영향 : 사지의 피하지방보다 복부 피하지방 및 내장지방이 **insulin resistance, DM, hypertension, hyperlipidemia** 등에 보다 문제가 됨.

B. 측정 (measurements)

*직접적으로 'adiposity'를 측정하는 방법은 없음.

(1) **BMI : weight(kg)/ [height(m)]² : 동양인에서 좀 더 낮은 수치를 기준으로 하기도**

(2) **Waist-Hip ratio (WHR) : 복부 비만 지표** (여성 : WHR 〉 0.9, 남성 : WHR 〉 1.0)

(3) **Waist circumference : 복부 비만 지표 (일본 여성 〉 90 cm, 일본 남성 〉 85 cm)**

(4) 기타 : Anthropometry (skin-fold thickness), densitometry, CT/ MRI, electrical impedance

(5) Densitometry

(6) CT/ MRI

C. 역학 (epidemiology)

1. 한국 유병률

· **Table 10-1** 참조.

2. 미국 유병률 (20세 이상, 1999-2000년)

(1) Obesity : 30.5% (1976~1980 에는 14.5%)

(2) Extreme obesity (BMI≥40) : 4.7%

Table 10-1 한국 과체중 및 복부 비만 유병률 (2001년 국민건강영양조사).

구분		20~29세	30~44세	45~64세	65~74세	75세 이상	전체
과체중[1]	여자	12.2	22.9	42.5	43.4	22.0	29.4
	남자	27.6	37.1	33.1	26.2	18.9	32.4
	계	18.7	28.6	38.4	36.4	20.8	30.6
복부 비만[2]	여자	18.6	31.1	61.4	72.1	60.1	44.1
	남자	13.8	26.2	28.4	29.5	23.3	25.2
	계	16.6	29.2	47.0	54.7	46.3	36.2

단위 : % [1] 과체중 - 체질량지수 (BMI) ≥ 25 kg/m², [2] 복부 비만 - 허리둘레 남자≥ 90 cm, 여자≥ 80 cm

D. Physiologic regulation of energy balance

1. Physiologic response

(1) Overfeeding (energy intake ↑) → 식욕 ↓, 에너지 소비 (energy expenditure) ↑

(2) Underfeeding → 식욕 ↑, 에너지 소비 ↓

(3) **Leptin**이 중요한 역할을 함 : adipocyte에서 분비되어 hypothalamus에서 appetite, energy expenditure, neuroendocrine function에 영향을 미친다.

2. 식욕 조절 (appetite regulation)

(1) **Hypothalamus**에서 만들어지는 여러가지 peptide에 의해 appetite가 조절된다.

① Appetite ↑
〈1〉NPY (neuropeptide Y)
〈2〉MCH (melanin-concentrating hormone)
〈3〉**AgRP** (Agouti-related peptide)
〈4〉**Orexin**

② Appetite ↓
〈1〉MSH (α melanocyte-stimulating hormone)
〈2〉CART (cocaine- and amphetamine-related transcript)
〈3〉**GLP-1** (glucagon-like peptide-1)
〈4〉**Serotonin**

(2) 여러가지 hypothalamus regulation에 영향을 미치는 인자들

① Hormones
〈1〉**Leptin**
〈2〉Insulin
〈3〉Cortisol

② Metabolite
〈1〉Glucose
〈2〉Ketone

③ **Vagal afferents** : visceral distension etc.

④ Gut peptides
〈1〉CCK (cholecystokinin)
〈2〉**Ghrelin**
〈3〉PYY (peptide YY)

⑤ Psychological factors

⑥ Cultural factors eg, '살 빼는 게 유행인 현대사회'

3. 에너지 소비 조절 (energy expenditure regulation)

(1) **기초 대사량 (resting/ basal metabolic rate = resting energy expenditure)**
: **전체 energy expenditure의 70% 차지하며 연령, 성별, 체격 등에 의해 결정됨.**

(2) 음식물을 대사, 저장하는 데 쓰이는 에너지

(3) 운동으로 인한 열에너지 발산 (thermic effect of exercise)

(4) Adaptive thermogenesis eg, Brown adipose tissue

E. Adipocyte

1. Adipose tissue의 구성

(1) Adipocytes : 전구세포 (Preadipocyte)로부터 분화하는 데에 중요한 전사인자가 **PPARγ**(peroxisome proliferators-activated receptor γ)이다.

(2) Stromal/vascular component

2. Adipocyte의 기능

(1) **Lipid storage** (잉여 에너지 저장)

(2) **Endocrine function** : 여러가지 molecules 분비

① Hormones : **Leptin**

② Cytokines : TNF-α, IL-6

③ Complement factors : factor D (adipsin)

④ Prothrombotic agents (plasminogen activator inhibitor I)

⑤ **Adiponectin** (ACRP30) : **insulin sensitivity**↑, lipid oxidation↑

⑥ RBP4, Resistin : insulin sensitivity↓

F. 비만의 원인 (etiology)

1. Key pathophysiology : energy intake > energy expenditure

2. 유전적 요인 vs. 환경적 요인

(1) 유전적 요인 : 'Familial' … but not Mendelian inheritance

(2) 환경적 요인

① 아무리 비만의 유전적 소인이 있더라도 기근 등으로 굶주리면 비만해지지 않아

② Cultural factor가 중요한 역할을 함

3. Specific genetic syndrome

(1) Leptin gene mutation이 대표적

① Leptin production inactivating mutation (ob/ob)

② Leptin receptor inactivating mutation (db/db)

(2) 기타 : Prader-Willi syndrome, POMC (proopiomelanocortin) mutation 등

4. 비만을 동반하는 증후군

(1) **Cushing's syndrome**

(2) **Hypothyroidism**

(3) **Insulinoma**

(4) **뇌하수체 침범 질환**

(5) **대사증후군 (metabolic syndrome)**

G. 비만의 병적 결과 (pathologic consequences of obesity)

※ 정상 체중에 비하여 50~100% 사망률 증가!!!

※ 예방 가능한 사망 원인이라는 점에서 중요

(1) **Insulin resistance & Type 2 DM**

(2) **Reproductive disorders**

- Male : hypogonadism
- Female : menstrual abnormality

(3) **Cardiovascular diseases - 비만에 의한 사망의 중요 원인**

- **Ischemic heart disease**
- **Stroke**
- **CHF**
- **Hypertension**
- **Dyslipidemia**

(4) **Pulmonary disease : FRC↓, compliance↓, obstructive sleep apnea (OSA)**

(5) **Gallstone**

(6) **Cancer**

(7) **OA, gout**, acanthosis nigricans

H. 비만 환자에의 접근

(1) **History taking**

① **비만에 기여하는 요인은?**

② **비만이 환자에게 미치는 영향은?**

③ **비만으로 인한 환자의 상태는? (risk assess)**

④ 환자의 목표와 기대수준은?

⑤ 체중 조절 프로그램에 참여할 의지가 있는지?

⑥ 환자에게 필요한 도움은?

(2) BMI와 허리 둘레 측정

(3) **운동 능력 혹은 정도**

(4) **비만과 동반되는 질병의 유무 평가**

(5) **환자가 변화할 준비가 되어있는지 평가**

I. 치료 (treatment)

1. 치료의 목적

(1) 비만과 동반된 co-morbidity의 개선 및 예방

(2) 목표: 6개월에 체중의 10% 감량 : 현실적인 목표

2. 생활습관 관리 (lifestyle management)

(1) Diet therapy

① **Calorie intake↓ : 평소 섭취량보다 500~1000 kcal/d 감량하여 시작 → 450~900 g/week으로 감량 가능**

② **영양소의 비율 조정** : 과일, 야채, whole grain 늘리고 지방, 단당류 줄이되 환자에 따라 individualization 필요

③ 저탄수화물 고단백 식이(소위 황제 다이어트=Atkins diet가 대표적) : 논란

④ energy density 조정 : 수분이나 섬유소 등으로 음식의 부피를 늘이고 단위 부피당 에너지는 감소 (수프, 과일, 오트밀 등)

⑤ Very low calorie diets (≤ 800 kcal/d) : 단기간의 유의한 체중 감소를 목표로, 일부 제한된 환자에게서 시행할 수 있음.

(2) Physical activity therapy

① 식이요법과 운동 병행할 경우 가장 효과적인 생활습관 관리

② 평소 활동량(예를 들면 만보기 사용)의 증가도 운동 못지않은 효과

(3) Behavioral therapy : 스트레스 관리, 자극 조절 등

3. 약물 치료 (anti-obesity drugs)

※ 보조적인 방법이며 약물 복용 시에만 효과가 있다.

※ 적응 대상

① BMI 30 이상

② 비만 동반 질환이 있는 BMI 27 이상

③ 생활습관 관리로 체중 감량 실패한 환자

(1) 중추신경계에 작용하는 식욕억제제

① Target site : ventromedial and lateral hypothalamus

② 작용하는 neurotransmitter: norepinephrine, serotonin, dopamine

③ 교감신경계 자극제: benzphetamine, phenmetrazine, diethylpropion etc

④ **Sibutramine (Reductil) - 장기 복용에 대한 FDA 승인**

- 작용기전 : **NE, serotonin의 reuptake inhibitor**
- 부작용 : 두통, 구강건조, 불면증, 변비

(2) 말초에 작용하는 약물

① **Orlistat (Xenical)**

- 작용기전 : **lipase inhibitor → 소장 내 지방 흡수 억제**
- **지용성 비타민 흡수도 감소함 → 보충 병행 필요**
- 부작용 : 복부 팽만, 변실금, fecal urgency, oily stool

(3) Endocannabinoid system

- 식욕과 섭식 행동을 조절하는 뇌의 CB1 수용체 억제제인 rimonabant 가 Harrison 17판에 소개되었으나, 안전성의 문제로 미국에서는 FDA 승인이 이루어지고 있지 않으며 유럽 일부국가에서 사용됨

4. 수술적 치료 (surgery)

(1) 적응증 (indications) : BMI 〉 40 *or* BMI 〉 35 + comorbidity

(2) 수술법 (methods, **Figure 10-1**)

① Restrictive : 위의 capacity를 제한하고 위배출시간을 지연시킴

- Vertical banded gastroplasty
- Laparoscopic adjustable silicone gastric banding

② Restrictive-malabsorptive : restrictive 방법에 선택적인 흡수장애를 유도함

- Roux-en-Y gastric bypass
- Biliopancreatic diversion
- Biliopancreatic diversion with duodenal switch

(3) 부작용

① Stomal stenosis or marginal ulcer

② Restrictive-malabsorptive 수술의 경우 비타민, 미네랄 부족 → 평생 보충 필요

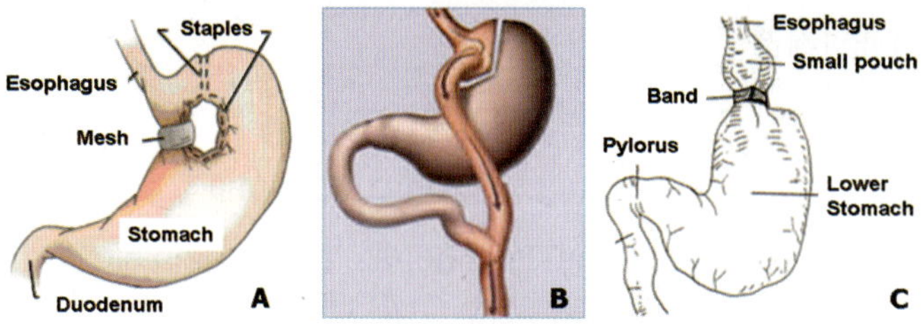

Figure 10-1 Surgical procedures for obesity.
(A) Vertical banded gastroplasty
(B) Roux-en-Y gastric bypass
(C) Adjustable gastric banding

대사증후군 (metabolic syndrome)

(1) 당뇨병과 심혈관 질환의 위험을 증가시키는 대사장애들.

(2) 인슐린 저항성이 기저 병태생리라고 이해되고 있다.

(3) **Table 10-2**와 순환기학 Chapter 17 참조

Table 10-2 NCEP : ATPIII 2001 and IDF Criteria for the Metabolic Syndrome.

NCEP : ATPIII 2001	IDF Criteria		
Three or more of the following:	**Waist Circumference**		
Central obesity : Waist circumference 〉102 cm (M), 〉88 cm (F)	Men	Women	Ethnicity
Hypertriglyceridemia : Triglycerides 150 mg/dL or specific medication	≥ 94 cm	≥ 80 cm	Europid, Sub-Saharan African, Eastern & Middle Eastern
Low HDL cholesterol : 〈40 mg/dL (male) and 〈50 mg/dL (female), respectively, or specific medication	≥ 90 cm	≥ 80 cm	South Asian, Chinese, and ethnic South & Central American
Hypertension : SBP ≥ 130 mmHg or DBP ≥ 85 mmHg or specific medication	≥ 85 cm	≥ 90 cm	Japanese
FBS ≥ 100 mg/dL or specific medication or previously diagnosed type 2 diabetes	***plus* Two or more of the following :**		
	Fasting triglycerides 〉150 mg/dL or specific medication		
	HDL cholesterol 〈40 mg/dL and 〈50 mg/dL for men and women, respectively, or specific medication		
	Blood pressure 〉130 mmHg systolic or 〉85 mmHg diastolic or previous diagnosis or specific medication		
	Fasting plasma glucose ≥ 100 mg/dL or previously diagnosed type 2 diabetes		

Abbreviations: NCEP:ATPIII, National Cholesterol Education Program, Adult Treatment Panel III; IDF, International Diabetes Foundation HDL, high-density lipoprotein.

Multiple endocrine neoplasia (MEN)

A. 정의

(1) 2개 이상의 호르몬 분비조직에서 종양이 발생하는 질환으로 가족성 발현을 보임.

(2) 침범 기관에 따라 MEN1, MEN2, 혼합형으로 분류(**Table 10-3**).

B. 유전자 이상

(1) MEN1 : *MEN1* gene mutation → 돌연변이 menin 단백질

(2) MEN2 : *RET* proto-oncogene

① MEN2의 예후를 결정하는 **medullary thyroid carcinoma**는 매우 aggressive한 암이므로 **환자의 가족은 *RET* gene mutation screening을 하고 보유자일 경우 예방적 갑상선 전절제술을 시행.**

② 증후군을 구성하는 각 질환에 대해서는 해당 장기의 chapter를 참조

Table 10-3 MEN syndromes.

MEN1	MEN2	Mixed syndromes
Parathyroid hyperplasia or adenoma (most common) **Islet cell** hyperplasia or tumor **Pituitary** hyperplasia or adenoma Other less common manifestations : foregut carcinoid, pheochromocytoma, subcutaneous or visceral lipoma	**MEN2A** - **MTC** (most common) - Pheochromocytoma - Parathyroid hyperplasia or adenoma **MEN2B** - **MTC** - Pheochromocytoma - Mucosal and gastrointestinal neuroma - Marfanoid features	Von Hippel-Lindau syndrome - Pheochromocytoma - Islet cell tumor - Renal cell carcinoma - CNS hemangioblastoma - Retinal angiomas Neurofibromatosis with features of MEN

Polyglandular autoimmune (PGA) syndrome

(1) **두 가지 이상의 내분비 혹은 비내분비 기관의 면역장애**가 있을 때에 고려

(2) 유형

① Type I : 소아에 시작, 피부연부조직 캔디다증, 부갑상선 기능저하증, 부신 기능저하증

② Type II (또는 Schmidt) : 대부분 성인에서 나타나게 되고 전형적으로 부신기능저하증, 갑상선염 및 제1형 당뇨병.

③ Type III : heterogeneous disorder로 자가면역 갑상선질환과 다른 자가면역 샘기능저하(glandular dysfunction)

성 발달 장애

A. Klinefelter syndrome

(1) 염색체 형 : 47XXY, 일부 46XY/47XXY

(2) 가장 흔한 염색체 이상 질환

(3) 임상양상 : **testicular dysfunction**

① 작고 단단한 고환, LH, FSH↑, 무정자증, 여성형 유방증(gynecomastia)

② 키가 크다.

③ 2차 성징 발현의 지연, 학습 장애, 사회부적응이 흔함

④ 갑상선의 이상, 당뇨, 호흡기계 질환이 흔히 동반

(4) 치료

① 불임 : 고환 조직검사 상 sperm 보이는 경우 **체외 수정 가능**

② 여성형 유방증 : 수술

③ 남성호르몬 보충 : underandrogenized 남성에서 시도 가능하지만 말초조직에서 estrogen의 생성을 증가시킬 수 있으므로 여성형 유방증이 더 악화될 수 있다.

B. Turner syndrome (gonadal dysgenesis)

(1) 염색체형 : 45,X, 일부 46,XX/45,X

(2) 임상양상

① **가장 흔한 무월경증의 원인**

② 성적 유치증 (sexual infantilism)

③ 작은 신장, 다발성 선천성 기형

④ 양측 흔적생식샘 (streak gonad), 형태학적 이상

⑤ **지능은 정상**

(3) 감별진단

① Mixed gonadal dysgenesis (one testis, the other streak gonad)

② Pure gonadal dysgenesis (일차성 무월경, 양측 흔적생식샘, 46XX or XY & 정상 신장)

③ Noonan Syndrome (다른 형태학적 이상은 동일하나 정상 생식기 및 karyotype)

(5) 치료

① Estrogen(유방, 질, 음순, 자궁의 성숙) + oxandrolone/GH (키 성장, 골 성숙 시 estrogen 효과 보조)

② 남성화가 있거나 Y 염색체 존재 시→ **악성종양 위험 있으므로** 흔적생식샘의 제거

C. 46,XY DSD (underandrogenized males)

· 과거 male pseudohermaphroditism으로 불림

(1) 염색체형 : 46XY

(2) 고환의 발달 이상 혹은 androgen 생성/작용 이상에 기인함 (과거 testicular feminization으로 불렸던 androgen insensitivity syndrome이 androgen 작용 이상에 속함)

(3) 임상양상 : 겉모습은 여성이나 ambiguous genitalia

D. 46,XX DSD (androgenized females)

· 과거 female pseudohermaphroditism으로 불림

(1) 염색체형 : 46XX

(2) 난소의 발달 이상 혹은 androgen의 과다 생성에 기인함 (congenital adrenal hyperplasia가 androgen 과다 생성에 속함. 내분비학 4장 부신질환 참조)

(3) 임상 양상 : 겉모습이 남성에 가깝고 ambiguous genitalia

E. Kallmann syndrome

(1) 원인 : 시상하부의 LHRH 결핍 (hypogonadotropic hypogonadism)

(2) 임상양상

① 고환, 음경 크기 감소, 잠복고환증 (cryptorchidism), 무정자증 → 불임

② 2차 성징이 없다.

③ 후각 장애 : anosmia 또는 hyposmia

④ 중심부 해부학적 결손(midline anatomic defect) 동반 : cleft lip, cleft palate

(3) 진단 : ↓LH, ↓FSH, ↓Testosterone, 다른 뇌하수체 호르몬은 정상

(4) 치료

① **임신시도 : GnRH pulsatile therapy, gonadotropin replacement**

② 남성화 유도만 필요할 때 : testosterone replacement

F. 여성형 유방증 (gynecomastia)

1. 여성형 유방증 환자의 평가

(1) 자세한 약물복용력 청취

(2) 고환에 대한 조사 및 측정

① 만약 둘 다 작으면 → chromosomal karyotype

② 비대칭적이면 → 고환암에 대한 평가

(3) 간기능에 대한 병가

(4) 내분비적 검사 : serum androstenedione, 24-hr urinary 17-ketosteroids, plasma estradiol/hCG, plasma LH 및 testosterone 등.

① 이때 LH는 높고 testosterone이 낮으면 testicular failure,

② 둘 다 낮으면 primary estrogen production, hypogonadotropic hypogonadism

③ 둘 다 높으면 androgen-resistance state나 gonadotropin-secreting tumor

2. 여성형 유방증의 감별진단

(1) 생리학적 여성형 유방증 : 신생아, 청소년기, 노화

(2) 병적 여성형 유방증

① Testosterone 생성 또는 활성 결핍 : 46,XY DSD, Klinefelter syndrome, 바이러스 고환염, 외상, 거세, 신경 및 육아종성 질환, **신부전**

② Estrogen 생성 증가 : 고환 종양, 진성 자웅동체(true hermaphroditism), 폐암 및 hCG 생성종양, **부신질환, 간질환**, 영양실조, 갑상선기능항진증

③ 약물

- **Estrogens**
- Estrogen 생성 촉진제 : gonadotropins, clomiphene
- Testosterone 생성 억제제 : ketoconazole, metronidazole, alkylating agents, cisplatin, **spironolactone**, cimetidine, flutamide, etomidate
- 잘 알려지지 않은 기전 (busulfan, isoniazid, methyldopa, tricyclic antidepressants etc)

④ Idiopathic

3. 치료

(1) 원인이 되는 기저질환의 치료

(2) 장기간 여성형 유방증이 있었을 경우는 **수술**로 제거

(3) **Tamoxifen** (antiestrogen agent) : 통증을 감소시키며 유방 크기도 줄임

무월경증 (amenorrhea)

· 주로 산부인과에서 다루는 영역이므로 간단히 소개

1. 해부학적 결손

(1) 선천성 해부학적 결손 : congenital adrenal hyperplasia, testicular feminization, Müllerian agenesis (Mayer-Rokitansky-Kuster-Hauser), testicular regression syndrome(testicular agenesis)

(2) 자궁경부의 흉터 및 협착 : **Asherman's syndrome**

(3) 치료 : 수술

2. 난소부전

(1) 일차성 : **gonadal dysgenesis** (Turner syndrome)

(2) 미성숙 난소 부전 (menstruation 중단, 〈40세) : 자가항체 (in PGA, Addison disease, hypothyroidism, autoimmune disease), 난소 저항증후군 (FSH에 대한 저항성)

3. 만성 무배란 (chronic anovulation)

(1) Estrogen이 정상인 경우 : progesterone 투여 후 withdrawal bleeding이 있음

① **Polycystic ovarian syndrome (PCOS) : 다낭성 난소, hyperandrogenism, 2차성 무월경, high LH, low~normal estrogen and FSH, insulin resistance** 를 특징으로 함

② Ovarian tumor

③ 부신에서의 과도한 남성호르몬 생성 : peripheral aromatization

(2) Estrogen에 이상 있는 경우 : progesterone 투여 후 withdrawal bleeding 없음

① Kallmann's syndrome : hypogonadotropic hypogonadism

② 시상하부 병변(LHRH secretion) : 종양, 감염, 각종 침윤성 질환

③ 중추신경계 외상 또는 방사선, 뇌하수체 이상(prolactinoma), 범뇌하수체 기능저하증

④ 시상하부 또는 그 이상의 기능장애 : 스트레스, 과도한 운동, 무리한 체중감량 (anorexia nervosa)

Index

A

B

C

Index

D

E

F

G

H

I

J

K

L

M

N

O

P

Q

R

S

T

U

V

W

X

Y

Z

프리미어 내과(2판)
Volume 2 소화기 · 내분비

값 25,000원

ISBN 978-89-7043-719-4
ISBN 978-89-7043-722-4(세트)

2006년 8월 5일 1판 발행
2008년 2월 5일 수정판 발행
2010년 1월 10일 2판 1쇄 인쇄
2010년 1월 15일 2판 1쇄 발행

저 자 : 프리미어 의학연구회

발 행 자 : 최병진

발 행 처 : 도서출판 고 려 의 학
(110-524) 서울 성북구 성북동 115-24 보문빌딩 3층
Tel. 765-0333, 0337
Fax. 743-2288

등록번호 : 제 1-519호 1978. 6. 29.